D1930555

Susanne Bihlmaier

Die Akupunktur

Lehrbuch | Bildatlas | Repetitorium

Unter Mitarbeit von Norbert Kuschick und Karl-Heinz Christoph

Mit 405 Abbildungen und 93 Tabellen

KVM
Der Medizinverlag

Die Deutsche Nationalbibliothek - CIP-Einheitsaufnahme
Ein Titeldatensatz für diese Publikation ist bei
Der Deutschen Nationalbibliothek erhältlich.

Bihlmaier, Susanne: Die Akupunktur: Lehrbuch, Bildatlas,
Repetitorium KVM, 2009
ISBN 978-3-940698-10-0

Anschrift der Autorin:
Dr. med. Susanne Bihlmaier
Neue Straße 16
72070 Tübingen
E-Mail: praxis@bihlmaier-tcm.de

www.kvm-medizinverlag.de

1. Auflage 2003
2., überarbeitete Auflage 2009

Printed in India 2009

Projektleitung: Sabine Poppe, Marburg
Fotos: Peter Mertin, Köln
Grafiken: interActive Systems, Gesellschaft für interaktive Medien mbH, Berlin; T. Steinbach; K. Naumann
Zeichnungen: Susanne Tischewski, Marburg; Dr. Günter Körtner, Marburg
Covergestaltung: David Kühn, Marburg
Satz und Layout: Fromm MediaDesign, Selters/Ts.; Fotosatz-Service Köhler GmbH - Reinhold Schöberl, Würzburg
Gesamtproduktion: KVM - Der Medizinverlag, Marburg
Druck: Replika Press Pvt Ltd., India

ISBN 978-3-940698-10-0

Wichtiger Hinweis:
Wie jede Wissenschaft ist die Medizin ständigen Entwicklungen unterworfen. Forschung und klinische Erfahrung erweitern unsere Erkenntnisse, insbesondere was Behandlung und medikamentöse Therapie anbelangt. Soweit in diesem Werk eine Dosierung oder eine Applikation erwähnt wird, darf der Leser zwar darauf vertrauen, dass Autoren und Verlag große Sorgfalt darauf verwandt haben, dass diese Angabe dem Wissensstand bei Fertigstellung des Werkes entspricht. Für Angaben über Dosierungsanweisungen und Applikationsformen kann vom Verlag jedoch keine Gewähr übernommen werden.

Jeder Benutzer ist angehalten, durch sorgfältige Prüfung der Beipackzettel der verwendeten Präparate und gegebenenfalls nach Konsultation eines Spezialisten festzustellen, ob die dort gegebene Empfehlung für Dosierungen oder die Beachtung von Kontraindikationen gegenüber der Angabe in diesem Buch abweicht. Eine solche Prüfung ist besonders wichtig bei selten verwendeten Präparaten oder solchen, die neu auf den Markt gebracht worden sind. **Jede Dosierung oder Applikation erfolgt auf eigene Gefahr des Benutzers.** Autoren und Verlag appellieren an jeden Benutzer, ihm etwa auffallende Ungenauigkeiten dem Verlag mitzuteilen.

Autorin

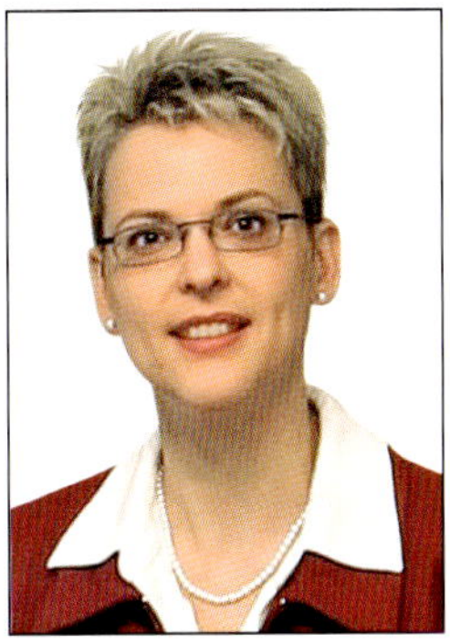

Dr. med. Susanne Bihlmaier

„Die Medizinkulturen verbinden – zum Wohle des Patienten" – das ist es, was Dr. med. Susanne Bihlmaier in Wort und Tat praktiziert. Grundstein hierzu bildet ihre Dissertation über „universitätskompatibles Studiendesign bei Akupunktur", die mit einem Wissenschaftspreis dotiert wurde.

Als Ärztin für Naturheilverfahren lehrt Dr. Bihlmaier an der Universität Tübingen unter dem Motto „Akupunktur – von Mystik zu Wissenschaft" und praktiziert seit dem Jahr 2000 in eigener Praxis. Tätigkeitsschwerpunkte im Sinne eines integrativen, ganzheitlichen Therapiekonzeptes sind die Chinesische Medizin mit Akupunktur, Phytotherapie, Ernährung und Psychosomatik, parallel zu westlicher Naturheilkunde, komplementärer Tumortherapie sowie Gesundheitscoaching und Seelsorge.

Ihre Arbeit steht auf dem Fundament umfangreicher Ausbildungen, z. B. bei der Societas Medicinae Sinensis in München, der Schweizerischen Ärztegesellschaft für Akupunktur, Giovanni Maccocia, der Academy of Chinese Acupuncture, im Rot-Kreuz-Krankenhaus in Hangzhou, China u. v. m.

Unter Mitarbeit von

Dr. med. Norbert Kuschik

Arzt in eigener Privatpraxis mit den Schwerpunkten Akupunktur und Homöopathie, Tutor der Deutschen Ärztegesellschaft für Akupunktur (DÄGFA).

Dr. med. Karl-Heinz Christoph

Facharzt für Innere Medizin, Physikalische und Rehabilitative Medizin; Dozent der Deutschen Ärztegesellschaft für Akupunktur (DÄGfA); Sektionsvorstand Naturheilverfahren und Arbeitskreis Akupunktur der Akademie für ärztliche Fortbildung der Ärztekammer Westfalen-Lippe. Wissenschaftlicher Beirat der Deutschen Akademie für Schmerz- und Neuraltherapie mit Dozententätigkeit im In- und Ausland.

Geleitwort zur 2. Auflage

In der gesellschaftlichen und in der akademischen Diskussion sollte sich jede Ärztin und jeder Arzt eine begründete Meinung zu den wichtigsten Methoden der komplementären Medizin gebildet haben. Dieses Buch stellt für mich eine Einladung dar, sich mit den dargestellten Methoden der Akupunktur und den ihnen zugrunde liegenden Vorstellungen der Traditionellen Chinesischen Medizin gründlich auseinanderzusetzen. Wer davon fasziniert ist und auf diesem Gebiet weiter arbeiten und Erfahrungen sammeln will, bekommt einen didaktisch exzellenten – weil übersichtlichen – Einstieg. Wer auch nach der Lektüre distanzierter bleibt, wird dann aber beurteilen können, welche Sorgfalt und welche Systematik von guten Anwendern erbracht wird oder erbracht werden sollte und kann somit den suchenden Laien guten Rat geben.

Bleibt zu wünschen, dass weitere geeignete Studiendesigns entwickelt und angewandt werden, die die Wirkungen der Akupunktur evident belegen und damit zur wissenschaftlichen Verankerung in der Ausbildung und an der Universität beitragen.

Tübingen, im März 2009

Prof. Gernot Lorenz
Medizinische Fakultät Universität Tübingen

Geleitwort zur 1. Auflage

Als ich vor exakt 20 Jahren aus Frustration über die häufig ausbleibenden dauerhaften Therapieerfolge der westlichen Medizin meine erste Akupunkturnadel in der Hand hielt und beherzt ins Ohr einer Patientin mit chronischen Unterbauchschmerzen stach, ahnte ich nicht, wie diese „chinesisch-okkultistische Methode" die westliche Medizin des ausgehenden 20. Jahrhunderts beeinflussen würde. Ich war höchst überrascht angesichts der Wirkungen, die jedoch von den damaligen Lehrern mit physiologischen und endokrinen Regelkreisen zum Teil nur mangelhaft erklärt werden konnten. Die chinesische Philosophie durfte nicht herangezogen werden, wollte man glaubwürdig bleiben.

Heute hat die Akupunktur im Westen einen unglaublichen Stellenwert erlangt und es gibt viele Bücher von namhaften Theoretikern und Praktikern, die den Schüler von verschiedenen Seiten an die Akupunktur heranführen. Bisher fehlte jedoch ein Lehrbuch, das die theoretischen Grundlagen der chinesischen Medizin mit den physiologischen Grundlagen aus westlicher Sicht verknüpft und sich an der Praxis orientiert. Die chinesischen Bezeichnungen werden in diesem Buch mit ihrer Aussprache und blumigen Übersetzung einprägsam dargestellt. Die farblich abgehobenen Übersichten, eingängigen Grafiken, die hervorragende Qualität des Bildmaterials, die eingebauten Verständnis- und Prüfungsfragen machen dem Anfänger den Einstieg leicht und vermitteln Spaß beim Lernen. Auch der in der Akupunktur Erfahrene hat ein Nachschlagewerk für die tägliche Praxis, mit dem er sein aktives Wissen durch Hintergründe, Punktqualifikationen und Indikationen erweitern kann.

Neben der Mühe, die die Autorin auf die Akupunkturdarstellung verwandt hat, macht sie klar, dass die Akupunktur nur ein Verfahren der Traditionellen Chinesischen Medizin ist und spricht auch die chinesische Diätetik, die Lebensstiländerung und die chinesische Pharmakotherapie an. Frau Bihlmaier ist es gelungen, nach ihrer preisgekrönten Promotion erneut ein Werk zu verfassen, das inhaltlich, didaktisch und darstellerisch eine Lücke in der westlichen Akupunkturliteratur schließt und für Lernende und Lehrende gleichermaßen ein Genuss ist. Vielleicht gelingt es ja mit Hilfe dieses modernen Lehrbuchs, die Akupunkturausbildung an der Universität hoffähig zu machen.

Heidelberg, im Mai 2002

Prof. Ingrid Gerhard
Universitäts-Frauenklinik Heidelberg,
Ambulanz für Naturheilverfahren

Vorwort

Warum DIESES Akupunkturbuch?

3 Punkte sprechen für dieses Buch:

- Leicht-Lern-Didaktik mit eingebauten Wiederholungen und Verständnisfragen
- Prüfungs- und praxisorientiertes Kompaktwissen
- Aktuelle Erklärungsmodelle aus Forschung und Wissenschaft ergänzen altchinesische Denkmodelle.

Vorwort zur 2. Auflage

Liebe Akupunkturfreundinnen und -freunde,

herzlichen Dank für Ihre bisherige Zustimmung zu meinem Buch!

Besonders gefreut hat mich Ihre positive Rückmeldung zur individualisierten Didaktik mit Verständnis aufbauendem Lese-Lerntext, zur tabellarisch-übersichtlichen Aufbereitung und auch zu den superkompakten Wiederholungspiktogrammen.

Jetzt neu für Sie: Erfolgstipps aus der Praxis für die Praxis, die Sie in den lila Kästchen Praxistipps finden!

Wenn eine uralte Erfahrungsheilkunde ohne blumige Mystik auskommen kann und westlich übersetzt sogar noch spannender und überzeugender wird, dann habe ich erreicht, was ich erreichen wollte: einen Brückenschlag zwischen den Medizinkulturen.

Viel Freude beim erfolgreicheren Akupunktieren mit TCM!

Tübingen, im April 2009 — Dr. med. Susanne Bihlmaier

Vorwort zur 1. Auflage

Liebe Leserinnen und Leser,

im Laufe meiner Ausbildung in der Chinesischen Medizin und später in der eigenen Dozententätigkeit wurde ich immer wieder selbst vor die Qual der (Lehrbuch-)Wahl gestellt: jedes hat einen anderen inhaltlichen Schwerpunkt und die lernunterstützende Didaktik kam auch erst nach und nach hinzu.

So schleppte ich oft mehrere „Buch-Kilos" zu den Anfängerkursen, um in dem einen die Grundlagen, in einem anderen die Punktebeschreibung und in einem dritten die gelungenen Abbildungen vorzustellen.

Aus all diesen Punkten kristallisierte sich bei einigen der Akupunkturgesellschaften, bei welchen ich unterrichte, die Anfrage heraus: „Bringen Sie doch mal alles unter einen Hut! Das Ganze ohne mystisches Geschnörkel, sondern chinesisch-medizinisches Denken übersetzt in unser westliches Denken so wie in Ihrem Unterricht".

Viel Freude beim Kennenlernen einer Therapierichtung, die laut WHO einen Großteil der Menschheit versorgt – und das seit ca. 5000 Jahren!

Tübingen, im Juni 2002 — Dr. Susanne Bihlmaier

Danksagung

Mein herzlicher Dank gilt

- den Akupunkturgesellschaften NidM und MediKolleg, auf deren Anregung hin dieses Buch entstand,
- dem Kollegen und Verleger Dr. med. Bernard Kolster, der Projektleiterin Martina Kunze sowie der Lektorin Aja Reisewitz vom KVM-Verlag,
- im Jahr 2009 erneut Herrn Dr. med. Bernard Kolster sowie der Projektmanagerin Sabine Poppe, die in wirtschaftlich spannenden Zeiten die Neuauflage meines Buches erfolgreich durchgesetzt hat,
- meiner Lektorin und Kollegin Susanne Engelhardt sowie der Grafikerin Susanne Tischewski,
- den Dozenten-Kollegen Gabriel Stux (Deutsche Akupunkturgesellschaft) und Norbert Kuschick (DÄGfA), Andreas Höll (Übersetzer der Maciocia-Bücher), der TCM-Kollegin Monika Schäfer sowie meiner Stütze aus der Doktorandenzeit, Christine Mahrla, Sekretärin bei Frau Professor Gerhard,
  für die kritisch-konstruktive Durchsicht,
- dem Kollegen Norbert Kuschik für die Kapitel Ohrakupunktur und Schädelakupunktur,
- Karl-Heinz Christoph,
- Herrn Professor Gernot Lorenz von der Medizinischen Fakultät der Universität Tübingen für seine Offenheit gegenüber der Akupunktur. **Ihm sei diese zweite Auflage gewidmet für seine Bemühungen, den Blickwinkel der Medizinstudenten um internationale Heilkundesysteme zu erweitern.**
- meinem Mann Armin für die unermüdliche computertechnische Unterstützung und seine Liebe,
- meiner Doktormutter Frau Professor Ingrid Gerhard von der Naturheilkundlichen Ambulanz der Universitätsfrauenklinik Heidelberg für Ihr Geleitwort zur ersten Auflage.

Zu guter Letzt gilt mein besonderer Dank meinen TCM-Lehrern, deren Erfahrungsschatz und Begeisterung für die TCM in dieses Buch eingeflossen sind und an Sie, liebe Leser, weitergegeben werden sollen.
(alphabetisch) Dres.

- Dai, Go und Yin Bai, Rot Kreuz Krankenhaus in Hangzhou, China
- Rainer Dirken, SAGA (Schweizerische Ärztegesellschaft für Akupunktur)
- Prof. Ingrid Gerhard, Universität Heidelberg
- Johannes Greten, DGTCM (Deutsche Gesellschaft für TCM)
- Carl-Hermann Hempen und Rainer Nögel, SMS (Internationale Gesellschaft für Chinesische Medizin)
- Prof. Liu Ke, Shenyang, China
- Giovanni Maciocia, Großbritannien
- Prof. Piao, Guan An Men Hospital, Peking, China
- Francois Ramakers, Niederlande
- Ansgar Römer und Birgit Seybold, Akupunktur Pro Medico
- Radha Thambirajah, Academy of Chinese Acupuncture, Sri Lanka

Praxistipp

Neu sind die Tipps der Autorin aus der Praxis für die Praxis!

„Gebrauchsanleitung" – für mehr Lerneffektivität und mehr Lernspaß!

Dieses Praxishandbuch der chinesisch fundierten Akupunktur berücksichtigt – besonders in den Hauptkapiteln – die unterschiedlichen Lernstile und verknüpft diese gleichzeitig zu einem didaktischen Lernprogramm mit eingebauten Wiederholungen:

1 Erfassen Sie die Lerninhalte entsprechend Ihres individuellen Lernstils

Der Lesetext: Lassen Sie sich einführen mit dem ausführlichen, fließenden Lesetext. Ohne „AbKüFi" (Abkürzfimmel), für den texterfassenden Lernstil.
Die Tabelle: Vertiefen Sie mittels der tabellarischen Aufarbeitung die Lesetext-Inhalte. Für den tabellarisch-knapp-übersichtlichen Lernstil und gleichzeitig schon für die Wiederholung und Festigung des Lesetext-Wissens.
Das Quick-Memo: Hier finden Sie das extrahierte Wissensdestillat aus Lesetext und Tabelle, kombiniert mit Piktogrammen zur visuellen Kurz-Zusammenfassung und Schnell-Wiederholung.

2 Nutzen Sie die visuelle Unterstützung der Lerninhalte

Die Farbgestaltung richtet sich nach den 5 Wandlungsphasen.
Die Quick-Memos sind mit einprägsamen Symbolen versehen.
Die Meridian-darstellenden Personenzeichnungen zeigen in ihrer Körperhaltung und ihrer Mimik bereits die Hauptaufgaben des jeweiligen Funktionskreises.
Moderne Computergrafiken zeigen Ihnen alle wichtigen anatomischen Strukturen zur Punktelokalisation.

3 Erhöhen Sie Ihre Lerneffektivität mit Hilfe der eingebauten Lernhilfen

Die unterschiedliche Aufarbeitung des Lerninhaltes in Lesetext, Tabelle und Quick-Memo bietet Ihnen Rekapitulationsmöglichkeit.
Die visuelle Unterstützung der Lerninhalte multipliziert und erleichtert die Wissensaufnahme.
Die Verständnisfragen am Ende jeden Kapitels fördern aktive Wissensverarbeitung.

4 Lassen Sie sich leiten durch den logischen Kapitelaufbau

Die theoretischen Grundlagen am Anfang des Buches bilden ein solides Fundament für die danach folgenden Praxiskapitel, welche wiederum in einem Punkte-Destillat enden.
Am Schluss soll noch Ihre Neugierde für das Gesamtwerk der TCM geweckt werden durch ergänzende Kurzeinblicke in die Diätetik und die Pharmakologie.

Inhaltsverzeichnis

Theorie

1 Grundlagen 2
1.1 Akupunktur-Geschichte in Stichworten 2
1.2 Philosophische Grundlagen und deren Einflüsse auf die Akupunktur heute 3
1.3 Wissenschaftliche Erkenntnisse 3

2 Physiologie in der TCM 6
2.1 Die „Fünf Grundsubstanzen des Lebens“ 6
2.2 Wissenschaftstheoretische Grundlagen 7
2.2.1 Yin und Yang – ein ganzheitliches Ordnungsprinzip 8
2.2.2 Wandlungsphasen als synergetisch/biokybernetisches Modell 10
2.3 Funktionskreise 14
2.4 Krankheitsursachen 16
2.5 Meridiansystem 18
2.6 Organuhr 21

3 Punktekategorien in der TCM 22
3.1 Punktekategorien 22
3.1.1 Tonisierungs- und Sedierungspunkt 22
3.1.2 Zustimmungs-Rücken-Shu-Punkte (Bei Shu Xue) und ventraler Alarm-Mu-Punkt (Mu Xue) 23
3.1.3 Ursprungs-Yuan-Qi-Punkte (Yuan Xue) 24
3.1.4 Durchgangs-Luo- oder Vernetzungs-Punkte (Luo Xue) 24
3.1.5 Spalten-Xi-Punkte (Xi Xue) 25
3.1.6 Acht einflussreiche Chinesische Meisterpunkte (Ba Hui Xue, Zusammenkunfts- oder Einflusspunkte) 25
3.1.7 Acht Schlüssel-(Einschalt-)Punkte zum Energiereservoir (Ba Mai Jiao Hui Xue) 25
3.1.8 Gruppen-Luo-Punkte oder „Drei Fliegen mit einer Klappe“ (Luo Xue) 25
3.1.9 Fünf Antike Punkte (Wu Shu Xue) 26
3.1.10 Sechs untere Einfluss-He-Punkte (Xia He Xue) 26
3.1.11 Regionale Meisterpunkte 26
3.1.12 Europäische Meisterpunkte 27

Praxis

4 Diagnostik in der TCM 30
4.1 Diagnostisches Vorgehen – Überblick 30
4.2 Die vier Untersuchungsmethoden nach TCM 31
4.2.1 Allgemeine Anamnese zur Erfassung der vegetativen Grundsituation 31
4.2.2 Palpation: Pulsdiagnostik 31
4.2.3 Inspektion 33
4.2.4 Olfaktion und Auskultation 34
4.2.5 Konstitution 35
4.3 Beurteilung der Erkrankungssymptome 36
4.3.1 Yin – Yang 36
4.3.2 Innen – Außen 36
4.3.3 Kälte – Hitze 36
4.3.4 Leere (Schwäche/Mangel) – (Über-)Fülle 37
4.4 Zang-Fu-Disharmonie-Muster 37
4.5 Analyse der beteiligten pathogenen Faktoren 37
4.6 Disharmonie-Muster von Qi, Xue und Jing 39

5 Akupunktieren 40
5.1 Indikationen und Kontraindikationen 40
5.1.1 Indikationen 40
5.1.2 Kontraindikationen 41
5.2 Aufklärung, Nebenwirkungen, Komplikationen 41
5.2.1 Aufklärungspflicht 41
5.2.2 Mögliche Nebenwirkungen und Komplikationen 41

5.3 Nadelwahl ... 42
5.4 Punktwahl ... 43
5.4.1 Konzepte ... 43
5.4.2 Beispiele ... 44
5.5 Akupunktieren Schritt für Schritt ... 45
5.5.1 Vorbereitung, Lagerung ... 45
5.5.2 Punktelokalisation ... 45
5.5.3 Desinfektion ... 47
5.5.4 Einstichtechniken ... 47
5.5.5 Stichtiefe, De-Qi-Gefühl, Stichrichtung ... 48
5.5.6 Manipulationstechniken ... 48
5.5.7 Nadelverweildauer, Nadelentfernung ... 49
5.5.8 Behandlungsfrequenz ... 50
5.6 Moxibustion ... 50
5.7 Weitere Akupunkturformen ... 51

6 Praxispunkte der Funktionskreise/Meridiane ... 52

6.1 Erster Meridianumlauf Lu-Di-Ma-Mi ... 52
6.1.1 Lungen- und Dickdarmfunktionskreise ... 52
6.1.2 Magen- und Milzfunktionskreise ... 74
6.2 Zweiter Meridianumlauf He-Dü-Bl-Ni ... 97
6.2.1 Herz- und Dünndarmfunktionskreise ... 97
6.2.2 Nieren- und Blasenfunktionskreise ... 116
6.3 Dritter Meridianumlauf Pe-3E-Gb-Le ... 146
6.3.1 Perikard- und Erwärmerfunktionskreise ... 146
6.3.2 Gallenblasen- und Leberfunktionskreise ... 165
6.4 Die Acht außerordentlichen Meridiane Qi Jing Ba Mai ... 190
6.4.1 Definition, Schlüssel-(Einschalt-) und Ankopplungspunkte ... 190
6.4.2 Konzeptionsgefäß (Ren Mai) ... 191
6.4.3 Lenkergefäß (Du Mai) ... 201
6.4.4 Chong Mai und Yin Wei Mai ... 208
6.4.5 Lenkergefäß und Yang Qiao Mai ... 210
6.4.6 Dai Mai und Yang Wei Mai ... 211
6.4.7 Konzeptionsgefäß und Yin Qiao Mai ... 213
6.5 Tendino-muskuläre Meridiane (Jing Jing) ... 214
6.6 Sondermeridiane Jing Bie Xun Xing ... 215
6.7 Extrapunkte ... 216
6.7.1 Übersicht ... 216
6.7.2 Kopf und Hals ... 217
6.7.3 Brust und Bauch ... 233
6.7.4 Rücken ... 234
6.7.5 Arm und Hand ... 243
6.7.6 Bein und Fuß ... 254

7 Ohrakupunktur ... 266

7.1 Einführung ... 266
7.2 Indikationen und Kontraindikationen ... 266
7.3 Aufklärung, Nebenwirkungen, Komplikationen ... 267
7.4 Methoden der Punktbehandlung ... 267
7.5 Punktauswahl und Lateralität ... 268
7.6 Ohrakupunktur Schritt für Schritt ... 269
7.6.1 Indikationsstellung ... 269
7.6.2 Therapiekonzept ... 269
7.6.3 Vorbereitung, Lagerung ... 269
7.6.4 Punktsuche ... 269
7.6.5 Desinfektion, Stichtechnik, Manipulation ... 272
7.6.6 Nadelverweildauer ... 272
7.6.7 Behandlungsfrequenz und -häufigkeit ... 272
7.7 Anatomie der Ohrmuschel, Repräsentationszonen ... 272
7.7.1 Topographische Anatomie der Ohrmuschel ... 272
7.7.2 Innervation der Ohrmuschel ... 274
7.7.3 Repräsentationszonen an der Ohrmuschel ... 274
7.8 Systematik der Ohrpunkte ... 276
7.8.1 Organ- bzw. Korrespondenzpunkte ... 276
7.8.2 Segmenttherapie ... 283
7.8.3 Analgetisch bzw. antiphlogistisch wirkende Punkte ... 284
7.8.4 Psychotrope bzw. vegetativ-ausgleichend wirkende Punkte ... 285
7.8.5 Modalitätsspezifische bzw. ergänzende Punkte ... 287
7.8.6 Ohrrückseite ... 293

8 Neue Schädelakupunktur nach Yamamoto (YNSA) ... 296
8.1 Einführung ... 296
8.2 Indikationen und Kontraindikationen ... 296
8.3 Aufklärung, Nebenwirkungen, Komplikationen ... 297
8.4 Methoden der Punktbehandlung ... 297
8.5 Punktauswahl und Lateralität ... 298
8.6 Neue Schädelakupunktur nach Yamamoto Schritt für Schritt ... 298
8.6.1 Indikationsstellung ... 298
8.6.2 Therapiekonzept ... 298
8.6.3 Vorbereitung, Lagerung ... 298
8.6.4 Punktsuche ... 299
8.6.5 Desinfektion, Stichtechnik ... 299
8.6.6 Nadelverweildauer ... 299
8.6.7 Behandlungsfrequenz und -häufigkeit ... 299
8.7 Repräsentationszonen am Schädel ... 299
8.7.1 Basis-Punkte bzw. -Zonen ... 299
8.7.2 Ypsilon-Punkte bzw. -Zonen ... 301

9 Aus der Praxis für die Praxis: Punkte-ABC ... 304

10 Chinesische Diätetik: Kurzübersicht ... 309
10.1 Status der Diätetik innerhalb der Traditionellen Chinesischen Medizin ... 309
10.2 Chinesische Klassifizierung von Nahrungsmitteln ... 310
10.2.1 Inneres Temperaturverhalten ... 310
10.2.2 Geschmack ... 310
10.2.3 Funktionskreisbezug ... 310
10.2.4 Wirkrichtung ... 310
10.3 Einfluss der Zubereitungsart auf die Nahrungsmittelwirkung ... 312
10.4 Die häufigsten Ernährungsfehler – Kurzübersicht ... 313
10.5 Durchführung einer diätetischen Therapie ... 313

11 Chinesische Arzneimitteltherapie: Kurzübersicht ... 314
11.1 Status der Arzneimitteltherapie innerhalb der Traditionellen Chinesischen Medizin ... 314
11.2 Geschichtlicher Überblick ... 314
11.3 Chinesische Arzneimitteltherapie in der Praxis ... 314
11.4 Vorgehen in der Praxis ... 315
11.5 Weiterführende Informationen zur Chinesischen Arzneimitteltherapie ... 316

Anhang

Studienlage und Gesundheitspolitik aktuell: Die German Acupuncture Trials – GERAC 2001–2005 ... 319
Chinesische Medizin in China ... 321
Literatur- und Quellenverzeichnis ... 323
Index ... 327

Farbleitsystem-Legende

- Grundlagen
- Physiologie in der TCM
- Punktekategorien in der TCM
- Diagnostik in der TCM
- Akupunktieren
- Praxispunkt der Funktionskreise/ Meridiane Lu-Di
- Praxispunkt der Funktionskreise/ Meridiane Ma-Mi
- Praxispunkt der Funktionskreise/ Meridiane He-Dü
- Praxispunkt der Funktionskreise/ Meridiane Bl-Ni
- Praxispunkt der Funktionskreise/ Meridiane Pe-3E
- Praxispunkt der Funktionskreise/ Meridiane Gb-Le
- Acht Außer-ordentliche Meridiane
- Praxispunkt der Funktionskreise/ Meridiane: Extrapunkte
- Ohrakupunktur
- Neue Schädel-akupunktur nach Yamamoto (YNSA)
- Punkte-ABC
- Chinesische Diätetik
- Chinesische Arzneimittel-therapie

Theorie

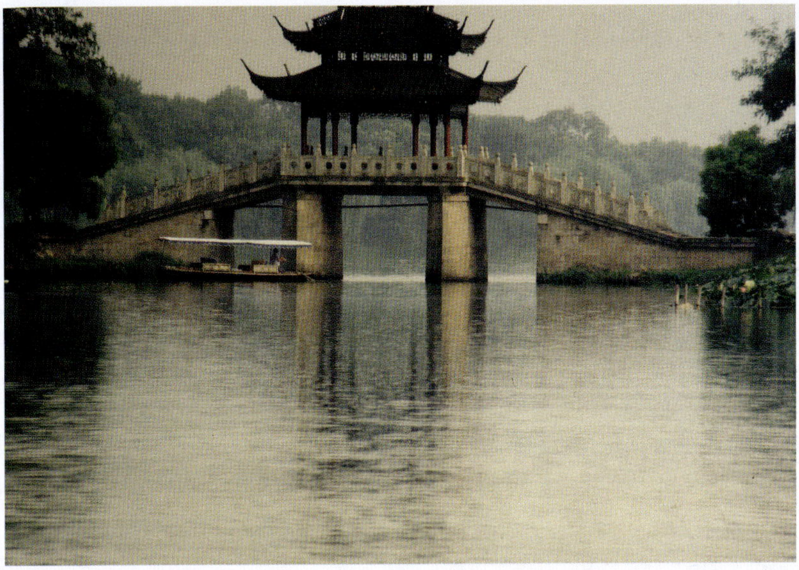

1 Grundlagen ... 2

2 Physiologie ... 6

3 Punktekategorien ... 22

1 Grundlagen

Die Akupunktur als Teil der TCM (*Traditionelle Chinesische Medizin*) ist eine klassische naturheilkundliche Reiztherapie, welche die Selbstregulationskräfte des Körpers in Gang setzt. Sie zeigt Wirkung auf das gesamte Vegetativum, die Immunabwehr und das Allgemeinbefinden. Zerstörte Strukturen kann sie nicht heilen, jedoch kann sie auch hier noch im Sinne einer ganzheitlichen Therapie psychovegetativ unterstützen und Schmerzen lindern. In ihrem Herkunftsland China macht die Akupunktur lediglich etwa 20 % der therapeutischen Maßnahmen im Rahmen der TCM aus. Den Hauptanteil von etwa 80 % bilden die Pharmakotherapie, die Ernährungstherapie sowie die Lebensführung. Sowohl die Pharmakotherapie (in Deutschland fast ausschließlich Heilkräuterabkochungen) als auch die Ernährungstherapie haben den Vorteil, nicht mit den patienteneigenen Regulationsressourcen auskommen zu müssen, sondern von außen Energie zuführen zu können. Dies erklärt, weshalb die Anwendung des gesamten Therapiespektrums der TCM größere Heilungserfolge erzielt als die Akupunktur allein.

1.1 Akupunktur-Geschichte in Stichworten

- Horn- und Knochennadeln sowie Bambussplitter aus urzeitlichen Grabfunden weisen vermutlich auf die ersten äußerlichen Reizbehandlungen im Sinne der Akupunktur hin.
- Bei der 1991 in den Ötztaler Alpen gefundenen Mumie eines Steinzeitmenschen fand man Tätowierungen an Körperstellen, die uns heute als Akupunkturpunkte des Blasenmeridians bekannt sind. Einige Forscher deuten dies als Hinweis, dass schon 5300 v. Chr. in Europa Schmerzen des Bewegungsapparates reflextherapeutisch behandelt wurden.
- Das Buch „*Huang Di Nei Jing*" gilt als das älteste medizinische Werk. Es ist in Dialogform zwischen dem legendären „Gelben Kaiser" (2697–2596 v. Chr.) und seinen Leibärzten verfasst. Von einigen Forschern wird es allerdings auf das 1.–2. Jahrhundert n. Chr. datiert, da die Akupunktur in den frühesten chinesischen heilkundlichen Schriften, den „*Seidenmanuskripten des Mawangdui-Grabes*" von 167 v. Chr., nicht erwähnt wird. Die heute überlieferte Form des „Inneren Klassikers des Gelben Fürsten" stammt aus dem 13. Jahrhundert.
- In der Schrift „*Shiji*" von Sima Quian, 90 v. Chr., wird über die Nadelung durch einen Wanderarzt aus dem 5.–6. Jahrhundert v. Chr. berichtet.
- Die Anwendung von *Beifuß* (Artemisia vulgaris) zur Wärmebehandlung an Akupunkturpunkten findet sich zuerst beim Philosophen Mengzi im 4. Jahrhundert v. Chr. Der „*Systematische Aku-Moxi-Klassiker*" von Huang Fumi, 215–282 n. Chr., ist das erste sicher datierbare Werk.
- Die in China bereits im 10. Jahrhundert eingeführte *Buchdruckerkunst* sorgte für die Dokumentation weiterer Werke wie z. B. die „Erläuterung der 14 Hauptleitbahnen" (1341) und die „Untersuchung über die acht unpaarigen Leitbahnen" von Li Shizhen (1518–1593), einem der bedeutendsten chinesischen Ärzte.
- Im 17. Jahrhundert brachten *französische Kaufleute und Missionare* die Akupunktur nach Europa und der Arzt der Ostindischen Handelskompanie, *Willem Ten Rhyne,* verfasste eine der ersten Publikationen. Weitere Veröffentlichungen kamen von dem Arzt *Berlioz* aus Frankreich (1816) und von *Soulié de Morant,* 1931, Konsul in China.
- 1958 wurden in China die „westliche Medizin" und die Traditionelle Chinesische Medizin von *Mao Ze-Dong* gleichgestellt und damit die TCM zur universitären Heilkunde erhoben – um die medizinische Versorgung des großen chinesischen Volkes gewährleisten zu können.
- In Deutschland wurde die Akupunktur nach dem 2. Weltkrieg bekannt.

Grundlagen

1.2 Philosophische Grundlagen und deren Einflüsse auf die Akupunktur heute

Die Akupunktur (und die TCM) sind von zwei grundlegenden philosophischen Richtungen geprägt:

- vom *Daoismus,* der die innere Entwicklung, die geistige Haltung des Menschen betrifft,
- vom *Konfuzianismus,* der das sozial-bürgerliche, politische Leben mit Vorbildern aus militärischer Strenge und Traditionspflege regelt.

Daoismus

Dao = den inneren Weg gehen, Sich-Einfügen in den kosmischen Gesamtzusammenhang, Harmonie mit der Natur.

Gesundheitliche/medizinische Aspekte des Daoismus sind:

- die Suche nach langem Leben, um mehr Zeit zur Meditation zu haben. Dazu gehören die Anwendung gesundheitsfördernder Praktiken und das gesundheitsbewusste Leben; die TCM wurde hauptsächlich als präventive Medizin angewandt,
- das Entsprechungssystem von Yin und Yang: Alles steht in einer polaren Wechselbeziehung, Gegensätze bilden erst gemeinsam das Ganze (s. Yin und Yang, Kap. 2.2.1).

Konfuzianismus

Rational geprägte Staats- und Sittenlehre, die Tradition, Recht und Ordnung betont.

Gesundheitliche/medizinische Aspekte des Konfuzianismus sind:

- die Verehrung der Eltern und vor allem auch der Ahnen, die eine Leichenschau verbietet. Daraus entwickelte sich ein minutiös beobachtendes System zur Erfassung von Befindlichkeit und Befindlichkeitsstörungen,
- die dem militärischen Bereich entnommene Terminologie in der Medizin, z. B. das Herz = der Fürst, die Leber = der Heerführer.

1.3 Wissenschaftliche Erkenntnisse

Die breite Palette der Akupunkturwirkungen ist noch immer nicht vollständig erforscht. Die wissenschaftliche Aufarbeitung konzentriert sich auf die teils spektakuläre *analgetische* Wirkung. Die Auswirkungen der Akupunktur auf das Hormonsystem bedürfen noch weiterer Studien. Wichtige Forschungsergebnisse werden in **Tabelle 1.1 (s. Seite 4)** dargestellt.

Die bekannteste und am meisten erforschte Wirkung der Akupunktur ist die Schmerzlinderung durch Endorphin-Freisetzung. Ihr Wirkungsspektrum ist aber breiter gefächert, wie **Tabelle 1.2 (s. Seite 5)** zeigt.

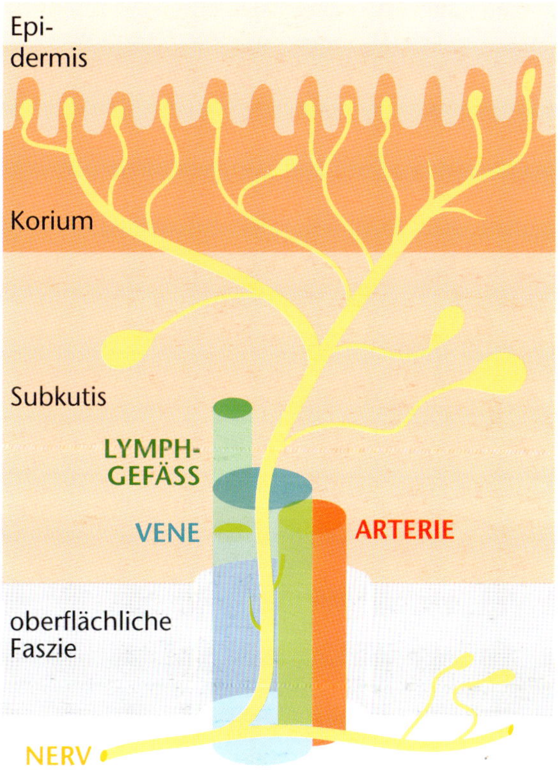

Abb. 1.1: Gefäß-Nervenbündel (modifiziert nach H. Heine): Zu 80 % entsprechen die Akupunkturpunkte der Durchtrittsstelle eines Gefäß-Nervenbündels durch die äußere Körperfaszie.

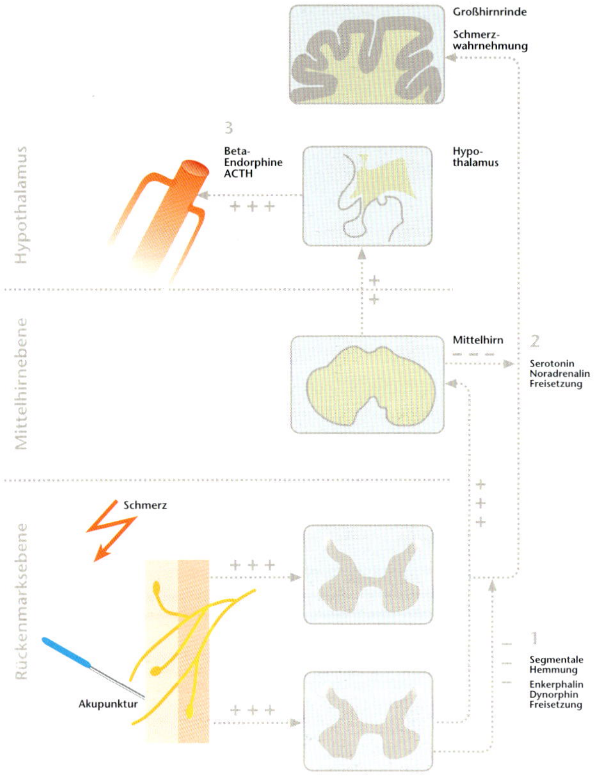

Abb. 1.2: Neurophysiologische Grundlagen (modifiziert nach C.-H. Hempen): Die drei neurophysiologischen Wirkebenen der Akupunktur sind die

- kompetitive aszendierende Hemmung auf Rückenmarksebene
- Hemmung der deszendierenden Fasern im Mittelhirn
- Endorphin-Freisetzung aus dem Hypothalamus

Forschungsgebiet	Forschungsergebnis	Forscher
Embryologie	Haut und Nervensystem entwickeln sich aus dem gleichen Keimblatt (Ektoderm, äußeres Keimblatt).	Ramakers
Neuroanatomie, Körpersegmente	Akupunkturpunkte werden Spinalnerven zugeordnet: kutiviszerale Informationsübermittlung.	König und Wancura
Head-Zonen	Über kutiviszerale und viszerokutane Reflexwege der Rami communicantes albi et grisei existieren Wechselwirkungen zwischen Arealen der Körperoberfläche und den inneren Organen (in der chinesischen Medizin bereits jahrtausendelang bei der Nadelung der Alarm-Mu-Punkte ventral und der Zustimmungs-Rücken-Shu-Punkte dorsal „genutzt").	Head
Segmente	Akupunkturpunkte in Segmenten müssen genau getroffen werden, um die gewünschte Wirkung zu erzielen. Experimentell konnte z. B. nur mit Nadelung des Zwerchfell-Zustimmungs-Punktes Bl 17 die Zwerchfellfunktion objektivierbar beeinflusst werden, nicht aber mit anderen Punkten des gleichen Segments.	Bergsmann
Histologie/ Morphologie	80 % der Akupunkturpunkte entsprechen der Perforation eines Gefäß-Nervenbündels durch die oberflächliche Körperfaszie.	Heine **(s. Abb. 1.1)**, Benner, Draehmpaehl
Histologie	Akupunkturpunkte haben eine nahezu doppelt so hohe Hautrezeptorendichte wie ihre Umgebung (0,31 versus 0,16/mm^2).	Kellner
Elektrophysiologie	Akupunkturpunkte weisen einen niedrigeren Hautwiderstand auf (erklärbar durch die wasserreiche Bindegewebshülle um das Gefäß-Nervenbündel; Heine). Diese Bindegewebshülle enthält Paccini-Körperchen.	Pomeranz
		Abele, Dieper, Herrmann Thalmann
	Durchschnittlich besteht am Akupunkturpunkt eine 3,4fach höhere elektrische Kapazität als in seiner Umgebung.	

Tabelle 1.1: Grundlagenforschung Akupunktur

Forschungsgebiet	Forschungsergebnis	Forscher
Mikrozirkulation	Aus Nervenzellen wird vasoaktives intestinales Polypeptid (VIP) freigesetzt, dadurch nimmt die Mikrozirkulation um die Nadel/Einstichstelle herum zu.	Saig und Mutt
Neurochemie	Akupunktur führt zur Bildung und Freisetzung körpereigener Endorphine, was die Akupunkturwirkung vor allem in der Schmerztherapie erklärt. Sie ist durch den Morphin-Antagonisten Naloxon antagonisierbar.	Pomeranz und Cheng
Humorale Wirkung	Schmerzhemmende humorale Substanzen konnten über das Liquorpunktat von einem akupunktierten, schmerzgereizten Kaninchen auf ein schmerzgereiztes, nicht akupunktiertes Kaninchen übertragen werden. Der Schmerz beim nicht akupunktierten Kaninchen nahm um 2/3 ab.	Zhang Xian Tong
Hormonale Wirkungen	Durch Akupunktur nehmen die Testosteronwerte und die Globalmobilität von Spermien bei männlicher Sterilität zu.	Jung
	Nach Akupunktur konnte bei amenorrhöischen Patientinnen ein signifikanter LH-Abfall nachgewiesen werden. Der Rebound-Effekt löste die Ovulation aus.	Kubista
	Durch Akupunktur bei hypothalamischer Gestagen-positiver Amenorrhö wurden vergleichbare Schwangerschaftsraten wie durch Hormontherapie erzielt.	Gerhard
	Der ACTH-Spiegel im Plasma steigt durch Akupunktur an.	Xie, Masala
	Der Kortisolspiegel im Plasma steigt durch Akupunktur an.	Lee, Liao
Neurophysiologie	Das körpereigene Schmerzsystem wird auf drei Ebenen aktiviert: • Im Rückenmark findet durch die nichtschmerzhaften Reize der Akupunktur eine segmentale Hemmung statt → die aszendierende Schmerzweiterleitung wird über die Transmittersubstanz Enkephalin blockiert. • Die deszendierende Hemmung der Hinterhornneurone durch Nervenreize von Mittelhirn, periaquäduktalem Grau und Raphekern wird über Monoamine, insbesondere Serotonin, bewirkt. • Im Hypothalamus werden Beta-Endorphine ausgeschüttet.	Pomeranz **(s. Abb. 1.2)**
Funktionelle Anatomie	Di 4 hat Anschluss an den kompletten Plexus brachialis, Ma 36 an den Plexus lumbosacralis. Beide stellen so Informationsfilter für alle afferenten und efferenten Bahnen des Rückenmarks dar. Ihr Anschluss an die parasympathischen Kerngebiete in Rückenmark und Gehirnstamm prädestiniert sie zur Kontrolle des Sympathikus.	Heine
Neurophysiologie	Narkotisierten Patienten wurde ein Schmerzreiz verabreicht, dann erfolgte Akupunktur an traditionellen Schmerzpunkten bei 50 % der Probanden. Ergebnis: Eine Abflachung der evozierten Potenziale fand sich nur bei akupunktierten Probanden.	Meissner
Neurophysiologie	Darstellung neuronaler Aktivität mittels fMRI (Stoffwechsel, Durchblutung): Eine deutliche Veränderung in den zugehörigen Gebieten zeigte sich nur bei Verum-Akupunktur an TCM-Punkten.	Litschner, Siedentopf, Bin Yan
GERAC-Studie	**s. Seite 319 f.**	

Tabelle 1.2: Wirkprinzip der Akupunktur

? Memo-Check – Überprüfen Sie Ihr Wissen

Akupunktur-Geschichte in Stichpunkten

1. Welcher Klassiker ist das am häufigsten zitierte Buch der chinesischen Medizin?

Philosophische Grundlagen

1. Welchen Einfluss hat der Daoismus auf die chinesische Medizin?
2. Was ist der Grundgedanke des Konfuzianismus?
3. Wie wirkt sich der Konfuzianismus auf die chinesische Medizin aus?

Wissenschaftliche Grundlagen

1. Erläutern Sie die Schmerzlinderung durch Akupunktur und nennen Sie die drei Wirkebenen.
2. Welche anatomisch-histologischen Besonderheiten weisen Akupunkturpunkte auf?

2 Physiologie in der TCM

Lange Zeit untersagte der Konfuzianismus die Leichenschau. Dies machte chinesische Ärzte zu minutiösen Beobachtern. Daher ist der chinesische Physiologie-Begriff v. a. durch ein analoges Denken geprägt, bei dem von äußerlich wahrnehmbaren Veränderungen auf Vorgänge im Körperinneren geschlossen wird. Dies spiegelt sich auch in der ausgeprägt bildhaften Sprache wider. Für uns westliche Mediziner ist die chinesische Denkweise oft schwer zugänglich, weil diese mangels tieferen Verständnisses oft unzureichend oder gar verfälschend übersetzt wird. Beispiele sind

- Aussagen wie: „Die Chinesen kannten damals nur die fünf Grundelemente Holz/Feuer/Erde/Metall/Wasser, mit denen sie alles zu erklären versuchten", oder
- Übersetzungen wie „Qi" = „Odem".

Dass westlich ausgebildete Kollegen mit solchen Erklärungen nur wenig anfangen können und sich deshalb auf die reine Rezeptakupunktur mit Endorphinwirkung beschränken, ist verständlich – aber schade. Neuere Studien zeigen, dass die Akupunktur bei Anwendung der chinesischen Diagnostik und des daraus resultierenden Therapiekonzepts um etwa ein Drittel mehr therapeutische Erfolge erzielen kann.

Der Schritt zur erfolgreicheren Therapie muss deshalb in Richtung einer profunden Übersetzungsarbeit gehen. Essenziell ist dabei die Übersetzung der chinesischen Denkweise und der andersartigen, viel bildhafteren Sprache in ein für westliche Mediziner nachvollziehbares Konzept.

Diese Schritte wurden und werden getan von *Sinologen, wie z. B. Porkert und Unschuld* sowie von forschenden *Ärzten und Ärztinnen* wie z. B. (alphabetisch) Focks, Gerhard, Greten, Hempen, Kubiena, Maciocia, Ramakers, Römer, Stux und vielen anderen mehr. In den folgenden Ausführungen sind die zahlreichen Denkmodelle in ein Gesamt-Erklärungsmodell integriert. Diese Synthese soll es erleichtern, sich in die chinesische Medizin einzudenken.

2.1 Die „Fünf Grundsubstanzen des Lebens"

Die „Fünf Grundsubstanzen des Lebens" bilden die Basis der chinesischen Physiologie und setzen sich jeweils aus unterschiedlichen Anteilen von *Substanz* und *Energie* zusammen **(s. Tabelle 2.1, Seite 7)**. Alle sind direkt am Lebensprozess beteiligt.

Qi

Die TCM kennt unterschiedliche Formen von Qi. Die wichtigsten:

- *Erb-Energie, Ursprung-Energie* (Yuan Qi) = angeborene Energie; Konstitution, welche im Nierenfunktionskreis, der „Lebensbatterie", gespeichert und im Laufe des Lebens verbraucht wird.
- *Nahrungs-Energie* (Gu Qi) entsteht aus der Nahrungsumwandlung und ist demzufolge durch die Nahrungsmittelwahl steuerbar.
- *Atmungs-Energie* (Zong Qi) entsteht aus der Atmung und kann durch Atemübungen unterstützt werden.
- *Grund-Energie* oder organspezifische Energie (Zang Fu Qi) wird aus Nahrungs- und Atmungsenergie gebildet und versorgt den gesamten Organismus.
- Das Wahre Qi (Zheng Qi) besteht aus Nähr-Qi (Ying Qi, annähernd mit der Nährfunktion des Blutes übersetzbar) und Abwehr-Qi, welches hauptsächlich außerhalb der Meridiane in Haut und Immunsystem zirkuliert.

	Chinesische Darstellung	Westliche Übersetzung	Westliche Pathophysiologie
Qi (tschi)	Das chinesische Schriftzeichen für Qi, „das Bewegende", beinhaltet die Worte „roher Reis" und „Wasserdampf" und stellt damit ein Symbol dar für Leben bzw. Überleben. (Das Grundnahrungsmittel Reis wird auch heute noch über Dampf gegart). Das Qi soll geschmeidig in den Gefäßen fließen.	• Summe aller physiologischen Erscheinungen und dynamisch-aktiver Lebensvorgänge • aktive, individualspezifische Energie (Hempen) • Energie, die sich gleichzeitig auf physischer und psychischer Ebene manifestiert (Maciocia) • neurovegetative Grundaktivität (Greten)	System der neurovegetativen Krankheitszeichen (Greten): „Leere/Überfülle am falschen Ort", depletio – repletio z. B.: • Burn-out-Syndrom, Anämie, Hypotonie = Leere • Hypertonie, Verspannung, akute Allergie = Fülle
Xue (sjö)	Mutter des Qi, dichte, materielle Form des Qi; „das Leben im Blut", das Knochen, Muskeln, Sehnen und innere Organe nährt und befeuchtet. Xue wird u. a. von der Milz aus der Nahrung gebildet, in den Gefäßen gehalten, vom Herzen bewegt und in der Leber gespeichert. Es ist Heimstatt des Shen (s. u.) und wärmt; es versetzt Organe in Funktionsbereitschaft.	• stoffliches Komplement zum Qi (Maciocia), stofflicher Energieträger; daher annähernd mit Blut übersetzbar (Hempen) • Blutzirkulation mit Stofftransport und damit Ernährung des Gewebes	humerovegetatives System (Greten) mit Hitze- und Kältezeichen, Mangel- oder Stausymptomatik; z. B.: • Sepsis mit gesteigerter Mikrozirkulation, zentralnervöser Erregung und Flüssigkeitssparmechanismen • Minderdurchblutung nach Kälteeinwirkung führt zu Schmerzen und Stase • zerebrale Minderdurchblutung reduziert die geistige Vigilanz • Blässe, Anämie
Shen (schenn)	Diese am wenigsten materielle Form des Qi wohnt im Herzen, unterscheidet den Menschen vom Tier.	• Intellekt, Geist, Bewusstsein • psychische Stabilität • Lebensfreude • mentale Aktivität (Hempen)	• auch die Herzinsuffizienz bewirkt eine Beeinträchtigung des Bewusstseins • psychosomatische Erkrankungen • Geisteskrankheiten
Jing (dsching)	Jing ist die vorgeburtliche Energie, u. a. von den Eltern, und nachgeburtliche Energie, die aus Nahrung und Atmung gewonnen wird.	• Erbgut, Genetik • angeborene Konstitution (Hempen) (Jing wird oft als „Essenz" im Sinne von essenzieller Grundenergie übersetzt)	• DNA-Schäden z. B. bei Erbkrankheiten oder durch Zytostatikatherapie • schwächlich-kränkelnde Konstitution
Jin Ye (dschin-je)	Jin Ye bezeichnet die Körperflüssigkeiten, die nähren und befeuchten, wird in der Praxis oft unter Yin subsummiert.	• interstitielle Gewebsflüssigkeit • Körpersäfte (Magensaft, Tränen, Speichel, Muttermilch, Schweiß, Plasma, Synovia)	z. B. Sicca-Symptomatik (trockene Haut und/oder Schleimhäute z. B. Sjogren-Syndrom)

Tabelle 2.1: Die Fünf Grundsubstanzen des Lebens (korrekte Aussprache in Klammern)

Quick-Memo

Grundsubstanzen

Qi Summe aller physiologischen, dynamisch-aktiven Lebensvorgänge, neurovegetative Grundaktivität, individualspezifische aktive Energie

Xue stoffliches Komplement zu Qi, mit Blut übersetzbar

Shen Intellekt, Geist, Bewusstsein

Jing Erbgut, Konstitution

Jin Ye interstitielle Gewebsflüssigkeit und Körpersäfte

2.2 Wissenschaftstheoretische Grundlagen

Damit eine Medizinrichtung als wissenschaftliche Medizin gilt, müssen bestimmte Kriterien erfüllt werden:

- eine *festgelegte Fachsprache*,
- *positive Empirie*,
- *rationale Vernetzung* der empirischen Daten bzw. ihre Systematisierung.

Alle genannten Kriterien sind bei der TCM gegeben. Die in der TCM verwendeten Symbole aus der Naturbeobachtung erscheinen nur bei der flüchtigen Erstbetrachtung blumig und überholt. Auch hier ist es Sinologen und Ärzten zu verdanken, dass diese Natursymbole in das westliche Medizinverständnis über-

Quick-Memo

Wissenschaftstheoretische Grundlagen einer wissenschaftlichen Medizin sind:

- eine festgelegte Fachsprache,
- positive Empirie,
- Systematisierung.

Die wissenschaftstheoretischen Grundlagen der chinesischen Medizin sind:

- die Lehre von Yin und Yang,
- die Lehre von den Wandlungsphasen.

setzt werden konnten. Sie stellen universelle Symbole für die Richtung einer Aktivität im menschlichen Organismus dar.

2.2.1 Yin und Yang – ein ganzheitliches Ordnungsprinzip

Das Ordnungsprinzip von Yin und Yang besagt, dass das gesamte Universum aus Gegensatzpaaren besteht, die zusammen erst eine Ganzheit bilden.
Die wörtliche Übersetzung der beiden Begriffe Yin und Yang zeigt am deutlichsten, was mit ihnen gemeint und wie universell dieses Begriffspaar zu verstehen ist:

- Yin = schattige Seite des Berges,
- Yang = sonnenbeschienene Seite des Berges.

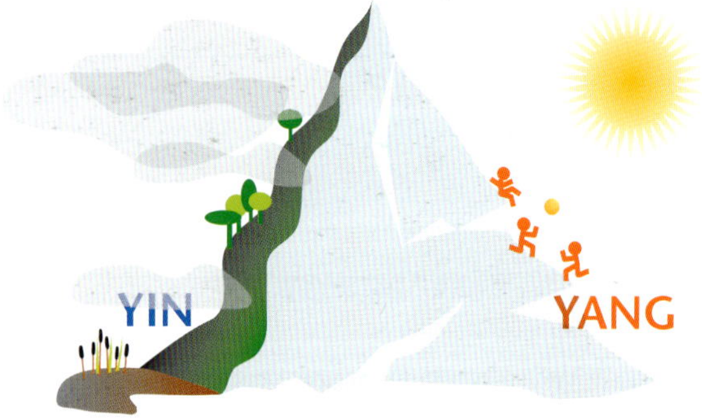

Abb. 2.1: Der Berg mit Sonnen- und Schattenseite als wörtliche Übersetzung verdeutlicht die grundlegende Symbolik für Yin und Yang: Yin und Yang sind komplementäre, existenziell voneinander abhängige Komponenten, die erst zusammen eine Ganzheit bilden.

Das Naturphänomen der beiden Bergseiten in Bezug auf die Sonne wurde 400 v. Chr. als Entsprechungssystem Grundlage der daoistischen Philosophie. Es verdeutlicht, dass alle Lebensäußerungen, angefangen von Naturerscheinungen wie Tag und Nacht, Trockenheit und Feuchtigkeit, Bewegung und Ruhe, bis hin zu Mann und Frau, Gegensatzpaare mit zwei polaren aber sich ergänzenden Anteilen darstellen.

Anstatt lange Tabellen der Zuordnung einzuprägen, ist es leichter, sich das Bild des Berges **(s. Abb. 2.1)** mit Sonnen- und Schattenseite vorzustellen und folgende Fragen zu beantworten:

- Auf welcher Seite des Berges ist es wärmer, auf welcher kälter; wo ist es hell, wo dunkel?
- Auf welcher Seite ist es aufgrund des Klimas trockener; wo kann sich Feuchtigkeit eher halten, sogar ansammeln und damit Vegetation ansiedeln und festigen?
- Auf welcher Seite huscht eine Eidechse (wechselwarm!) flink umher, wo liegt sie starr am Boden? Auf welcher Seite würden Kinder spielen?

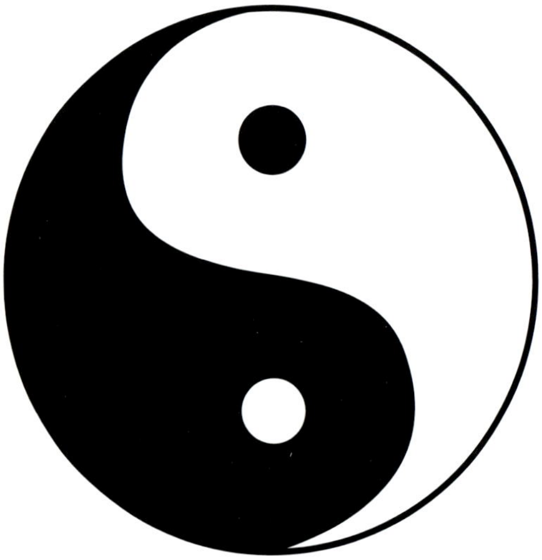

Abb. 2.2: Monade

Die Beantwortung dieser Fragen führt zum Prinzip von Yin und Yang und damit auf das Entsprechungssystem zu: **vgl. Tabelle 2.2, Seite 9**

Bedeutung des Entsprechungssystems

Siehe Tabelle 2.2, Seite 9

	Yin = „Schattenseite des Berges"	Yang = „Sonnenseite des Berges"
Naturbeobachtung	allgemein • dunkel • kalt • feucht • Ruhe • Vegetation, Moos, Sumpf: Substanz	allgemein • hell • warm • trocken • Aktivität • Kinder spielen, Eidechse huscht flink umher: Aktivität
Entsprechungen der vegetativen Aktivitätsrichtung, des energetischen Aspekts	Substanz, Materie • Hypofunktion • Statik • Energieleere	Funktion • Hyperfunktion • Dynamik, Energie • Energiefülle
Entsprechungen im Menschen, in der menschlichen Physiologie	Parasympathikotonus • Schlaf • Dilatation • Diastole • Exspiration • Intima, Körperinneres • Körpersubstanz (Muskulatur, Bindegewebe, Fett u. a.) • bewahrend-weiblich • Ventralseite	Sympathikotonus • Bewegung, Wachsein • Kontraktion • Systole • Inspiration • Körperoberfläche • Körperfunktionen (Blutdruck, Bewegung) • progressiv-männlich • Dorsalseite
Pathophysiologie	schleichende Erkrankungen • chronische Erkrankungen • Kälte/Kältegefühl, Frösteln • Statisches/Erstarrtes wie Arthrose (Gelenksteife, Unbeweglichkeit) • Wärmebedürftigkeit (auch bei Speisen) • wenig Durst bei reichlich hellem Urin • weiche Stühle • blasse Zunge und schwacher Puls	akut einsetzende Erkrankungen • Hitze/Hitzegefühl mit und ohne objektiven Temperaturanstieg • Dynamisches, Aktives, wie akute Entzündungen • Verlangen nach Kühlem • viel Durst bei konzentriertem Urin • Obstipation bzw. harte Stühle • rote Zunge mit gelbem Belag und voller Puls

Tabelle 2.2: Yin und Yang: Naturbeobachtung und ihre Entsprechungen

Symbolik

Symbol der Entsprechungslehre ist *das Fou-Chi-Zeichen, die Monade* **(s. Abb. 2.2, Seite 8)**. Der Kreis steht für Ganzheit, die schwarze Fläche für das Yin, die weiße für das Yang. Die gegenfarbigen kleinen Punkte symbolisieren den Anteil des jeweils Anderen, der in allem enthalten ist (Frauen produzieren auch männliche Hormone wie Testosteron, Männer auch weibliche Hormone wie Östrogene). Die wellenförmige Trennungslinie symbolisiert den ständigen Wandel, den Fluss des Geschehens, die phasischen Zyklen (z. B. Hormonzyklus der Frau, Jahreszeiten).

Bezug zur TCM

Die Bewertung eines Menschen und seiner Eigenschaften sowie seiner Symptome nach dem Yin- oder Yang-Charakter ist Grundlage der chinesischen Medizin. Das Grundverständnis dieses Charakters erhöht den Therapieerfolg ebenso, wie eine Nichtbeachtung häufig einen Grund für ein Therapieversagen darstellt. Beispiel: Der Schmerzcharakter bei Arthrose ist statisch (gleichbleibend, anhaltend), hat also Yin-Charakter. Der plötzlich einschießende, bohrende Migräneschmerz hingegen hat Yang-Charakter. Beide Schmerzsyndrome

! Quick-Memo

Yin und Yang repräsentieren polare, gegensätzliche Kräfte, welche erst zusammen ein funktionelles Ganzes bilden. Yin beinhaltet dabei immer auch etwas Yang und umgekehrt.
Beispiele: Tag und Nacht ergeben einen 24-Stunden-Tag, Eizelle und Spermium ergeben (natürlicherweise) zusammen neues Leben.

werden völlig unterschiedlich therapiert und sind mit alleiniger Nadelung von so genannten „Schmerzpunkten“ weitaus weniger erfolgreich behandelbar.

Yin-Störungen

Yin-Störungen sind hauptsächlich *Struktur- bzw. Substanzdefekte, Substanzmangel oder Substanzüberladung, aber auch Mangel an Funktion*. Yin-Störungen lassen sich in zwei Gruppen aufteilen:

Yin-Mangel:

- *Yin-Mangel allgemein* = Mangel an Funktions-<gewebe, Parenchymschäden
  Beispiele: Unterernährung, Anorexia nervosa, Tumorkachexie.
- *Xue-Mangel* = Reduktion der wärmenden, gewebsversorgenden und beruhigenden Funktion des Xue
  Beispiele: Blässe, Blutmangel, Unruhe, Nervosität, Schlafstörungen, Lichtempfindlichkeit, Frösteln.
- *Xue- und Säftemangel* = befeuchtende Funktion ist vermindert
  Beispiele: Sicca-Symptomatik, trockene Haut, trockener Reizhusten.
- *Jing-Mangel* = Zellkerndefekte, Chromosomenveränderungen
  Beispiel: nach Strahlen- oder Chemotherapie, aber auch der Alterungsprozess.

Yin-Überfülle:

Überfülle an Substanz und Säften, die sich an falscher Stelle ablagern.
Beispiele: schwere Beine, Übergewicht, Zellulite, Ödeme, aber auch Tumoren als Zusammenballung von Substanz. Die seelisch-geistige Yin-Überfülle manifestiert sich in Niedergeschlagenheit und geistiger Trägheit.

Yang-Störungen

Yang-Störungen sind hauptsächlich *Störungen der Funktion* und *der Regulation*. Sie zeigen sich in allen dynamikassoziierten Funktionsbereichen; z. B. der Blutdruck bzw. der Blutkreislauf als Yang-Funktion des Herz-Organs.

Yang-Mangel:

Unterfunktion, Hypodynamik
Beispiele: Kälteempfinden, Müdigkeit, Antriebsmangel.

Yang-Überfülle:

Überfunktion, Hyperdynamik
Beispiele: Hyperthyreose, Hypertonie, Fieber, Entzündungen, Hitzeempfindung, rote Wangen, übersteigerte Aktivität, Zornausbrüche.

2.2.2 Wandlungsphasen als synergetisches (biokybernetisches) Modell

Wandlungsphasen (= Wu Xing); Wu = 5, Xing = ein Vorgang, der in einen anderen übergeht.
Die Lehre der Fünf Wandlungsphasen aus dem 3. Jahrhundert v. Chr. stellt eine der ältesten Theorien der chinesischen Medizin dar. Sie gehört zu denjenigen philosophischen Konzepten Chinas, die im Westen lange Zeit nicht verstanden wurde und selbst im kommunistischen China als „erklärende Theorie keine bindende Lehrmeinung mehr darstellt“ (T. Kaptchuk).
Die altchinesische Erklärung für die oft irreführenderweise mit „Fünf Elemente“ übersetzte Theorie hört sich für den westlichen Therapeuten zunächst unverständlich und blumig an:
Ein Schmied benötigt für die Herstellung eines Pfluges

- **Holz**, um ein
- **Feuer** zu entfachen, in welchem er das aus der
- **Erde** stammende
- **Metall** schmiedet, welches er in
- **Wasser** abkühlt, das er wiederum an den nächsten Baum (Holz) gießt. Der Zyklus beginnt damit von neuem **(s. Abb. 2.3, Seite 11)**.

Übersetzung in westliches Denken

Erste Übersetzungsversuche postulierten, dass die „alten“ Chinesen – wie Menschen aus der Antike – die Funktion der Welt aus dem Verhalten der ihnen aus der Natur vertrauten Grundelemente Holz, Feuer, Erde, Metall und Wasser zu erklären versuchten (G. Maciocia). Bei näherer Betrachtung aber erweist sich die Tätigkeit des Schmieds als Metapher für ein universelles Regulationsmodell, das sich auf jahreszeitliche Zyklen ebenso anwenden lässt wie auf vegetative Aktivitätstendenzen des Menschen. Erste Grundlagen hierzu finden sich u. a. bei T. Kaptchuk, 1983; S. Das, 1986; G. Bay, 1966; Prof. F. Vester, dem „Vater der Biokybernetik“, 1986; C.-H. Hempen, 1995, J. Greten, 2000 und W.G.A Schmidt, 1993.

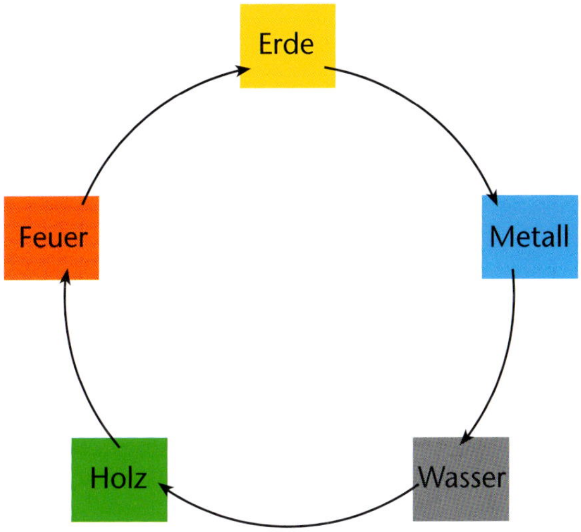

Abb. 2.3: Kreislauf der Wandlungsphasen

Beispielhafter Vergleich

Das Regulationsmodell lässt sich anhand eines einfachen Beispiels erläutern, dem Funktionsprinzip einer Heizungsanlage (modifiziert nach F. Vester, 1986):
Der Brenner einer Heizungsanlage erhitzt Wasser auf eine vorgegebene Temperatur z. B. 60 °C. In der Heizanlage befindet sich ein Thermometer. Fällt die Temperatur unter 60 °C, schaltet sich die Heizung ein, steigt die Temperatur aufgrund der Heizleistung auf über 60 °C, schaltet sie sich wieder aus.
Der vorgegebene *Sollwert* (60 °C) bewirkt eine gleichförmige Temperaturbewegung *(Ist-Wert)* um diesen Normwert, die durch den ständigen Wechsel von Erwärmung und Abkühlung eine Sinuskurve ergibt. Sie stellt also Phasen einer zyklischen Regulation dar: Kybernetik (**s. Abb. 2.9, Seite 12**).

Synergetik

Die *Synergetik (oder auch Biokybernetik)* überträgt das recht einfache physikalische Regulationsmodell auf den viel komplizierteren menschlichen Organismus. Die Synergetik erfasst komplexere biologische, d. h. reale Situationen. Dabei werden Energie, Materie, Informationen und Zeit als wichtige Bestandteile des Lebens integriert. Die Synergetik zeigt zyklische Regulationsabläufe in lebenden Organismen.

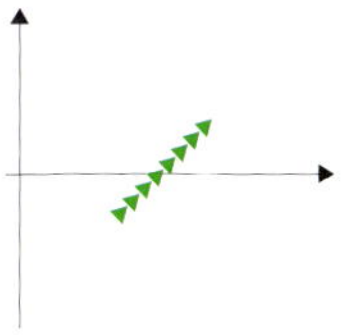

Wandlungsphase Holz, kleines Yang

- Bereitstellung von Energie (potenzielle Aktivität)
- das in Extroversion Begriffene
- Anspannung
- Wirkrichtung: aufwärts ansteigend

Abb. 2.4: Wandlungsphase Holz

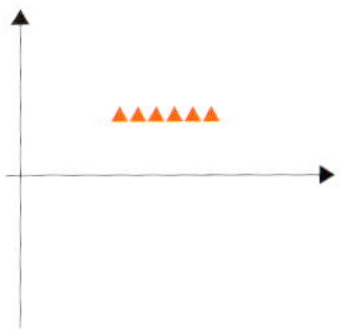

Wandlungsphase Feuer, großes Yang

- Aktivität entfalten, Funktionsabgabe (aktuelle und höchste Aktivität)
- Extroversion
- Wirkrichtung: nach oben freisetzend

Abb. 2.5: Wandlungsphase Feuer

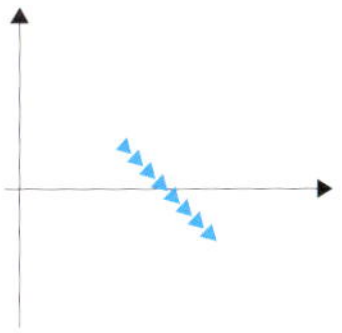

Wandlungsphase Metall, kleines Yin

- Sammlung, Einkehr, Introversion
- ins Minus gehen
- zur Ruhe kommen
- konkretisieren
- Wirkrichtung: absteigend

Abb. 2.6: Wandlungsphase Metall

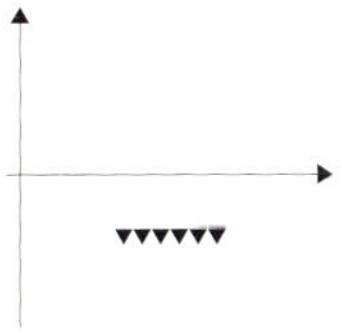

Wandlungsphase Wasser, großes Yin

- Regenerationsphase
- Speicherung
- Erstarrung
- Wirkrichtung: nach unten/innen

Abb. 2.7: Wandlungsphase Wasser

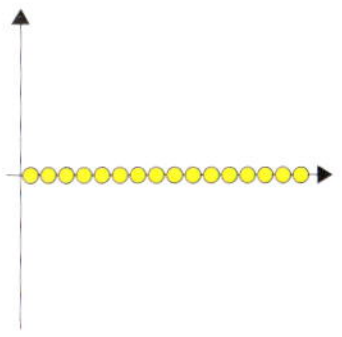

Wandlungsphase Erde, Yin im Yin

- Sollwert, um den sich die Funktionen einer Sinuskurve gleich bewegen
- Ausgleich zwischen den Polen
- harmonische Mitte

Abb. 2.8: Wandlungsphase Erde

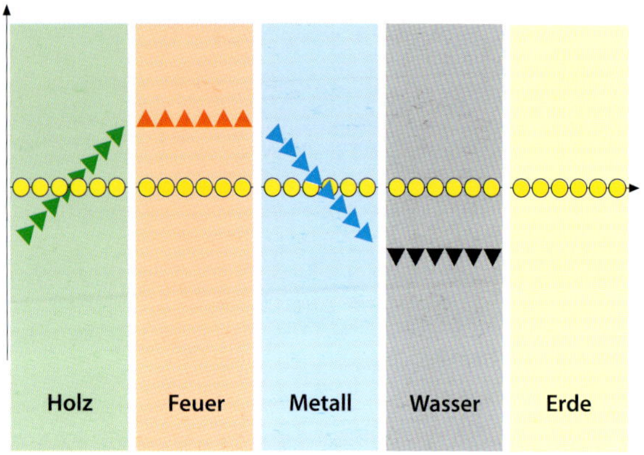

Abb. 2.9: Kybernetischer Kreislauf – Übertragung auf die Fünf Wandlungsphasen (basierend auf Erklärungsmodellen u. a. von F. Vester, S.-H. Hempen und J. Greten)

Wandlungsphasen

Das Wandlungsphasenmodell zeigt den Ablauf von Regulationsvorgängen im menschlichen Organismus. Überträgt man die beschriebenen Aktivitätsrichtungen der Wandlungsphasen auf den Menschen, so ergibt sich daraus ein universelles Regulationsmodell. Mit diesem biologischen Regulationsmodell können Vorgänge im Menschen, somatische wie psychische, beschrieben und diagnostiziert werden **(s. auch Tabelle 2.3)**.

Mit Hilfe der Wandlungsphasen ist es möglich, physiologische und pathologische Wechselwirkungen im energetischen Gleichgewicht des Organismus exakt zu beschreiben. Alle Phasen beeinflussen sich ständig gegenseitig.

	Holz	**Feuer**	**Erde**	**Metall**	**Wasser**
Biokybernetische Übersetzung: Aktivitätsrichtung einer Wandlungsphase	Kraftbereitstellung, Anspannung, plötzlich einsetzend, aufstrebend	Kraftentfaltung, Energiefreisetzung, maximale Aktivität	Phase der Wandlung, Übergang, Ausgleich, Sollwert, Neutralität	Ruhe nach der Aktivität, Einkehr, Introversion	Regeneration, tiefste und lebensnotwendigste Phase
Jahreszeit	Frühjahr (aufkeimend)	Sommer (in voller Blüte)	Spätsommer (Reife) bzw. die letzten 2 Wochen jeder Jahreszeit, Übergang	Herbst (Ernte)	Winter (Regeneration des Bodens, Einkellern der Ernte)
Klimafaktor	Wind (aufbrausend)	Hitze (heiß, voller Aktivität)	Feuchtigkeit (fördert alles Leben, zu viel davon wird zu Morast)	Trockenheit (staubtrockene Luft beim Mähen, gemähte Felder trocknen aus)	Kälte (lässt Wachstum und Bewegung erstarren)
Geschmack	sauer (unreif)	bitter (von Hitze verbrannt)	süß (harmonisch, reif)	scharf (reife Paprika, Rettich)	salzig (Einsalzen, Pökeln, Weiterentwicklung erstarrt, Meerestiere)
Farbe	grün (unreif)	rot (in vollster Blüte)	gelb (reifes Getreide)	weiß (Stoppelfelder); aus didaktischen Gründen häufig blau dargestellt	schwarz (gepflügtes Feld)
Assoziiertes Sinnesorgan	Auge	Zunge (Sprache)	Mund (Geschmack)	Nase	Ohren
Assoziiertes Gewebe	Sehnen, kontraktile Elemente der Muskulatur	Gefäße	Bindegewebe, Fett	Haut	Knochen, Zähne
Emotion	Erregbarkeit (Kreativität, Zorn)	Überschwang (Freude, Hysterie, Begierde)	Gedankenverarbeitung (Nachdenken, Grübeln, sich sorgen um)	Sensibilität, Traurigkeit (Chancen nachtrauern)	Angst und Ratio (Angst vor Neuem)
Yin-Organ (Zang)	Leber	Herz Perikard	Milz	Lunge	Niere (und Fortpflanzung)
Yang-Organ (Fu)	Gallenblase	Dünndarm 3Erwärmer	Magen	Dickdarm	Blase

Tabelle 2.3: Entsprechungen der Fünf Wandlungsphasen – was ist mit ihnen gemeint?

Dabei können – je nach Kräfteverhältnis der Energien – verschiedene Wechselwirkungszyklen beobachtet werden:
Der physiologische Zustand ist das Gleichgewicht der Phasen *(Förderungs- und Kontrollzyklus im Gleichgewicht)*. Wird es gestört, treten krankhafte Veränderungen auf *(gestörter Förderungszyklus und Überwältigungszyklus)*.

Förderungszyklus (Sheng-Zyklus)

Eine Wandlungsphase fördert und unterstützt eine andere **(s. Abb. 2.10)**:

- Holz ist Grundlage für Feuer,
- Feuer ergibt Asche (Erde),
- Erde birgt kristallisiertes Metall (Erz),
- an Metall kondensiert Wasser,
- Wasser lässt den Baum (Holz) wachsen.

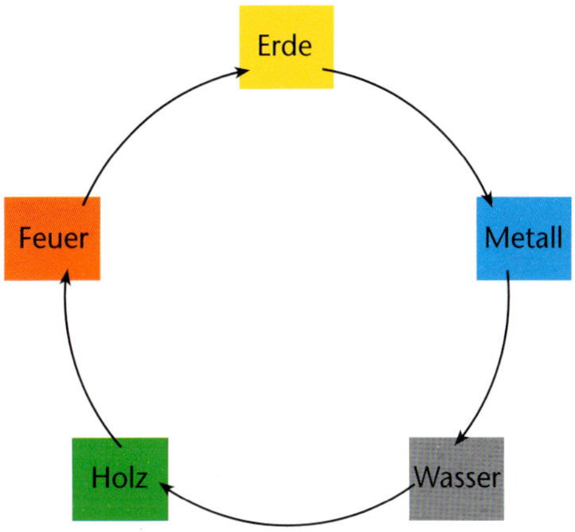

Abb. 2.10: Förderungszyklus (Sheng-Zyklus)

Kontrollzyklus (Ke-Zyklus)

Eine Wandlungsphase reguliert und kontrolliert eine andere bzw. steuert dagegen **(s. Abb. 2.11)**:

- Wasser kontrolliert (löscht) Feuer,
- Holz kontrolliert Erde (wo keine Vegetation vorhanden ist, erodiert der Boden),
- Feuer kontrolliert Metall (schmilzt es, bringt es in Form),
- Erde kontrolliert Wasser (Ufer),
- Metall kontrolliert Holz (schneidet es).

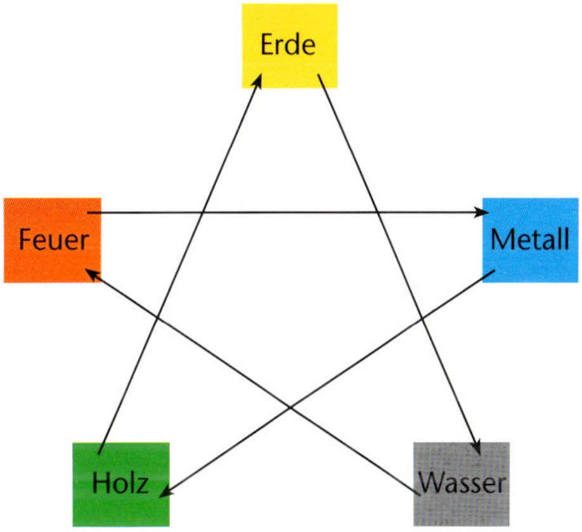

Abb. 2.11: Kontrollzyklus (Ke-Zyklus)

Gestörter Förderungszyklus

Eine Wandlungsphase ernährt die nachfolgende nicht ausreichend **(s. Abb. 2.12b, Seite 14)** oder eine Wandlungsphase erschöpft die ihr vorangehende und sie ernährende **(s. Abb. 2.12a)**:

- zu wenig Holz lässt das Feuer erlöschen oder zu heftiges Feuer verbrennt das Holz zu schnell,
- zu wenig Feuer ergibt kaum Asche oder zu viel Asche erstickt das Feuer,
- zu wenig Erde bringt kaum Metall hervor oder zu viel Metallgewinnung erschöpft die Erzvorräte,
- zu wenig Metall lässt wenig Wasser kondensieren oder zu viel Wasser lässt das Metall rosten,
- zu wenig Wasser lässt den Baum (Holz) vertrocknen oder zu viele Bäume verbrauchen das Wasser.

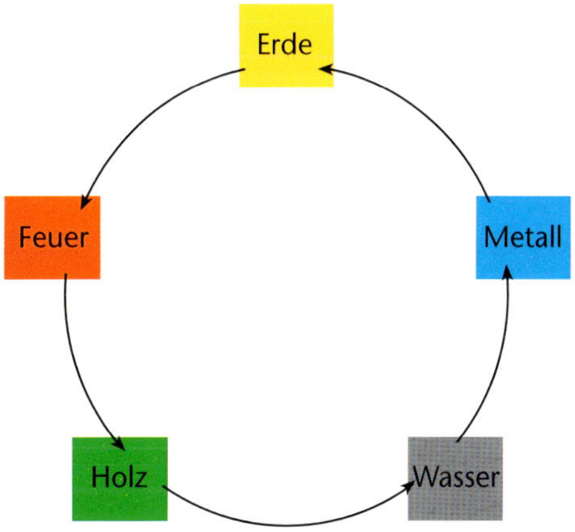

Abb. 2.12a: Gestörter Förderungszyklus I

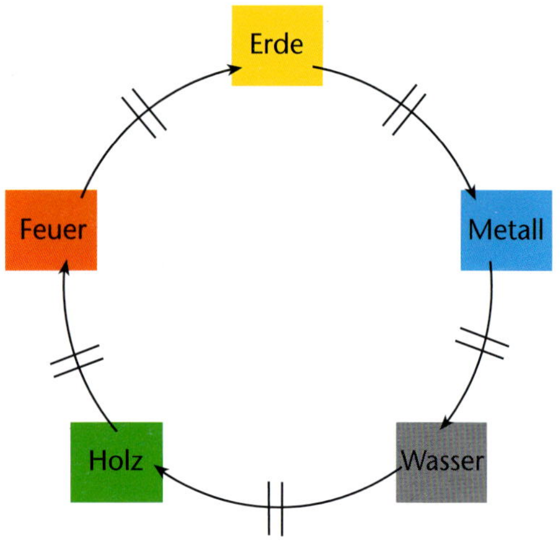

Abb. 2.12b: Gestörter Förderungszyklus II

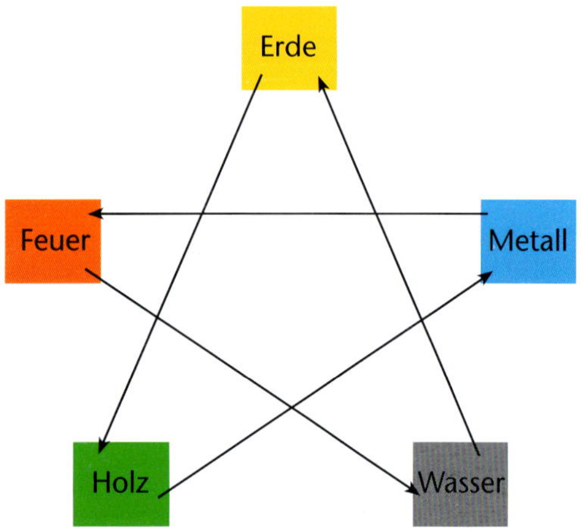

Abb. 2.13: Überwältigungszyklus (Wu-Zyklus)

Überwältigungszyklus (Wu-Zyklus)

Pathologische Aktionen und Reaktionen sind stärker als die physiologischen Abläufe **(s. Abb. 2.13)**:

- Holz überwältigt Metall (hartes Holz macht das Beil stumpf),
- Feuer überwältigt Wasser (zu viel Feuer verdampft das wertvolle Wasser),
- Erde überwältigt Holz (Erde, die flächendeckend auf einen Garten geworfen wurde, erstickt die Vegetation),
- Metall überwältigt Feuer (Kerzenlöscher aus Metall erstickt die Flamme),
- Wasser überwältigt Erde (Fluss tritt über die Ufer, reißt Böschung mit).

Quick-Memo

Wandlungsphasen

Die „Fünf Elemente" Holz, Feuer, Erde, Metall und Wasser werden korrekterweise und zum besseren Verständnis mit „Wandlungsphasen" übersetzt.

Wandlungsphasen

- basieren auf Naturbeobachtungen von sich wiederholenden Abläufen z. B. Jahreszeiten,
- übertragen diese Abläufe in eine universelle Gleichung für alle Abläufe des Lebens. Sie stellen damit Symbole für phasisch-zyklische Regulationsabläufe dar,
- entsprechen beim Menschen vegetativen Aktivitätsrichtungen, die sich um Sollwerte herum bewegen (z. B. Körpertemperatur, Hormonspiegel); sie beschreiben Aktivitätstendenzen sowohl somatischer als auch psychischer Art.

Regulationsmodelle machen „Entsprechungstabellen" nachvollziehbar: Entsprechungen – z. B. in Klimafaktoren, Geschmacksrichtungen, Jahreszeiten – sind demnach gerichtete Aktivitätstendenzen vegetativer Abläufe.

Die Synergetik (oder Biokybernetik) erfasst biologisch reale Situationen von Regulationsvorgängen, wobei Energie, Materie, Informationen und Zeit als wichtige Bestandteile des Lebens gesehen werden.

2.3 Funktionskreise

Die westliche Medizin hat ein anatomisch-zelluläres Verständnis des Organismus, der Organe und der Körperfunktionen. Die chinesische Medizin denkt in *empirisch-funktionellen Zusammenhängen, in Korrelaten*. Diese Denkweise entstand u. a. deshalb, weil der konfuzianische Ahnenkult lange Zeit kein Sezieren von Leichen erlaubte. Die Medizin war daher auf eine minutiöse Beobachtung von äußerlich wahrnehmbaren Abläufen angewiesen. Die chinesische Medizinkunde denkt vielmehr in zusammenwirkenden Funktionen und Aufgaben, die sie zu so genannten Funktionskreisgefügen oder Funktionskreisen zu-

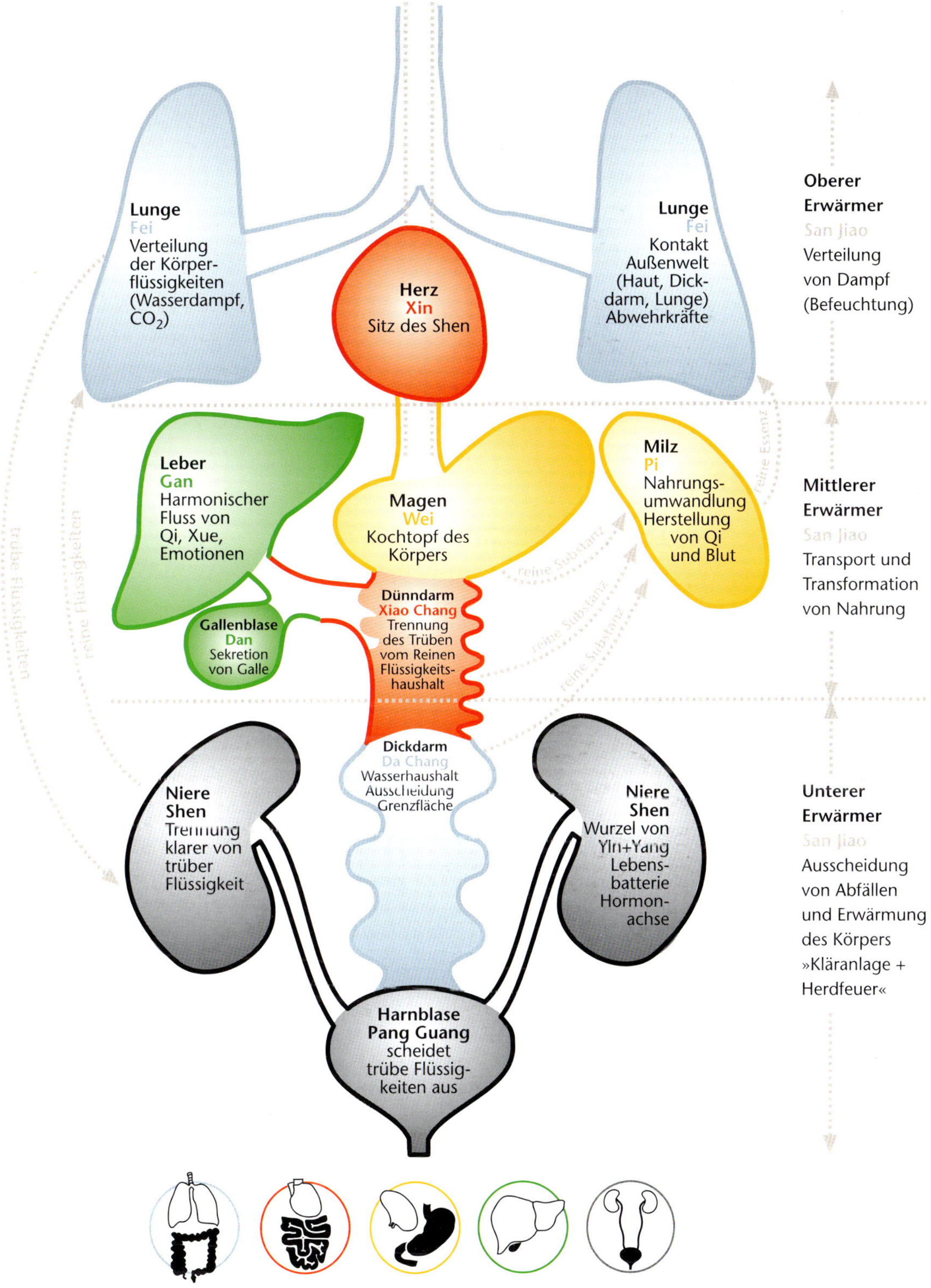

Abb. 2.14: Prinzipien der chinesischen Physiologie: Zusammenspiel der Aufgaben aller somatischen Funktionskreise (modifiziert nach C. Focks)

sammensetzt. Dabei werden Organsysteme, Gewebearten, Emotionen, aber auch assoziierte Klimafaktoren und vieles mehr berücksichtigt, die in enger Wechselwirkung miteinander stehen.
Ein Funktionskreis setzt sich zusammen aus:

- Organ/Organgefüge, bestehend aus einem parenchymatösen „Speicherorgan" (Zang-Organ) und einem muskulären „Hohlorgan" (Fu-Organ),
- Hauptfunktion im Organismus,
- Yin- und Yang-Meridian,
- Körpergewebe/Gewebsschicht,
- Sinnesorgan und -funktion,
- Emotion (innerer Faktor),
- Klimafaktor (äußerer Faktor),
- Jahreszeit und
- weiteren Einzelfaktoren, wie bevorzugte Geschmacksrichtung, Farbe usw. **(s. a. Tabelle 2.3, Seite 12)**.

Die Funktionskreise werden mit ihren Meridianen im Kapitel 6 besprochen.

! Quick-Memo

Die Summe aller funktionell zusammengehörenden, zusammenwirkenden körperlichen und seelischen Funktionen und Organsysteme einschließlich äußerer Einflussfaktoren entsprechen einer Wandlungsphase und bilden einen Funktionskreis.

Da auch ein Funktionskreis-Teilbereich – z. B. das Speicherorgan Lunge aus dem Funktionskreis Lunge-Dickdarm – lediglich ein virtuelles Organ darstellt (einschließlich der dazugehörenden Faktoren, s. Aufzählung oben), wird im Weiteren auch dieser „halbe Funktionskreis" als Funktionskreis bezeichnet. Damit soll eine Verwechslung mit dem westlichen Verständnis des Organs „Lunge" vermieden werden, denn gemäß der chinesischen Physiologie ist das eigentliche Organ nur ein kleiner Teilbereich im oben beschriebenen Gesamtgefüge **(s. Abb. 2.14, Seite 15)**.

2.4 Krankheitsursachen

In der chinesischen Medizin gibt es keine unidirektionale, monokausale Erkrankungsursache („das Adenovirus verursacht Schnupfen"), sondern immer ein Zusammenwirken von verschiedenen Faktoren:

- äußere (somatische, witterungsbedingte),
- innere (psychische) und
- neutrale (Fehlernährung, Parasiten, Lebensführung) Faktoren.

Die chinesische Medizin stellt also im klassischen Sinne eine *ganzheitliche, psychosomatische Medizin* dar. Zusätzlich werden Beobachtungen aus den Naturphänomenen der äußeren klimatischen Faktoren benutzt, um pathologische Abläufe zu beschreiben (s. u.).

Äußere Erkrankungsfaktoren und deren innere Reaktionsmuster

Klimatische Faktoren, als rein äußere Faktoren, die zu Erkrankungen führen können, sind **(s. Abb. 2.15, Seite 18)**:

- Wind,
- Kälte,
- Hitze,
- Feuchtigkeit,
- Trockenheit.

Assoziativ werden analog des beobachtbaren Charakters der Naturerscheinungen auch Krankheitsabläufe bzw. vegetative Reaktionsmuster beschrieben **(s. Tabelle 2.4)**.

Innere Erkrankungsfaktoren

In der chinesischen Medizin sind emotionale Einflüsse als innere Erkrankungsfaktoren im Sinne der Ganzheitlichkeit den anderen Erkrankungsfaktoren gleichwertig. Anders als in der westlichen Medizin wurden sie nie vom Krankheitsgeschehen isoliert gesehen.
Gemäß den Wandlungsphasen werden Gemütsrichtungen nach ihrer Wirkrichtung zugeordnet. Zum besseren Verständnis der chinesischen Denkweise sind die Gefühlsäußerungen entgegen der sonst häufig anzutreffenden einseitigen Darstellung „Wut-Freu-

Klimafaktor	Charakter der Naturerscheinung	Analoges klinisches Erscheinungsbild	Analoges vegetatives Reaktionsmuster
Wind	tritt plötzlich auf, fegt über das Land, d. h. wandert von einem Ort zum anderen	plötzlich auftretend, einschießend, verkrampfend; Zugluft, Erkältung, wandernde Schmerzen	Haut-Schleimhautreflex bei Erkältung mit laufender Nase; Verkrampfung, Myogelosenbildung
Kälte	Natur erstarrt	langsam kommend, ziehend, latent, chronisch-erstarrt; Minderdurchblutung, Arthrose	Mikrozirkulationsstörung; Dehnbarkeitsstörung, Steifigkeit; verringerte Dynamik
Hitze	Schwitzen, Rötung, Austrocknung	akute Erkrankungen, Entzündung, Fieber, konzentrierter Urin	z. B. bei Sepsis: gesteigerte Mikrozirkulation, zentralnervöse Erregung, Sympathikotonus, Flüssigkeitssparmechanismen; gesteigerte Dynamik
Feuchtigkeit	Schwüle, Morast, Sumpf	„Schlackenbildung" wie z. B. Präödeme, schwere Beine, schwere Glieder, Denken fällt schwer, zäh, (somatisch, psychisch)	interstitielle Präödeme, Feuchtigkeitsüberfüllung aufgrund mangelhafter Verarbeitung/Aufarbeitung; (chinesisch: „Schleim")
Trockenheit	staubige Luft, Dürre, Wassermangel	Reizhusten, trockene Bronchitis (durch trockene Luft, z. B. Räume mit vielen Computern, „Heizungsklima")	Bluteindickung durch Exsikkose, mangelhafte Befeuchtung von Schleimhäuten

Tabelle 2.4: Äußere Erkrankungsfaktoren

Emotion (neutral)	Positiver Aspekt	Negativer Aspekt	Wandlungsphasenbezug	Funktionskreisbezug
Erregbarkeit	Kreativität, Motivation, Spannung, energiegeladen	Aggression, Wut, Jähzorn, Groll, Verspannung	Holz; aufbrausend, Neues bringend wie der Wind	Leber-Gallenblase
Überschwänglichkeit	Freude, Heiterkeit, Lebendigkeit, Verspieltheit	Begierde, Hysterie, schnelles Weinen, fanatische Überreaktion	Feuer; erleuchtend bis verzehrend, höchste Aktivität	Herz-Dünndarm
Sensibilität	Vorsicht, Feinfühligkeit, Detailorientiertheit	Gelegenheiten nachtrauern, Rückzug, Introvertiertheit, Beklemmung, Schüchternheit	Metall; in sich gekehrt wie ein Erz, das sich in der Erde bildet	Lunge-Dickdarm
Wille und Rationalität	Korrektheit, Traditionsbewusstsein, Durchhaltevermögen, Willensstärke	Angst (vor Neuem), geistige Unbeweglichkeit, Konservativismus, Unentschiedenheit	Wasser; eine Wandlungsphase, die in der zugeordneten Jahreszeit Winter erstarrt und in der Tiefe konserviert	Nieren (Fortpflanzungsorgane), Blase
Denken, sich sorgen	nachdenken, lernen, sich um etwas sorgen, Pläne ausarbeiten, Gemütlichkeit, „Mütterlichkeit", Gastfreundlichkeit	Grübeln, Verhaften im Abwägen, innere Trägheit, Depression, Überprotektion, Entscheidungsunfähigkeit	Erde; ausgleichend, harmonisierend, realisierend	Milz/Pankreas-Magen („Mitte")

Tabelle 2.5: Innere Erkrankungsfaktoren

de-Trauer-Angst-Sorge“ (**s. Abb. 2.15**) in
- neutrale,
- positive,
- negative Aspekte aufgeteilt (**s. Tabelle 2.5, Seite 17**).

Neutrale Erkrankungsfaktoren

Als neutrale Erkrankungsfaktoren sehen die Chinesen alles, was nicht durch das „äußere“ (Wetter) oder „innere“ (Emotionen) Klima hervorgerufen wird:
- (individuelle!) Ernährungsfehler bzw. Unterernährung,
- Parasiten,
- äußere Traumen,
- Exzesse in Alkohol und Sexualität.

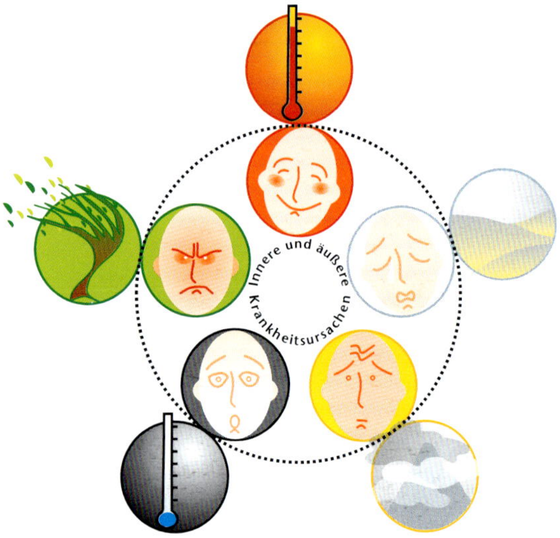

Abb. 2.15: Innere und äußere Krankheitsursachen

> **! Quick-Memo**
>
> **Erkrankungsfaktoren**
>
> Die ganzheitliche Lehre der Krankheitsursachen in der TCM kennt drei Gruppen von Erkrankungsfaktoren:
> - die *äußeren Faktoren* Wind, Hitze, Trockenheit, Kälte und Feuchtigkeit;
> - die *inneren Faktoren* der fünf Emotionen Aggression, Begierde/Hysterie, introvertierte Trauer, Angst vor Neuem und Grübeln;
> - die *neutralen Faktoren* wie Ernährungsfehler, Exzesse in Alkohol und Sexualität sowie Parasiten und äußere Traumen.

2.5 Meridiansystem

Nach chinesischem Verständnis bewegen sich Qi, Xue und alle Körperflüssigkeiten in Leitbahnen, um Nährstoffe und Qi im Organismus zu verteilen. Aufgrund der Längs-Verlaufsrichtung der Hauptleitbahnen wurden sie von europäischen Ärzten entsprechend dem geographischen Längengradsystem „Meridiane“ genannt. Für die Meridiane fehlt bis heute ein wissenschaftlich nachgewiesenes morphologisches Korrelat. Neuere Erkenntnisse aus der Grundlagenforschung über TCM weisen immer stärker auf embryologische Zusammenhänge hin (z. B.: F. Ramakers, E. Blechschmidt, J. Greten). Nach Injektion radioaktiv markierter Substanzen in einen Akupunkturpunkt eines Meridians konnte die Ausbreitung der Substanz in der Verlaufsrichtung des Meridians beobachtet werden. Diese Ausbreitung fand nach Injektion in Nicht-Akupunkturpunkte nicht statt.

In der Praxis dienen die Meridiane als Orientierungshilfe zum Auffinden von Akupunkturpunkten.

Das Meridiansystem ist aufgeteilt in
- die *Meridiane Jing Mai:*
  - zwölf Hauptmeridiane mit innerem und äußerem Verlauf (s. u. und Kapitel 6.1–6.2),
  - acht außerordentliche Meridiane (s. Kap. 6.4),
  - zwölf Sondermeridiane (tiefer verlaufende Abzweigungen der Hauptmeridiane; s. Kap. 6.6),
  - zwölf tendino-muskuläre Regionen der zwölf Hauptmeridiane (s. Kap. 6.5),
  - zwölf kutane Regionen der zwölf Hauptmeridiane,
- die horizontal verlaufenden *Netzgefäße Luo Mai.* Sie werden als Nebenbahnen angesehen, durch die nicht der Haupt-Qi-Fluss läuft, sondern in die z. B. chronische Erkrankungen geleitet werden.

Hauptmeridiane

Die zwölf Hauptmeridiane
- sind paarig-spiegelbildlich auf der rechten und linken Körperseite angelegt;
- werden unterschieden nach
  - sechs Yin-Meridianen, verbunden mit je einem Speicher-(Zang-)Organ und
  - sechs Yang-Meridianen, verbunden mit je einem Hohl-(Fu-)Organ.

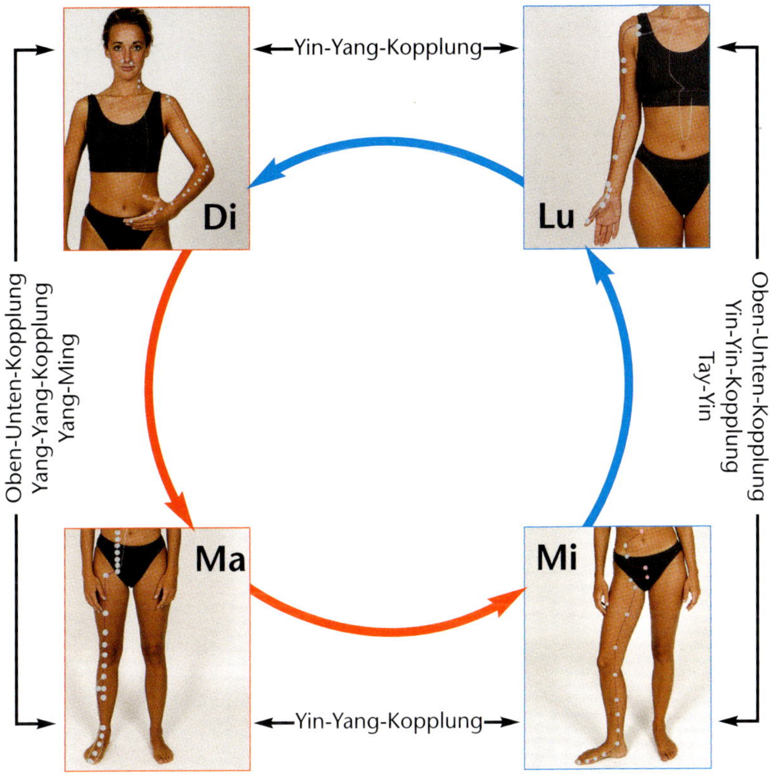

Abb. 2.16: Meridiansystem, 1. Umlauf

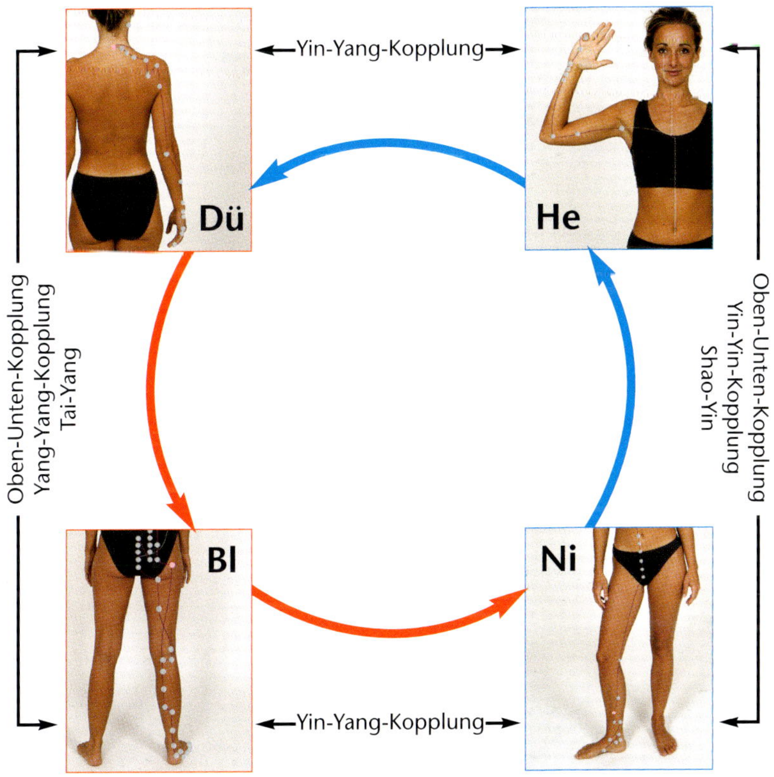

Abb. 2.17: Meridiansystem, 2. Umlauf

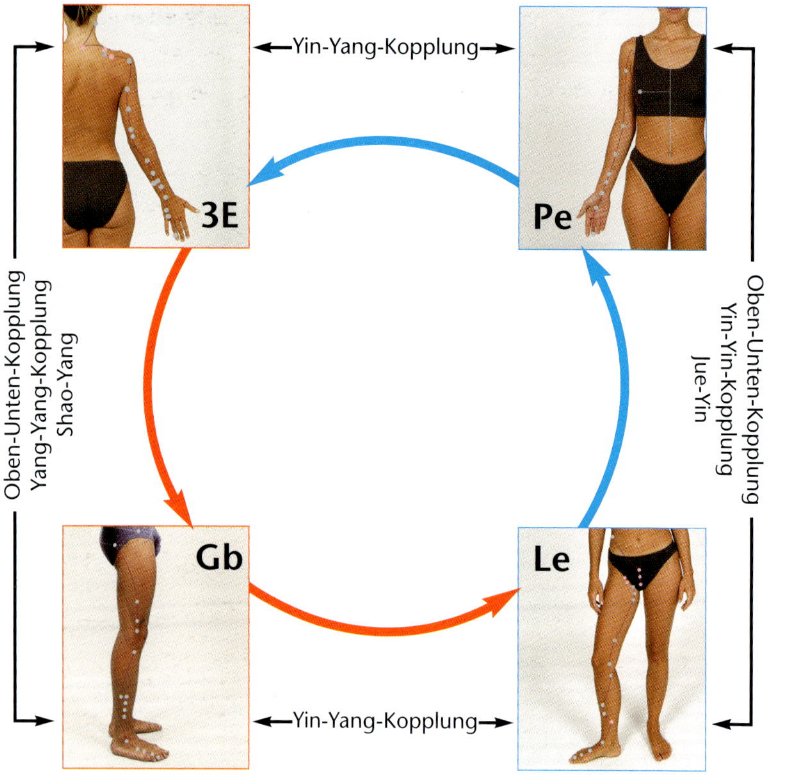

Abb. 2.18: Meridiansystem, 3. Umlauf

- Die Yin-Meridiane verlaufen an der Innen- und Ventralseite des Körpers, die Yang-Meridiane an der Außen- und Dorsalseite (Ausnahme: Rumpfteil des Magenmeridians).
- Je ein Yin- und ein Yang-Meridian bilden dabei eine funktionelle Kopplung eines Hauptmeridian-Paars mit Yin- und Yang-Qualität und ebenso zugeordnetem Organ:
  - die Yang-Meridiane ziehen von oben nach unten (erhobene Hand → Kopf oder Kopf → Fuß),
  - die Yin-Meridiane ziehen umgekehrt von unten nach oben (Thorax → erhobene Hand oder Fuß → Thorax), bzw. von innen nach außen.
- bilden Achsen bzw. Kopplungen von zwei Hauptmeridianen gleicher Qualität (Yin-Yin oder Yang-Yang) zwischen Hand und Fuß („oben-unten-Kopplung").
- haben einen äußeren Verlauf parallel zur Körperoberfläche und einen inneren Verlauf, der sie mit den Organen verbindet.
- bilden drei Meridian-Umläufe mit je vier Hauptmeridianen (zwei an der Hand, zwei am Fuß):
  - 1. Umlauf: Lunge-, Dickdarm-, Magen- und Milz/Pankreas-Meridian (**s. Abb. 2.16**, bzw. Kap. 6.1),
  - 2. Umlauf: Herz-, Dünndarm-, Blasen- und Nieren-Meridian (**s. Abb. 2.17**, näheres dazu Kap. 6.2),
  - 3. Umlauf: Perikard-, 3Erwärmer-, Gallenblasen- und Leber-Meridian (**s. Abb. 2.18** bzw. Kap. 6.3).

! Quick-Memo

Beispiel für einen Merkspruch zur Reihenfolge der Meridiane im Meridianumlauf:

„**Lumpen** die **machten** mit, als **Herr Dü-Bla-Nie** peste **drei Gassen** lang".

(Lunge-Dickdarm-Magen-Milz-Herz-Dünndarm-Blase-Niere-Perikard-3Erwärmer-Gallenblase-Leber)

2.6 Organuhr

Die zwölf Hauptmeridiane werden zusammen mit den zugehörigen Organen nacheinander von der Lebensenergie durchflossen, die in jedem Organ zwei Stunden lang ihr Maximum hat **(s. Abb. 2.19)**. Diese Maximalzeiten des Energieflusses können auf Störungen der betreffenden Organe hinweisen. Beispiele:

- nächtliches Erwachen zu bestimmten Zeiten,
- häufig zu beobachtende Asthmaanfälle frühmorgens zur Zeit der Lungenfunktion,
- spätabendliche Gallenkoliken zur Gallenblasenzeit.

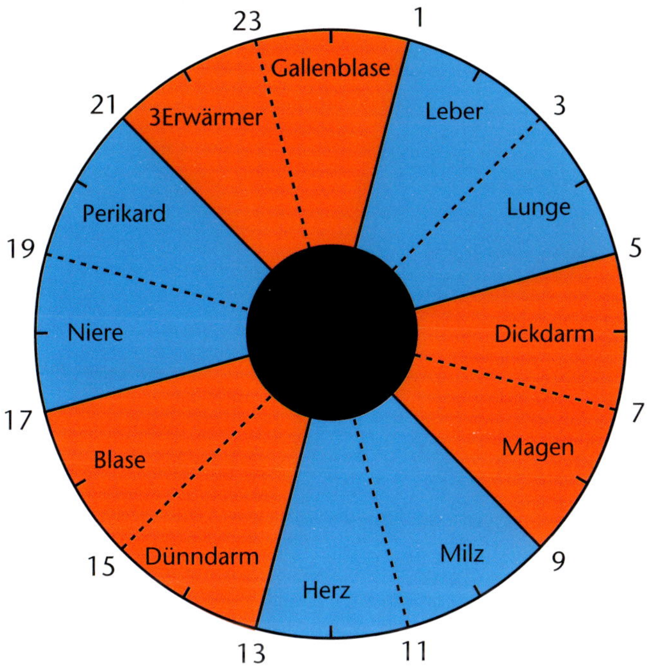

Abb. 2.19: Organuhr

Memo-Check – Überprüfen Sie Ihr Wissen

Fünf Grundsubstanzen

1. Was ist mit „Qi" gemeint? Wie ist die wörtliche Übersetzung?
2. Nennen Sie die Fünf Grundsubstanzen.
3. Wie heißen die fünf wichtigsten Formen von Qi?

Wissenschaftstheoretische Grundlagen

1. Erläutern Sie die Bedeutung von Yin und Yang und ihre symbolische Übertragung auf die Medizin anhand von drei Beispielen.
2. Welches sind die wissenschaftstheoretischen Grundlagen der TCM?
3. Nennen Sie Beispiele für Yin-Mangel/Yin-Fülle und Yang-Mangel/Yang-Fülle.
4. Wofür stehen die universellen Symbole Holz/Feuer/Erde/Metall/Wasser? Erläutern Sie die Naturphänomene und deren Übertragung auf die Medizin.

Funktionskreise

Was ist ein Funktionskreis?

Krankheitsursachen

Welche drei Gruppen von Krankheitsursachen gibt es in der chinesischen Medizin?

Organuhr

Skizzieren Sie eine Organuhr mit Hilfe des Merkspruchs zu den Meridianumläufen.

3 Punktekategorien in der TCM

Akupunkturpunkte heißen im Chinesischen „xue" = Loch, Eingang und werden als Zugang zum Kanalsystem der Meridiane gesehen. Durch ihre Nadelung kann ein gestörter Qi-Fluss wieder harmonisiert werden (Anm.: dieses „Xue" hat aufgrund einer anderen Sprechbetonung eine andere Bedeutung als das Blut-Xue).

Morphologisch entsprechen die Akupunkturpunkte in ca. 80 % den Durchtrittsstellen von Gefäß-Nervenbündeln durch die oberflächliche Körperfaszie in die Tiefe **(s. Abb. 1.1, Seite 10)**. Das Gefäß-Nervenbündel ist in ein wasserreiches, mechanisch pufferndes Bindegewebe eingehüllt, welches ein für Akupunkturpunkte typisches physikalisches Phänomen bedingt: den dort messbar herabgesetzten elektrischen Hautwiderstand.

Akupunkturpunkte sind vorwiegend an Ansatzstellen von Sehnen und Muskeln lokalisiert. Die hohe Rezeptorendichte der Muskulatur (Muskelspindeln, Sehnenrezeptoren) und die doppelte Anzahl von Hautrezeptoren am Akupunkturpunkt werden als maßgeblich für die Akupunkturwirkung angesehen. Über die Akupunkturpunkte findet demnach eine Reizübertragung auf lokale, segmentale und übersegmentale Funktionsbereiche statt.
Als weitere Charakteristika können auftreten:

- erniedrigter mechanischer Hautwiderstand und/oder veränderter Turgor,
- veränderte Hautfeuchtigkeit,
- veränderte, meist erhöhte thermische Abstrahlung,
- Triggerpunktfunktion.

Auf den sechs paarigen und zwei unpaarigen Meridianen befinden sich 361 Punkte. Schon ihre Meridianzuordnung weist auf eine Indikation innerhalb des jeweiligen Funktionskreissystems hin.
Jeder Meridianpunkt kann grundsätzlich vier Wirkungen haben:

- *lokale* Wirkung, die der lokalen, regionalen oder segmentalen Wirkung auf den Symptomherd entspricht,
- *funktionelle* Wirkung innerhalb des Meridianverlaufs,
- *organbezogene* Wirkung,
- *symptomatische* Wirkung, die punktspezifisch ist.

Beispiel: Gb 20 wirkt

- *lokal* auf Verspannung im Nacken,
- *funktionell* auf Kopfschmerzen im Meridianverlauf,
- *organbezogen* bei Winderkrankung (Organ bzw. Funktionskreis Gallenblase, ist z. B. betroffen bei Anspannung, Stress),
- *symptomatisch* bei Winderkrankungen (äußerer Wind = Zugluft, innerer Wind = Schlaganfall).

Hinweis:
Nicht alle Punkte zeigen diese vier möglichen Wirkungen auch in der Praxis. So gibt es neben Punkten mit sehr breitem Wirkungsspektrum solche mit mehreren Wirkungen, Punkte mit speziellen Funktionen (s. u.) sowie auch viele Punkte mit nur lokaler Wirkung.

3.1 Punktekategorien

Jeder Akupunkturpunkt ist in seiner Wirkung genau beschrieben. Zusätzlich gibt es auf jedem der paarigen Hauptmeridiane Akupunkturpunkte mit bestimmten Eigenschaften bzw. speziellen Funktionen. Die Kenntnis dieser Eigenschaften und Funktionen ist essentiell für die Auswahl der Therapiepunkte.

3.1.1 Tonisierungs- und Sedierungspunkt

Der *Tonisierungspunkt* **(s. Tabelle 3.1, Seite 23)** wird zur Mobilisierung von Energiereserven im jeweiligen Funktionskreissystem eingesetzt (Speicher- und Hohlorgan). Der *Sedierungspunkt* **(s. Tabelle 3.1, Seite 23)** kann die Aktivität des Funktionskreises beruhigen, bremsen, herunterregeln.
Diese beiden Punktekategorien entspringen konfuzianischen Verhaltensregeln, wonach Patienten (vor allem Patientinnen) sich nicht entkleideten und somit hauptsächlich Punkte an Unterarmen und Unterschenkeln genadelt werden konnten. Nicht alle traditionellen Punkte sind im klinischen Alltag noch von

Funktionskreis	Lunge/ Dickdarm	Milz-Pankreas/ Magen	Herz/ Dünndarm	Niere/ Blase	3Erwärmer/ Perikard	Leber/ Gallenblase
Tonisierungspunkt	**Lu 9** **Di 11**	Mi 2 **Ma 41**	**He 9** **Dü 3**	**Ni 7** **Bl 67**	**3E 3** Pe 9	**Le 8** Gb 43
Sedierungspunkt	**Lu 5** Di 3	Mi 5 Ma 45	**He 7** **Dü 8**	Ni 1 Bl 65	3E 10 **Pe 7**	**Le 2** Gb 38

Tabelle 3.1: Tonisierungs- und Sedierungspunkte (praxis-/prüfungsrelevante Punkte fett)

Bedeutung. Dennoch befindet sich der größte Anteil der praxisrelevanten Punkte an den Unterarmen und Unterschenkeln.

3.1.2 Zustimmungs-Rücken-Shu-Punkte (Bei Shu Xue) und ventraler Alarm-Mu-Punkt (Mu Xue)

Die *Zustimmungspunkte* (Rücken-Shu-Punkte) **(s. Tabelle 3.2)** werden stimuliert, um den betroffenen Organen bei Schwächezuständen oder chronischer Erkrankung Energie zuzuführen. Diese traditionelle Indikation deckt sich mit zwei Besonderheiten der Shu-Punkte: Zustimmungspunkte liegen alle auf dem paravertebral gelegenen medialen Ast des Blasenmeridians und sind segmental den Organen zugeordnet, was neurophysiologisch einer direkten Organbeeinflussung über den dorsalen Ast des Spinalnervs entspricht **(s. Abb. 3.1)**.

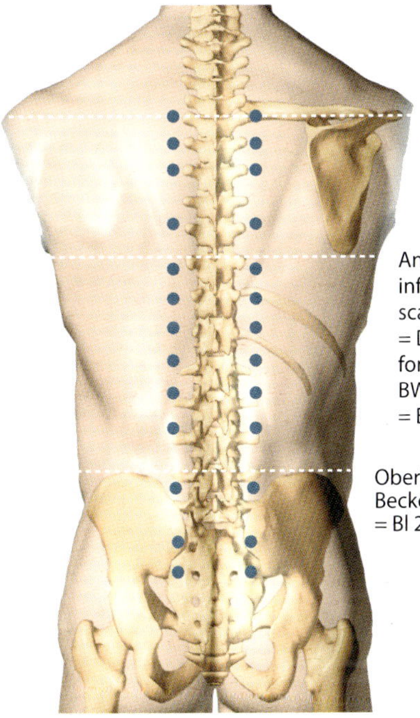

Abb. 3.1: Zustimmungs-Rücken-Shu-Punkte

Organ	**Zustimmungs-Rücken-Shu-Punkte**	**Alarm-Mu-Punkte und ihre wichtigsten Funktionen**
Lunge	**Bl 13**	**Lu 1** gegen akute Fülle und Hitze in der Lunge
Dickdarm	**Bl 25**	**Ma 25** reguliert die Darmtätigkeit
Magen	**Bl 21**	**KG 12** stärkt Milz und Magen und hilft damit gegen Schleim
Milz	**Bl 20**	**Le 13** harmonisiert Leber und Milz bei Stauungen
Herz	**Bl 15**	KG 14 beruhigt
Dünndarm	**Bl 27**	**KG 4** reguliert Dünndarm und stärkt die Niere
Blase	**Bl 28**	**KG 3** gegen feuchte Hitze in der Harnblase
Niere	**Bl 23**	**Gb 25** gegen feuchte Hitze in der Harnblase
Perikard	**Bl 14**	**KG 17** stärkt das Qi im Thorax
3Erwärmer	**Bl 22**	KG 5 entfernt feuchte Hitze aus dem unteren Erwärmer
Gallenblase	Bl 19	**Gb 24** gegen feuchte Hitze in Leber und Gallenblase
Leber	**Bl 18**	**Le 14** harmonisiert den Qi-Fluss der Leber und den Magen

Tabelle 3.2: Zustimmungs- und Alarm-Mu-Punkte (praxis-/prüfungsrelevante Punkte fett)

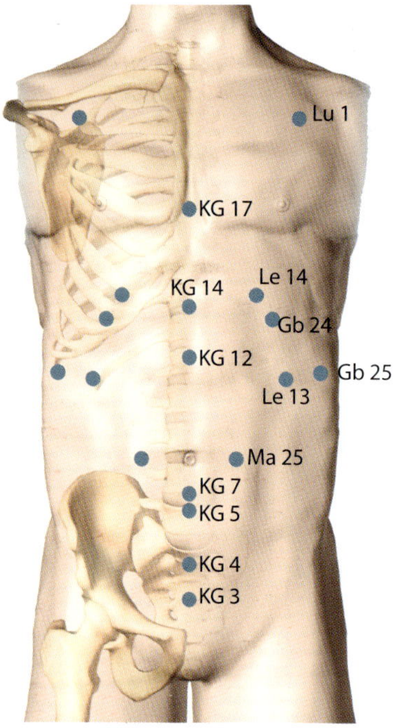

Abb. 3.2: Alarm-Mu-Punkte

Die ventral verstreut gelegenen *Alarm-Mu-Punkte* **(s. Tabelle 3.2, Seite 24)** sind bei Erkrankungen der inneren Organe/Organsysteme häufig druckdolent. Dieser Eigenschaft eines Alarmzeichens liegt der viszerokutane Reflex über ventrale Äste der zugehörigen Spinalnerven zugrunde. Umgekehrt erklärt der kutiviszerale Anteil des Reflexbogens die segmentale Wirkung der *Alarm-Mu-Punkte* **(s. Abb. 3.2)**.

3.1.3 Ursprungs-Yuan-Qi-Punkte (Yuan Xue)

Synonym: Quellpunkte. Jeder Funktionskreis hat seine eigene Energiemenge, die nach traditioneller Vorstellung am Ursprungs-Yuan-Qi-Punkt **(s. Tabelle 3.3)** am höchsten konzentriert ist und hier direkt erreicht und bewegt werden kann. Zusätzlich endet am Yuan-Punkt die Luo-Verbindung zum gekoppelten Meridian (s. u.). Der Ursprungs-Yuan-Qi-Punkt der Yin-Meridiane wird therapeutisch eingesetzt, um bei chronischen Störungen der Speicher-(Zang-)Organe Energie zu mobilisieren. Bei den Yang-Meridianen hat dieser Punkt weniger therapeutische Bedeutung.

! Cave: Nicht mit dem antiken Punkt „Quellen-Punkt" verwechseln.

3.1.4 Durchgangs-Luo- oder Vernetzungs-Punkte (Luo Xue)

Synonym: Passagepunkte. Die wörtliche Übersetzung „Vernetzung" erläutert die Bedeutung dieser Punkte am deutlichsten:

- Sie verbinden die gekoppelten Yin- und Yang-Meridiane miteinander, so dass bei energetischen Inbalancen ein Ausgleich möglich wird.
- An den Durchgangs-Luo-Punkten **(s. Tabelle 3.4)** zweigen die Netzgefäße ab. Somit sind die Durchgangs-Luo-Punkte wichtig für die Behandlung chronischer Erkrankungen.

Ursprungs-Yuan-Qi-Punkte	**Lu 9, Mi 3, He 7, Pe 7, Ni 3, Le 3**

Tabelle 3.3: Ursprungs-Yuan-Qi-Punkte der Yin-Meridiane (praxis-/prüfungsrelevante Punkte fett)

Punkt	**Lu 7**	Di 6	**Pe 6**	**3E 5**	**He 5**	Dü 7	**Mi 4**	**Ma 40**	Le 5	**Gb 37**	Ni 4	Bl 58	KG 15	LG 1
verbindet mit Meridian	Di	Lu	3E	Pe	Dü	He	Ma	Mi	Gb	Le	Bl	Ni	LG	KG

Tabelle 3.4: Durchgangs-Luo-Punkte (praxis-/prüfungsrelevante Punkte fett)

Meridian	Lunge	Dickdarm	Magen	Milz	Herz	Dünndarm	Blase	Niere	Perikard	3Erwärmer	Gallenblase	Leber
Spalten-Xi-Punkt	Lu 6	Di 7	**Ma 34**	Mi 8	He 6	**Dü 6**	Bl 63	Ni 5	Pe 4	3E 7	Gb 36	Le 6

Tabelle 3.5: Akute Spalten-Xi-Punkte (praxis-/prüfungsrelevante Punkte fett)

3.1.5 Spalten-Xi-Punkte (Xi Xue)

Die Spalten-Xi-Punkte (**s. Tabelle 3.5, Seite 24**) sind nach traditioneller Vorstellung Sammelstellen für die Energie eines Meridians. Im klinischen Alltag haben sie allerdings an Bedeutung verloren.

Punkt	einflussreicher chinesischer Meisterpunkt für
Lu 9	Gefäße
Bl 11	Knochensystem
Bl 17	Blut
Le 13	Speicherorgane
Gb 34	Muskeln, Sehnen; Bewegungskoordination
Gb 39	Mark (ZNS, Medulla spinalis, Knochenmark)
KG 12	Hohlorgane
KG 17	Atmung

Tabelle 3.6: Einflusspunkte (praxis-/prüfungsrelevante Punkte fett)

Punkt	schaltet ein ...	mit Wirkung auf ...
Lu 7	Ren Mai (Konzeptionsgefäß)	Thorax mit Brust und Lunge, Hals, kleines Becken mit Uterus
Mi 4	Chong Mai	Thorax, Magen, Menstruation
Dü 3	Du Mai (Lenkergefäß)	Urogenitalorgane mit kleinem Becken, Uterus, ZNS, Lendenbereich, Nacken
Pe 6	Yin Wei Mai	Herz (organisch), Luft, Blut, Ventralseite des Körpers
3E 5	Yang Wei Mai	Muskeln und Gelenke, Flanke
Ni 6	Yin Qiao Mai	Urogenitalorgane
Bl 62	Yan Qiao Mai	Schulter, Rücken, Lidwinkel
Gb 41	Dai Mai	kleines Becken mit Uterus, Wange, Lidwinkel, Retroaurikularbereich

Tabelle 3.7: Schlüssel-(Einschalt-)Punkte (praxis-/prüfungsrelevante Punkte fett)

3.1.6 Acht einflussreiche Chinesische Meisterpunkte (Ba Hui Xue, Zusammenkunfts- oder Einflusspunkte)

Synonym: Einflussreiche Punkte der acht Gewebearten. Die acht Meisterpunkte (**s. Tabelle 3.6**) liegen auf den Meridianen und haben eine zusätzliche übergeordnete Wirkung auf ein bestimmtes Gewebe, sind also „Meisterpunkte" des entsprechenden Gewebes. Sie werden häufig in der Akupunktur eingesetzt.

3.1.7 Acht Schlüssel-(Einschalt-)Punkte zum Energiereservoir (Ba Mai Jiao Hui Xue)

Synonym: Kardinal-, Konfluenz-, Öffnungs- oder Schlüsselpunkte. Diese Punkte liegen auf den Hauptmeridianen und verbinden diese mit den außerordentlichen Meridianen, die sie „einschalten". Die Schlüssel-(Einschalt-)Punkte (**s. Tabelle 3.7**) werden häufig zur Behandlung genadelt, vor allem bei frauenheilkundlichen Störungen. Die außerordentlichen Meridiane stellen zudem ein Energiereservoir dar, welches nach strenger Indikationsstellung zur Behandlung z. B. von Erschöpfungszuständen und chronischen Erkrankungen genutzt wird.

! **Cave:** Erschöpfung der Energiereservoirs bei unbedachter, häufiger Nadelung!

3.1.8 Gruppen-Luo-Punkte oder „Drei Fliegen mit einer Klappe" (Luo Xue)

An Händen und Füßen gibt es je zwei Punkte (**s. Tabelle 3.8**), an welchen sich drei Yin- bzw. drei Yang-Meridiane kreuzen. Diese Punkte stellen Schnittstellen mit effektiver Wirkung auf jeweils alle drei kreuzende Meridiane dar.

	Yang-Wirkung	Yin-Wirkung
Hand	**3E 8** wirkt auf die Yang-Meridiane/Hand Di, 3E, Dü	**Pe 6** wirkt auf die Yin-Meridiane/Hand Lu, Pe, He
Fuß	**Gb 39** wirkt auf die Yang-Meridiane/Fuß Ma, Gb, Bl	**Mi 6** wirkt auf die Yin-Meridiane/Fuß Mi, Le, Ni

Tabelle 3.8: Gruppen-Luo-Punkte (praxis-/prüfungsrelevante Punkte fett)

3.1.9 Fünf Antike Punkte (Wu Shu Xue)

In der chinesischen Medizin besteht die Vorstellung, dass Energie von den Akren nach proximal zur Ellenbeuge bzw. zum Knie fließt wie ein Wasserlauf von der Quelle bis zum Meer. Die auf dieser Strecke befindlichen Punkte **(s. Tabelle 3.9)** weisen der Strömungsintensität entsprechende Charakteristika auf:

- *1. Punkt:* An den Akren (außer Ni 1 an der Fußsohle) entspringt der Wasserlauf aus der Tiefe = Brunnen, jing well, Jing: *Jing-(Brunnen-)Punkt.*
- *2. Punkt:* Der nächst proximale Punkt entspricht dem Quellen-Punkt oder Spring-Punkt, Ying, an welchem das Wasser zu Tage tritt: *Ying-(Quellen-) Punkt.*
- *3. Punkt:* Weiter proximal kommt es zu einer Flussenge, in welcher das Wasser beschleunigt wird: *Shu-(Stromschnellen-) bzw. Yuan-Punkt.*
- *4. Punkt:* Der Wasserlauf wächst zum gemächlicheren breiten Fluss an: *Jing-(Fluss-)Punkt.*
- *5. Punkt:* An der Einmündung oder dem Meer tritt der bisher oberflächliche Energielauf in die Tiefe ein: *He-(Zusammenfluss-)Punkt.*

Zusätzlich sind diese Antiken Punkte den Wandlungsphasen zugeordnet. Die Yang-Meridiane beginnen mit der Wandlungsphase Metall an den Akren, die Yin-Meridiane mit der Wandlungsphase Holz **(s. Abb. 3.3–3.6, Seite 28)**. Therapeutisch werden vor allem die *He-(Zusammenfluss-)Punkte* eingesetzt, da sie eine harmonisierende Wirkung auf die zugehörige Organfunktion haben.

! Cave: Die Nomenklatur in der Literatur ist uneinheitlich und verwirrend. Hilfreich ist das chinesische Denkmodell eines Wasserlaufs, der im tiefen Brunnen beginnt, als Quelle zu Tage tritt, sich weitet und wieder verengt, schließlich zum breiten Fluss wird und mit breiter Mündung ins Meer fließt.

3.1.10 Sechs untere Einfluss-He-Punkte (Xia He Xue)

Die Meridiane mit Verlauf über die oberen Extremitäten haben einen zusätzlichen He-Punkt im Kniebereich. Sie werden vor allem bei Erkrankungen von Hohl-(Fu-)Organen eingesetzt **(s. Tabelle 3.10)**.

3.1.11 Regionale Meisterpunkte

Diese Punkte haben Einfluss auf bestimmte Körperregionen und sind unabhängig von durchlaufenden

Punkt	Einfluss-He-Punkt ...
Ma 37	des Dickdarms
Ma 39	des Dünndarms
Bl 39	der 3Erwärmer

Tabelle 3.10: Einfluss-He-Punkte (praxis-/prüfungsrelevante Punkte fett)

Antike Punkte	Wandlungsphase beim Yin-Meridian	Wandlungsphase beim Yang-Meridian	Bedeutung
1. Antiker Punkt: Jing-(Brunnen-)Punkt	Holz	Metall	Überleitung des ankommenden in den weiterführenden Meridian
2. Antiker Punkt: Ying-(Quellen-)Punkt	Feuer	Wasser	Aktivierung und Beschleunigung der ankommenden Energie des Jing-(Brunnen-)Punktes
3. Antiker Punkt: Shu-(Stromschnellen-)Punkt (Yuan/Shu – beim Yang-Meridian zwei getrennte Punkte!)	Erde	Holz	Ausleitung äußerer pathogener Einflüsse, Stärkung der Abwehrkraft
4. Antiker Punkt: Jing-(Fluss-)Punkt	Metall	Feuer	Ausleitung äußerer pathogener Einflüsse von Yin-Meridianen
5. Antiker Punkt: He-(Zusammenfluss-)Punkt	Wasser	Erde	Der Wasser- bzw. Energielauf geht hier von der Oberfläche in die Tiefe → Therapie von assoziierten Organen in der Tiefe

Tabelle 3.9: Antike Punkte

Meridianen und darin enthaltenen Organen bzw. deren Funktionskreiszuordnungen (**s. Tabelle 3.11**).

3.1.12 Europäische Meisterpunkte

Die Europäischen Meisterpunkte (**s. Tabelle 3.12**) stammen – wie der Name sagt – aus Europa. Sie stellen ein Therapiekonzept nach westlich-kausalem Denken dar, mit einem der Organdiagnose entsprechenden Punkte-Rezept.

Punkt	Einfluss auf ...
Lu 7	Kopf- und Hinterkopfbereich
Di 4	Gesichts- und Mundbereich
Ma 36	Bauchregion
Bl 40	Rücken- und Lumbalregion
Pe 6	Thoraxbereich
LG 26	bei Ohnmachtsanfall bzw. Kreislaufattacke

Tabelle 3.11: Regionale Meisterpunkte (praxis-/prüfungsrelevante Punkte fett)

Meridian	Punkt	Indikation
Lu	**Lu 7**	Störungen im Thorax, Schwellungen, Stauungen
	Lu 9	Gefäßerkrankungen, Rhythmusstörungen
	Lu 11	Halsschmerzen
Di	Di 1	Zahnschmerzen
	Di 4	Haupt-Analgesie-Punkt, falls keine extreme Mangel-/Leerestörung vorliegt, Stoffwechsel- und Ausscheidungspunkt „the big eliminator", eliminiert alles „Überflüssige"; unterstützt die Austreibung dessen, was nicht im Körper bleiben darf z. B. Stuhl bei Obstipation, reifer Fetus, akuter Schmerz
	Di 11	akute Infektionen; Immunmodulation
Ma	**Ma 36**	„göttlicher Gleichmut", gleicht Überfülle ebenso aus wie Leere, sowohl seelisch als auch körperlich
Mi	**Mi 4**	Durchfall
	Mi 5	Menstruationsstörungen, Bindegewebsschwäche, Ptosen
	Mi 9	Menstruationsstörungen, urogenitale Beschwerden
He	**He 3**	ausgleichend bei „Seelenschmerz", psychische Komponente des Herzens
	He 7	Europäischer Meisterpunkt des Lampenfiebers
Dü	**Dü 3**	muskuläre Verspannungen, Schleimhautwirkung
Bl	**Bl 17**	Atmung, Zwerchfell (Singultus)
	Bl 21	Magenstörungen
	Bl 31	Wechseljahrsbeschwerden, Hormonstörungen, Dysmenorrhö
	Bl 40	Hauptpunkt für Rückenbeschwerden wie Lumbo-Ischialgie, Hautleiden
	Bl 60	Schmerzen im Meridianverlauf Blasenmeridian
	Bl 62	psychisch ausgleichend, Schlafstörungen (mit Ni 6)
Ni	**Ni 6**	Schlafstörungen (mit Bl 62)
Pe	**Pe 6**	Hauptpunkt bei Übelkeit (Schwangerschaft, Chemotherapie, Reiseübelkeit), Probleme in Brust und Thorax, Zirkulationsstörungen im Arm z. B. nach Ablatio mammae
3E	**3E 5**	Rheumatismus, Knochenprobleme
Gb	**Gb 14**	diagnostischer Testpunkt für Gallenleiden, Gallenkoliken
	Gb 30	Ischialgie
	Gb 34	Beschwerden der Muskulatur und der Sehnen, Verspannungen, Myogelosen
	Gb 41	Beschwerden in den großen Gelenken
Le	**Le 2+3**	psychisch ausgleichend, Blutdruck ausgleichend, spasmolytisch
KG	**KG 6**	Leere/Mangelstörung, Schwäche
	KG 12	Oberbauch- und Magenbeschwerden
	KG 17	Beschwerden in Thorax und Brust
LG	**LG 20**	psychisch ausgleichend, beruhigend
	LG 26	Notfallpunkt (s. Tabelle 3.11), z. B. bei Anfallsleiden, Schock/Kollaps

Tabelle 3.12: Europäische Meisterpunkte (praxis-/prüfungsrelevante Punkte fett)

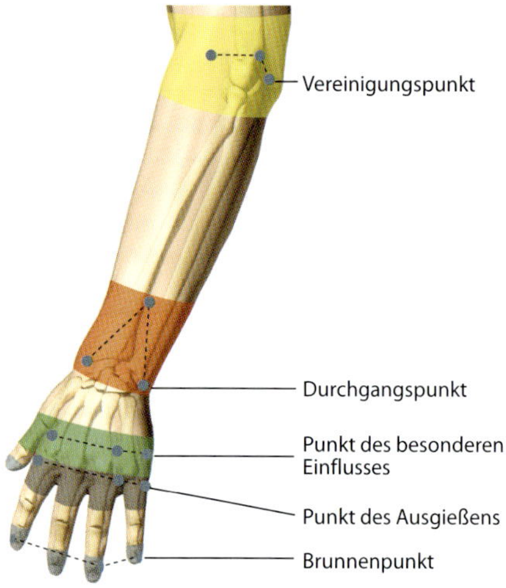

Abb. 3.3: Antike Punkte, Arm dorsal (modifiziert nach S.-H. Hempen und G. Kampik)

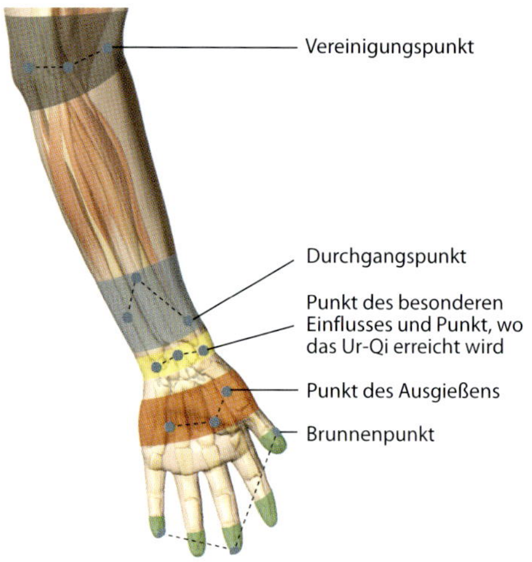

Abb. 3.4: Antike Punkte, Arm medial, palmar (modifiziert nach S.-H. Hempen und G. Kampik)

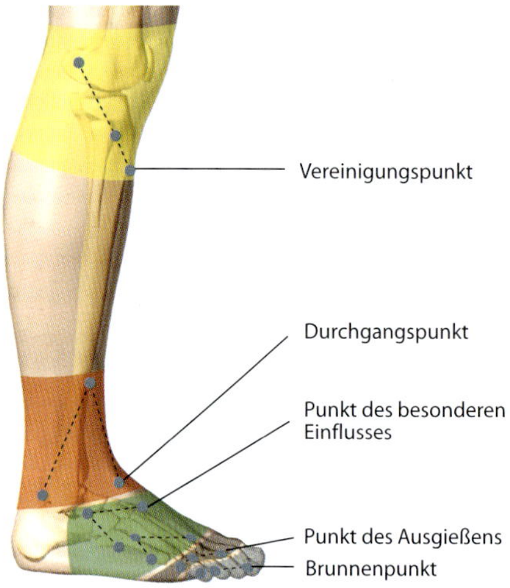

Abb. 3.5: Antike Punkte, Fuß lateral (modifiziert nach S.-H. Hempen und G. Kampik)

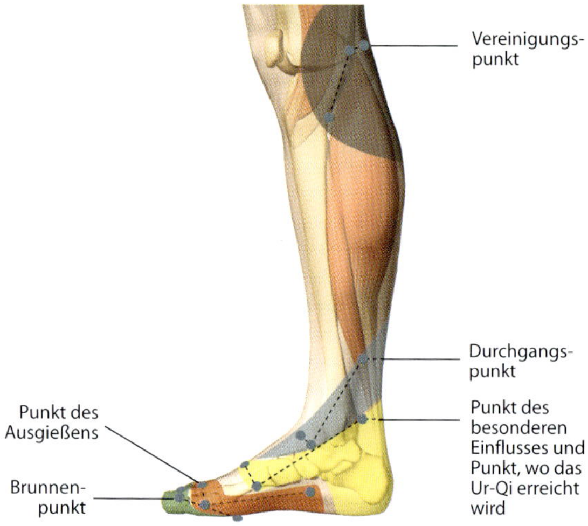

Abb. 3.6: Antike Punkte, Fuß medial (modifiziert nach S.-H. Hempen und G. Kampik)

? Memo-Check – Überprüfen Sie Ihr Wissen

Punktekategorien

1. Erläutern Sie die neurophysiologische Grundlage der Zustimmungs-Rücken-Shu-Punkte.
2. Wozu setzen Sie Durchgangs-Luo-Punkte ein?
3. Wie erklärt man sich die Bedeutung der Spalten-Xi-Punkte?
4. Mit welchen übergeordneten Punkten können Sie bestimmte Gewebe beeinflussen z. B. Skelettmuskulatur, Blut und Gefäße?
5. Was schalten Sie mit den Schlüssel-(Einschalt-)Punkten ein?
6. Welches sind die Gruppen-Luo-Punkte?
7. Wiederholen Sie die Europäischen Meisterpunkte.

Praxis

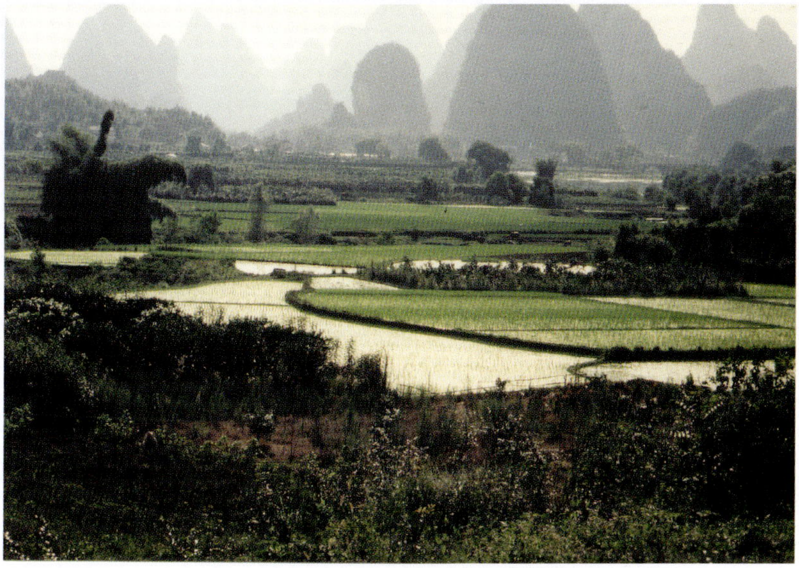

4 Diagnostik in der TCM 30

5 Akupunktieren 40

6 Praxispunkte in der Körper-,
Ohr- und Schädelakupunktur 52

7 Ohrakupunktur 266

8 YNSA 296

9 Punkte-ABC 304

10 Chinesische Diätetik 309

11 Chinesische Arzneimitteltherapie .. 314

4 Diagnostik in der TCM

4.1 Diagnostisches Vorgehen – Überblick

Die chinesische Diagnostik ist darauf ausgerichtet, minutiös die Befindlichkeit des Patienten bzw. deren Beeinträchtigung und Funktionsstörungen zu erheben.
Sie bedient sich dazu verschiedener Verfahren der Befunderhebung.

Chinesische Diagnostik auf einen Blick

Zum praktischen Vorgehen s. Kap. 4.2.
In der TCM werden folgende Untersuchungsmethoden verwendet **(s. auch Tabelle 4.1)**:

- Anamnese,
- Palpation (Puls),
- Inspektion (Zunge, Haltung, Bewegung),
- Auskultation (Stimme)/Olfaktion (Körpergeruch).

Die Beurteilung der *seelischen und körperlichen Grundkonstitution* ist in China automatisch Bestandteil der Diagnose, wird hier aber zur Verdeutlichung als Extrapunkt „Konstitution, Persönlichkeitsschwerpunkt" aufgeführt.

Die in der Tabelle aufgeführten Grundpfeiler ergeben eine *umfassende, aktuelle, körperlich-seelische Zustandsbeschreibung* des Patienten. Alle Einzelteile der chinesischen Diagnostik stellen dabei ein Bild aus gleichwertigen und bereits miteinander vernetzten Mosaiksteinen dar. Aus dem Gesamtbild der diagnostischen Mosaiksteine ergibt sich eine klare Handlungsanweisung für die korrekte und umfassende Therapie.

! Cave: Liegt eine ausgeprägte Feuchtigkeitsbelastung („Schleim") vor, so überdeckt bzw. verfälscht diese oft das eigentliche Krankheitsbild. In der Praxis muss daher in diesem Fall der „Schleim" zuerst behandelt werden, um dann die gesamte Diagnostik nochmals zu wiederholen. Schlacken oder „Schleim" sind in der TCM alles Nicht-Verwertete, Nicht-Verdaute, chronische, seelische Probleme genauso wie Fehlernährung.

Weiterführende Differenzierungen nach dem „Sechs-Schichten-Modell" und nach der „Vier-Stadien-Theorie" sind derzeit nicht Gegenstand der Basisausbildung der TCM und damit nicht prüfungs- oder praxisrelevant. Sie werden deshalb in diesem Buch nicht ausgeführt.

1.	Vier Untersuchungsmethoden (s. Kap. 4.2) I Anamnese: gibt Auskunft über die vegetative Grundsituation II Palpation: Pulsdiagnostik; gibt Auskunft über die – meist schon länger bestehende – Grundproblematik III Inspektion: – Zungendiagnostik; gibt Auskunft über die derzeitige Situation der Grundproblematik – Haltung, Bewegung, Gesicht; geben Auskunft über die Energieverhältnisse, Vitalität IV Auskultation und Olfaktion: Stimme und Körpergeruch weisen auf die betroffenen Wandlungsphasen und auf die Vitalität hin Extrapunkt: Konstitutionslehre nach den Wandlungsphasen
2.	Bewertung der Erkrankungssymptome (nach den acht Leitkriterien; s. Kap. 4.3) • Yin – Yang • Innen – Außen • Hitze – Kälte • Überfülle – Leere
3.	Festlegen der betroffenen Funktionssysteme mit den betroffenen Meridianen = Zang-Fu-Disharmoniemuster (s. Kap. 4.4)
4.	Analyse der beteiligten pathogenen Faktoren (innere, äußere, neutrale; s. Krankheitsursachen, Kap. 2.4)
5.	Analyse eines Disharmonie-Musters der Grundsubstanzen (Qi, Xue, Jing; s. Kap. 4.6)

Tabelle 4.1: Grundpfeiler der chinesischen Diagnostik – Übersicht und Vorgehensweise

4.2 Die vier Untersuchungsmethoden nach TCM

4.2.1 Allgemeine Anamnese zur Erfassung der vegetativen Grundsituation

Bei der allgemeinen chinesischen Anamnese, die auch „das Lied der zehn Fragen" genannt wird, macht sich der Therapeut ein umfassendes Bild von der vegetativen Situation des Patienten **(s. Tabelle 4.2)**. Die eigentliche Erkrankung steht hierbei noch nicht im Vordergrund. Die Ergebnisauswertung gibt den ersten Hinweis, ob

- eine *Schwäche*-Erkrankung, z. B. chronische Rückenschmerzen, Burn-out-Syndrom oder
- ein *Überfülle-Syndrom*, wie z. B. bei Entzündung, Überfunktion der Schilddrüse, Hypertonie oder Akne vorliegt.

! Cave: Mit den genannten Organen ist immer der chinesische Funktionskreis gemeint!

4.2.2 Palpation: Pulsdiagnostik

Nach chinesischer Vorstellung bilden das Qi und das Xue den Puls, wobei gleichzeitig alle Speicherorgane (Zang-Organe) wiederum an der Bildung von Qi und Xue beteiligt sind. Daraus abgeleitet kann die Pulsdiagnostik über relevante pathologische Abläufe im Organismus Aufschluss geben, wie z. B. Schwäche, Überfülle und Stagnationen in den jeweiligen Funktionskreisen.

Frage nach ...	Ausprägung, Symptombeispiele	Bewertung
Temperaturempfinden	• Frösteln, kalte Extremitäten • Fieber, Schüttelfrost • inneres Hitzegefühl ohne Fieber	• Schwäche, Leere, zu wenig nährende Säfte (Yin) und zu wenig Dynamik (Yang) • Hitze im Körper • Säftemangel im Körper, Yang überwiegt
Schweiß	• spontanes Schwitzen • Nachtschweiß	• Körper kann wegen Schwäche die wertvollen Säfte nicht mehr halten
Schmerzen	• chronisch, latent, lokal, ziehend, mit Steifheit verbunden, Besserung bei Wärmeapplikation oder Druck • plötzlich, einschießend • mit Entzündung verbunden	• Kälte, Schwäche • „Windanfall" • Hitze
Appetit	• Appetitlosigkeit • Heißhunger	• Feuchtigkeitsüberlastung und Mittenschwäche • Hitze im Magen, z. B. durch Stress oder Säftemangel
Durst	• Durstlosigkeit, Wunsch nach warmen Getränken • viel Durst, Verlangen nach kalten Getränken	• Schwäche der Verdauung, Feuchtigkeitsüberlastung • Hitze im Körper
Geschmack	• pappiger, „alter" Mundgeschmack • bitterer Mundgeschmack	• Feuchtigkeitsstau im Magen • Überaktivität/Stau in Leber und Gallenblase
Miktion	• reichlich klarer, wässriger Urin, häufiges Wasserlassen • wenig konzentrierter, evtl. übelriechender Urin	• Schwäche, der Körper kann wertvolle Flüssigkeit nicht mehr konzentrieren • Hitze im Körper, Feuchtigkeitsbelastung
Stuhlgang	• breiige Stühle, Durchfall, unverdaute Speisereste • harter Stuhl, Verstopfung	• Feuchtigkeitsbelastung, Kälte im Körper, Schwäche der Mitte • Säftemangel, Hitze im Darm
Schlaf	• Schlafsucht • unruhiger Schlaf	• Kräftemangel, Körper bemüht sich um Regeneration • Säftemangel im Herzen, dadurch unruhiger Geist
Menstruation	• verfrüht, verspätet, kurz, lang, Blutungsstärke, Farbe, Konsistenz	• (komplizierte Mischbilder, s. Therapiebeispiele in Kap. 6)

Tabelle 4.2: „Das Lied der zehn Fragen" – allgemeine chinesische Anamnese

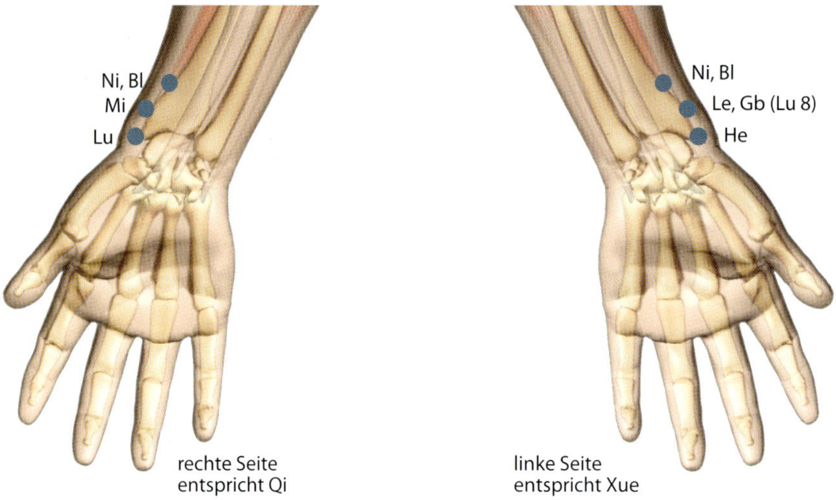

Abb. 4.1: Pulsdiagnostik

Eine aussagekräftige Pulsdiagnostik bedarf der Übung und eines gewissen Fingerspitzengefühls. Sie ist jedoch gut erlernbar. Die chinesische Pulstastung ist problemlos in die westliche Diagnostik integrierbar, da die mittlere von den drei Pulstaststellen am Unterarm der Palpationsstelle des Radiuspulses in der westlichen Diagnostik entspricht. Gleichzeitig ist dies der Akupunkturpunkt Lu 8 am Processus styloideus radii **(s. Abb. 4.1)**.

Mit der westlichen Pulstastung werden die Herzfrequenz (Pulsquantität), der Rhythmus, die Gefäßspannung und die Kreislaufsituation erfasst. Die chinesische Pulstastung geht darüber hinaus. Sie

- erfasst zusätzlich die Pulsqualität,
- erfasst je drei Tastpositionen pro Unterarm,
- ordnet den Tastpositionen Funktionskreise zu,
- gibt in der korrekten Beurteilung der erhobenen Befunde Auskunft über eine – zumeist schon länger bestehende – Grundproblematik.

Durchführung

Der Patient sollte sich vor der Pulsdiagnostik nicht körperlich angestrengt haben. Beide Unterarme (nacheinander) sollten im Sitzen bequem auf ein weiches flaches Kissen auf den Tisch gelegt werden. Bei der Palpation tastet

- der Zeigefinger des Untersuchers auf die distale Pulstaststelle (so genannter Daumenpuls, da nahe am Patientendaumen),
- der Mittelfinger auf die mittlere Pulstaststelle und
- der Ringfinger auf die proximale Pulstaststelle (so genannter Fußpuls).

Um nicht nur den Puls zählen, sondern die *Pulsqualitäten* beurteilen zu können, bedarf es eines standardisierten Vorgehens.

Der Puls wird zunächst lokalisiert, dann bis auf den Knochen durchgedrückt, bis er nicht mehr tastbar ist (maximale Druckausübung).

Beim nun folgenden Nachlassen des Fingerdrucks wird diejenige Schicht erfühlt, in welcher der Puls am deutlichsten zu tasten ist. In dieser *optimalen Pulstasttiefe* wird die Pulsqualität an den jeweiligen, den Funktionskreisen zugeordneten, Pulstaststellen beurteilt **(s. Tabelle 4.3, Seite 33)**.

Beurteilungskriterien

- *Frequenz:* Ist der Puls schnell oder langsam?
- *Rhythmus:* Ist der Puls regelmäßig oder arrhythmisch?
- *Tiefe:* Ist der Puls oberflächlich, erst in der Tiefe oder in der mittleren Ebene zu tasten? Ist er in einer dieser drei Ebenen oder gar in mehreren tastbar?
- *Form der Pulswelle:* ist die Pulswelle kurz oder lang, ausgedehnt-lasch oder drahtig wie eine gespannte Gitarrensaite?
- *Strömung:* Ist die Pulsströmung weich oder gespannt, kräftig heranrollend oder zögernd, kraftlos oder kräftig?

Oberflächenpuls • bereits bei leichtestem Fingerdruck tastbar → äußeres Krankheitsgeschehen • oberflächlich und kräftig → Yang-(Über-)Fülle • oberflächlich und schwach → Yang-Mangel bzw. Schwäche von Yang-Organen	Tiefenpuls • erst bei kräftigerem Druck in der Tiefe tastbar → inneres Krankheitsgeschehen • tief und kräftig → Schmerzen oder Entzündung • tief und schwach → Schwäche von Yin-Organen
Schneller Puls • mehr als 4–5 Pulsschläge pro Atemexkursion → Hitze (Fieber, Entzündung oder Erregung)	Langsamer Puls • weniger als 4 Pulsschläge pro Atemexkursion → Kälte- bzw. Schwäche, Mangelschädigung
(Über-)Fülle-Puls • voll, kräftig, breit → Hitzeeinwirkung, Fieber, Stau im Blut- und Lymphsystem	Leerer, schwacher Puls • weich, leicht abdrückbar → seelische und körperliche Erschöpfung bzw. Schwächezustände
Gespannter Puls • gespannt und hart wie eine Gitarrensaite → Schmerzen, Anspannung, Stress (Wind-Schädigung), Stau im Blutfluss und/oder emotional	Seichter, schlüpfriger Puls • seichte, kaum differenzierbare Pulsschläge, wie in Götterspeise gepackt → Feuchtigkeitsbelastung im Körper

Tabelle 4.3: Die vier wichtigsten Qualitätspaare in der Pulsdiagnostik und ihre Bedeutung

Normalbefund: Der normale Puls ist in der mittleren Pulsebene am deutlichsten tastbar. Er ist elastisch-kräftig, nicht zu stark, aber auch nicht zu weich und nachgiebig.

4.2.3 Inspektion: Zungendiagnostik

Die Zungendiagnostik in der TCM ist wichtig **(s. Tabelle 4.4, Seite 34)**. Sie gibt Aufschluss über

- den akuten Stand der Erkrankung,
- den Krankheitsverlauf,
- pathogene Faktoren,
- beteiligte Funktionskreissysteme,
- Syndrome.

Diese Aussagekraft basiert auf der Verbindung der Zunge mit den Organen, sowohl über Meridiane und Netzgefäße als auch embryologisch-topographisch (ähnlich der Reflexakupunktur z. B. am Ohr). Die Zunge ist ebenfalls ein Somatotop, also eine Projektion des Körpers auf sich selbst **(s. Abb. 4.2, Seite 34)**. An der Form und Farbe der Zunge ist die Zirkulation von Qi, Xue, Yin und Yang, von den Körpersäften und der Essenz erkennbar. Der Zungebelag informiert über den Zustand der Körpersäfte, die Funktion der Organe und die Tiefe der eingedrungenen pathogenen Faktoren (B. Kirschbaum, 1998). Auch bei der Zungendiagnostik bedarf es eines standardisierten Vorgehens, um verwertbare Aussagen zu erhalten:

- Der Patient sollte 1–2 Stunden zuvor keine verfälschenden Speisen wie Bonbons, Kaffee, Tee, färbende Gewürze o. Ä. zu sich nehmen und auch nicht rauchen.
- Die Inspektion ist bei guter Ausleuchtung mit möglichst weißem Licht bzw. Tageslicht durchzuführen.
- Die Zunge sollte mehrmals kurz gezeigt werden, da bei zu langem Herausstrecken (> drei Sekunden) Verfälschungen entstehen.
- Die Konstitution bzw. Leibesfülle muss berücksichtigt werden (zartere Zunge bei Asthenikern, voluminösere Zunge bei Adipositas).

Normalbefund: Physiologisch ist eine rosige, frei bewegliche Zunge mit leichtem, dünnem, weißem und nicht abwischbarem, glänzendem Belag.

Körperhaltung, Bewegung und Gesicht

Die Inspektion der Gesamterscheinung von Haltung und Bewegung dient dem Überblick über den Allgemeinzustand **(s. Tabelle 4.5, Seite 35)**, die Schwere der Erkrankung und gibt außerdem Hinweise auf die betroffenen Funktionskreise.

Bewertungskriterium	Befund und Interpretation
Zungengröße	• kleine Zunge → Yin-Mangel • große, aufgedunsene Zunge → Feuchtigkeitsbelastung, evtl. Hitzesyndrom
Farbe des Zungenkörpers	• blasse Zunge → Mangelsyndrom (Qi, Xue) und Kältesyndrom • rote Zunge → Hitzesyndrom • bläulich-violette Zunge → Stase
Farbe und Qualität des Zungenbelags (und nachgeordnet Quantität)	• weißlich → normale Verhältnisse bis Kältesyndrome • gelblich → Hitzesyndrome • gräulich → innere Hitzesymptomatik oder Feuchtigkeitsbelastung bei Kältesyndrom • schwärzlich → schwere bzw. weit fortgeschrittene Erkrankung • trocken → verbrauchte Körperflüssigkeiten • kräftig feucht → Feuchtigkeitsbelastung • klebrig-schmierig → Feuchtigkeitsbelastung oder Nahrungsstagnation im Magen • „quarkig“ → Nahrungsstagnation im Magen • zunehmender Belag → Krankheitszunahme • abnehmender Belag → Besserung • verschwindender Belag → chronische Yin-Schädigung
Topographie	• Organbezug nach Lokalisation (s. Abb. 4.2) • Zahneindrücke am Zungenrand → Feuchtigkeitsbelastung • Zungengrundvenen gestaut → Stase
Besonderheiten	• zitternde Zunge → Mangelsyndrome • seitlich abweichende Zunge → Belastung durch Feuchtigkeit oder aufsteigenden Leber-Wind • steife Zunge → starke Yin-Schädigung z. B. bei Apoplex, Bewusstlosigkeit

Tabelle 4.4: Kriterien in der Zungendiagnostik und ihre Bedeutung

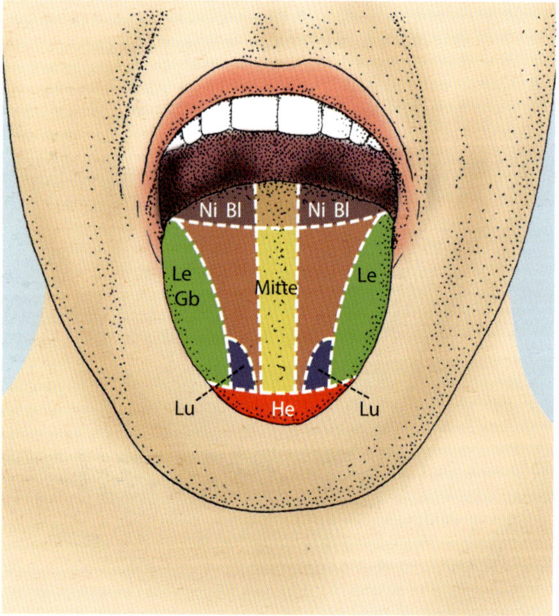

Abb. 4.2: Zungendiagnostik – topographische Zuordnung der Organe

4.2.4 Olfaktion und Auskultation

Olfaktion

Mit der Olfaktion erfasst man den Geruch von Körperausdünstungen und Exkrementen. Dieser diagnostische Punkt hat aufgrund veränderter Gewohnheiten bei der Körperhygiene (z. B. tägliches Duschen, Deodorants) fast vollständig an Bedeutung verloren. Dennoch seien die Kriterien der Vollständigkeit halber aufgeführt **(s. Tabelle 4.5, Seite 35)**.

Auskultation

Die Auskultation umfasst in der chinesischen Diagnostik das Anhören und die Interpretation von Stimme und Atmung **(s. Tabelle 4.6, Seite 35)**.

Körperausdünstung/ Körperausscheidungen	Hinweis auf Wandlungsphase/Funktionskreis
ranzig	Holz/Leber
angebrannt	Feuer/Herz
süßlich	Erde/Mitte
fischig	Metall/Lunge
faulig	Wasser/Niere

Tabelle 4.5: Kriterien bei der olfaktorischen Diagnostik

4.2.5 Konstitution

Durch Analyse des Konstitutionstypus durch Beobachtung des Patienten können Rückschlüsse auf die körperlichen wie seelischen Schwachstellen gewonnen werden **(s. Tabelle 4.7)**.

Beurteilt werden seine Körperhaltung, Gesichtsausdruck und Gestik (s. a. Aktivitätsrichtungen der Wandlungsphasen und die zugeordneten Emotionen in Kap. 2.2.2).

! Cave: Erkrankungen können die Grundkonstitution überdecken.

stimmlicher Ausdruck	Hinweis auf Wandlungsphase/ Funktionskreis	Korrelat
schreien, rufen, laut	Holz/Leber	Anspannung, Aggression, Stress
lachen, Logorrhö	Feuer/Herz	Überschwang
singen	Erde/Mitte	Ausgeglichenheit
weinen, leise	Metall/Lunge	Introvertiertheit, Trauer
stöhnen	Wasser/Niere	Erschöpfung

Tabelle 4.6: Kriterien bei der Auskultation (Stimme)

Konstitutionstypus	assoziierte somatische und psychische Schwachstellen entsprechend den Funktionskreisgefügen
Holz dynamisch, energiegeladen, voller Spannung, angespannt, aggressiv	• zuviel Spannung – somatisch wie psychisch z. B. Stress – kann zu einer Behinderung/zum Stau des Qi-Flusses, d. h. zu manifester somatischer und psychischer „Verspannung" führen • Beispiele: Myogelosen z. B. im Schulter-Nackenbereich, Schmerzen, Dysmenorrhö, Aggression, fordernde, polternde oder angestrengt verhaltene Patienten
Feuer lebenslustig, lebendig, überaktiv	• zu viel Lebhaftigkeit und ein Überschwang an Gefühlen kann leerbrennen oder zu Gefühlsüberaktivität führen (Menschen schwelgen in Ideen, stehen nicht mit beiden Beinen auf der Erde, sind nicht „geerdet") • Beispiele: psychosomatische Beschwerden und psychiatrische Krankheitsbilder, Patienten mit Logorrhö
Erde gelassen, gemütlich, sich sorgend um andere, nachdenklich, grüblerisch	• zuviel Gemütlichkeit oder Überernährung macht schwerfällig; zuviel Grübeln, Lernen • Beispiele: Präödeme, Übergewicht, weiche Stühle, Konzentrationsprobleme; Mattigkeit
Metall sensibel, introvertiert, detailgenau	• Übersensible können sich zu sehr zurückziehen, depressiv werden oder zu Hypochondrie neigen; Trockenheit greift die Lungen an • Beispiele: Bronchitis, Asthma, Abgrenzungsprobleme wie Hauterkrankungen, Neurodermitis; zurückhaltende Patienten, die erst beim Gehen noch wichtige Informationen geben
Wasser traditionsbewusst, willensstark, Angst vor Neuem, Erstarrung in Altem	• Erstarrung wie Arthrose • Erschöpfungszustand bei chronischem Stress • Fruchtbarkeitsstörungen • Angst vor Neuem • Beispiel: überpünktlicher Patient mit eigener chronologisch und minutiös dokumentierter Krankengeschichte

Tabelle 4.7: Kriterien für die Analyse des Persönlichkeitsschwerpunkts

Yin: Strukturdefekt	Yang: Regulationsstörung
Mangel/Schwäche – Hypodynamik – innen • chronische Erkrankung • Zeichen der Unterfunktion bzw. des Substanzmangels/-defekts wie Hypotonie, Kachexie, Atonie, Anämie, Kälteempfinden, depressive Stimmungslage • Konstitution eher asthenisch • Puls schwach • Zunge blass mit weißem Belag	(Über-)Fülle – Hyperdynamik – außen • akute Erkrankung bzw. akutes Erkrankungsstadium • Zeichen der Überfunktion wie Hyperthyreose, Hypertonie, Hyperämie, Wärmeempfinden bis Fieber • Konstitution eher kräftig mit athletischem Körperbau • Puls kräftig • Zunge rot mit gelbem Belag

Tabelle 4.8: Leitkriterien Yin – Yang

Yin-Tendenz	Yang-Tendenz
• schwächliche Konstitution • gebeugte Haltung bzw. stetig wechselnde und anlehnungsbedürftige Haltung • blasses Gesicht mit mattem Ausdruck	• kräftige Konstitution • aufrechte Haltung • aufrechter, kräftiger Gang • strahlendes Antlitz mit wachen Augen

Tabelle 4.9: Beispiele, geordnet nach dem obersten Leitkriterium des Ba Gang, der Yin/Yang-Einteilung (s. Kap. 4.3.1)

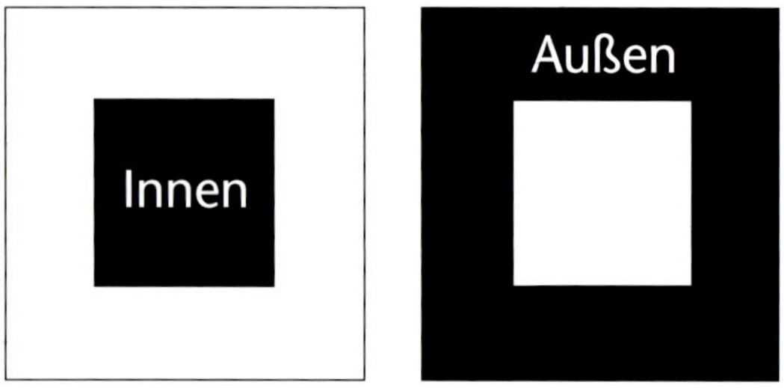

Abb. 4.4: Leitkriterien Innen – Außen

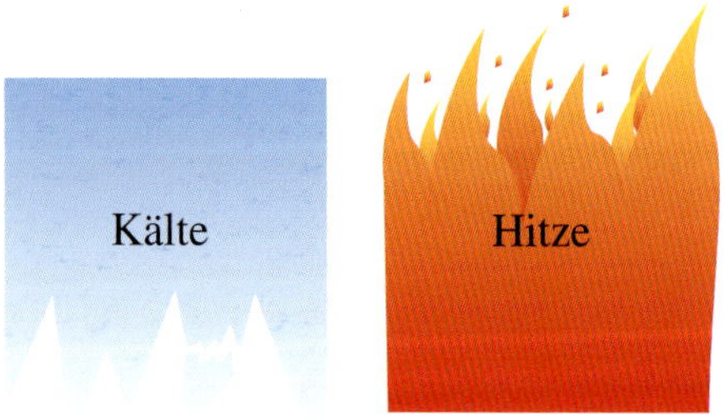

Abb. 4.5: Leitkriterien Kälte – Hitze

4.3 Beurteilung der Erkrankungssymptome

Der zweite Schritt nach der Befunderhebung ist die Bewertung der Erkrankungssymptome nach den Regeln der TCM (**s. Tabelle 4.8**). Das Grundgerüst hierfür bilden in erster Linie die Beurteilungskriterien der Ba Gang, der acht diagnostischen Leitkriterien:

4.3.1 Yin – Yang

Das erste diagnostische Leitkriterienpaar Yin und Yang (**s. Abb. 2.1, Seite 8**) dient der ersten, groben Zustandserfassung von Funktion und Substanz (**s. Tabelle 4.8**).
Liegt ein Defekt des Gewebes, ein Mangel vor, oder eher eine Funktionsstörung, eine Überaktivität?

4.3.2 Innen – Außen

Das zweite diagnostische Paar (**s. Abb. 4.4**) charakterisiert
- die Eindringtiefe,
- das Stadium der Erkrankung.

Beispiel: Ein akuter grippaler Infekt beginnt mit Frösteln, Gliederschmerzen, Halsschmerzen, was den *äußeren* Körperschichten wie Haut, Leitbahnen und Muskulatur entspricht. Entwickelt sich jedoch eine Pneumonie, so ist die Erkrankung in die *tiefe* Schicht der inneren Organe vorgedrungen und damit schwerwiegender (**s. Abb. 4.4**).

4.3.3 Kälte – Hitze

Das dritte diagnostische Leitkriterienpaar (**s. Abb. 4.5**) differenziert nach der Relation von Yin zu Yang im Körper. Diese wirkt sich auf die unterschiedlichen Krankheitsqualitäten folgendermaßen aus:
- überwiegt Yin, so ist mehr Kälte und Feuchtigkeit vorhanden,
- überwiegt Yang, so resultiert ein Hitzemuster mit Trockenheit (**s. Tabelle 4.10, Seite 37**).

Im westlichen Medizinverständnis betrifft dies die humerovegetative Mikrozirkulation als Anteil des

Abwehrsystems, welches im Blutsystem zirkuliert und für Abwehr und Abwehrreaktionen sowie vegetative Homöostase-Reaktionen zuständig ist.

Kälte-Syndrome	Hitze-Syndrome
• Kälteempfindlichkeit • Zeichen der Kälteabwehr wie Frösteln, Blässe, reichlich heller Urin, kein Durst, langsamer Puls, Minderdurchblutung, Kapillarspasmus, Muskelverspannung • Schmerzen lokal, ziehend, Besserung durch Wärme • Steifigkeit • Krankheitsverlauf eher chronisch	• Hitzegefühl • Temperaturerhöhung bis Fieber • Entzündung mit humerovegetativen Zeichen wie konzentrierter Harn, Obstipation, Durst, Tachykardie, Hyperämie • Hitze im übertragenen Sinne: aufgedreht, geschwätzig, übererregt sein • wandernde Schmerzen • Krankheitsverlauf eher akut

Tabelle 4.10: Leitkriterien Kälte – Hitze

4.3.4 Leere (Schwäche/Mangel) – (Über-)Fülle

Dieses vierte diagnostische Kriterienpaar **(s. Abb. 4.6, Seite 35 und Tabelle 4.11)** entspricht im westlichen Denken den neurovegetativen Krankheitszeichen, also der Reaktionsintensität, die vom Vegetativum/ Nervensystem beeinflusst wird.

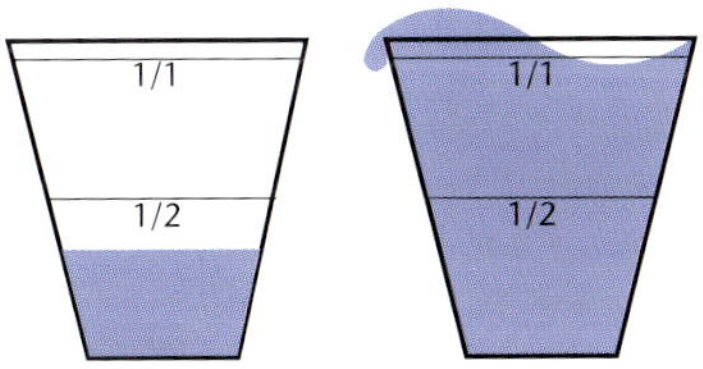

Abb. 4.6: Leitkriterien Leere – Fülle

Leere/Schwäche-Störung	Überfülle-Störung
Leere, Mangel an Funktion und Energie • Hypofunktion und Hyporeaktivität • Hypotonie • Verlangsamung • Müdigkeit, Abgeschlagenheit • Depressivität • Muskelschwäche • Puls schwach • Zunge blass, kaum Belag	„das Zuviel einer physiologischen Funktion" • Hyperfunktion und Hyperreaktion • Hypertonie • gesteigerte Aktivität wie bei Hyperthyreose • Einschlafstörung, kurzer Schlaf • Erregung bis zur Agitiertheit, Manie, Hysterie • Muskelanspannung • Puls kräftig • Zunge gerötet, belegt

Tabelle 4.11: Leitkriterien Leere (Schwäche/Mangel) – (Über-)Fülle

4.4 Zang-Fu-Disharmonie-Muster

Im dritten Schritt nach Diagnostik und Bewertung der Befunde nach Ba Gang erfolgt nun die Zuordnung der Symptome zu den betroffenen Funktionskreisen und Meridianen, um die Zang-Fu-Disharmonie-Muster zu erkennen **(s. Tabelle 4.12, Seite 38)**.

Die Differenzierung der Zang-(Speicher-)Organe ist für die Praxis stärker relevant als die der Fu-(Hohl-) Organe. Daher folgt hier ein Überblick über Erstere. Eine ausführlichere Darstellung findet sich in den Einzelkapiteln der jeweiligen Funktionskreise.

4.5 Analyse der beteiligten pathogenen Faktoren

Nachdem die Untersuchung eines Falles entsprechend der Anleitung in Tabelle 4.8 bis hierher durchgeführt ist, wird nun im vierten Schritt analysiert, welche pathogenen Faktoren die Erkrankung ausgelöst haben (s. Kap. 2.4) und geprüft, ob sich daraus therapeutische Hinweise ergeben.

- **Äußere pathogene Faktoren:**
  Wind/Zugluft, Hitze, Feuchtigkeit, Trockenheit, Kälte?
- **Innere pathogene Faktoren:**
  Aggression/Groll, Überschwang, übermäßiges Sorgen/Nachdenken/Lernen, Trauer/Nicht-loslassen-können, Angst vor Neuem
- **Neutrale Faktoren:**
  Individuelle Fehlernährung, Parasiten, Trauma, Promiskuität

Zang-Organ	Aufgabe des Funktionskreises	Disharmonie-Muster
Lunge	Kontakt zur/Abgrenzung von der Außenwelt durch Körperoberfläche, Schweißregulation	Hauterkrankungen, pathologische Schweißabsonderungen
	verteilt Körperflüssigkeiten und Qi	Ödembildung (Lunge, Gesicht), kalte Hände, Qi-Mangel
	Atmung/Energiegewinnung	Störung besonders der Ausatmung, wie bei Asthma oder (chronischer) Bronchitis
	Abwehrkräfte	Abwehrschwäche, Überempfindlichkeit (Allergien)
	zugeordnetes Sinnesorgan Nase	Erkrankungen von Nase/Nasennebenhöhlen
	Emotion: Trauer/Nicht-loslassen-können	psychosomatische Erkrankungen wie Asthma, Neurodermitis
Milz	Nahrungsaufnahme, Qi-Gewinnung und Verteilung	Funktionsstörungen des Verdauungstrakts mit Blähungen, weichen Stühlen, Gewichtsproblemen, Müdigkeit
	Kontrolle der Körperflüssigkeiten (Trennung des Trüben vom Klaren)	Feuchtigkeitsüberladung wie Präödeme, weiche Stühle; Mattigkeit im Denken
	nährt die Muskulatur	schwach ausgeprägte Muskulatur
	stützt das Gewebe	schwaches Bindegewebe, Senkungen aller Art
	hält das Blut in den Gefäßen	Neigung zu Blutergüssen, Blutungsneigung
	zeigt sich in Lippen, Mund	trockene, rissige Lippen
	Sinnesorgan Zunge (Geschmack)	Geschmacksstörung
	Verdauung von Einflüssen aus Sozialkontakten, Grübeln	Reizdarm, Reizmagen; übermäßiges Grübeln, Sorgen, Konzentrationsstörungen
Herz	Sitz des Shen (Persönlichkeit, Bewusstsein, Geist); Emotion Überschwang/Freude	psychosomatische und psychiatrische Erkrankungen, Nervosität, Konzentrationsstörungen, Unruhe, Albträume
	reguliert die Durchblutung, Blutgefäße	funktionelle Herzbeschwerden z. B. Palpitationen
	Sinnesorgan Zunge (Sprache)	Sprechstörungen
Niere	Hormonachse Hypophyse-Schilddrüse/Nebennieren/Gonaden	Entwicklungs- und Wachstumsstörungen, Fertilitätsstörungen
	Sitz der Erbenergie Jing	angeborene Erkrankungen, Alterungsprozess
	Ursprung von Yin und Yang; die „Lebensbatterie"	Erschöpfungszustände
	zuständig für Knochen, Zähne, Nerven	angeborene Knochendefekte, Osteoporose, Schmerzen im Bewegungsapparat; Zahnverlust; Störungen des Kurzzeitgedächtnisses
	reguliert den Wasserhaushalt	Ödeme
	reguliert die unteren Körperöffnungen	Erkrankungen von Harnröhre und After, Inkontinenz
	zeigt sich im Kopfhaar	wenig und dünnes Haar, vorzeitiges Ergrauen
	Sinnesorgan Gehör	Schwerhörigkeit, Tinnitus
	Wille	Willensschwäche
	Emotion Angst (vor Neuem)	Ängstlichkeit, Zaghaftigkeit, Pedanterie, Starrköpfigkeit
Leber	reguliert den harmonischen Qi-Fluss	Schmerzen, vor allem seitlicher Kopf, Rumpf und Unterleib; Verdauungsstörungen wie Aufstoßen, Völle- und Spannungsgefühl, Kopfschmerz
	speichert Xue	Störungen der Menstruation, wie prämenstruelles Syndrom; Schwindel, verschwommenes Sehen
	zuständig für Sehnen, Bänder und kontraktile Elemente der Muskulatur (der bindegewebige Anteil der Muskulatur gehört zum Milz-Funktionskreis)	Verspannungen
	äußert sich an den Nägeln	gerillte, brüchige Nägel
	zugeordnetes Sinnesorgan sind die Augen	Sehstörungen, Nachtblindheit
	Emotion Erregbarkeit, Aggressivität, Kreativität	Jähzorn, Groll, Frustrationen und alles, was zu Verspannungen führt

Tabelle 4.12: Zang-Fu-Disharmonie-Muster

4.6 Disharmonie-Muster von Qi, Xue und Jing

Nicht alle Erkrankungen können mit den bisher genannten Methoden diagnostiziert werden, da sie mit einem weiteren, in China lange Zeit parallel verwandten jetzt aber zusammengeführten System assoziiert sind: mit dem Allgemeinzustand, der vom Zusammenspiel der Grundsubstanzen Qi, Xue und Jing geprägt ist (s. Kap. 2.1).
Das Disharmonie-Muster der Grundsubstanzen ist in **Tabelle 4.13** wiedergegeben.

Qi	Xue	Jing
Qi-Leere • Mangel an Kraft und Vitalität • Müdigkeit, rasche Erschöpfbarkeit • Antriebslosigkeit • Blässe • Puls schwach • Zunge blass, wenig Belag	Xue-Leere • allgemein blasses, mattes, stumpfes und ausgetrocknetes Aussehen (Gesicht, Haar) • Konzentrationsstörungen • Schwindel • Schlafstörungen • Unruhe, Rastlosigkeit • Weinerlichkeit • Puls schwach, fein, dünn • Zunge blass, wenig Belag	Jing-Störungen • Erbkrankheiten • schwächliche Konstitution, herabgesetzte Vitalität • Entwicklungs- und Wachstumsstörungen • Störungen der Fortpflanzungsfähigkeit (auch Frigidität, Impotenz) • Osteoporose • Schmerzen in den Knien und im Kreuzbereich • schlechte Zahnsubstanz, Zahnverlust • Puls leer • Zunge klein, rot, meist ohne Belag
Qi-Stagnation • „Qi kann nicht mehr weich fließen", deshalb wandernde Verspannungen und Schmerzen • Puls gespannt • Zunge evtl. mit betonten Seitenrändern (Leberbereich)	Xue-Stagnation • starke, lokal fixierte Schmerzen • Tumoren, Verhärtungen, Gewebeverdichtungen • Lippen evtl. violett • Puls saitenartig gespannt • Zunge karminrot-violett, Zungengrundvenen gestaut	
gegenläufiges Qi • Umkehr von physiologischen Aktivitätsrichtungen z. B. gegenläufiges Qi des Schluckaktes = Erbrechen	Xue-Hitze • Durst, trockener Mund • Hitzegefühl • Entzündungen • gerötetes Gesicht • Unruhe, wie „aufgedreht" • plötzliche, starke Blutungen (Hypermenorrhö) • Puls schnell • Zunge rot mit gelbem Belag	

Tabelle 4.13: Disharmonie-Muster der Grundsubstanzen Qi, Xue und Jing

? Memo-Check – Überprüfen Sie Ihr Wissen

Diagnostik in der Traditionellen Chinesischen Medizin

1. Zählen Sie die acht diagnostischen Leitkriterien auf.
2. Wozu dienen sie?
3. Ordnen Sie jedem Leitkriterium drei Beispiele zu.
4. Zeichnen Sie eine Zunge mit den korrekten Organarealen.
5. Ordnen Sie die Organsysteme den Pulstaststellen zu **(s. Abb. 4.7)**
6. Welches sind die vier Untersuchungsmethoden?

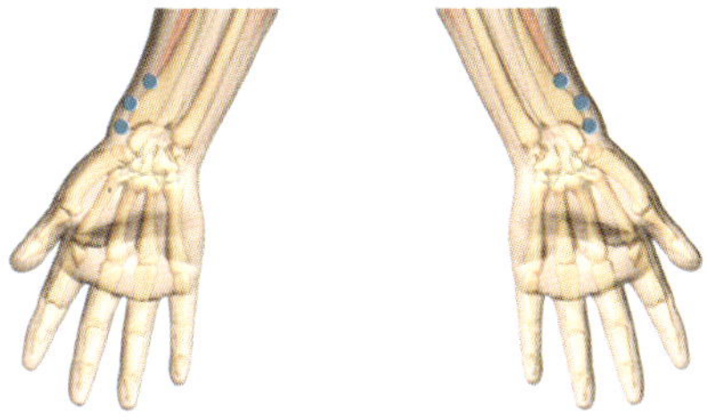

Abb. 4.7: Pulsdiagnostik

5 Akupunktieren

5.1 Indikationen und Kontraindikationen

5.1.1 Indikationen

Die Akupunktur als Teil der TCM ist eine *klassische naturheilkundliche Reiztherapie,* welche die Selbstregulationskräfte des Körpers in Gang setzt. Zerstörte Strukturen kann sie nicht heilen, jedoch auch hier noch im Sinne einer ganzheitlichen Therapie psychovegetativ unterstützen. Entsprechend ihrer Wirkrichtungen wird die Akupunktur komplementär, d. h. unterstützend eingesetzt zur:

- psychovegetativen Regulation,
- Schmerzlinderung,
- Immunmodulation,
- Entspannung und Tonisierung, z. B. bei psychosomatischen Beschwerden, Muskelverspannungen,
- Förderung der Durchblutung und zur Ödembehandlung.

Respirationstrakt	• akute Sinusitis • akute Rhinitis • allgemeine Erkältungskrankheiten • akute Tonsillitis
Bronchopulmonale Erkrankungen	• akute Bronchitis • Asthma bronchiale
Augenerkrankungen	• akute Konjunktivitis • zentrale Retinitis • Myopie (bei Kindern) • Katarakt
Erkrankungen der Mundhöhle	• Zahnschmerzen • Schmerzen nach Zahnextraktion • Gingivitis • akute und chronische Pharyngitis
Gastrointestinale Erkrankungen	• Ösophagus- und Kardiaspasmen • Singultus • Gastroptose • akute und chronische Gastritis • Hyperazidität des Magens • chronisches Ulcus duodeni • akute und chronische Kolitis • akute bakterielle Dysenterie • Obstipation • Diarrhö • paralytischer Ileus
Neurologische und orthopädische Erkrankungen	• Kopfschmerzen • Migräne • Trigeminusneuralgie • Fazialisparese • Lähmungen nach Schlaganfall • periphere Neuropathien • Lähmung infolge Poliomyelitis • Morbus Menière • neurogene Blasendysfunktion • Enuresis nocturna • Interkostalneuralgie • Schulter-Arm-Syndrom • Periarthritis humeroscapularis • Tennisellenbogen • Ischialgie, Lumbalgie • Rheumatoide Arthritis

Tabelle 5.1: WHO-Indikationen für die Akupunktur (nach: Stux, 1986)

! Cave: Generell muss jeder naturheilkundlichen Regulationstherapie die Diagnosestellung nach den Kriterien der konventionellen westlichen „Schulmedizin“ vorausgehen, andernfalls droht die unentschuldbare Gefahr, eine schwere, möglicherweise konventionell besser heilbare Organerkrankung zu übersehen.

Einen ersten Einblick in das breite Einsatzspektrum der Akupunktur gibt die offizielle Indikationsliste der WHO **(s. Tabelle 5.1)**.

Kinder

Die Akupunktur bei Kindern erfordert spezielle Kenntnisse und wird erst in Kursen für Fortgeschrittene gelehrt. Hier ein kurzer Überblick über einige Besonderheiten:

- Bei Kindern liegen meistens Überfülle-Syndrome vor,
- die Pulsdiagnose kann erst ab etwa dem dritten bis vierten Lebensjahr angewandt werden,
- bei Säuglingen und Kleinkindern kann die chinesische Massage Tuina angewandt werden,
- ab dem Kleinkindalter kann die Laserakupunktur mit einem Laser-Pen eingesetzt werden, wobei das Kind für die Sicherheitsvorkehrungen wie Schutzbrille zugänglich sein muss,
- ab Schulalter kann akupunktiert werden,
- eine Kräutertherapie muss geschmacklich (z. B. durch Süßen) und in der Dosierung angepasst werden.

! 5.1.2 Kontraindikationen

Die Akupunktur ist kontraindiziert bei:
- akuter chirurgischer Interventionspflicht,
- akuten lebensbedrohlichen Erkrankungen,
- erhöhter Blutungsneigung, bei welcher subkutane Injektionen untersagt sind z. B. schwere Hämophilie mit einem Quick-Wert unter 25 %,
- schweren psychischen Störungen, welche die kognitive Wahrnehmung und Beurteilung einer Akupunkturbehandlung beeinträchtigen können (Psychose, Schizophrenie),
- Präfinalstadium.

! **Schwangerschaft.** Bei stabilen, normalen Schwangerschaften (Facharzt-Urteil!) ist die Akupunktur laut deutscher Konsensuskonferenz erlaubt (A. Römer, M. Weigel, W. Zieger, 1998).
Es gibt keine verbotenen Punkte mehr, lediglich einige Manipulationstechniken sind nicht zulässig z. B. kräftige, ableitende Nadelstimulation. Hat der Frauenarzt eine Risikoschwangerschaft diagnostiziert, sollte in den ersten zwölf Wochen nicht akupunktiert werden, danach am besten nur vom betreuenden Facharzt oder der Hebamme (s. spezielle Ausbildungsangebote für Hebammen und FrauenärztInnen z. B. bei Akupunktur Pro Medico).
Generell gilt: In der Schwangerschaft nur nach Aufklärung und *ohne Nadelstimulation* akupunktieren.

5.2 Aufklärung, Nebenwirkungen, Komplikationen

! 5.2.1 Aufklärungspflicht

Eine sachliche und positiv formulierte Aufklärung über die gute Verträglichkeit der Akupunktur und der Hinweis auf ihre jahrtausendelange Anwendung dank ihrer guten Wirksamkeit vermitteln ängstlicheren Patienten Sicherheit. Die daraus resultierende bessere Entspannung erhöht den Therapieeffekt. Die Aufzählung aller unterstützenden Maßnahmen – z. B. die Benutzung feiner Nadeln (weniger schmerzhaft) oder Lagerungshilfen – trägt ebenfalls zur Beruhigung des Patienten bei. Dessen ungeachtet muss die Aufklärung außerdem die *möglichen Komplikationen bzw. Nebenwirkungen der Behandlung* enthalten (s. u.).

! **Cave:** Wie in verschiedenen Ärzteinformationen veröffentlicht (u. a. Ärztezeitung), stellt sich immer wieder heraus, dass viele Therapeuten ihre Patienten nicht (ausreichend) aufklären. Der derzeitige Stand juristischer Konflikte zwischen Patienten und Therapeuten belegt eindeutig: Nicht der therapeutische Kunstfehler, sondern die mangelnde/mangelhafte Aufklärung ist Hauptgrund gerichtlicher Auseinandersetzungen.

5.2.2 Mögliche Nebenwirkungen und Komplikationen

- **Verträglichkeit von Akupunktur:** Ist in aller Regel sehr gut. Um eventuelle übermäßige, normalerweise positive Reaktionen wie Müdigkeit statt nur guter Entspannung bzw. „Aufgedrehtsein" statt nur guter Tonisierung zu vermeiden, sollten bei der ersten Sitzung zur Reaktionsaustestung nur wenige (2–4) harmonisierende Punkte genadelt werden (z. B. Ma 36).
- **Kreislaufreaktion („Nadelkollaps"):** Sie äußert sich als vegetative Reaktion mit Schweißausbruch, Pulsbeschleunigung und Angst. Sie kann durch bequeme Lagerung, entspannte Atmosphäre und nur wenige Nadeln bei prädisponierten Patienten vermieden werden. Sofortmaßnahme: alle Nadeln entfernen, Kopf-flach-Beine-hoch-Lagerung, LG 26 mit dem Daumennagel kräftig massieren.
- **Hautinfektion:** Selten. Grundsätzlich sollte vor jedem Durchdringen der Haut desinfiziert werden; besonders wichtig ist dies bei der Ohrakupunktur und – aus Sicherheitsgründen – bei besorgten oder abwehrgeschwächten Patienten. In der Praxis aber wurde in der Akupunktur die Empfehlung übernommen, wie sie auch insulinpflichtigen Diabetikern gegeben wird, wonach bei Subkutan-Injektionen nicht desinfiziert werden muss.
- **Blutung, Hämatom:** Selten, da Akupunkturnadeln extrem glatt und spitz sind und deshalb kaum traumatisieren. Im Gegensatz zu Blutentnahmekanülen sind sie rund geschliffen, daher können vor allem arterielle Gefäße besser ausweichen. Tritt dennoch eine Blutung auf, ist als Sofortmaßnahme das betroffene Gefäß zu komprimieren.

Praxistipp

Behandlungsfehler

- **Schmerzhafte Erst-Akupunktur:** Die erste Akupunktur wird als schmerzhaft erlebt.
  Hilfe: feinere Nadeln mit Führungshülse benutzen, Hülse aufdrücken, der Einstich wird dadurch nicht verspürt.
- **Vegetative Reaktion:** Zu viele Nadeln bei vegetativ stark reagierenden oder geschwächten Patienten.
  Hilfe: beim ersten Mal nur wenige (2–4) Nadeln und nur an Punkten mit ausgleichender Wirkung stechen.
- **Individuell unterschiedliche Entspannungsfähigkeit:** Zu kurze Nadel-Verweildauer bei Patienten, die der Ruhe bedürfen und zu lange Verweildauer bei Patienten, die eher Probleme mit Entspannung haben und deswegen unruhig werden.
  Hilfe: beim ersten Mal zwischendurch zum Patienten sehen, sich ein Bild vom Zustand während der Behandlung machen und dann über die Verweildauer entscheiden.
- **Vergessene Nadel:** sollte nicht passieren.
  Trick: die leeren Nadel(Einzel-!)packungen neben dem Patienten liegen lassen oder die Nadeln zählen.
- **Verbrennungsgefahr bei Moxa:** Moxazylinder der „heißen Nadel"(s. Seite 50) hält nicht auf der Nadel.
  Hilfe: Pinzette bereithalten, um den Zylinder gleich entfernen zu können, damit es nicht zu Verbrennungen beim Patienten oder Therapeuten kommt. Alufolie unterlegen.

- **Verletzung innerer Organe:** Bei korrekter Stichtechnik ist z. B. ein Pneumothorax wenig wahrscheinlich, in der Literatur jedoch beschrieben. Deshalb: Stichtechnik beachten (schräg), ggf. alternative Punkte auswählen und im Falle eines Falles die stationäre Einweisung anordnen, Dokumentation!
- **Erstverschlimmerung:** Eine Erstverschlimmerung zeigt das Ansprechen auf die Therapie. Sie ist bei der Akupunktur im Vergleich zur Homöopathie selten, aber möglich. Falls es dazu kommt, sollte der Patient den Therapeuten informieren.
- **Festsitzende Nadel:** Dies tritt bei Muskelspasmus oder durch Manipulation („aufgewickeltes" Bindegewebe) auf. Eine Finger-Klopf-Massage kann die Umgebung der Nadel meist lockern und die Nadel lässt sich daraufhin leichter entfernen.
- **Verbrennung bei Moxibustion:** Trotz gut gepresster Moxa-Zigarren oder -stücke besteht die Gefahr, dass glimmende Asche herab fällt und zu Verbrennungen führt. Deshalb muss die Moxa-Anwendung kontinuierlich beaufsichtigt werden (Therapeut, Praxisassistentin) und ein Stück Küchenkrepp, eine Serviette oder am besten Alufolie sollte untergelegt werden.

5.3 Nadelwahl

Standard in Westeuropa sind sterile Einmalnadeln, um die potenzielle Gefahr parenteral übertragbarer Erkrankungen durch mangelhaft sterilisierte Mehrfachnadeln auszuschließen (z. B. Hepatitis C, HIV-Infektion).

- Material:
  - flexibler Stahl, Griff teils aus gewickeltem Silber- oder Kupferdraht.
  - silikonbeschichtete Nadeln lassen sich leichter und schmerzärmer einbringen, sind aber bei Allergien problematisch und können Gewebeirritationen hervorrufen (aus den USA wurde von Silikon-Granulomen berichtet); zudem haben diese Nadeln meist einen Kunststoffgriff, der eine Moxa-Therapie mit aufgesetztem Moxakegel unmöglich macht.
  - Goldnadeln sollen tonisierend wirken, Silbernadeln sedierend. Beide Effekte können kostengünstiger auch durch die entsprechende Manipulationstechnik erreicht werden.
- Größen und Stärken:
  - Standardgrößen für die Körperakupunktur Erwachsener sind: 0,25 mm (Durchmesser) x 25 mm (Länge), 0,30 x 25 mm und 0,30 x 40 mm,
  - Standardgröße der Nadeln für Ohr- und Gesichtsakupunktur ist 0,20 x 15 mm.

- Dünne Nadeln sind flexibler und ermöglichen eine schmerzärmere Punktion, sind jedoch aufgrund ihrer Flexibilität schwieriger zu handhaben: Die Punktelokalisation muss bei ihnen genauer sein, und Führungshülsen helfen beim Einstich, die Hautschicht zu durchdringen. Die Nadeln müssen dann noch manuell in die empfohlene Tiefe nachgeführt werden.
  Insgesamt ist das Nadeln aufwendiger und es entsteht mehr Abfall. Die Anwendung dünner und/oder silikonisierter Nadeln ist bei sehr schmerzempfindlichen Patienten oder bei Kindern indiziert, die bereits Nadelakupunktur akzeptieren.
- Dauernadeln werden nur noch zur Ohrakupunktur eingesetzt, und auch hier geht ihr Einsatz wegen verschiedentlich aufgetretener Entzündungen heute zurück.

! **Cave:** Gefahr der Perichondritis bei der Ohrakupunktur (s. Kap. 7.3)!

5.4 Punktwahl

Die richtigen Akupunkturpunkte werden gewählt
- nach Erstellung der chinesischen Diagnose, die gleichzeitig die Behandlungsanweisung beinhaltet,
- mit Hilfe der Kenntnis der Punktekategorien,
- mit Hilfe der Kenntnis der Wirkprofile der einzelnen Punkte.

Die Auswahl der Akupunkturpunkte muss folgende Aspekte berücksichtigen:
- die *akuten Symptome* (der zugrunde liegenden Erkrankung),
- die *Grunderkrankung* (mit Diagnose nach den Ba Gang),
- die *Konstitution* des Patienten (mit Diagnose nach den Ba Gang),
- die unterschiedlichen *Wirkungen der Punkte,*
- nur so viele Punkte wie nötig,
- jeder Punkt muss begründbar sein.

In der Praxis stellen die letztendlich gewählten Punkte in aller Regel eine Kombination aus bewährten Punkte-Empfehlungen, die auf den allgemeinen Grundlagen zur Punkteauswahl basieren, und der eigenen Erfahrung dar. Die Angaben der unterschiedlichen Schulen und Lehrer differieren daher naturgemäß. Die wichtigsten Konzepte zur Punktauswahl werden hier vorgestellt.

5.4.1 Konzepte

Grundsätzliche Überlegungen

Orientierung am Körper:
- Die Angaben zur bevorzugt zu nadelnden Seite variieren stark von Schule zu Schule. Da die Akupunktur aber nicht nur rein lokale Wirkungen, sondern vor allem systemische Gesamtwirkungen hat, ist die Indikation für den einzelnen Punkt wichtiger als die Seite, auf der er genadelt wird. Bevor also ein eher schwacher Patient mit zu vielen Nadeln behandelt wird, sollten die bilateral vorkommenden Punkte der Hauptmeridiane nur einseitig genadelt werden (rechts = Qi-Seite, links = Xue-Seite), andernfalls ist die beidseitige Punktion möglich.
- Bei *akuten Beschwerden* und *Fülle-Syndromen* von oben nach unten arbeiten, bei *Mangelsyndromen* von unten nach oben (bei jeder Nadel findet ein kurzer Qi-Fluss nach oben statt, d. h. an den Extremitäten von distal nach proximal und am Rumpf von kaudal nach kranial).

Fernpunkte: Diese Punkte liegen vom Erkrankungsherd entfernt, entweder auf dem Meridian (z. B. Bl 62 bei Rückenbeschwerden) oder es handelt sich um kontralaterale Punkte, wenn die betroffene Seite nicht genadelt werden kann, z. B. nach Brustkrebs.
Indikationen: Die Fernpunkte werden fast immer genadelt, da sie über die Meridiane elegant die erwünschten Wirkungen an den entfernten, betroffenen Stellen erzielen können; daher sind sie z. B. bei akuten Störungen sinnvoll.
Beispiel: Eine sehr schmerzhafte Nackensteife wird erst durch die Behandlung von Gb 34 gelockert, statt gleich in schmerzhafte Lokalpunkte zu stechen, was aus Angst vor einer Schmerzverstärkung die Verspannung noch fördern kann.
Nahpunkte: Es handelt sich um Lokalpunkte, die entweder auf den betreffenden Meridianen nah am

Symptom liegen oder so genannte palpationssensible Punkte darstellen („Ah-Shi" = „Aua, da ist es").
Indikationen: Nahpunkte werden oft bei chronischen Erkrankungen genadelt. Bei akuten Störungen nur dann, wenn keine Kontraindikationen bestehen, wie beispielsweise zu starke lokale Schmerzen, Entzündungen an der Einstichstelle oder z. B. nach Brustkrebs die betroffene Seite. Ferner kann man mit der Behandlung von Lokalpunkten über die lokale Ausschüttung von Gewebshormonen bereits eine durchblutungsfördernde Wirkung erzielen.
Beispiel: Gb 21 wird bei mäßig schmerzhaften Schulter-Nacken-Verspannungen abgewandt.
Shu-Mu-Methode: Zustimmungs-Rücken-Shu-Punkt und Alarm-Mu-Punkt des betroffenen Funktionskreises (s. Kap. 3.1.2, Seite 35).

Beispiele für spezifische Punkte-Kombinationen:

- Ma 36 und 40 („Schleimbagger") und Mi 3 und Mi 9 stärken die Mitte und eliminieren Schleim,
- Di 4 („the big eliminator") und Lu 7 vertreiben äußere pathogene Faktoren,
- Ma 36 und Pe 6 harmonisieren den 3Erwärmer, also den Stoffwechsel,
- Ma 44 und Di 4 kombinieren oben und unten und harmonisieren damit den Qi-Fluss,
- Lu 11, Di 4 und Mi 10 vertreiben Wind, Wind-Hitze und stärken das Abwehrsystem.

5.4.2 Beispiele

Basistherapie bei Funktionsstörungen der Hohlorgane (s. Tabelle 5.2)

betroffenes Hohl-(Fu-)Organ	Alarm-Mu-Punkt	unterer Einfluss-He-Punkt
Dickdarm	Ma 25	Ma 37
Magen	KG 12	Ma 36
Dünndarm	KG 4	Ma 39
Blase	KG 3	Bl 40
Gallenblase	Gb 24	Gb 34

Tabelle 5.2: Alarm-Mu-Punkt und unterer Einfluss-He-Punkt

Basistherapie bei Funktionsstörungen der Speicherorgane (s. Tabelle 5.3)

betroffenes Speicher-(Zang-)Organ	Ursprungs-Yuan-Qi-Punkt	Zustimmungs-Rücken-Shu-Punkt
Lunge	Lu 9	Bl 13
Milz	Mi 3	Bl 20
Herz	He 7	Bl 15
Niere	Ni 3	Bl 23
Leber	Le 3	Bl 18

Tabelle 5.3: Ursprungs-Yuan-Qi-Punkt und Zustimmungs-Rücken-Shu-Punkt

Praxistipp

In Tabelle 5.4 und 5.5 sind bewährte Punktekombinationen zusammengestellt.

Wichtig: Die in den Tabellen 5.4. und 5.5. aufgeführten Tipps sind nur ein erster allgemeiner Hinweis. Eine wirksame und erfolgreiche Therapie bedarf immer der grundlegenden Diagnose und eines begründbaren Therapiekonzepts.

Diagnose bzw. Indikation	Punkte-Kombination
allgemeine Stärkung, Erschöpfungszustände	Ma 36, KG 4, 6, LG 4, Bl 23, KG 17
Blutbildung bei Blutmangel (Xue)	Mi 10, Bl 17, Mi 3,4, Bl 20, 21, KG 12
Feuchtigkeit, Schleim	Mi 9, Ma 40, Bl 20, 21, KG 12
Immunmodulation	Di 10, 11, Mi 10, LG 14
psychosomatische Unterstützung	He 7, Pe 6, Bl 62, Ohrakupunktur: Shen Men
innere Hitze, Entzündung	Di 11, Ma 44, LG 14, Di 4
innere Kälte	Moxa
Schmerzen	Di 4 (akut), Ma 44, Gb 34
„Wind"	Gb 20, 3E 5, Lu 7, Bl 10, Di 4, LG 14

Tabelle 5.4: Bewährte Punkte-Kombinationen

Beispiel Rückenschmerzen

Nach den Ba Gang ist der Rücken dem Nierenfunktionskreis zugeordnet, plötzlich einschießende Schmerzen haben Wind-Charakter. Deshalb die Auswahl folgender Punkte:

Erster Schritt	**Punktwahl entsprechend dem akuten Symptom**
Schmerzen lokal	Bl 31-34
Schmerzen, Fernpunkte	Bl 40 (auch europäischer Meisterpunkt bei Rückenschmerzen)
Zweiter Schritt	**Punkte mit besonderer/ übergeordneter Wirkung**
Bl 23	Zustimmungs-Rücken-Shu-Punkt der Niere
Ni 3	Ursprungs-Yuan-Qi-Punkt der Niere
Di 4	Schmerzpunkt bei Überfülle-Schmerz
Gb 34	Meisterpunkt für die Muskulatur
Bl 62	schaltet Yang-Qiao Mai ein, welcher auf den Rücken wirkt
Dü 3	schaltet das Lenkergefäß ein, welches auf die Lendenwirbelsäule wirkt
Le 3	zur Entspannung und Harmonisierung des Qi-Flusses allgemein

Tabelle 5.5: Beispiel eines in der Praxis bewährten Punktwahl-Konzepts bei akuter Lumbo-Ischialgie

5.5 Akupunktieren Schritt für Schritt

5.5.1 Vorbereitung, Lagerung

Nach ausführlicher westlicher und chinesischer Diagnostik helfen zur bestmöglichen Entspannung des Patienten folgende Maßnahmen:

- Positiv formulierte Aufklärung über die Akupunktur und den gesamten Behandlungsablauf.
- Der Patient sollte an den Akupunktur-Arealen entkleidet sein, lediglich hochgeschobene Kleidung (z. B. Hosenbein) engt ein.
- Im Liegen ist der Patient am besten entspannt und meist vor einer orthostatischen Dysregulation geschützt („Kollaps").
- Eine bequeme Lage lässt sich durch Lagerungshilfen wie Kissen und Knierolle noch unterstützen. Damit lassen sich auch Bewegungen des Patienten wegen unbequemer Lage vermeiden, bei denen sich die liegenden Nadeln natürlich mitbewegen und dann Schmerzen verursachen können.
- Eine angenehme Umgebungstemperatur und Wärmequellen wie z. B. leichte Fleecedecken und Infrarotstrahler im Fußbereich sind geeignet, um das Auskühlen auch bei längerem Liegen zu verhindern.
- Weitere Entspannungshilfen sind dimmbare Lichtquellen und Hintergrundmusik.

5.5.2 Punktelokalisation

Die Punkte werden nach dem sicheren Mehrschritt-System lokalisiert:

- Anhand typischer anatomischer Leitstrukturen, wie jeweils bei den Punkten angegeben,
- unter Anwendung des patienteneigenen Körpermaßes Cun **(s. Abb. 5.2–5.5, Seite 47)**,
- durch Schmerzhaftigkeit des Akupunkturpunktes bei der Palpation (z. B. typisch bei Mi 9).

Cun

Das chinesische Maß Cun ist ein *patienteneigenes Proportionalmaß* **(s. Abb. 5.1, Seite 46)**. Ein Cun entspricht der breitesten Stelle des Patientendaumens **(s. Abb. 5.2, Seite 47)**. Zur Punktelokalisation muss der Therapeut also den eigenen Daumen mit dem des Patienten vergleichen, damit er ihn zur korrekten Abmessung einsetzen kann. In den **Abbildungen 5.3–5.5 (s. Seite 47)** sind weitere Fingermaße dargestellt. Das Daumen-Cun gilt für die am häufigsten eingesetzten Punkte, die sich fast alle an den Extremitäten befinden. Am Rumpf hingegen müssen die Cun-Angaben auf europäische Körpermaße übertragen werden. Das geschieht, indem man die bei den einzelnen Körperabschnitten vorgegebene Anzahl Cun als Teilstrich-System verwendet.
Beispiel: Die Strecke Nabel-Symphyse wird mit fünf Cun angegeben. Dieser Abschnitt sollte nun in fünf gleiche Streckenabschnitte eingeteilt, also mit vier Teilstrichen versehen werden – so relativiert sich das Cun mit der Körperhöhe des Patienten. Der Nabel-Symphysen-Abstand beträgt bei jedem fünf Cun, ob kleinwüchsig oder hochgewachsen, ob mit oder ohne abdominaler Vorwölbung, lediglich der Abstand zwischen den Teilstrichen ist anders. Der Vorteil dieses Proportionalmaßes liegt in der gerätefreien Einsatzmöglichkeit.

Praxistipp

Zur Unterleibsabmessung die eigenen vier Finger als Teilstriche „verteilen" oder ein mit vier Teilstrichen beschriftetes Gummiband verwenden.

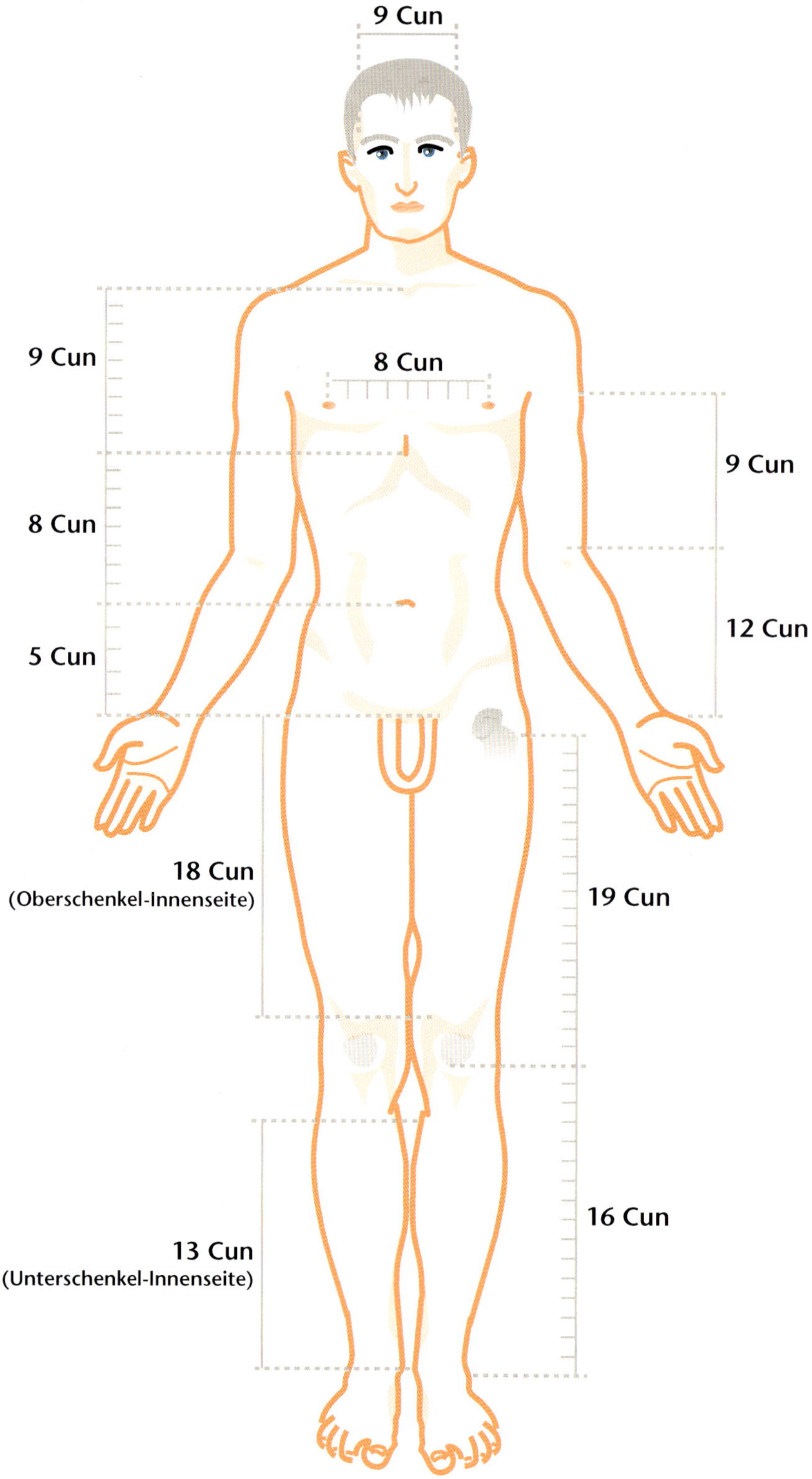

Abb. 5.1: Cun – Abmessung und Punktelokalisation

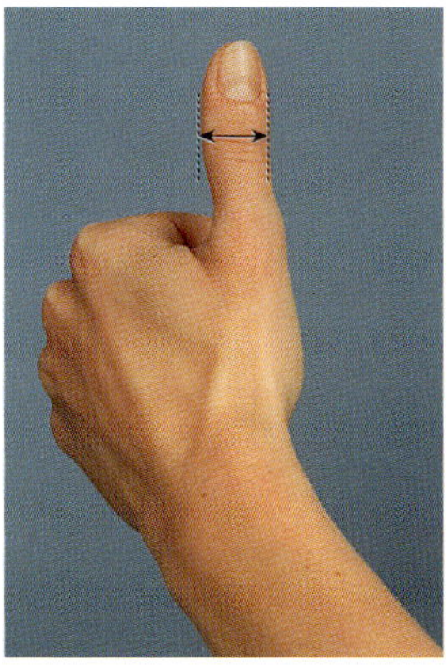

Abb. 5.2: Daumenmaß

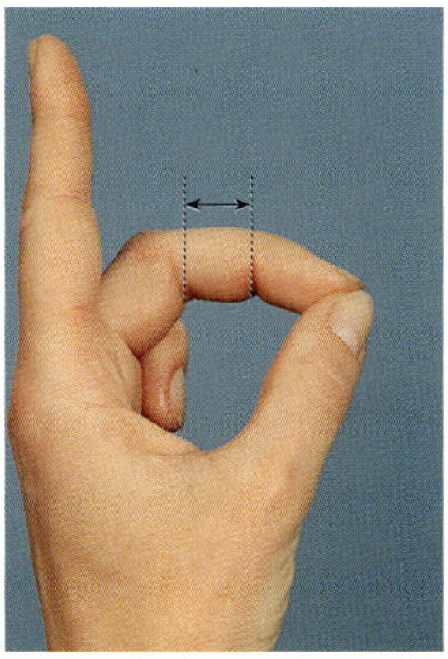

Abb. 5.3: Mittelfingermaß

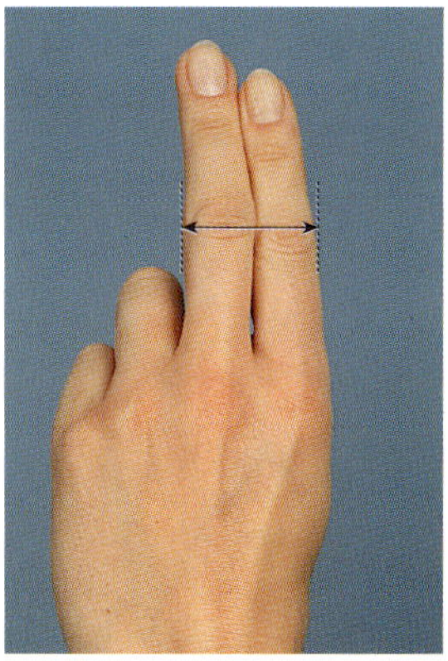

Abb. 5.4: Fingermaß

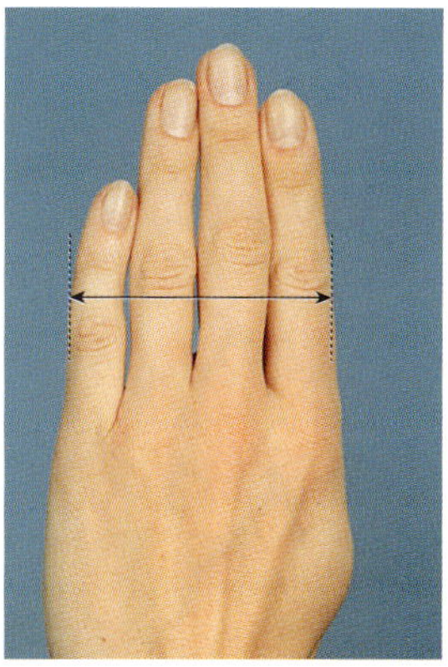

Abb. 5.5: Querfingermaß

5.5.3 Desinfektion

Das Hautareal, in das subkutan injiziert bzw. akupunktiert werden soll, muss wie beim insulinpflichtigen Diabetiker nicht zwingend desinfiziert werden. Obligate Ausnahmen sind die Ohrakupunktur (wegen der Gefahr einer Perichondritis) und überängstliche sowie abwehrgeschwächte Patienten.
Eine generelle Desinfektion ist aus haftungsrechtlichen Gründen dennoch zu empfehlen.

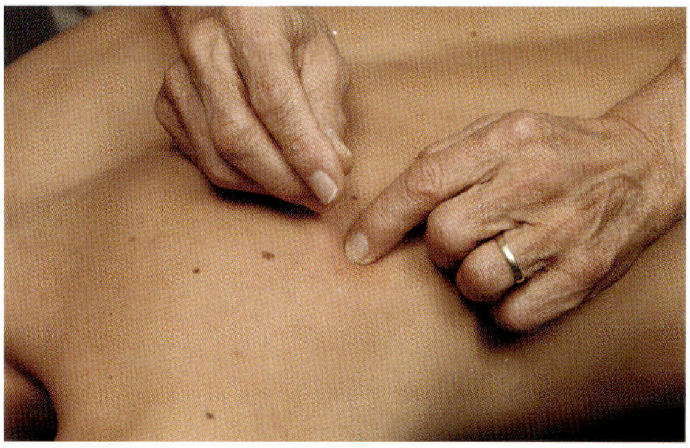

Abb. 5.6: Einstichtechnik Nagel

5.5.4 Einstichtechniken

Beim Akupunktieren werden unterschiedliche Methoden angewandt, um den Einstichschmerz und Verspannungen zu minimieren:

- Den Patienten auffordern, tief ein- und auszuatmen, wobei der Einstich für die Ausatmung angekündigt wird, bei welcher der Patient weniger verspannen kann,
- schnelles Nadeln, eine Nadel nach der anderen, ohne Ankündigung.

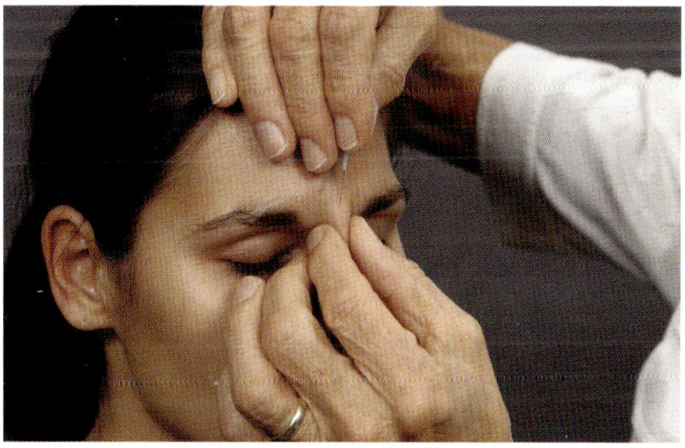

Abb. 5.7: Einstichtechnik Hautfalte

Der Einstich durch die Haut sollte mit dosiertem Schwung „kurz und knackig" sein, da ein langsames Vorgehen sehr viel schmerzhafter ist. Man führt dabei die Nadel mit Daumen und opponierten Fingern, um ein Ausweichen bzw. Wegbiegen zur Seite zu vermeiden. Die sichersten und am weitesten verbreiteten Einstichmethoden sind:

- die Fingernageldrückmethode **(s. Abb. 5.6)**,
- die Hautzwickmethode **(s. Abb. 5.7)** und
- die Dehnungsmethode **(s. Abb. 5.8)**.

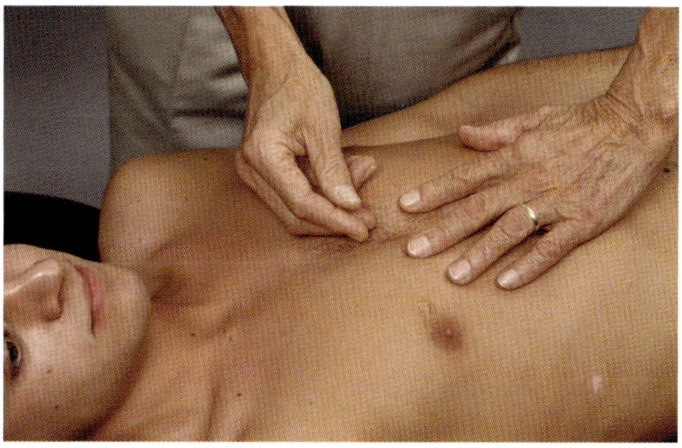

Abb. 5.8: Einstichtechnik Hautdehnung

Nach dem Durchstich der Haut empfiehlt es sich, kurz innezuhalten. Diese Pause ermöglicht es dem Patienten einerseits, ggf. wieder zu relaxieren. Andererseits kann er mithilfe dieser „Kunstpause" besser zwischen dem leicht schmerzhaften Hauteinstich und der Nadelsensation „De Qi" unterscheiden.

5.5.5 Stichtiefe, De-Qi-Gefühl, Stichrichtung

Stichtiefe

Die Stichtiefe richtet sich nach den anatomischen Gegebenheiten: bei Muskelgruppen oft tiefer (ein bis mehrere Zentimeter), bei Knochenstrukturen nur wenige Millimeter. Durch Auslösen des De-Qi-Gefühls in Kombination mit den genauen Angaben in der Einzelpunktbeschreibung (s. Kapitel 6) ist sie exakt bestimmbar.

De-Qi-Gefühl

Das *De Qi* ist ein typisches Nadelgefühl, das der Patient im Bereich der Nadelspitze/des Einstichs und am Meridian entlang verspürt (PSC, propagated sensation along the channel). Es zeigt an, dass die Nadel beim Tiefersenken die richtige Lokalisation erreicht, ist jedoch meist erst mit einiger Erfahrung und Übung regelmäßig auslösbar. Das De Qi kann sich zeigen in

- dumpfem Drücken,
- Taubheitsgefühl,
- elektrisierendem Kribbeln,
- leichtem Schmerz.

Praxistipp

Differenzialdiagnose „getroffener Nerv":
heller, starker Schmerz, persistiert, wird nicht toleriert.

Stichrichtung

In den meisten Fällen wird die Nadel im 90°-Winkel, also senkrecht zur Hautoberfläche eingestochen, an gefährlichen Stellen (z. B. im Thoraxbereich) im 45° bis 30°-Winkel, also schräg. Befindet sich an der Einstichstelle nur sehr wenig Bindegewebe (z. B. am Schädel), kann eine tangentiale subkutane Nadelung erforderlich sein.

5.5.6 Manipulationstechniken

Eine der jeweiligen Erkrankung angepasste Manipulation ist wesentlich am Erfolg der Akupunktur beteiligt **(s. Tabelle 5.6)**. Generell gilt:

- bei Schwäche-Syndromen wird nicht oder nur gering stimuliert (= tonisieren, stärken, anregen),
- bei Überfülle-Syndromen wird kräftig stimuliert (= sedieren, ableiten).

Das „blutige" Nadeln mit einer Dreikantnadel wird im Westen selten angewandt.
Oft ist aber zu beobachten, dass Akupunkturpunkte bei Überfülle-Zuständen nach Nadelentfernung im Sinne eines Mikro-Aderlasses kurz nachbluten.

Die Stimulation an der Nadel besteht in

- Rotieren und Drehen **(s. Abb. 5.9 und 5.10, Seite 49)**,
- Heben/Senken **(s. Abb. 5.11 und 5.12, Seite 49)**,
- Kombination der vorgenannten Methoden,
- Kratzen, Vibrieren oder Beklopfen der Nadel.

	tonisieren (stärken)	sedieren (ableiten)
Indikation	Schwächezustände, chronische Erkrankung	Überfülle-Zustände, akute Erkrankung
Nadelwahl	dünnere Nadeln	dickere Nadeln
Reizstärke	schwach, sanft	stark, kräftig
Reizdauer	kurz	lang
Einstichtechnik	schnell, oberflächlicher	langsam, tiefer
Entferntechnik	schnell	langsam
Einstichstelle	sofort „verschließen" mit Fingerdruck	nicht verschließen, ggf. bluten lassen
weitere Maßnahmen	Moxa (außer bei Yin-Mangel)	Elektrostimulation
Stichrichtung	im Meridianverlauf	gegen den Meridianverlauf

Tabelle 5.6: Übersicht – tonisierende/sedierende Manipulation

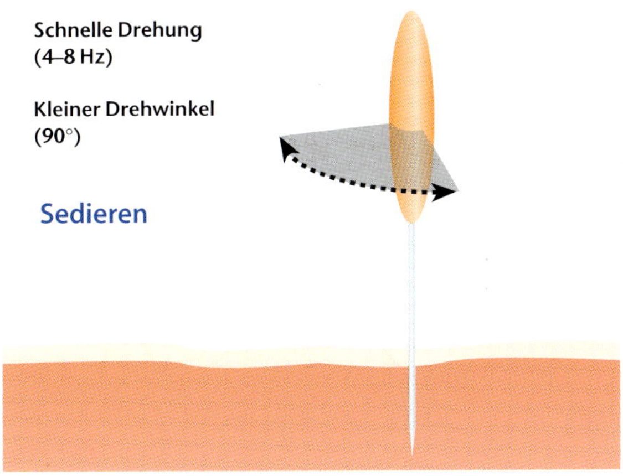

Abb. 5.9: Manipulationstechniken: Schnelle Drehung

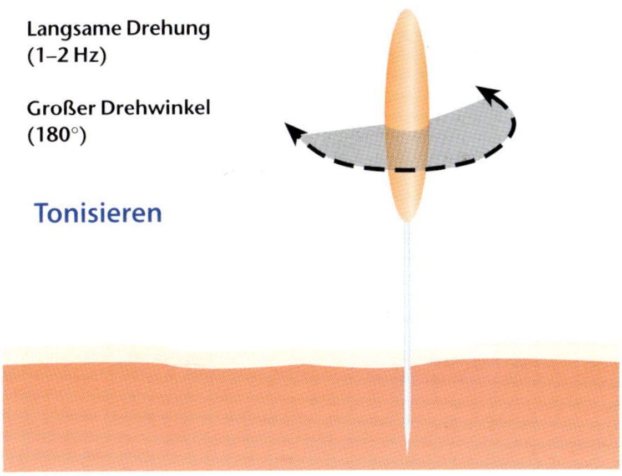

Abb. 5.10: Manipulationstechniken: Langsame Drehung

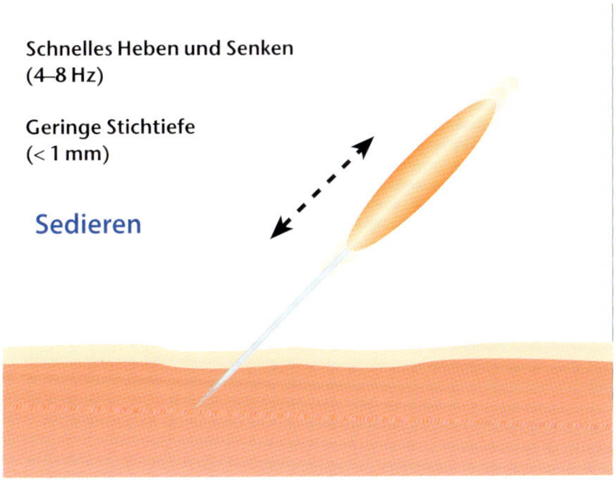

Abb. 5.11: Manipulationstechniken: Schnelles Heben und Senken

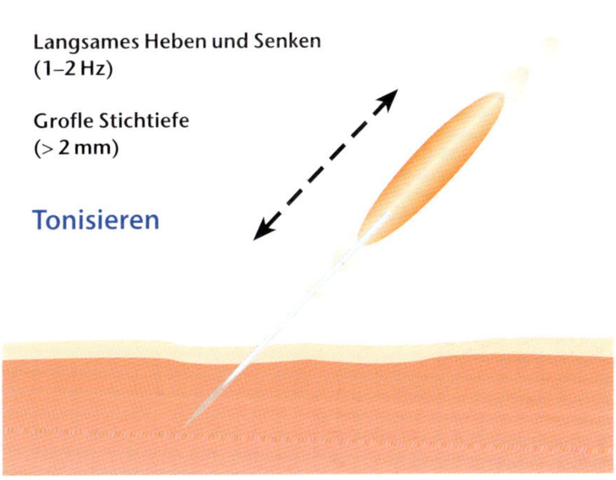

Abb. 5.12: Manipulationstechniken: Langsames Heben und Senken

5.5.7 Nadelverweildauer, Nadelentfernung

Nadelverweildauer

Die Akupunktur- bzw. Nadelverweildauer hängt unter anderem von der Konstitution des Patienten ab:

- bei geschwächten Patienten (Leere) kurze Verweildauer: 5–15 Minuten,
- bei kräftigen Patienten (Fülle) längere Verweildauer: 15–30 Minuten.

Doch auch die zu behandelnden Beschwerden spielen eine Rolle:

- bei akuten Beschwerden kürzere Verweildauer,
- bei chronischen Beschwerden längere Verweildauer.

Letztendlich ist aber die Reizstärke, die sich aus der Dauer und der Art des Reizes (z. B. ruhig liegende Nadel oder kräftige Stimulation, s. o.), zusammensetzt, entscheidend.

Nadelentfernung

Die Nadel sollte zügig entfernt werden, wobei auf Nachblutungen zu achten ist. Bei vegetativ stark reagierenden Patienten empfehlen sich ähnliche Vorkehrungen wie bei der Blutabnahme:

- Patienten zunächst aufsetzen und kurz in sitzender Position verweilen lassen, um den Kreislauf anzuregen,
- dann erst aufstehen lassen.
- Vegetativ labile Patienten nach der Nadelentfernung möglichst nachruhen lassen.

Akupunktieren

5.5.8 Behandlungsfrequenz

Die Frequenz von Akupunktur-Anwendungen hängt von der behandelten Erkrankung ab. Generell gilt:

- Bei akuten Erkrankungen häufiger (wenn möglich täglich bis zweitägig) bis zum Abklingen des Symptoms; akute Beschwerden können sich bereits nach der ersten Nadelung bessern. Die Häufigkeit der Akupunktur richtet sich nach der Symptomlinderung bzw. Genesung.
- Bei chronischen Erkrankungen und geschwächten Patienten 1- bis 2-mal pro Woche, mindestens 10-mal, insgesamt jedoch meist mehr als 12-mal pro Behandlungsintervall.

Praxistipp

Bei chronischen Mangelsyndromen ist die diätetische und pharmakologische Unterstützung für einen Therapieerfolg unerlässlich!

5.6 Moxibustion

Die Bezeichnung „Moxa" leitet sich aus dem japanischen Wort „Mogusa" ab und stellt die thermische Reizung eines Akupunkturpunktes mit glimmendem Beifuß (Artemisia vulgaris) dar.

Indikationen und Kontraindikationen

Indikationen für die Moxibustion sind Schwächezustände und die Gesundheitspflege. Moxibustion

- führt Wärme zu,
- stimuliert das Immunsystem,
- fördert die Gewebs- und Blutzirkulation,
- regt die Organfunktion über viszerokutane Reflexe an.

Kontraindikationen sind Entzündungen und Überfülle-Syndrome sowie Leere-Syndrome mit Hitze-Symptomen.

Moxa-Techniken

- Abbrennen eines *Moxa-Kegels* auf dem Akupunkturpunkt mit einer Scheibe frischen Ingwers (als Hautschutz).
  Beispiel: auf KG 8 bei Erschöpfung.
- Erwärmung eines Akupunkturpunktes mit einer „*Moxa-Zigarre*", die an den Punkt herangeführt und wieder zurückgezogen wird, sobald der Patient ein Wärmegefühl verspürt; dies wird ca. 5–10 Minuten lang wiederholt.
  Beispiel: an Ma 36 zur Tonisierung.
- Weiterleitung der Wärme über die bereits liegende Akupunkturnadel: Auf die liegende Nadel wird ein *Moxa-Zylinder* aufgesteckt und angezündet. Er glimmt ca. 2–5 Minuten. Hautverbrennungen beim Patienten entstehen dabei nicht, wohl aber beim Therapeuten, wenn er diese Nadel berührt – deshalb eine Pinzette für die Entfernung der heißen Nadel bereithalten!
  Beispiel: Ma 36, KG 6 zur Energiezufuhr.

Moxa duftet in geringen Mengen aromatisch. Sollte die Geruchsentwicklung dennoch vermieden werden, kann nicht rauchendes, so genanntes „smokeless" oder „non-smoking" Moxa verwendet werden, welches allerdings sehr viel schwerer zum Glimmen zu bringen ist.

Moxa glimmt gleichmäßig, langsam und vor allem zerbröselt die Asche nicht so leicht. Dennoch sollte man zum Schutz vor Hautverbrennungen einen eingeschnittenen Tupfer oder Alufolie um die Nadel legen. Selbstverständlich muss (auch aus Brandschutz- und Versicherungsgründen) der Therapeut oder die Praxishelferin beim Patienten bleiben, solange das Moxa glimmt.

Praxistipp

Mit der Moxa-Nadel beginnen, damit der Beifuß schon glimmen kann, während weiter akupunktiert wird.

5.7 Weitere Akupunkturformen

Elektroakupunktur

Der Begriff Elektroakupunktur bezeichnet zunächst allgemein die Anwendung von elektrischem Strom in Verbindung mit der Akupunktur.

- Indikation: Die Elektrostimulation dient vor allem der Schmerztherapie.
- Durchführung: Auf bereits liegende, spezielle Stahlnadeln (nicht silikonisiert, ohne Kunststoffgriff) werden Klemmelektroden angebracht und Strom entsprechend der Toleranzschwelle des Patienten zugeführt:
  - bei akuten Schmerzen: 20–100 Hz über 10–20 Minuten,
  - bei chronischen Schmerzen 2–7 Hz bis 30 Minuten.
- Kontraindikation: Demand-Herzschrittmacher.

Elektroakupunktur nach Voll (EAV)

Die EAV ist zusätzlich zur Reizverstärkung eine diagnostische Methode (u. a. zur so genannten Medikamententestung), wobei aus Veränderungen des Hautwiderstands diagnostische Schlüsse gezogen werden.

Transkutane elektrische Nervenstimulation (TENS)

Bei der TENS handelt es sich um eine nichtinvasive Variante der Elektrotherapie, bei welcher der Strom über flache Elektroden appliziert wird. Einsatzgebiet sind chronische Schmerzzustände. Die TENS kann der Patient nach Anleitung selbstständig zu Hause durchführen. Die Wirkung hält oft nur über die Dauer der Applikation an und ist weitaus schwächer als die der Nadelakupunktur. Einsatz z. B. bei Dysmenorrhö.

Laserakupunktur

Für die Laserakupunktur wird gebündeltes Licht mit einer Energie von 1–150 mW verwendet und damit die Akupunkturpunkte ca. 5–30 Sekunden bestrahlt. Einsatz findet die Laserakupunktur vor allem bei Kindern sowie bei Hauterkrankungen und Wundheilungsstörungen. Die Wirkung ist weniger intensiv als die der klassischen Nadelakupunktur. Während der Behandlung ist ein Augenschutz sowohl beim Therapeuten als auch beim Patienten erforderlich.

? Memo-Check – Überprüfen Sie Ihr Wissen

Akupunktieren

1. Nennen Sie zwei Konzepte zur Punktewahl.
2. Nennen Sie vier der wichtigsten aufzuklärenden möglichen Nebenwirkungen.
3. Wann und wozu wird die Akupunktur eingesetzt? Nennen Sie mindestens drei Indikationen.
4. Wann ist die Akupunktur kontraindiziert?

Moxibustion

1. Wann ist Moxa indiziert?

6 Praxispunkte der Funktionskreise/Meridiane

6.1 Erster Meridianumlauf Lu-Di-Ma-Mi

Ein Meridianumlauf wird stets aus vier Meridianen gebildet, von denen je zwei aufeinander folgen, also gekoppelt sind (s. Kap. 2.5).
Die Energie zirkuliert im Körper nach einem festgelegten Schema und beginnt damit am ersten Punkt des ersten Meridians des ersten Umlaufs; in diesem Fall im Punkt Lu 1 des Lungenmeridians **(s. Abb. 6.1, Seite 54)**, wenn das Neugeborene seinen ersten Schrei tut. Der erste Umlauf beinhaltet die gekoppelten Meridianpaare Lunge-Dickdarm (Lu-Di) und Milz-Magen (Mi-Ma), welche alle tendenziell an der Ventralseite verlaufen.

6.1.1 Lungen- und Dickdarmfunktionskreise

Zur Wandlungsphase Metall gehören

- der Yin-Funktionskreis mit dem Speicherorgan (Zang-Organ) Lunge und
- der Yang-Funktionskreis mit dem Hohlorgan (Fu-Organ) Dickdarm **(s. Tabelle 6.1, Seite 53 und 6.2, Seite 54)**.

Bei dieser für westliche Therapeuten nicht auf den ersten Blick nachvollziehbaren Organ-Kombination kommt der verbindende Hinweis aus der Entwicklungsgeschichte: Im Embryonalstadium besteht eine direkte Beziehung zwischen Respirationstrakt und entodermalem Darmrohr, da sich die Lunge aus dem dorsalen Anteil des Dickdarms entwickelt. Des Weiteren bestehen enge funktionelle Zusammenhänge zwischen dem mukosa-assoziierten Lymph- und Immunsystem von Lunge und Dickdarm.

Funktion, Wirkrichtung und Pathologie

Als Hauptaufgabe kontrollieren die gekoppelten Funktionskreise

- die Abgrenzung der Körperoberfläche zur Umwelt (Lunge, Darm, Haut),
- das Immunsystem und
- die Ausscheidungen (Exspiration, Defäkation, Transpiration).

Die über die Lunge aufgenommene Energie (O_2) wird mit der Nahrungsenergie (s. Kap. 2.1) aus dem Funktionsbereich Milz-Magen zur erworbenen, nachgeburtlichen Energie verbunden. Die Lunge ist für die Abwehrenergie Wei Qi (Immunsystem) zuständig, was mit der Kontrolle über die Hautporen und die Haut selbst gekoppelt ist.
Schädigende Klimafaktoren sind vor allem Trockenheit, welche die Lunge reizt (z. B. Großraumbüros mit vielen Computern, trockene Heizungsluft), aber auch Wind/Zugluft in Verbindung mit Kälte.

Des Weiteren ist die Lunge für die Verteilung von Körperflüssigkeiten zuständig: Die im Körper entstehenden Flüssigkeiten werden nach klar und trüb getrennt, wobei die klaren Flüssigkeiten über die Lunge, die trüben über die Blase ausgeschieden werden. Die Lunge führt die Flüssigkeiten/Körpersäfte nach unten und stellt als ihr Regulator, zusammen mit der Niere, das Kühlsystem des Körpers dar.
Störungen dieser Funktion sind z. B. in Gesichtsödemen zu erkennen, in der Retention von Schleim in den Luftwegen, in Atemproblemen oder Ödemen. Der Lunge selbst ist das Sekret der gesamten Luftwege zugeordnet mit entsprechender Über- und Unterfunktion im Krankheitsfall.
Diesem Funktionssystem ist die Emotion Trauer zugeordnet. Damit ist nicht nur die Trauer in einem Todesfall gemeint, sondern das Loslassen insgesamt; z. B. das Loslassen der Trauer um verpasste Gelegenheiten bei eher introvertierten Menschen.

Äußerliche Darstellung und Sinnesorgane

Nach außen manifestieren sich die Qualitäten des Lungenfunktionskreises in der Haut, im Körperhaar, der Körperöffnung Nase und einer klaren Stimme (Stimmbänder). Das zugeordnete Sinnesorgan ist die Nase (Geruchssinn). Störungen zeigen sich z. B. in einer schwachen Stimme, einer verstopften Nase und in Hautproblemen.

	Entsprechung im Regulationsmodell	Was ist gemeint?	Klinische Relevanz, Symptome/Pathologie
Yin/Yang-Phase	Ruhe nach der Aktivität; Wandlungsphase Metall	Eintritt und Übergang in die Yin-Phase, Konkretisierung, Sammlung, Introversion, Loslassen nach der Aktivität	das psychosomatische Problem „loszulassen", das z. B. Asthma oder Neurodermitis beeinflusst
Yin-Organ und Funktion	Lunge; Beitrag zur Produktion der erworbenen Energie, Immunsystem, Verteilung der Körperflüssigkeiten und des Qi; Rhythmus	Sauerstoffaufnahme und Kohlendioxidabgabe, Haut als Barriere für eindringende pathogene Faktoren; die Atmung ist auch rhythmusgebender Faktor z. B. bei der Herztätigkeit	Atemwegserkrankungen, Hauterkrankungen, Abwehrschwäche, Ödeme
Yang-Organ	Dickdarm; Wasserhaushalt, Ausscheidung	reguliert die Flüssigkeitsmenge des Speisebreis	Obstipation/Diarrhö, Ödeme
Körpergewebe	Haut	Barriere zwischen innen und außen, somatisch wie psychisch	Zusammenhang z. B. mit Neurodermitis und Asthma; trockene Haut
Körpersäfte	Sekret der Atemwege	Nasensekret, Bronchialschleim	pathologische Über-/Unterproduktion
Sinnesorgan	Nase	Geruchssinn	Beeinträchtigung bei mangelndem Lungen-Qi
Manifestation	Körperhaar	entwicklungsgeschichtlich Teil der Abwehr von Kälte	wegen wärmender Kleidung kaum bedeutsam
Geruch	wie rohes Fleisch oder fischig	Gewebe-Destruktion in der Lunge und gastrointestinale Erkrankungen sind im Atemgeruch wahrnehmbar	z. B. Tuberkulose; Bedeutung ist wegen Körperhygiene stark rückläufig
Emotion	Trauer	introvertierte Menschen trauern oft ungenützten Gelegenheiten nach; können schwer loslassen	Introvertiertheit, Depression
Geschmack	scharf	reife, scharfe Feldfrüchte wie Rettich und Zwiebeln lösen Schleim	bekannt als „Hausapotheke" zur Schleimlösung
Entwicklungsstufe	Introversion und Reifung	in sich gehen, sich sammeln, Reife und Weisheit anstreben	Kontemplation, Meditation zur Stärkung des Lungenfunktionskreises
Klimafaktor	Trockenheit	extrem trockene Luft greift den Lungenfunktionskreis an z. B. Computerarbeit in Großraumbüros, Heizungsluft	Lüften, Atemübungen, Kuraufenthalt am Meer
Jahreszeit	Herbst	– Herbst ist in China klimatisch oft sehr trocken; sonst: z. B. Heizungsluft – der psychologische Aspekt der Einkehr und des Sommerabschieds	vulnerable Phase für trockenen Reizhusten und einsetzende Winterdepression
Farbe	weiß (aus didaktischen Gründen meist blau dargestellt)	ausgebleichtes Stoppelfeld, in vielen Ländern Farbe der Trauer	Farbtherapie bei Depression
stimmlicher Ausdruck	weinen	weinerlich, seufzend	weist auf psychische und körperliche Erschöpfung hin
spiritueller Aspekt	Körperseele „Po"	Instinkt, unbewusst spüren, wahrnehmen	Sensibilität des Patienten beachten, ggf. aktives Nachfragen nötig

Tabelle 6.1: Lungen- und Dickdarmfunktionskreise – zusammenfassender Überblick

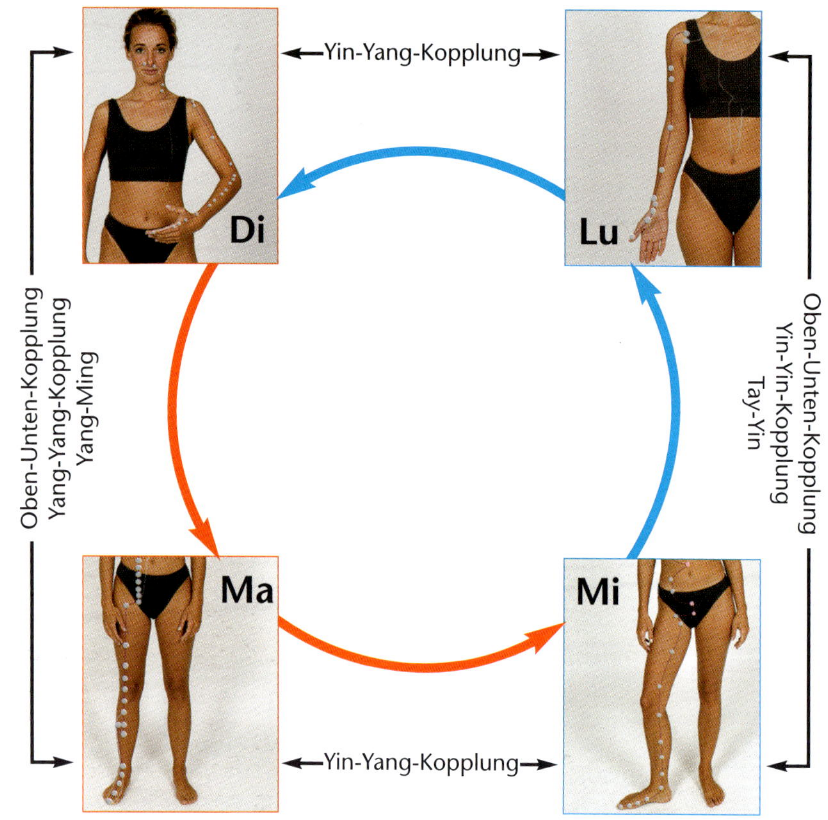

Abb. 6.1: Erster Meridianumlauf Lu-Di-Ma-Mi

Der Dickdarm entwässert den Speisebrei und scheidet den Rest aus. Störungen dieser Funktion äußern sich in zu starkem oder zu schwachem Wasserentzug, also in Obstipation oder Diarrhö.

Der Dickdarmmeridian weist viele Punkte zur „Elimination von allem, was nicht (mehr) in den Körper gehört" auf z. B. für Obstipation, Schmerzen, Anregung von Wehen bei reifem Fetus und auch zur Immunmodulation.

Psychosomatik – Konstitutionstyp Metall

Menschen mit dem Konstitutionstyp Metall sind feinfühlig, detailgetreu und eher introvertiert. Sie nehmen alle Geschehnisse sehr sensibel wahr, können die Eindrücke aufnehmen und auch wieder loslassen.

- Positive Ausprägung: Sensibilität und Rechtschaffenheit
- Negative Ausprägung: Nicht-loslassen-können und Gelegenheiten nachtrauern, die aufgrund mangelnder Extraversion nicht ergriffen wurden. Es kann zur Depression und zu psychosomatischen Funktionsstörungen von Haut und Lunge kommen z. B. chronische Bronchitis, Asthma bronchiale, Neurodermitis.

Wandlungsphase	Himmelsrichtung	Geschmack	Organ	Sinnesorgan	Klimafaktor, pathol. Faktor	Gewebe	Emotion	Jahreszeit	Manifestation
Metall	Westen	scharf	Lunge, Dickdarm	Nase	Trockenheit	Haut	Trauer	Herbst	Körperhaar

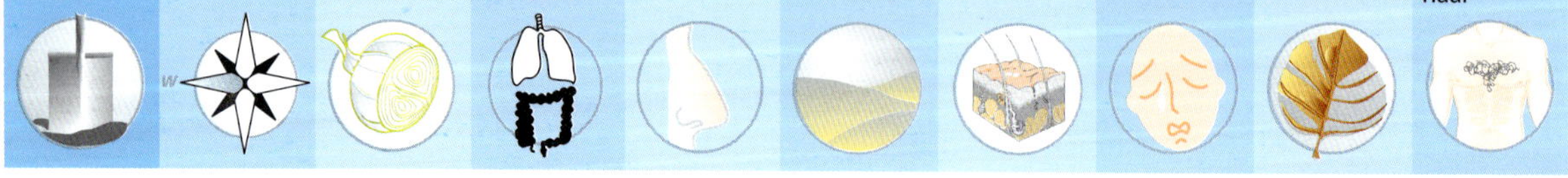

Tabelle 6.2: Wandlungsphase Metall

Quick-Memo

Die **Lungen- und Dickdarmfunktionskreise** sind zuständig für

- den Kontakt zur Außenwelt mit Gewinnung von erworbener Energie (O_2; zusammen mit Nahrungsenergie aus Milz-Magen),
- die Abwehrkräfte (Haut, Immunologie),
- die Verteilung der Körperflüssigkeiten (Ausscheidung von „Wasserdampf", Ausatmung von CO_2) und des Qi,
- die Wandlungsphase Metall.

Der **Dickdarmfunktionskreis** ist zuständig für

- die Wasserregulation in der Verdauung (Obstipation/Diarrhö),
- die Ausscheidung.

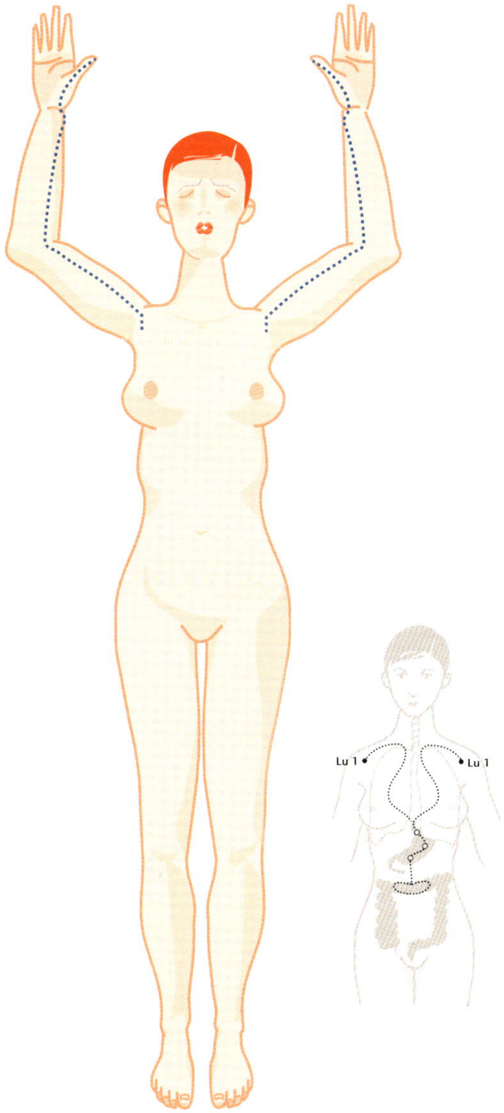

Lungen-Meridian (Hand-Tai Yin = Großes Yin der Hand)

Der Lungen-Meridian ist eine *Yin-Leitbahn* (**s. Abb. 6.2**). Die wichtigsten Punkte-Qualifikationen sind in **Tabelle 6.3 (Seite 56)** wiedergegeben.

- *Beginn:* am oberen, vorderen Brustkorb, im 1. Zwischenrippenraum (Lu 1).
- *Verlauf:* den vorderen Anteil der Oberarminnenseite entlang → über die Ellenbeuge → über den radialen Anteil der Unterarminnenseite → den Daumenballen entlang zur radialen Seite des Daumens.
- *Endpunkt:* radialer Nagelwinkel des Daumens (Lu 11).
- *Innerer Verlauf:* Beginn im mittleren Erwärmer → Dickdarm → Mageneingang → durch das Zwerchfell → durch die Lunge → die Luftröhre entlang → Kehlkopf- und Rachenbereich → unterhalb des Schlüsselbeins Austritt aus dem Brustkorb.
  Am Punkt Lu 7 Abzweigung von Netzgefäßen zu Zeigefinger und Dickdarm-Meridian.

Abb. 6.2: Lungen-Meridian

Die wichtigsten Praxispunkte: **Lu 1, 2, 5, 7, 9, 11**

Punkte-Qualifikationen

Zuordnung	Besonderheiten	Wandlungsphase
Lu 1	• Alarm-Mu-Punkt	
Lu 5: 5. Antiker Punkt; He-(Zusammenfluss-)Punkt (5. Shu-Punkt)	• Sedierungspunkt	Wasser
Lu 6	• Spalten-Xi-Punkt	
Lu 7	• Durchgangs-Luo-Punkt • Schlüssel-(Einschalt-)Punkt des Ren Mai • Regionaler Meisterpunkt für Kopf-Halsbereich • Europäischer Meisterpunkt für Störungen im Thorax	
Lu 8: 4. Antiker Punkt; Jing-(Fluss-)Punkt (4. Shu-Punkt)		Metall
Lu 9: 3. Antiker Punkt; Shu-(Stromschnellen-)Punkt (3. Shu-Punkt)	• Ursprungs-Yuan-Qi-Punkt • Tonisierungspunkt • Meisterpunkt der Gefäße • Europäischer Meisterpunkt Gefäßerkrankungen, Rhythmusstörungen	Erde
Lu 10: 2. Antiker Punkt; Ying-(Quellwasser-)Punkt (2. Shu-Punkt)		Feuer
Lu 11: 1. Antiker Punkt; Jing-(Brunnen-)Punkt (1. Shu-Punkt)	• Europäischer Meisterpunkt Halsschmerzen	Holz
Bl 13	• Zustimmungs-Rücken-Shu-Punkt • Meisterpunkt für Speicher-Zang-Organe	

Tabelle 6.3: Punkte-Qualifikationen des Lungen-Meridians

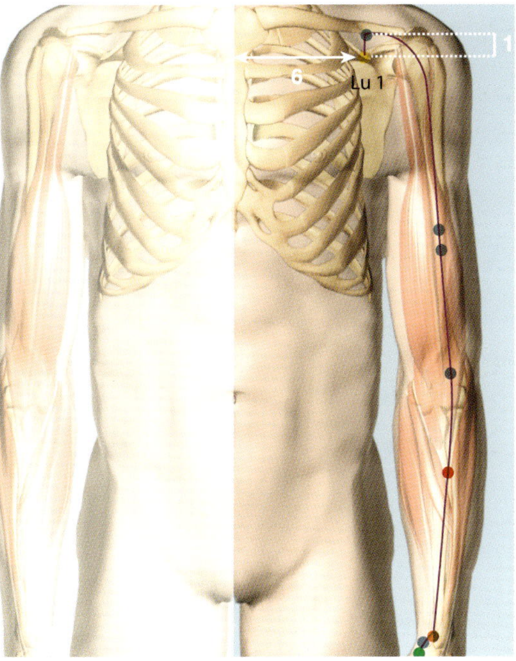

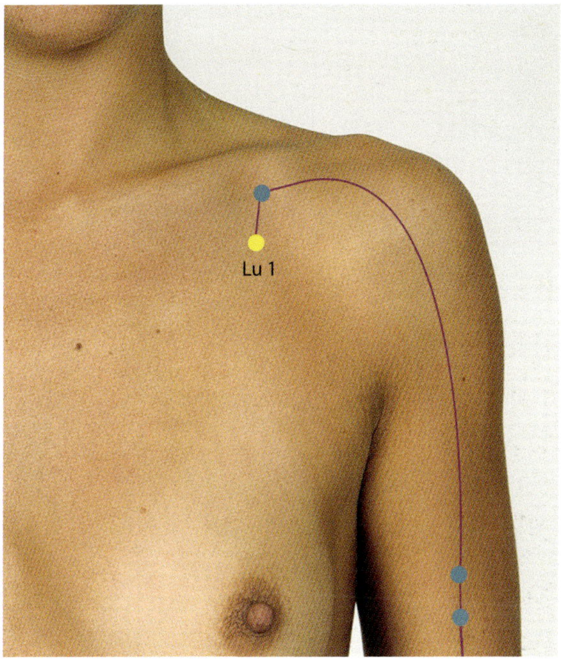

Lu 1 Zhong Fu – Residenz der Mitte

Lokalisation: 1 Cun kaudal der Klavikula, 6 Cun lateral der Mittellinie auf der Höhe des ersten Interkostalraums.

Stichtechnik: *Stichrichtung* 45° schräg nach lateral und kranial in Richtung Processus coracoideus, *Stichtiefe* 0,5 bis 0,8 Cun. Zur Moxibustion geeignet.

Wirkung: Breitet das Lungen-Qi aus und senkt es ab, wirkt hustenstillend. Neurophysiologische Verbindung über ventrale Spinalnerven der Lunge.

Indikationsbeispiele:

- Erkrankungen der Atemwege und des Thorax, wie Bronchitis, Pneumonie, Asthma bronchiale; verbunden mit Husten und Atemnot
- Beschwerden im Meridianverlauf z. B. im Schulterbereich, wie Schulter-Arm-Syndrom

! **Besonderheiten:** Alarm-Mu-Punkt. Ist wegen Fehlhaltung z. B. ergonomisch ungünstige Sitzhaltung bei Schreibtischarbeit oft druckschmerzhaft.

! **Cave:** Pneumothorax vermeiden!

Praxistipp

Sitzend am Kopfende des Patienten ist Lu 1 angenehm akupressierbar.

Mit Akupressur umgehen Sie die Gefahr eines Pneumothorax durch Punktur und triggern gleichzeitig die Brustmuskulatur hin zur Entspannung. Dies bewirkt eine Weitung des Brustkorbs und besseres Durchatmen.

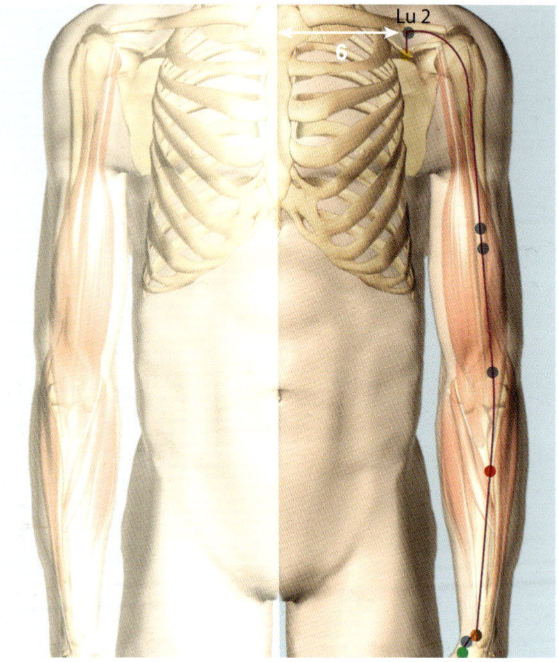

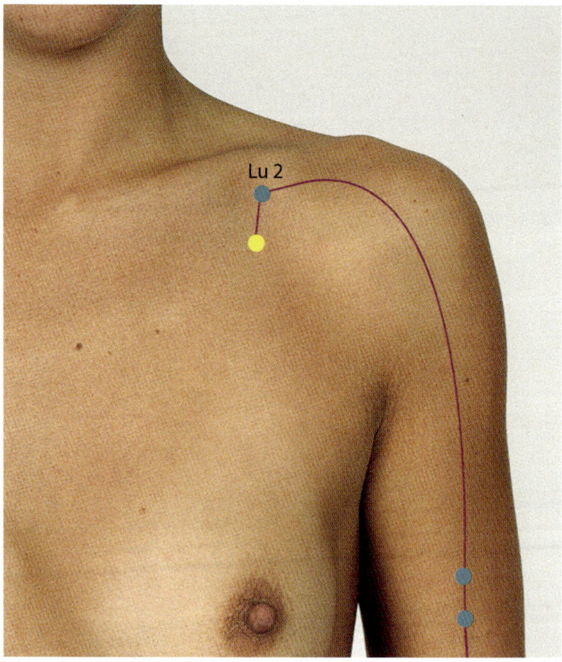

Lu 2 Yun Men – Wolkenpforte

Lokalisation: Unmittelbar unterhalb der Klavikula in der Fossa infraclavicularis, 6 Cun lateral der Mittellinie.

Stichtechnik: *Stichrichtung* 45° schräg nach lateral, *Stichtiefe* 0,5 bis 0,8 Cun. Zur Moxibustion geeignet.

Wirkung: Reinigt, kühlt und senkt das Lungen-Qi ab, bessert Atemnot, wirkt hustenstillend.

Indikationsbeispiele:

- Erkrankungen der oberen und unteren Atemwege und des Thorax
- lokale Beschwerden an der Schulter

! **Cave:** Pneumothorax vermeiden!

Praxistipp

Sitzend am Kopfende des Patienten ist Lu 2 angenehm akupressierbar.

Mit Akupressur umgehen Sie die Gefahr eines Pneumothorax durch Punktur und triggern gleichzeitig die Brustmuskulatur hin zur Entspannung. Dies bewirkt eine Weitung des Brustkorbs und besseres Durchatmen.

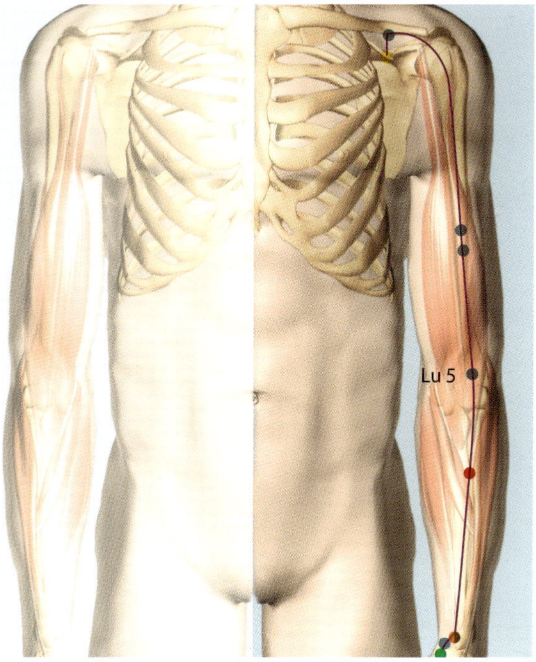

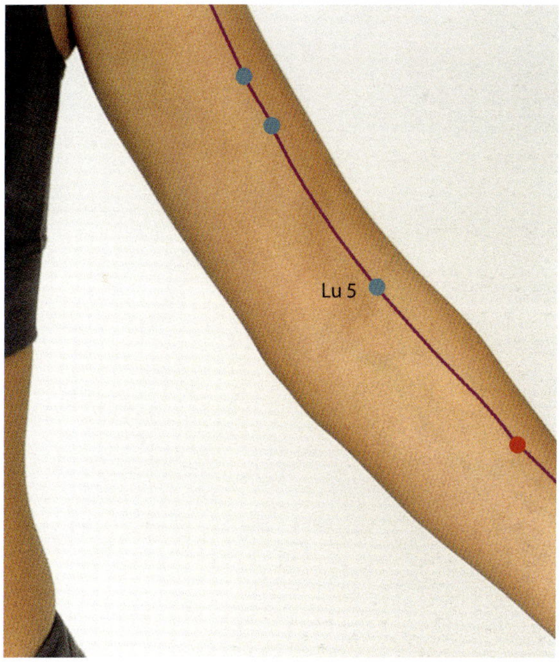

Lu 5 Chi Ze – Wasserreservoir der Elle

Lokalisation: Bei leichter, angespannter Beugung in der Ellenbeuge, radial der dann gut tastbaren Bizepssehne als Vertiefung zu tasten, bzw. zwischen Bizepssehne und Muskelbauch des M. brachioradialis.

Stichtechnik: *Stichrichtung* senkrecht, *Stichtiefe* 0,5 bis 0,8 Cun. Zur Moxibustion geeignet. Evtl. Mikroaderlass.

Wirkung: Reinigt das Lungen-Qi und senkt es ab, wirkt schleimlösend und befeuchtend.

Indikationsbeispiele:

- Pharyngitis/Laryngitis, Bronchitis, Atemnot, Infekte der oberen und unteren Atemwege
- lokale Schmerzen am Ellenbogen

! **Besonderheiten:** He-(Zusammenfluss-)Punkt (5. Shu-Punkt), Wasser-Punkt, Sedierungspunkt.

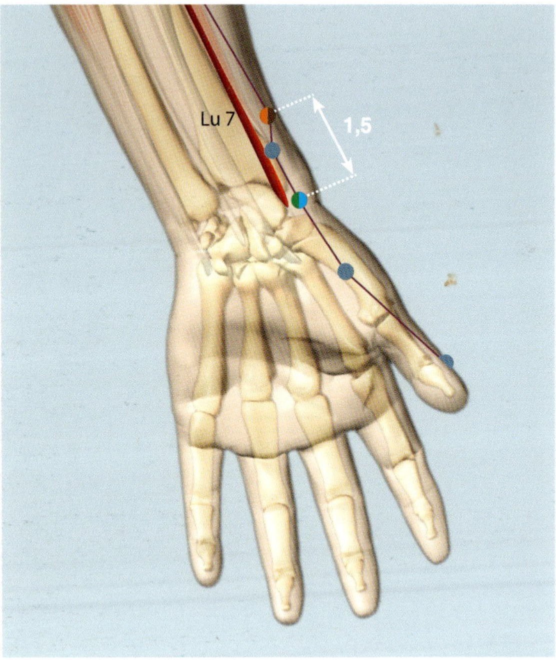

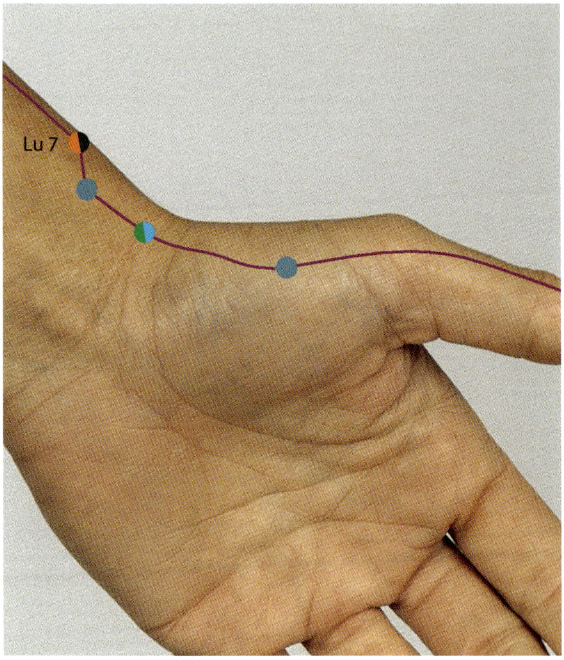

Lu 7 Lie Que – Lückenspalte

Lokalisation: An der Radialseite des Unterarms, 1,5 Cun proximal der Beugefalte am Handgelenk; in einer Rinne proximal des Proc. styloideus radii, die zwischen den Sehnen des M. brachioradialis und dem M. abductor pollicis longus als Vertiefung zu tasten ist. Lokalisationshilfe: Den Patienten Daumen und Zeigefinger beider Hände überkreuzen und den Zeigefinger auf dem Proc. styloideus radii der anderen Hand zwischen die beiden Sehnen legen lassen („Tigermaulgriff").

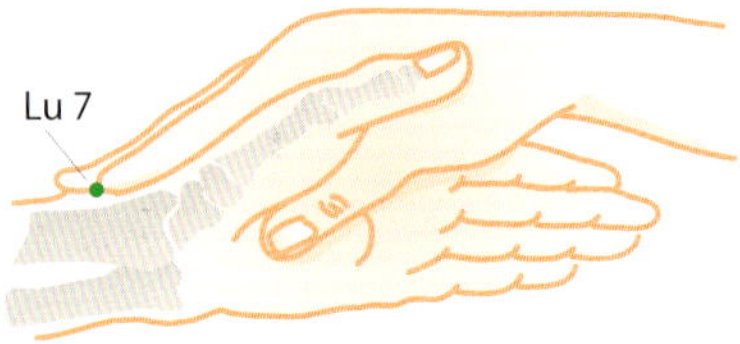

„Tigermaulgriff"

Stichtechnik: Hautfalte über dem Processus styloideus radii abheben, *Stichrichtung* schräg nach proximal (sedierend) oder distal (tonisierend), *Stichtiefe* 0,5 bis 0,8 Cun. Zur Moxibustion geeignet.

Wirkung: Reguliert das Lungen-Qi und senkt es ab, wirkt entstauend, schweißtreibend und ausleitend auf pathogene Einflüsse (Wind, Kälte), reguliert das Konzeptionsgefäß (Ren Mai).

Indikationsbeispiele:

- Atemwegserkrankungen mit Husten/Atemnot
- Erkältungskrankheiten v. a. im Anfangsstadium
- Schmerzen/Lähmungen: Unterarm und Handgelenk

! **Besonderheiten:** Durchgangs-Luo-Punkt und Schlüssel-(Einschalt-)Punkt des Konzeptionsgefäßes (Ren Mai).

Praxistipp

- Lu 7 ist Regionaler Meisterpunkt für den Hinterkopf-Nacken-Halsbereich und Europäischer Meisterpunkt für den Thorax. Lu 7 wirkt auf Schulter-Nackenverspannungen und Spannungskopfschmerz, zusammen mit z. B. Gb 20, 21, 34.
- Lu 7 können Sie in einer reiskornförmigen Knochenmulde ertasten.

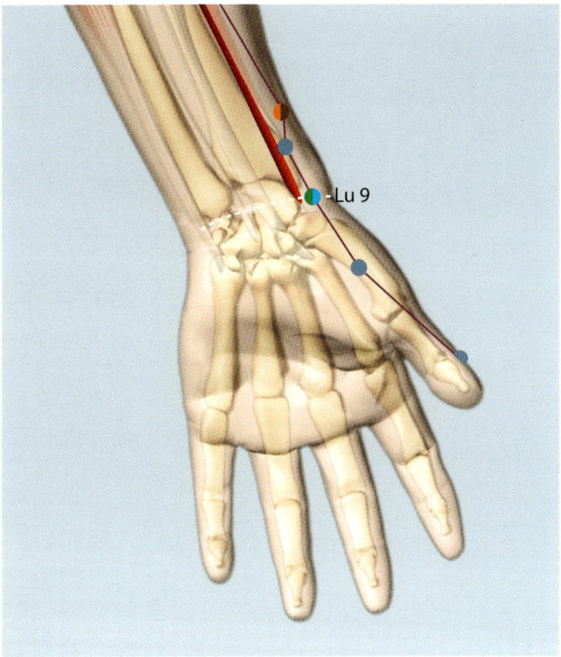

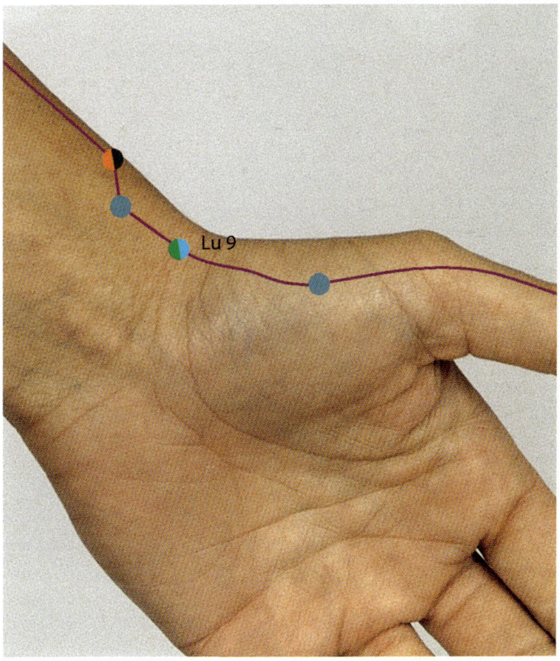

Lu 9 Tai Yuan – Großer Wasserschlund

Lokalisation: Zwischen der Arteria radialis und der Sehne des Musculus abductor pollicis longus auf der Höhe derjenigen Haupthandgelenksbeugefalte, welche das „rote“ Fleisch der Handinnenfläche vom „weißen“ Fleisch des Unterarms trennt.

Stichtechnik: *Stichrichtung* senkrecht, *Stichtiefe* 0,2 bis 0,3 Cun. Zur Moxibustion geeignet.

Wirkung: Fördert die Zirkulation von Qi und Blut, wirkt aufbauend und stärkend auf Lungen-Qi und -Yin sowie hustenstillend und schleimlösend.

Indikationsbeispiele:

- Atemwegserkrankungen mit Husten und/ oder Atemnot
- Schmerzen, Störungen des Handgelenks
- Durchblutungsstörungen

! **Besonderheiten:** Shu-(Stromschnellen-)Punkt (3. Shu-Punkt), Erd-Punkt, Ursprungs-Qi-Punkt, Tonisierungspunkt. Meisterpunkt der Gefäße, europäischer Meisterpunkt bei Gefäßerkrankungen und Rhythmusstörungen.

Praxistipp

- Lu 9 ist einer der drei Anti-Depressionspunkte auf der inneren Handgelenksfalte: Lu 9, Pe 7, He 7.
- Lu 9 ist einer der Hauptpunkte zur Blutdruckregulation, bei Krampfadern und bei Durchblutungsstörungen wie Raynaud.

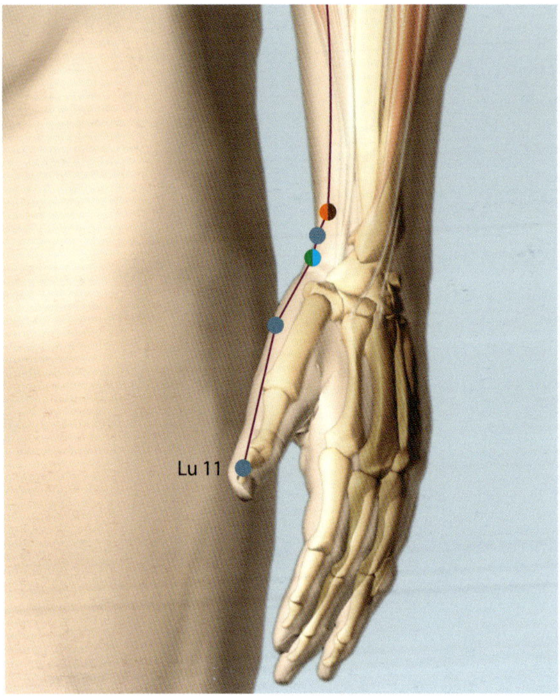

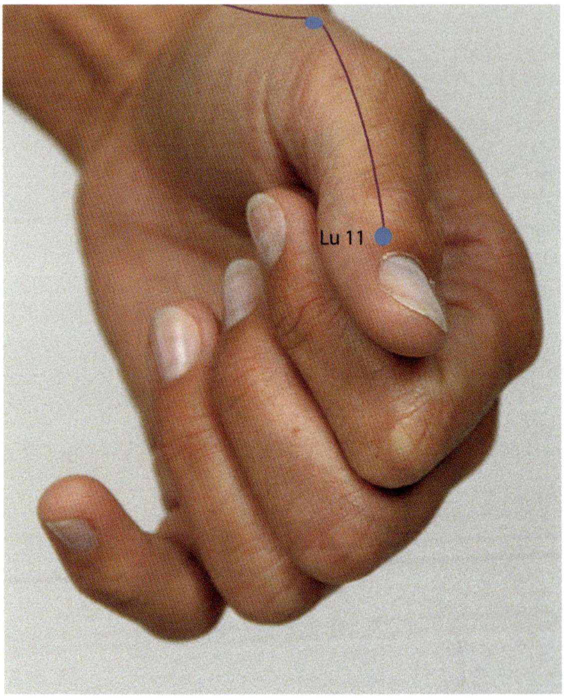

Lu 11 Shao Shang – Junge Wandlungsphase Metall

Lokalisation: Am Daumen, ca. 0,1 Cun lateral und proximal des radialen Nagelfalzwinkels.

Stichtechnik: *Stichrichtung* senkrecht, *Stichtiefe* 0,1 Cun. Zur Moxibustion geeignet. Evtl. Mikroaderlass.

Wirkung: Reguliert das absteigende Lungen-Qi. Vertreibt Hitze, Wind und wirkt klärend auf Lunge und Rachen, die Sinne, das Denken.

Indikationsbeispiele:

- Entzündungen im Rachenbereich z. B. schmerzhafte Schwellungen
- Atemwegserkrankungen mit Husten und/oder Atemnot
- übermäßige Hitze z. B. Hitzschlag, Bewusstseinsstörungen bei hohem Fieber

! **Besonderheiten:** Jing-(Brunnen-)Punkt (1. Shu-Punkt), Holz-Punkt. Europäischer Meisterpunkt bei Halsschmerzen. Nadelung ist schmerzhaft.

Praxistipp

Lu 11 können Sie Ihren Patienten zur Selbstakupressur zeigen, z. B. heiserkeitsgefährdeten Lehrern oder Sängern. Die Akupressur erfolgt mit dem Fingernagel oder einem Kugelschreiber mit eingezogener Mine.

Praxistipp

Therapie der häufigsten den Lungenfunktionskreis betreffenden Syndrome

Generell gilt: Bei chronischen Mangelsyndromen ist die diätetische und pharmakologische Unterstützung (s. Kap. 10 und 11) unerlässlich für einen Therapieerfolg!

Die nachfolgenden Angaben stellen eine Punkteauswahl und kein fixes Therapiekonzept im Sinne einer „Rezeptakupunktur" dar. Gemäß den Grundsätzen der Punktwahl (s. Kap 5.4) hängen die Menge der genadelten Punkte sowie Besonderheiten wie Stimulationstechnik oder Moxibustion – die unten beispielhaft zugeordnet sind – ganz vom individuellen Beschwerdebild und vom Allgemeinzustand des Patienten ab. An erster Stelle steht dabei immer die exakte Punktelokalisation, nicht die Manipulationstechnik, da der Körper im Sinne einer naturheilkundlichen Reiztherapie auch bei neutraler Nadelung mit der Regulation beginnt.

(Abkürzungen: s = sedieren, t = tonisieren, M = Moxa möglich, bei muskulären Punkten wie Ma 36 mit „heißer Nadel", bei weniger Gewebe wie LG 4 mit Moxazigarre)

Lungen-Qi-Leere

Westliche Diagnose: Abwehrschwäche

- Leitsymptome:
  - Belastungsdyspnoe
  - erhöhte Infektanfälligkeit mit häufigen grippalen Infekten
  - depressiv gestimmte Menschen mit leiser und schwacher Stimme
- Puls leer, Zunge blässlich mit geringem oder fehlendem Belag

Akupunktur-Therapie: tonisierend

- Lu 9 (M), Lu 7 (M) und/oder Bl 13 (M) zur Stärkung der Lungenfunktion
- KG 17 (M) Meisterpunkt Atmung
- Di 11 und Mi 10 zur Stimulation des Immunsystems

Diätetische Unterstützung:

- *weniger:* im Temperaturverhalten kalte Nahrungsmittel wie wasserreiche Rohkost, schleimbildende Nahrungsmittel wie Milchprodukte, Käse, synthetische Süßigkeiten, Schweinefleisch und scharfe Speisen wie Brunnenkresse, Zwiebel, Pfeffer, Knoblauch
- *mehr:* das Lungen-Qi stützende Nahrungsmittel wie Hafer, Pute, Reis, Spargel, Pilze, Apfel, Weintraube, Tofu, Mandeln, Sesam

Lungen-Yin-Leere

Westliche Diagnose: chronischer Reizhusten

- Yin = Substanz, d. h. Substanzschädigung, Säftemangel
- Leitsymptome
  - trockener Husten
  - Adynamie
  - Hüsteln, Räuspern
  - Hitzegefühl bis Fieber nachmittags und abends
  - Nachtschweiß
- Puls schnell, Zunge rot

Akupunktur-Therapie:

- Lu 9 (t) und KG 17 stärken Lungen Yin
- Mi 6 (t) und Ni 3 stärken das Yin

Diätetische Unterstützung:

- *weniger:* im Temperaturverhalten heiße Nahrungsmittel und mit bitterem Geschmack wie Kaffee, hochprozentige Spirituosen, Yogi-Tee, Gegrilltes
- *mehr:* das Lungen-Yin unterstützende Nahrungsmittel wie Mandarine, Erdbeere, Apfel, Weintraube, Tofu, Hühnerei, Mandeln, Sesam, Ente, Radieschen, Pfefferminztee

Lungen-(Über-)Fülle-Syndrome

Westliche Diagnose: akuter grippaler Infekt

- Leitsymptome
  - produktiver Husten
  - Fieber
- Puls schnell, Zunge rot

Akupunktur-Therapie:

- Di 4 (s) zur Ausleitung, bei Windschädigung
- Lu 5 (s)
- Ma 40, Mi 9 und/oder KG 12 zur Schleimlösung
- Bl 13 und/oder KG 17 zur Stärkung der Lunge
- Di 11 und Mi 10 zur Stärkung des Immunsystems; bei Fieber sedierend

Lungen-Qi- und Abwehr-Qi- Mangel und äußerer pathogener Faktor Wind (bei Chronizität: mit Feuchtigkeitsbelastung)

Westliche Diagnose: akute allergische Rhinitis

- Leitsymptome
  - episodisch Fließschnupfen mit geschwollener Nasenschleimhaut
  - Niesen
  - juckende Reizung von Augen und Rachen
- Puls meist beschleunigt, oft schlüpfrig; Zunge mit geröteten Papillen, evtl. aufgedunsen mit Zahneindrücken

Akupunktur-Therapie:

- Di 4 (s) und/oder Gb 20 bei akuter (= Wind) Erkrankung
- Di 11 (während Symptomfreiheit Moxa) und Mi 10 zur Stützung des Immunsystems
- Bl 13 und/oder Lu 7 zur Regulierung und Stützung der Lunge, (t)
- Di 20 gegen die verstopfte Nase
- Bl 2, Ex-KH 3, 3E 23 und/oder Gb 1 zum Freimachen von oberen Atemwegen und Augen
- Ma 40 bei Schleimbelastung, Chronizität

Diätetische Unterstützung:

- *weniger:* Nahrungsmittel mit kaltem Temperaturverhalten wie wasserreiche Rohkost, Südfrüchte, schleimbildende Speisen wie Milchprodukte, Käse, synthetische Süßigkeiten und scharfe Speisen wie Brunnenkresse, Zwiebel, Pfeffer, Knoblauch
- *mehr:* das Lungen-Qi stützende, wärmende Nahrungsmittel wie stärkehaltiges Gemüse, Apfel, Weintraube, Tofu, Mandeln, Sesam

Dickdarm-Meridian (Hand-Yang Ming = Strahlendes Yang der Hand)

Der Dickdarm-Meridian ist eine *Yang-Leitbahn* (**s. Abb. 6.3**). Die wichtigsten Punkte-Qualifikationen sind in **Tabelle 6.4 (s. Seite 66)** wiedergegeben.

- *Beginn:* am radialen Nagelfalzwinkel des Zeigefingers (Di 1)
- *Verlauf:* radialseitig am zweiten Strahl entlang → durch die Tabatière → an der Außenseite des Arms zur Ellenbogenaußenseite → vorn-außen am Oberarm entlang zur Schulterhöhe → zur Vertiefung unterhalb des Dornfortsatzes von C7 → zur oberen Schlüsselbeingrube → am seitlichen Hals entlang zum Mundwinkel → kreuzt oberhalb der Oberlippe zur Gegenseite.
- *Endpunkt:* gegenüberliegende Nasolabialfalte (Di 20).
- *Innerer Verlauf:* ab dem Mundwinkel zum Zahnfleisch des Unterkiefers, ein weiterer Ast läuft von der Schlüsselbeingrube zur Lunge → verbindet sie mit Zwerchfell und Dickdarm.

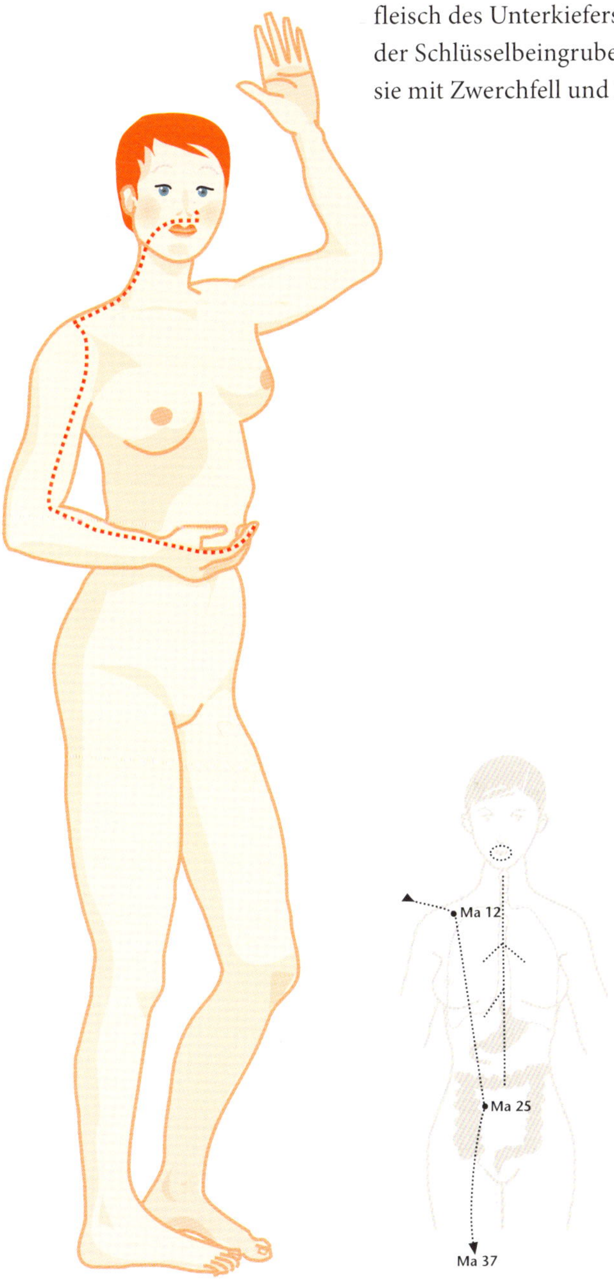

Abb. 6.3: Dickdarm-Meridian

Lu-Di

Die wichtigsten Praxispunkte: **Di 1, 4, 10, 11, 15, 20**

Punkte-Qualifikationen

Zuordnung	Besonderheiten	Wandlungsphase
Di 1: 1. Antiker Punkt; Jing-(Brunnen-)Punkt (1. Shu-Punkt)		Metall
Di 2: Ying-(Quellwasser-)Punkt (2. Shu-Punkt)	• Sedierungspunkt	Wasser
Di 3: Shu-(Stromschnellen-)Punkt (3. Shu-Punkt)		Holz
Di 4	• Ursprungs-Yuan-Qi-Punkt • Region-Meisterpunkt für Gesicht- und Mundbereich • „the big eliminator", „wirft alles Überflüssige hinaus" z. B. den reifen Fetus, Stuhlgang, akute Schmerzen	
Di 5: Jing-(Fluss-)Punkt (4. Shu-Punkt)		Feuer
Di 6	• Durchgangs-Luo-Punkt	
Di 7	• Spalten-Xi-Punkt	
Di 11: He-(Zusammenfluss-)Punkt (5. Shu-Punkt)	• Tonisierungspunkt	Erde
Bl 25	• Zustimmungs-Rücken-Shu-Punkt	
Ma 25	• Alarm-Mu-Punkt	

Tabelle 6.4: Punkte-Qualifikationen des Dickdarm-Meridians

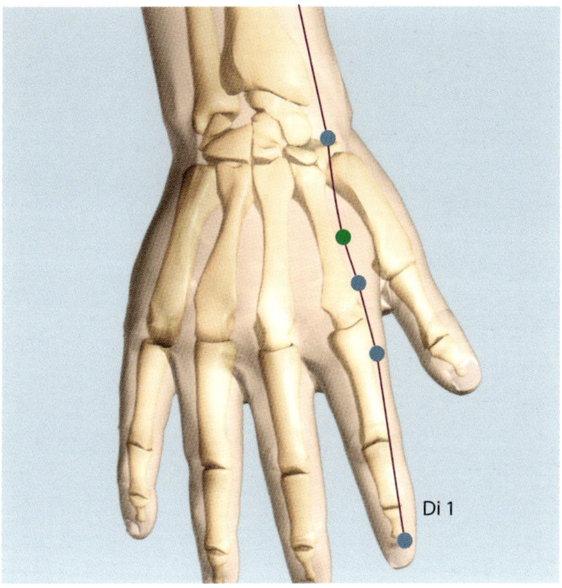

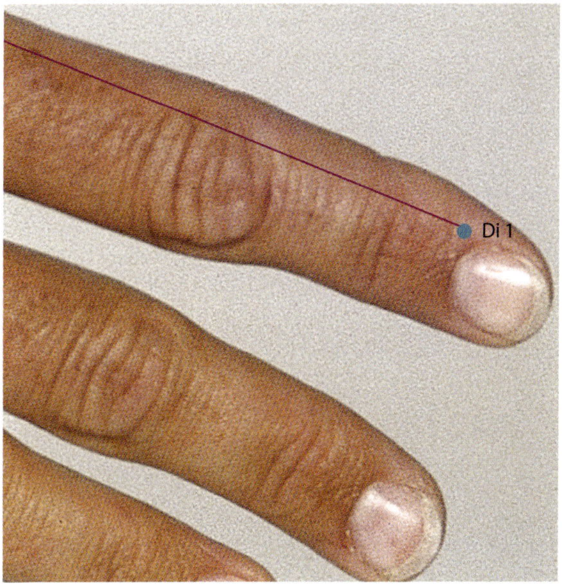

Di 1 Shang Yang – Yang der Wandlungsphase Metall

Lokalisation: Am Zeigefinger, ca. 0,1 Cun lateral und proximal des radialen Nagelfalzwinkels.

Stichtechnik: *Stichrichtung* senkrecht, *Stichtiefe* 0,1 Cun. Zur Moxibustion geeignet. Evtl. Mikroaderlass.

Wirkung: Klärt Hitze, die Sinne, das Denken, beseitigt Entzündungen.

Indikationsbeispiele:

- akute Entzündungen und Schmerzen in Gesicht, Mund und Rachen

! **Besonderheiten:** Jing-(Brunnen-)Punkt (1. Shu-Punkt), Metall-Punkt.

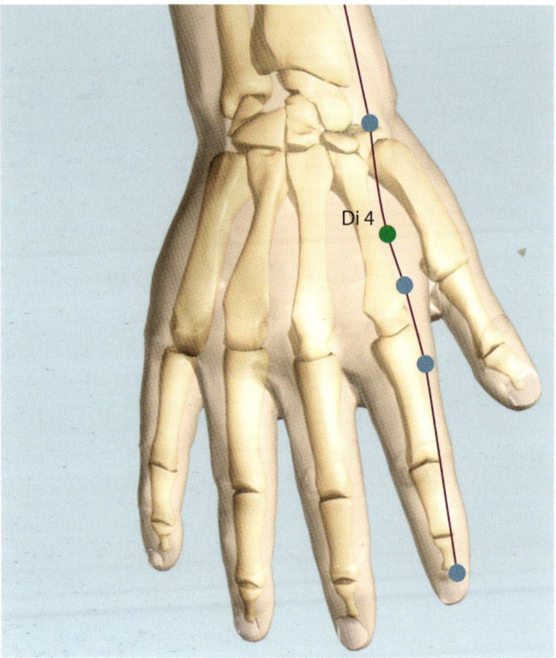

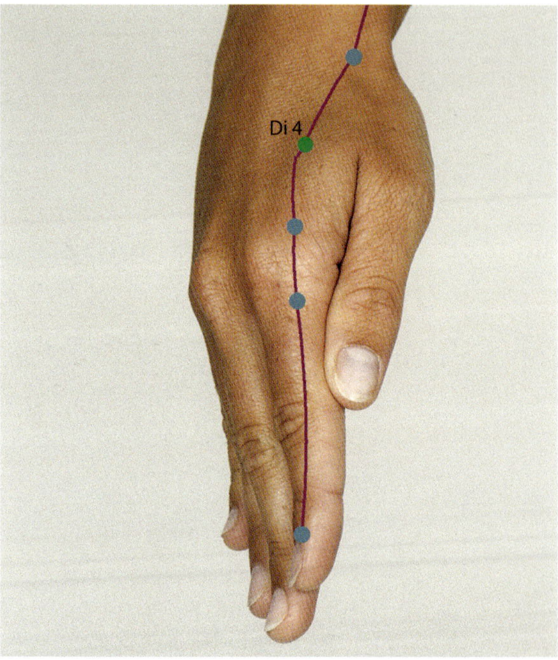

Di 4 He Gu – Tal am Zusammenschluss

Lokalisation: Am Handrücken, auf der Radialseite von Metacarpale II, etwa auf der Höhe der Knochenmitte. Oder: in der Mitte der Winkelhalbierenden zwischen den Ossa metacarpalia I und II. Oder: auf dem höchsten Punkt des Muskelbauchs des Musculus adductor pollicis, wenn man den Daumen adduziert.

Stichtechnik: *Stichrichtung* senkrecht, leicht in Richtung unter das Metacarpale II, *Stichtiefe* 0,5 bis 0,8 Cun. Zur Moxibustion geeignet.

Wirkung: Reguliert das Dickdarm-Qi, leitet Wind, Kälte und Feuchtigkeit aus, wirkt schmerzlindernd, entlastet und öffnet die Oberfläche und die Sinnesorgane, beseitigt Hitze. Fördert Uteruskontraktionen.

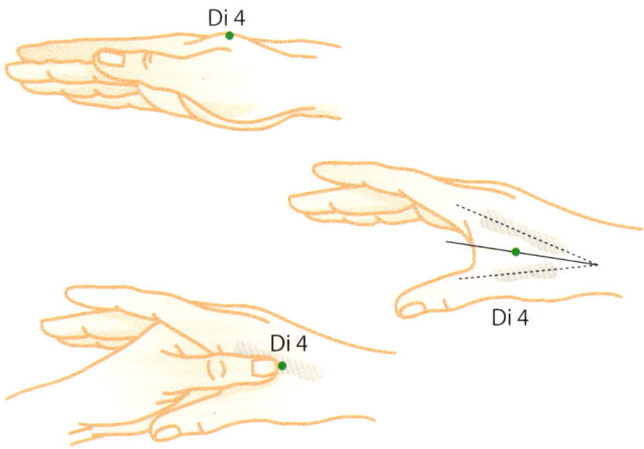

Indikationsbeispiele:

- fieberhafte Erkältungskrankheiten
- Entzündungen im Kopf- und Rachenbereich
- Regulationsstörungen der Schweißsekretion
- schmerzhafte Veränderungen Unterarm/Hand
- bester Punkt bei akuten Schmerzen

! **Besonderheiten:** Ursprungs-Yuan-Qi-Punkt sowie Meisterpunkt für den Gesichts- und Mundbereich. Kann bei starker Manipulation Wehen auslösen! Ist aufgrund seines tendenziell schmerzhaften De Qi immer sicher zu lokalisieren.

! **Cave:** Vor der Therapie steht die Diagnose: zuerst nach der Schmerzursache fahnden!

Praxistipp

- Spitzname von Di 4 ist „the big eliminator", der „große Ausleiter" oder bildhafter der „große Rausschmeißer". Di 4 „wirft alles hinaus, was nicht in den Körper gehört", wie Stuhlgang, reifes Baby, akuten Schmerz, frisch eingefangene Erkältungsviren.
- Di 4 zusammen mit Le 3 und Bl 62 kann tief entspannen und Stress lösen.
- Di 4 als stärksten Analgesiepunkt können Sie Ihren Patienten zur Akupressur zeigen, z. B. bei Menstruationsschmerz, Zahnschmerzen im Urlaub, aber auch bei Obstipation.

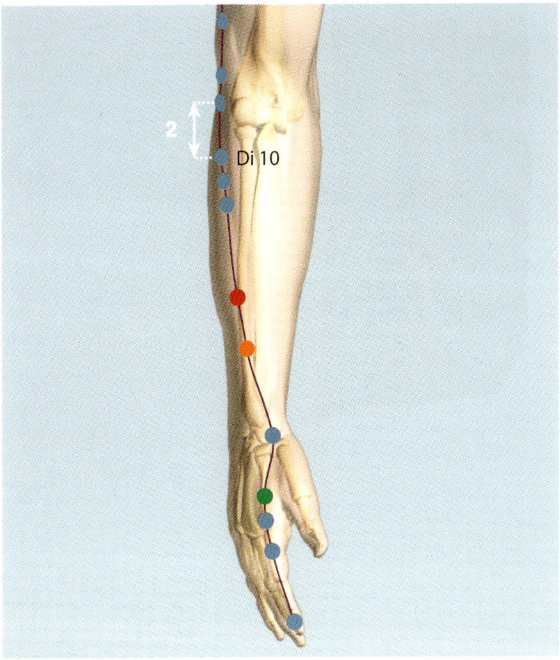

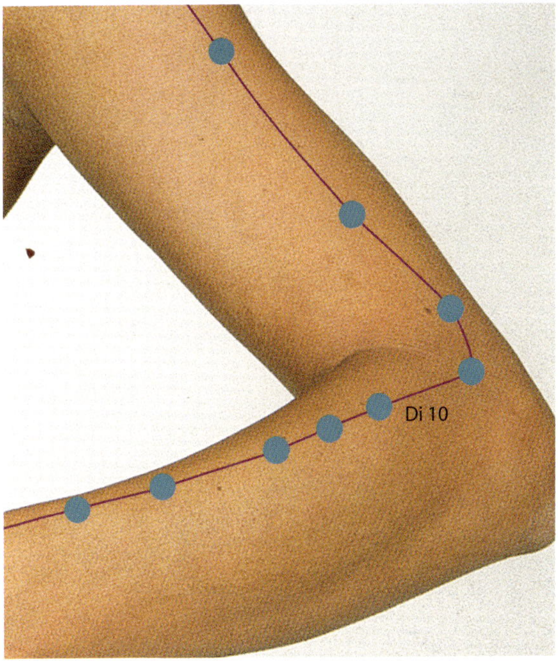

Di 10 Shou San Li – Drei Längen zur Hand

Lokalisation: Bei Mittelstellung des Unterarms auf der Verbindungslinie zwischen Di 11 und Di 5, die in der Mitte der Tabatière liegt, 2 Cun distal von Di 11.

Stichtechnik: *Stichrichtung* senkrecht, *Stichtiefe* 0,5 bis 0,8 Cun. Zur Moxibustion geeignet.

Wirkung: Reguliert das Qi, entstaut und öffnet den Meridian und seine Gefäße, harmonisiert Magen und Darm leitet äußere Winde aus.

Indikationsbeispiele:

- schmerzhafte Bewegungseinschränkungen und/oder Krämpfe im Meridianverlauf z. B. Tennisellenbogen; Sensibilitätsstörungen oder Paresen im Meridianverlauf z. B. nach Apoplex
- Magen-Darm-Störungen z. B. Durchfall, Erbrechen, Schmerzen, Verstopfung

! **Besonderheiten:** Wird zusammen mit Di 4 zur Elektroakupunktur-Hypalgesie beim Wehenschmerz verwendet (Römer).

Praxistipp

Di 10 ist hoch wirksam und sicherer als Di 11 (da außerhalb des Gelenks) bei allen Ellenbogenbeschwerden.

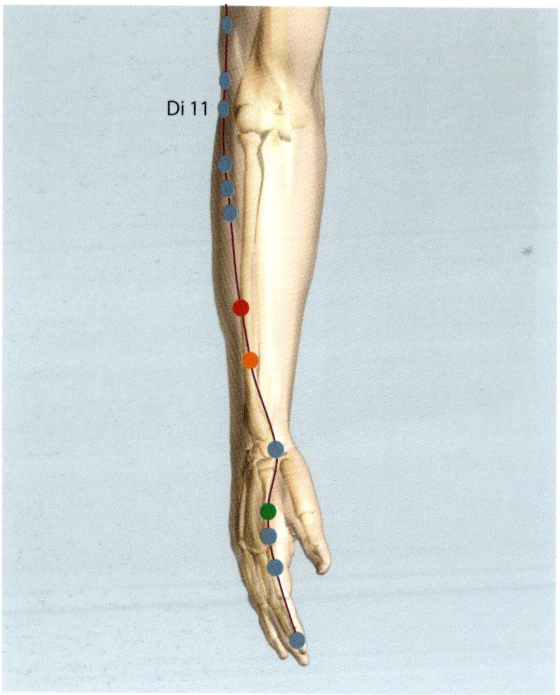

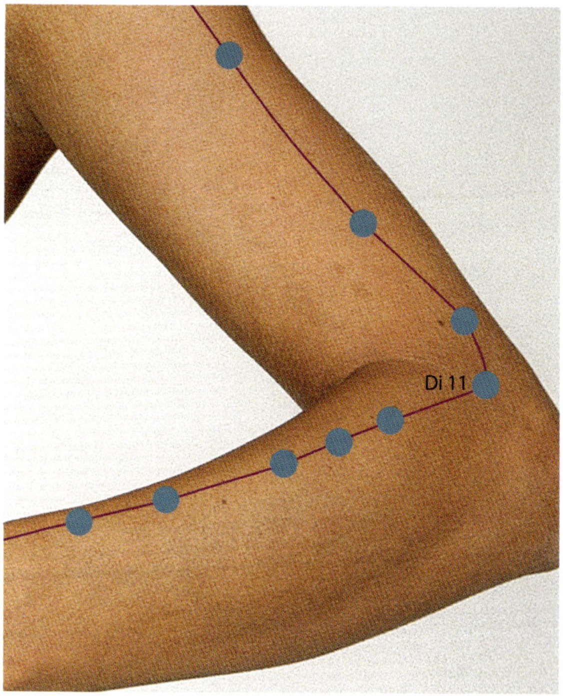

Di 11 Qu Chi – Gekrümmter Teich

Lokalisation: Bei um 90° gebeugtem Ellenbogengelenk in der Mitte der Linie zwischen dem radialen Ende der Ellenbeugenfalte und dem Epicondylus humeri radialis.

Stichtechnik: *Stichrichtung* senkrecht, *Stichtiefe* 0,5 bis 1,5 Cun. Zur Moxibustion geeignet.

Wirkung: Reguliert das Qi und den Darm, wirkt schmerz- und juckreizstillend, immunmodulierend, lässt Ödeme abschwellen, entlastet die Oberfläche, wirkt auf Gelenke, Muskeln und Sehnen.

Indikationsbeispiele:

- fieberhafte und mit Kopfschmerzen verbundene Entzündungen im Kopf- und Halsbereich
- schmerzhafte Veränderungen am Unterarm und Ellenbogen; auch Sensibilitätsstörungen und Paresen
- Urtikaria, Ekzeme, Akne, allergische Hauterkrankungen; Juckreiz
- Hyper- und Hypotonie
- Erkrankungen des Magen-Darm-Trakts
- Klimakteriumsbeschwerden, v. a. Hitze

! **Besonderheiten:** He-(Zusammenfluss-)Punkt (5. Shu-Punkt), Erd-Punkt; symptomatischer Punkt bei allergischen Erkrankungen.

Praxistipp

- Di 11 zusammen mit Mi 10 ist hoch wirksam zur Immunmodulation.
- Di 11 als Meisterpunkt der Immunmodulation können Sie den Patienten zeigen zur Akupressur z. B. bei Heuschnupfen, Infektanfälligkeit, Chemotherapie.

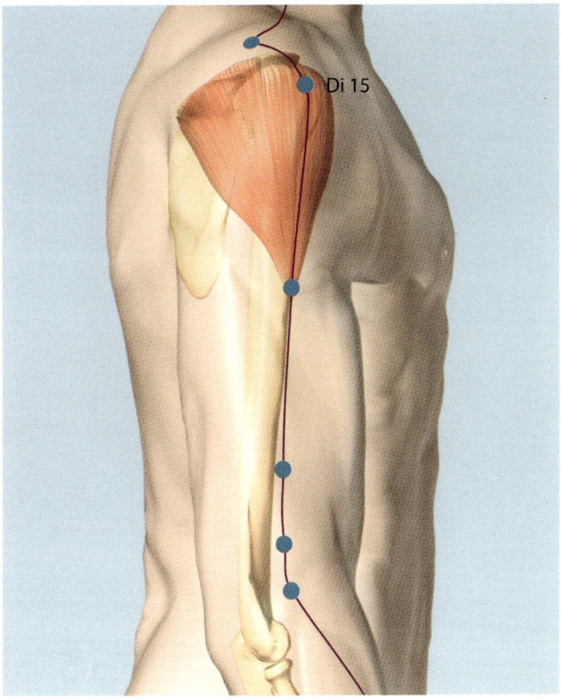

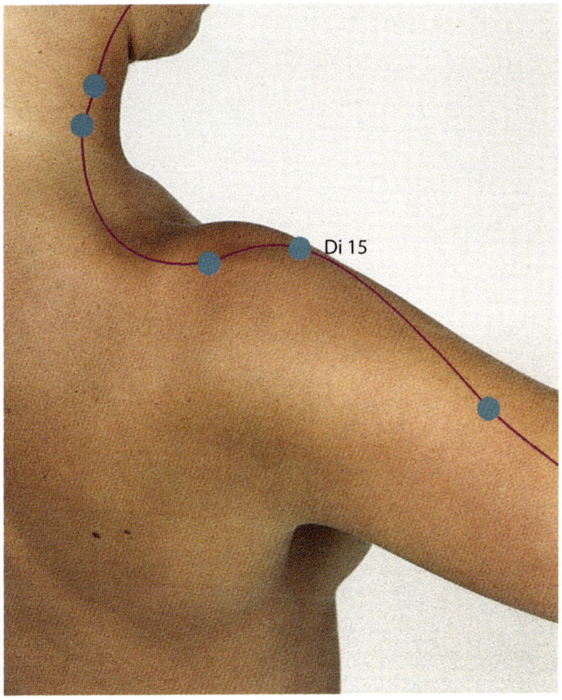

Di 15 Jian Yu – Vorderer Schulterknochen

Lokalisation: Zwischen vorderem und mittlerem Anteil des Musculus deltoideus. Bei seitwärts abduziertem Arm vor/unter dem Akromion als Vertiefung zu sehen und zu tasten.

Stichtechnik: Bei hängendem Arm *Stichrichtung* senkrecht oder schräg nach distal, *Stichtiefe* 0,5 Cun senkrecht und 1,2 Cun nach distal. Zur Moxibustion geeignet.

Wirkung: Leitet Wind und Hitze aus, reguliert das Qi, entstaut und öffnet den Meridian und die Blutgefäße, wirkt juckreiz- und schmerzstillend, unterstützt Gelenke und Sehnen.

Indikationsbeispiele:

- schmerzhafte Bewegungseinschränkungen am Oberarm und im Schulterbereich (auch Atrophien oder Kontrakturen)
- Urtikaria
- Zahnschmerzen

[!] **Besonderheiten:** Infektionsgefahr für das Schultergelenk beachten: Desinfektion!

Praxistipp

Di 15 liegt in einem kleinen Grübchen, deshalb reichen kurze Nadeln meist aus.

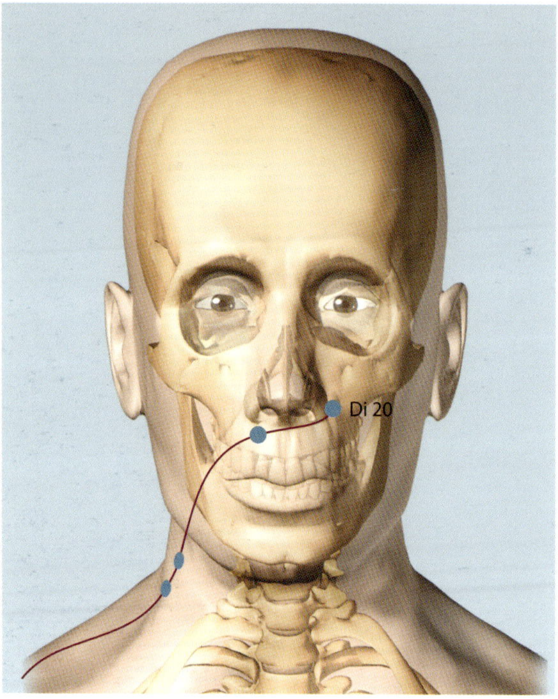

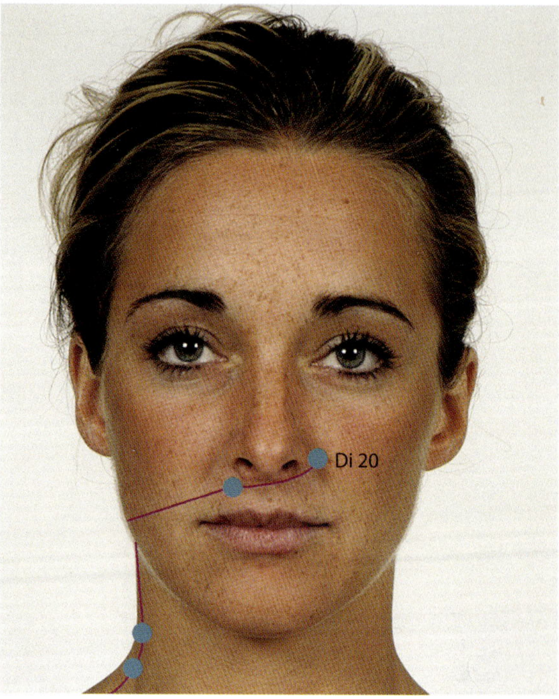

Di 20 Ying Xiang – Die Düfte empfangen

Lokalisation: Innerhalb der Nasolabialfalte, lateral des Mittelpunkts der Nasenflügelbegrenzung.

Stichtechnik: *Stichrichtung* senkrecht oder schräg nach kranial, *Stichtiefe* 0,2 bis 0,4 Cun senkrecht oder 0,3 bis 0,5 schräg. Moxibustion ungeeignet.

Wirkung: Klärt/befreit Nase und Lunge, öffnet den Meridian, leitet Wind und Hitze aus.

Indikationsbeispiele:

- Nasenerkrankungen z. B. Nasenbluten, Riechstörungen, Sinusitis, allergische Rhinitis
- Fazialisparese sowie Parästhesien und Hauterkrankungen im Gesicht z. B. Akne, Juckreiz

! **Besonderheiten:** Nadelung ist meist schmerzhaft.

Praxistipp

Di 20 von der Seite her nadeln, nicht im Blickfeld mit der Nadel hantieren. Entspannend auf die Patienten wirkt es, wenn die Gegenwange sanft mit der Hand gehalten wird. Das hilft, ein reflektorisches Wegziehen des Kopfes zu vermeiden und vermittelt Geborgenheit.

Praxistipp

Therapie der häufigsten den Dickdarm-Funktionskreis betreffenden Syndrome

Allgemeine Anmerkungen zum Praxistipp s. Kap. 6.1.1, Seite 63, Praxistipp zum Lungen-Meridian.

Dickdarm-Qi- und Yang-Schwäche

Westliche Diagnose: Obstipation

- Leitsymptom
  - chronische Obstipation (häufig in Kombination mit Hitze, Säfte-Mangel und Stagnation)

Akupunktur-Therapie:

- Di 4, „the big eliminator"
- Ma 25 Alarm-Mu-Punkt des Dickdarms, tonisierend bei Qi-Mangel, sedierend bei Hitze
- Bl 25 Zustimmungs-Rücken-Shu-Punkt des Dickdarms
- Ma 37 unterer He-Einfluss-Punkt

Diätetische Unterstützung:

- *weniger:* Nahrungsmittel mit heißem Temperaturverhalten und bitterem Geschmack wie Spirituosen, Kaffee, Pfeffer, Kakao
- *mehr:* Nahrungsmittel, die befeuchten, erfrischen und kühlen, wie Birne, Pampelmuse, Champignon, Spinat, Joghurt, Weizenbier, Sojamilch, Pfefferminztee

Westliche Diagnose: Reizdarmsyndrom (häufig in Kombination mit Mittenschwäche, Feuchtigkeitsbelastung, individueller Fehlernährung)

- Leitsymptom
  - chronische Diarrhö
  - Erschöpfung

Akupunktur-Therapie:

- Bl 25 Rücken-Shu-Punkt zur Tonisierung
- Ma 25 Alarm-Mu-Punkt, (M, t)
- Mi 3, Ma 36 (M), KG 12 zur Stärkung
- Mi 9, Ma 40 zur Feuchtigkeitselimination („Schleimbagger")
- LG 20, Le 3 zur psychovegetativen Regulierung, Stressbewältigung

Diätetische Unterstützung:

- *weniger:* kalte Nahrungsmittel wie wasserreiche Rohkost und schleimbildende Nahrungsmittel wie Milchprodukte, synthetische Süßigkeiten
- *mehr:* süße, neutrale und wärmende Nahrungsmittel wie Getreide, stärkehaltiges Gemüse, getrocknetes Obst, um die Mitte zu stützen und zu wärmen

6.1.2 Magen- und Milzfunktionskreise

Zu den Magen- und Milzfunktionskreisen gehören

- der Yin-Funktionskreis des Speicherorgans Milz (Zang-Organ Pi) und
- das Yang- bzw. Fu- oder Hohlorgan Wei des Magenfunktionskreises (**s. Tabelle 6.5 Seite 75 und 6.6, Seite 76**).

Beide zusammen bezeichnet die TCM als die „Mittenfunktion".
Der Milzfunktionskreis übernimmt mehr die übergeordneten und die psychischen Funktionen, der Magenfunktionskreis hingegen die Verdauungsfunktion als „Kochtopf des Körpers". Die „Mitte" ist zentraler Ort des Nahrungsstoffwechsels, der Energieproduktion und auch unsere „seelische Mitte"; sie sorgt für Ausgeglichenheit.

Funktion, Wirkrichtung und Pathologie

Der Milzfunktionskreis wurde im Westen früher häufig auch als Milz/Pankreas = MP bezeichnet, da dadurch der Verdauungsaspekt verständlicher wird. Diese Benennung entspricht aber nicht dem komplexen chinesischen Konzept, daher wird in diesem Buch die Bezeichnung Milz verwendet.
Die Hauptaufgabe des Milzfunktionskreises mit dem Yin-Organ Milz ist die somatische und psychische Verdauung, d. h.

- einerseits die Umwandlung von Nahrung in Energie,
- andererseits die „Verdauung" von Feinstofflichem wie z. B. Eindrücke aus Sozialkontakten.

Der Milzfunktionskreis wird als „Mitte", als zentraler Angelpunkt im Menschen bezeichnet und ist der Wandlungsphase Erde mit der ausgleichenden, harmonisierenden Eigenschaft des Mittelpunkts zugeordnet.
Die Aufgabe der Nahrungsumwandlung ist Basis für weitere Aufgaben wie Produktion von nachgeburtlichem Qi, Grundenergie, Qi und Xue. Das Blut wird in den Gefäßen gehalten, versorgt das der Milz zugeordnete Körpergewebe, die Muskulatur und das Bindegewebe und beeinflusst den Periodenfluss. In diesem Zusammenhang ist auch die Kontrolle der Feuchtigkeit im Körper zu sehen, wobei hier der äußere Klimafaktor und die innere, verdichtete Feuchtigkeit (Präödeme, „Schlacken") mit hineinspielen.
Zu viel und/oder falscher „Input" (Nahrung, Soziales) können nicht verdaut werden. Dies führt zu Anhäufungen im Sinne von Ödemen oder zu chronischen Schleimansammlungen, wie chronische Sinusitis oder Fluor vaginalis sowie zu Mattigkeit, Konzentrationsschwäche, weichen Stühlen, aber auch zu Adipositas und Zellulite.
Die diesem Funktionskreis zugeordnete Emotion des Nachdenkens, des Grübelns hat ebenfalls „verarbeitenden" und ausgleichenden Charakter.
Exzesse wie bei Prüfungssituationen oder aber ein „Verdauen-Müssen" von negativen Eindrücken schlagen sich negativ auf den Milzfunktionskreis nieder. (In neueren Forschungen zum Reizdarm-Syndrom sprechen Wissenschaftler vom „2. Gehirn im Bauch" wonach sich z. B. über 95 % des Körper-Serotonins im enteralen Nervensystem befinden).
Die Hauptwirkrichtung des Milzfunktionskreises ist nach oben, außen und ins Gewebe gerichtet. Eine Schwäche des Yin-Organs Milz zeigt sich daher in einer pathologisch nach unten gerichteten Verdauung (breiige Stühle bis Durchfall) und Senkungen aller Art (Descensus uteri, Varikosis, Ptosen). Die Hauptwirkrichtung des Yang-Organs Magen geht nach unten; bei Schwäche entstehen Übelkeit und Erbrechen.

Äußerliche Darstellung und Sinnesorgane

Äußerlich zeigt sich der Milzfunktionskreis in festem Bindegewebe, ausreichend ausgeprägter Muskulatur und der Körperöffnung Lippen. Sind die Lippen rissig, blass oder werden ständig benetzt, deutet dies auf eine Störung hin. Das zugeordnete Sinnesorgan ist die Zunge (Geschmack) mit den Sekreten Speichel und Lymphe.

Psychosomatik – Konstitutionstyp Erde

Menschen, die ihren Schwerpunkt in der Wandlungsphase Erde haben, sind realitätsbezogen, ernsthaft, verlässlich, „stehen mit beiden Beinen auf der Erde". Ihre Stärke liegt im Erkennen bzw. Umsetzen/Verwirklichen von Veränderungen, so wie auch die Erde die Phase der Wandlung, des Übergangs ist. Sie strahlen Gemütlichkeit aus, lieben das Essen und sorgen sich um andere.

	Entsprechung im Regulationsmodell	Was ist gemeint?	Klinische Relevanz, Symptome/Pathologie
Yin/Yang-Phase	Wandlungsphase Erde, Yin im Yin	ausgleichende Eigenschaften, im Mittel- bzw. Angelpunkt der gesamten Funktionen im Organismus	die „Mitte" (Milz/Pankreas/Magen) ist immer mitbetroffen und muss grundsätzlich mittherapiert werden
Yin-Organ und Funktion	Milz; Sitz der „erworbenen Konstitution"; somatische und psychische Verdauung; Transport und Umwandlung von Nahrung und Flüssigkeiten; Wirkrichtung nach oben	Funktionskreis, mit welchem täglich Energie durch bekömmliche und adäquate Ernährung regeneriert werden kann; damit werden auch die Blutbildung sowie die bewusste und harmonisierende Verarbeitung von Gedanken beeinflusst	eine Schwächung durch falsche Ernährung und ein Übermaß an Grübeln, Sorgen und negativen Eindrücken äußert sich als weicher Stuhl oder in Ptosen; entsprechend wichtig sind die Ernährung und die psychosoziale Beratung
Yang-Organ	Magen; Verdauung, Wirkrichtung nach unten	Hohlorgan der Verdauung, „Kochtopf des Körpers"	eine Beeinträchtigung zeigt sich in Übelkeit und Erbrechen
Körpergewebe	Bindegewebe, Fett		Mittenstörung äußert sich als schlaffes Gewebe wie Zellulitis, Ptosen, schwache Muskulatur
Körpersäfte	Lymphe, Speichel		Störung führt zu Präödemen, pastöser Gewebekonsistenz
Sinnesorgan	Mund, Zunge	der Geschmackssinn	
Manifestation	Lippen	die Mitte und ihr Zustand sind u. a. an den Lippen erkennbar	Mittenschwäche: schmale, trockene und blasse Lippen; typische Geste ist das Benetzen der Lippen
Geruch	süßlich	Körperausdünstung	in industrialisierten Ländern aufgrund der Körperhygiene kaum wahrnehmbar
Emotion	nachdenken, grübeln, sich sorgen		Übermaß an „Nachdenken" wie z. B. in Prüfungssituationen beeinträchtigt die Mitte
Geschmack	süß	die bevorzugte Geschmacksrichtung	Heißhunger auf Süßes deutet auf Mittenschwäche hin
Entwicklungsstufe	Wandlung, Transformation	die Übergangszeit zwischen zwei Phasen	Stützung der Mitte (durch Ernährung, psychosoziale Hygiene) wirkt ausgleichend
Klimafaktor	Feuchtigkeit	klimatischer Exzess, der die Mitte stört: hohe Feuchtigkeit, Schwüle, tropisches Klima pathologische Substanz, die sich bei Mittenbelastung im Körper bildet	„Mittenschwache" vertragen feuchtes Klima schlecht; die Mittenbelastung äußert sich in Präödemen, Ödemen, weichen Stühlen, Schweregefühl, Müdigkeit
Jahreszeit	Spätsommer und die letzten 2 Wochen jeder Jahreszeit	vulnerable Phasen für die Gesundheit mittenschwacher Menschen	Wetterfühligkeit
Farbe	Gelb	die Farbe des reifen Getreides, der Erde	Farbe, die bei Mittenbelastung entweder stark bevorzugt oder stark abgelehnt wird
stimmlicher Ausdruck	Singen	Singen als Ausdruck einer gesunden Mitte, Harmonie	freies Singen als Therapieempfehlung
spiritueller Aspekt	Yi, Intellekt	Nachdenken, Lernen gelten als psychische Mittenfunktion	extreme Lernphasen, Grübeln, Sorgen beeinträchtigen die Mitte

Tabelle 6.5: Milz- und Magenfunktionskreise – zusammenfassender Überblick

Ma-Mi

- Positive Ausprägung: Ausgeglichenheit, pragmatischer Realitätsbezug, „Seele des Hauses/Büros" usw.
- Negative Ausprägung: Übermäßiges intellektuelles Auseinandersetzen mit den Geschehnissen, sich sorgen und grübeln (Überprotektion, Bemutterung) bis zu Konzentrationsstörungen, Hypochondrie, Trägheit.

Wandlungsphase	Himmelsrichtung	Geschmack	Organ	Sinnesorgan	Klimafaktor, pathol. Faktor	Gewebe	Emotion	Jahreszeit	Manifestation
Erde	Mitte	süß	Milz, Magen	Geschmack	Feuchtigkeit	Bindegewebe, „Fleisch", Fett	Grübeln	Spätsommer	Lippen

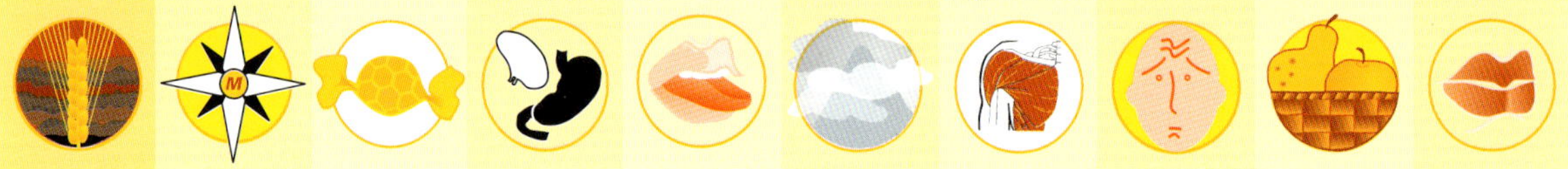

Tabelle 6.6: Wandlungsphase Erde

Quick-Memo

Der Milzfunktionskreis ist zuständig für die Umwandlung, d. h. für die Verdauung/Verarbeitung von psychischem und somatischem „Input" (aufgenommene Eindrücke, Nahrung); dabei wird Trübes von Klarem geschieden. Aufgaben sind:

- Aufnahme, Umwandlung und Verteilung der Nahrungsmittel,
- Verarbeitung von Gedanken und äußeren Einflüssen aus Sozialkontakten,
- Kontrolle des Flüssigkeitshaushalts (Blut, Lymphe),
- Herstellung von Qi und Blut aus der Nahrung,
- Haltefunktion für die Organe,
- Ernährung der Muskulatur.

Der Magenfunktionskreis konzentriert sich auf die Verdauungsleistung („Kochtopf" des Körpers).

Magen-Meridian (Fuß-Yang Ming, Strahlendes Yang des Fußes)

Der Magen-Meridian ist eine *Yang-Leitbahn* **(s. Abb. 6.4)**. Die wichtigsten Punkte-Qualifikationen sind in **Tabelle 6.7 (Seite 78)** wiedergegeben.

- *Beginn:* Mitte der unteren Augenhöhlenbegrenzung (unterer Orbitarand; Ma 1).
- *Verlauf:* beginnt am seitlichen Nasenflügel → über den inneren Augenwinkel zu Ma 1 unterhalb der Orbita → weiter zum Mundwinkel → als *Gesichtszweig* zum Kieferwinkel und präaurikulär zum Bereich der „Geheimratsecken" (Ma 8) → im *Hauptverlauf* ab Unterkiefer zur oberen Schlüsselbeingrube → in der Medioklavikularlinie nach kaudal bis zum Oberbauch → weiter medial am Rand des Musculus rectus abdominis entlang zur Leiste → vorn-seitlich den Ober- und Unterschenkel entlang → über den zweiten Strahl zur zweiten Zehe.
- *Endpunkt:* lateraler Nagelfalzwinkel der zweiten Zehe (Ma 45).
- *Innerer Verlauf:*
  - vom Punkt Ma 8 geht ein Ast zu LG 24,
  - von Ma 12 Abzweigung durch das Zwerchfell zu Magen und Milz bis zu Ma 30, außerdem Verbindungen zu den tiefen Schichten der Punkte KG 12 und 13,
  - von Ma 42 Kontakt mit dem Milz-Meridian an der Großzehe,
  - von Ma 36 Kontakt zur Außenseite der dritten Zehe.

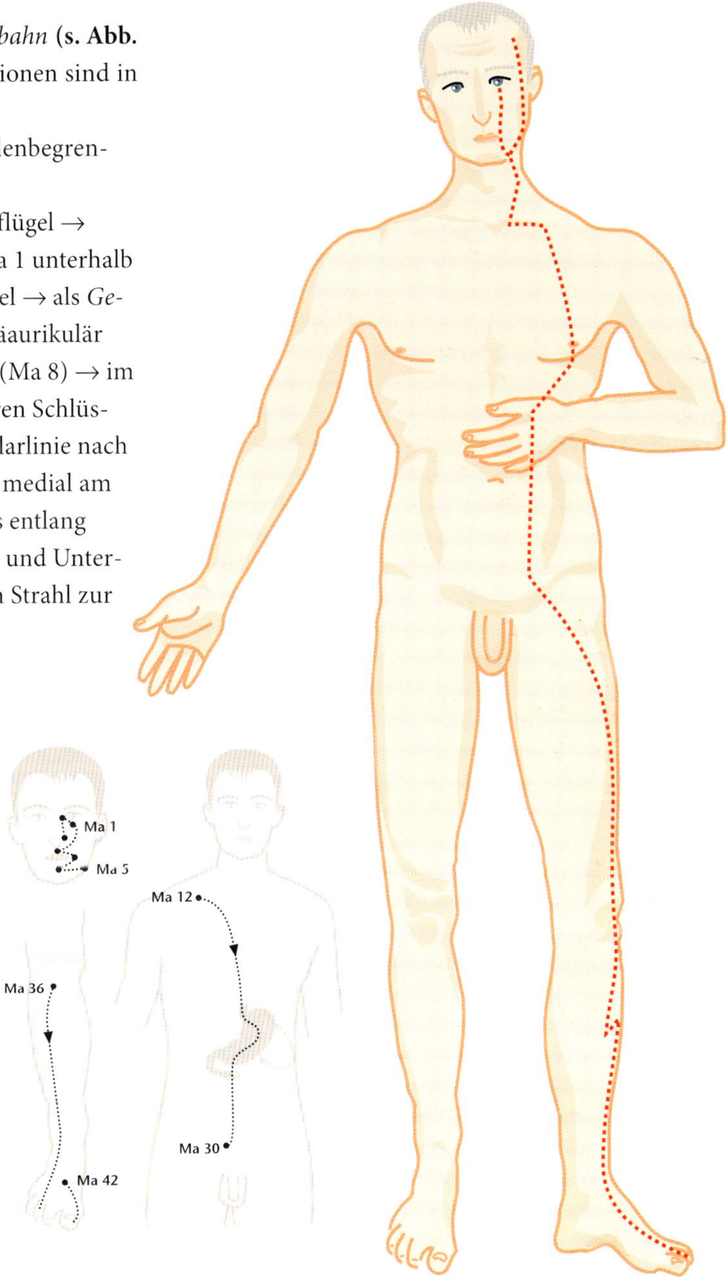

Abb. 6.4: Magen-Meridian

Ma-Mi

Die wichtigsten Praxispunkte: **Ma 2, 8, 25, 34, 36, 38, 40, 41, 44**

Punkte-Qualifikationen

Zuordnung	**Besonderheiten**	**Wandlungsphase**
Ma 25	• Alarm-Mu-Punkt des Dickdarms	
Ma 34	• Spalten-Xi-Punkt	
Ma 36: 5. Antiker Punkt; He-(Zusammenfluss-)Punkt (5. Shu-Punkt)	• Region-Meisterpunkt Bauchregion • wichtigster Punkt, „Lebenspflege" • Europäischer Meisterpunkt psychisch ausgleichend („Göttliche Gleichmut") • unterer Einfluss-He-Punkt • allgemeiner Stärkungspunkt für Blut und Qi	Erde
Ma 40	• Durchgangs-Luo-Punkt • „Schleimbagger"	
Ma 41: 4. Antiker Punkt; Jing-(Fluss-)Punkt (4. Shu-Punkt)	• Tonisierungspunkt	Feuer
Ma 42	• Ursprungs-Yuan-Qi-Punkt	
Ma 43: 3. Antiker Punkt; Shu-(Stromschnellen-)Punkt (3. Shu-Punkt)		Holz
Ma 44: 2. Antiker Punkt; Ying-(Quellwasser-)Punkt (2. Shu-Punkt)	• wichtiger Kühlungspunkt	Wasser
Ma 45: 1. Antiker Punkt; Jing-(Brunnen-)Punkt (1. Shu-Punkt)	• Sedierungspunkt	Metall
Bl 21	• Zustimmungs-Rücken-Shu-Punkt	
KG 12	• Alarm-Mu-Punkt	

Tabelle 6.7: Punkte-Qualifikationen des Magen-Meridians

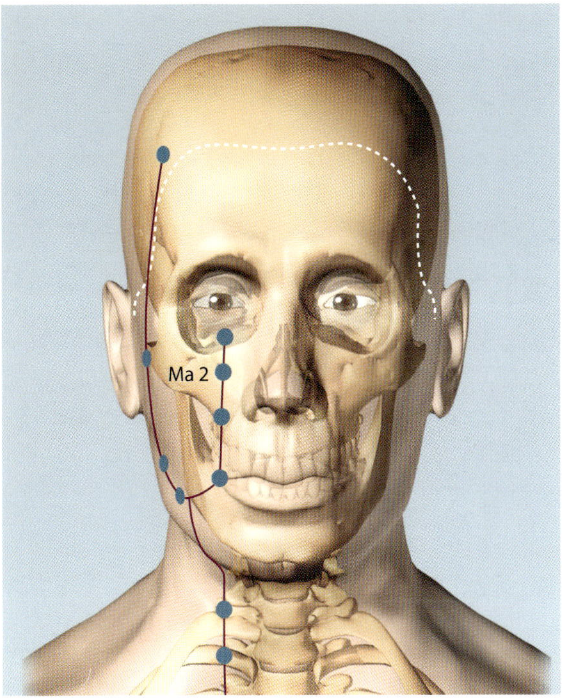

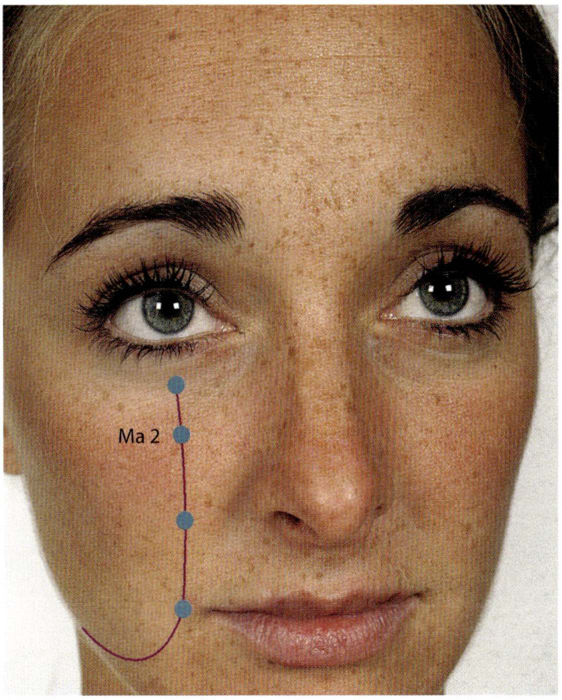

Ma 2 Si Bai – Klar in alle vier Richtungen

Lokalisation: Direkt unterhalb des unteren Orbitarandes auf der Höhe des Foramen infraorbitale, auf einer lotrechten Linie unter der Pupille bei Geradeausblick.

Stichtechnik: *Stichrichtung* senkrecht, *Stichtiefe* 0,2 bis 0,3 Cun. Moxibustion ungeeignet.

Wirkung: Klärt Wind und Hitze, fördert die Zirkulation von Qi und Blut, verbessert das Sehvermögen, lindert Schmerzen.

Indikationsbeispiele:

- Augenerkrankungen wie Katarakt, Glaukom, Konjunktivitis, Keratitis
- (entzündliche) Erkrankungen im Gesichtsbereich wie Sinusitis, Rhinitis, Fazialisparese, Trigeminusneuralgie

! **Cave:** Verletzungsgefahr des Auges!

Praxistipp

Ma 2 zu akupressieren hilft bei morgendlichen Anlaufschwierigkeiten („Morgenmuffel").

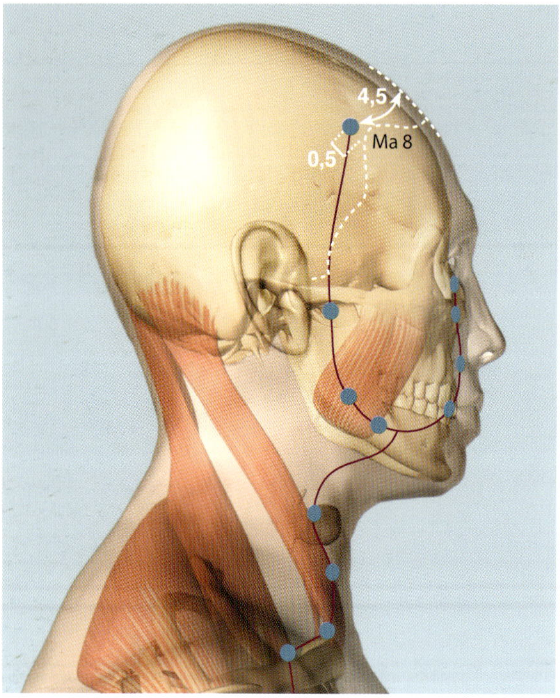

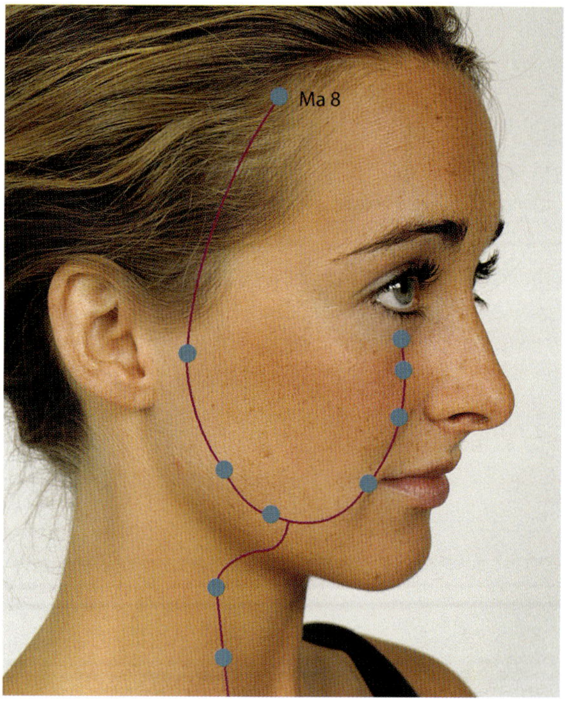

Ma 8 Tou Wei – Geheimratsecke

Lokalisation: 4,5 Cun lateral der Medianlinie und 0,5 Cun dorsal des idealen Haaransatzes, im Bereich der „Geheimratsecke", im Schläfenwinkel.

Stichtechnik: *Stichrichtung* subkutan nach kaudal oder okzipital, *Stichtiefe* 0,5 bis 0,8 Cun. Moxibustion ungeeignet.

Wirkung: Leitet Wind und Hitze aus, wirkt schmerzstillend, verbessert die Sehkraft.

Indikationsbeispiele:

- Augenerkrankungen
- Halbseitenkopfschmerz (Migräne, Stirnkopfschmerz), Schwindel

! **Besonderheiten:** Kreuzungspunkt mit dem Gallenblasenmeridian und Yang Qiao Mai.

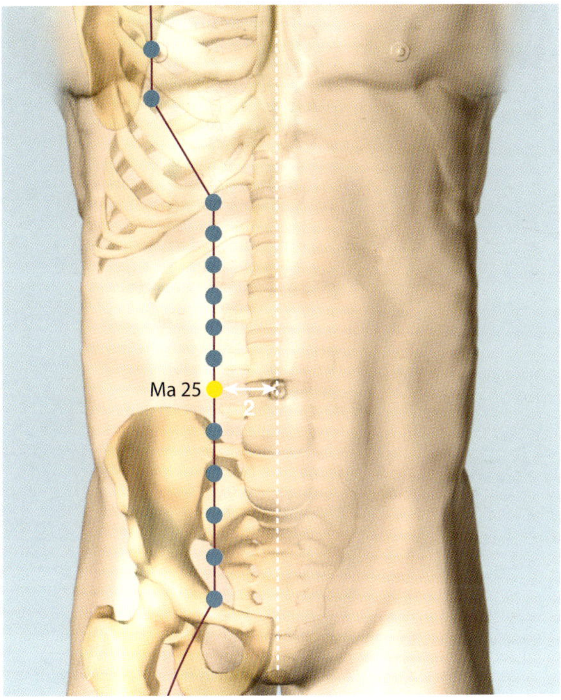

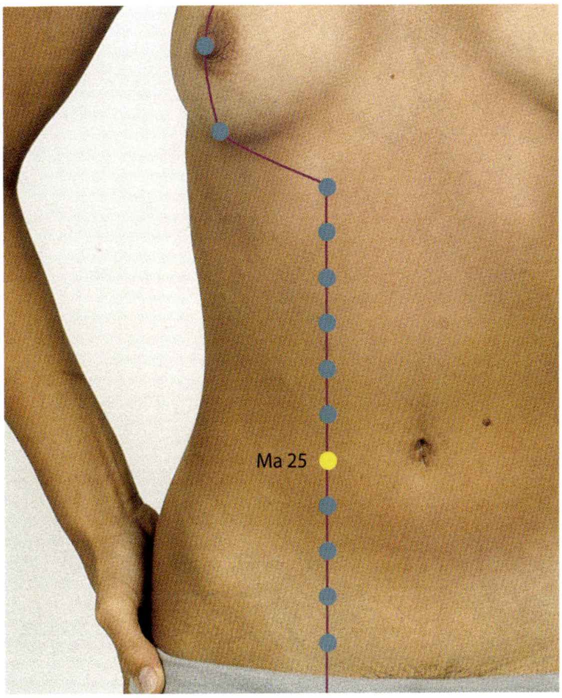

Ma 25 Tian Shu – Türangel des Himmels

Lokalisation: 2 Cun lateral der Nabelmitte des Bauchnabels.

Stichtechnik: *Stichrichtung* senkrecht, *Stichtiefe* 1,0 bis 1,5 Cun. Zur Moxibustion geeignet.

Wirkung: Reguliert das auf- und absteigende Qi und den Dickdarm, stärkt die Milz, wirkt zirkulationsfördernd, beseitigt Feuchtigkeit.

Indikationsbeispiele:

- akute und chronische Magen- und Darmerkrankungen verschiedener, auch funktioneller Ursache; Appendizitis. **Cave:** nur adjuvant, keine OP-Indikation übersehen!
- Zyklusstörungen z. B. Unregelmäßigkeiten, Dysmenorrhö

! **Besonderheiten:** Mu-Punkt des Dickdarms.

! **Cave:** In der Schwangerschaft Verletzungen von Uterus und/oder Fetus vermeiden! Vermeiden Sie unbedingt das Eindringen der Nadel in den Bauchraum, um eine Verletzung des Darms zu verhindern. Diese Gefahr besteht insbesondere bei schlanken untrainierten Frauen mit wenig Bauchmuskulatur!

Praxistipp

- Als Alarm-Mu-Punkt des Dickdarms regt Ma 25 die Darmtätigkeit besonders gut an. Deswegen lohnt sich die anfänglich vielleicht schwierige Akupunktur: durchstechen Sie zunächst die elastisch abtauchende Epidermis mit abgebremstem Schwung (oberste Hautschicht); dann schieben Sie fühlend durch die gleichmäßig weiche Fettschicht vor, bis die Nadel auf die federnde, Widerstand gebende Muskelschicht trifft („Nadel tanzt auf dem Muskel“).
- Bei Obstipation können Sie wirkungsvoll kombinieren mit 3E 6.

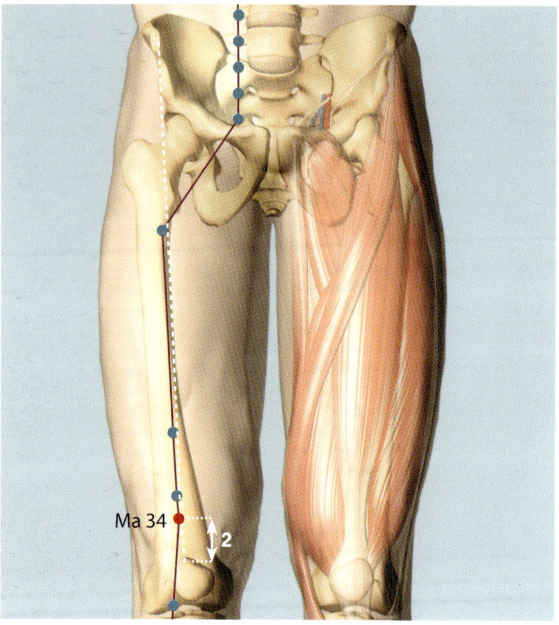

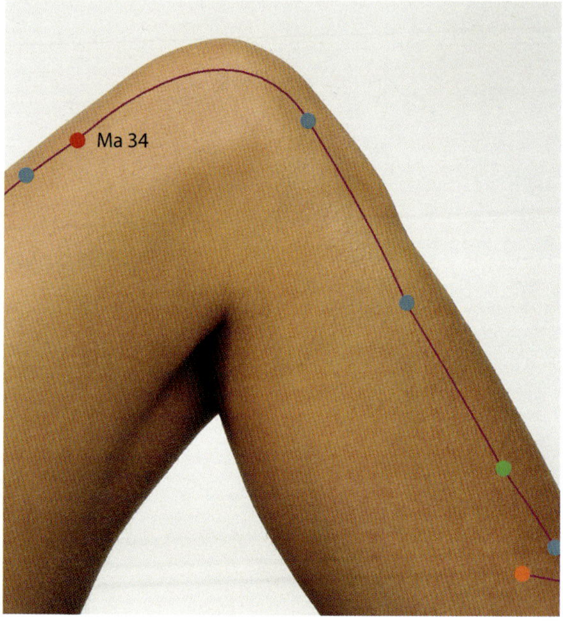

Ma 34 Liang Qiu – Hügel am balkenförmigen (Knochen)

Lokalisation: In einer Vertiefung des Musculus quadriceps femoris vastus lateralis, 2 Cun oberhalb des laterokranialen Patellarandes, auf der Verbindungslinie zur Spina iliaca anterior superior.

Stichtechnik: *Stichrichtung* senkrecht, *Stichtiefe* 1,0 bis 2,0 Cun. Zur Moxibustion geeignet.

Wirkung: Harmonisiert die Mitte (den Magen), reguliert Qi und Darm, öffnet den Meridian, lässt Ödeme abschwellen.

Indikationsbeispiele:

- schmerzhafte Magenbeschwerden v. a. bei Füllezuständen (Übelkeit, Erbrechen, Reflux)
- Schmerzen und Schwellungen im Kniegelenk, Schmerzen, Bewegungs- und Sensibilitätsstörungen an der unteren Extremität

! **Besonderheiten:** Spalten-Xi-Punkt.

Praxistipp

Ma 34 ist der Fernpunkt für die Brust, z. B. bei Mastitis, bei zyklusabhängiger Mastopathie oder nach Brustkrebs.

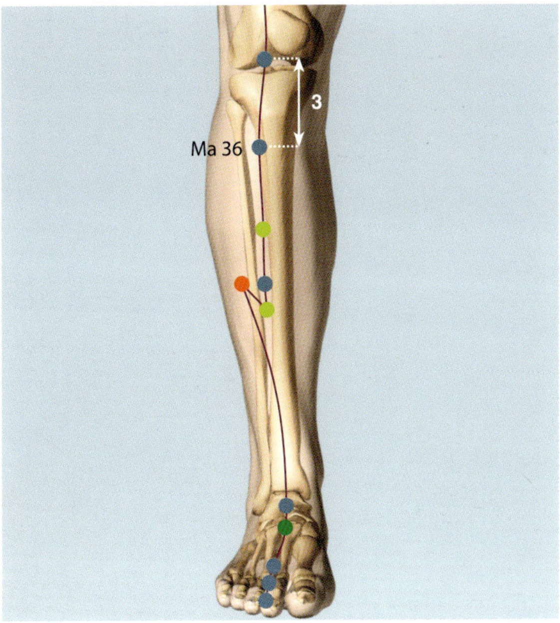

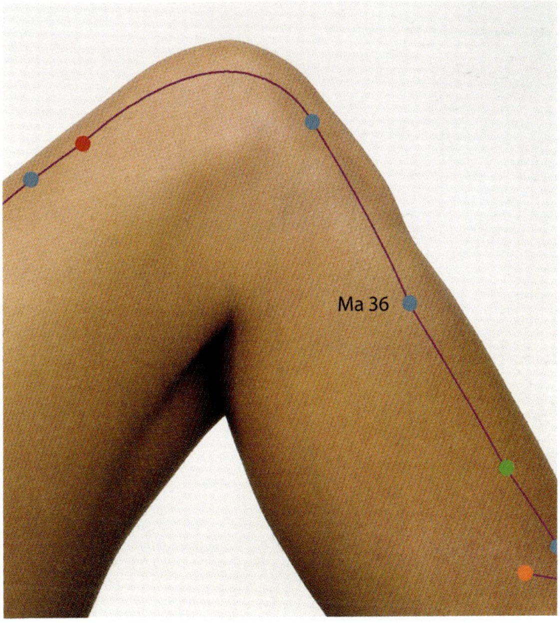

Ma 36 Zu San Li – Drei Längen zum Fuß

Lokalisation: 3 Cun unterhalb der Unterkante der Patella und 1 Cun lateral der Tibiavorderkante im Musculus tibialis anterior, auf der Höhe des Unterrandes der Tuberositas tibiae. Bei geschwächten Patienten ist der Punkt oft schon druckdolent.

Stichtechnik: *Stichrichtung* senkrecht, *Stichtiefe* 1,0 bis 2,0 Cun. Zur Moxibustion geeignet.

Wirkung: Harmonisiert den Darm, reguliert das Qi, entstaut und öffnet den Meridian und seine Netzgefäße, leitet Kälte und Feuchtigkeit aus, kräftigt den Körper, stabilisiert die Psyche, stärkt Magen und Milz.

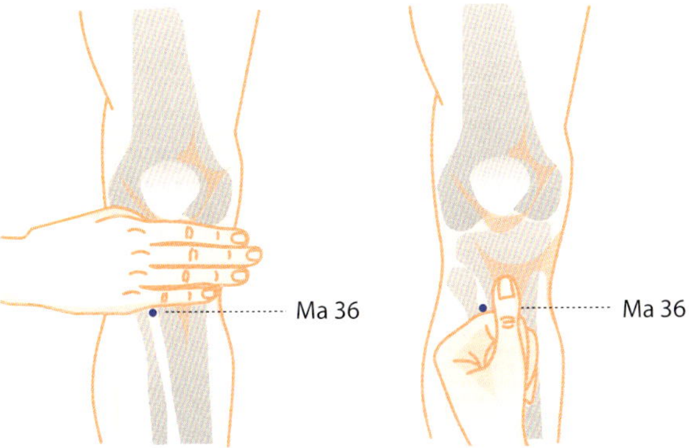

Indikationsbeispiele:

- Prophylaxe: Stimulation des Immunsystems und Kräftigung des Körpers; auch bei Schwächezuständen, psychischer Unausgeglichenheit
- Störungen des Magen-Darm-Trakts, akute, chronische und auch funktionelle Störungen
- allgemein Störungen mit Leere-Zustand wie z. B. Erschöpfung
- schmerzhafte Schwellungen im Kniebereich; Schmerzen, Bewegungs- und Sensibilitätsstörungen an der unteren Extremität

! **Besonderheiten:** He-(Zusammenfluss-)Punkt (5. Shu-Punkt), Erd-Punkt, Region-Meisterpunkt der Bauchregion, wichtigster Punkt, „Lebenspflege". Europäischer Meisterpunkt, psychisch ausgleichend, „Göttliche Gleichmut". Unterer Einfluss-He-Punkt.

Praxistipp

Ma 36 wird in China einmal pro Woche zur Stärkung gemoxt. Dies tut auch europäischen Akupunktur-Therapeuten im Sinne der eigenen Gesundheitspflege gut.

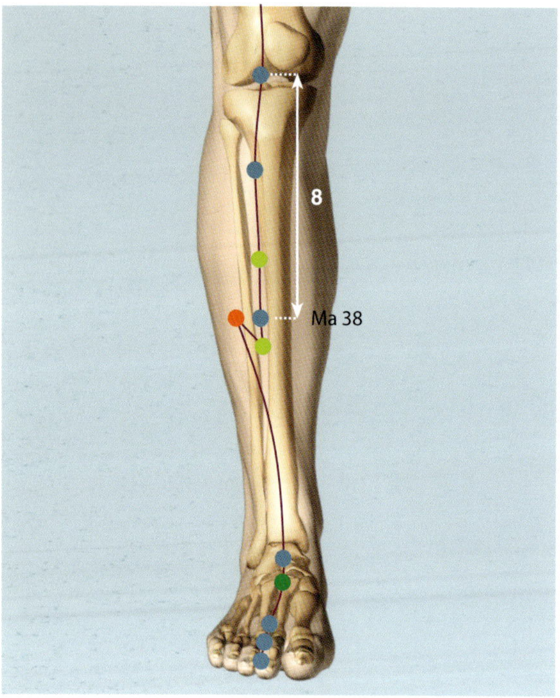

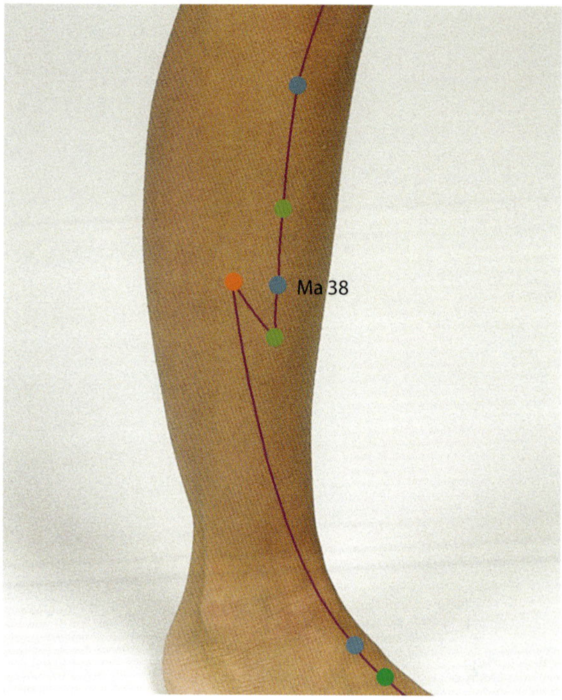

Ma 38 Tiao Kou – Streifenförmige Mulde

Lokalisation: Eine Mittelfingerbreite lateral der Tibiavorderkante im Musculus tibialis anterior, 8 Cun distal von Ma 35. Zur schnellen Lokalisation ist die Handspannentechnik anwendbar: Die Kleinfinger auf den seitlichen Kniegelenksspalt und Außenknöchel desselben Unterschenkels legen, Hände aufspannen – die Daumen sollten bei Ma 38 zusammentreffen. Bei kürzeren Unterschenkeln: den Mittelfinger statt des Kleinfingers anlegen.

Stichtechnik: *Stichrichtung* senkrecht, *Stichtiefe* 1,0 bis 1,5 Cun. Zur Moxibustion geeignet.

Wirkung: Entstaut und öffnet den Meridian und seine Netzgefäße, entspannt Muskeln und Sehnen, vertreibt Kälte.

Indikationsbeispiele:

- Unterschenkelschmerzen; Schmerzen, Bewegungs- und Sensibilitätsstörungen an der unteren Extremität
- Leib- und Magenschmerzen
- Schulter-Arm-Syndrom (Fernpunkt!)

! **Besonderheiten:** Entspricht dem Extrapunkt bei Schmerzen „Weima", welcher zusammen mit „Neima", Extrapunkt an der Lokalisation von Le 6, zur geburtshilflichen Anästhesie eingesetzt wird (Römer).

Praxistipp

Ma 38 ist hoch wirksamer Fernpunkt für die Schulter, die Wirkung können Sie z. B. mit Gb 34, Di 4, Di 10 und lokalen Punkten verstärken.

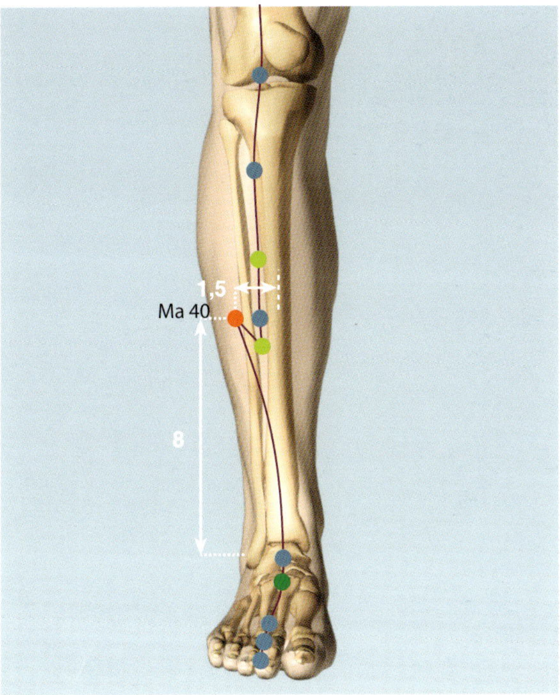

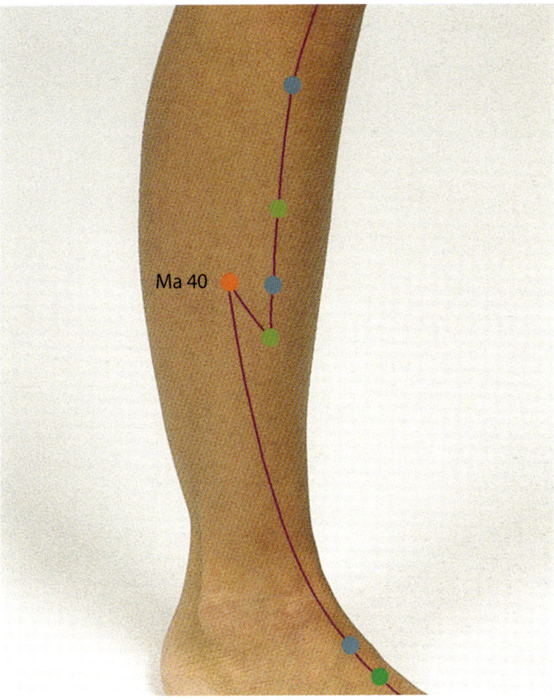

Ma 40 Feng Long – Üppige Fülle

Lokalisation: Eine Mittelfingerbreite lateral vom Punkt Ma 38 bzw. 2 Cun lateral der Tibiakante, 8 Cun kranial von der höchsten Erhebung des Malleolus lateralis, also in der Mitte zwischen Kniegelenksspalt und Malleolus lateralis. Das Nadeln dieses Punktes ist in aller Regel schmerzhaft.

Stichtechnik: *Stichrichtung* senkrecht, *Stichtiefe* 1,0 bis 1,5 Cun. Zur Moxibustion geeignet.

Wirkung: Beruhigt allgemein Körper und Geist, harmonisiert Magen und Milz, bessert Atemnot, wirkt schleimlösend.

Indikationsbeispiele:

- Erkrankungen des Atemtrakts mit Schleimbildung, wie Bronchitis, Pneumonie, Asthma bronchiale; aber auch generell bei Feuchtigkeitsbelastung
- psychosomatische und psychische Störungen; auch Schwindel, Benommenheit, Kopfschmerzen
- Schmerzen, Bewegungs- und Sensibilitätsstörungen an der unteren Extremität

! **Besonderheiten:** Durchgangs-Luo-Punkt, „Schleimbagger".

Praxistipp

Ma 40 ist ein wichtiger und hoch wirksamer Punkt bei allem, was die TCM unter „Verschleimung" versteht, also z. B. bei allen chronischen Erkrankungen. Eine Verstärkung der Wirkung erzielen Sie z. B. mit Mi 9, Mi 6.

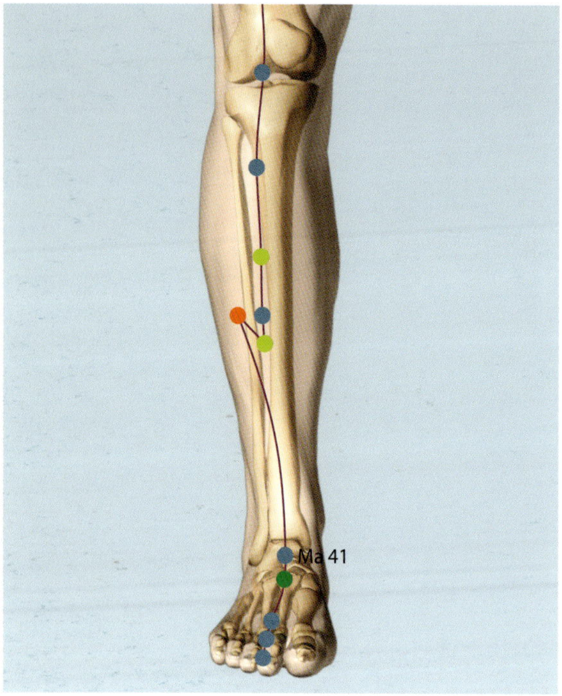

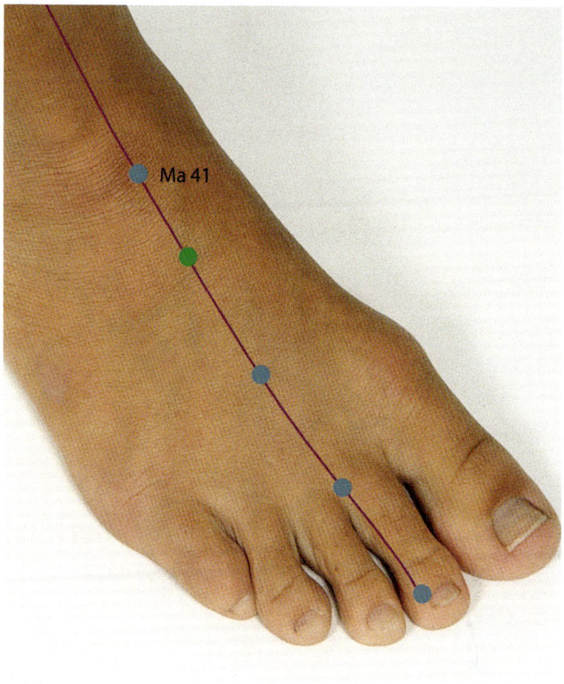

Ma 41 Jie Xi – Schluchtenbach, dort, wo man die Schuhbänder löst

Lokalisation: In der Mitte der ventralen Verbindungslinie zwischen Malleolus medialis und lateralis, in der Querfalte des oberen Sprunggelenks. Zwischen den Sehnen der Musculi extensores hallucis longus und digitorum longus als Vertiefung tastbar.

Stichtechnik: *Stichrichtung* senkrecht, *Stichtiefe* 0,5 bis 1,0 Cun. Zur Moxibustion geeignet.

Wirkung: Stärkt Qi und Milz, wirkt allgemein beruhigend auf Körper und Geist.

Indikationsbeispiele:

- Magenbeschwerden, Gastritis, Übelkeit; Obstipation
- Schwindel, Benommenheit, Kopfschmerzen
- psychische Störungen (Unruhe, Verwirrtheit); Anfallsleiden; hohes Fieber mit Bewusstseinsstörungen
- Beschwerden am Sprunggelenk; Schmerzen, Bewegungs- und Sensibilitätsstörungen an der unteren Extremität

! **Besonderheiten:** Jing-(Fluss-)Punkt (4. Shu-Punkt), Feuer-Punkt, Tonisierungspunkt.

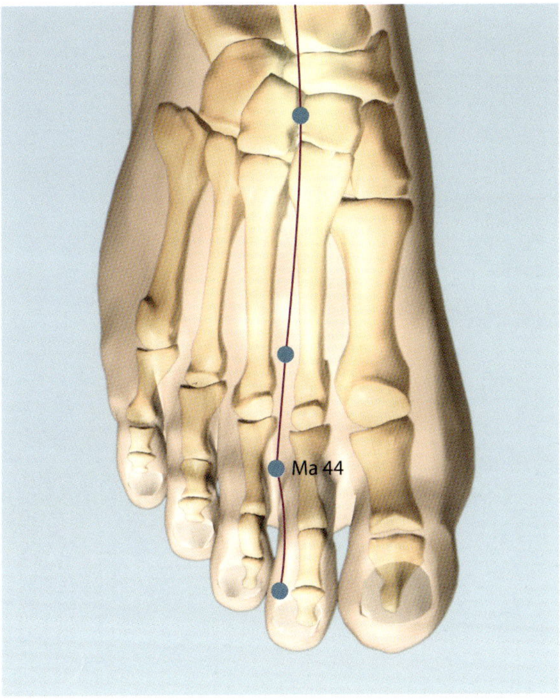

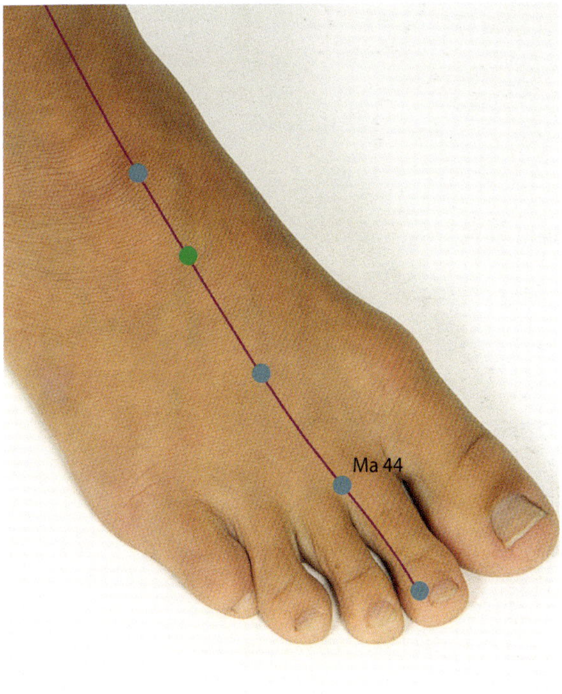

Ma 44 Nei Ting – Innerer Hof

Lokalisation: An der Interdigitalfalte zwischen 2. und 3. Zeh, am Übergang des Fußrückens zur Fußsohle, am Übergang vom roten zum weißen Fleisch. Änderung der Hauttextur beachten!

Stichtechnik: *Stichrichtung* senkrecht oder schräg, *Stichtiefe* 0,5 bis 0,8 Cun. Zur Moxibustion geeignet.

Wirkung: Harmonisiert und reguliert Qi, Magen und Darm, lässt Ödeme abschwellen, wirkt schmerzstillend, leitet Hitze und Wind aus.

Indikationsbeispiele:

- Infektionen des Magen-Darm-Trakts z. B. Gastroenteritis mit Diarrhö; Völlegefühl
- Stirnkopfschmerz, Fazialisparese, Zahnschmerzen, Nasenbluten, Tonsillitis, fieberhafte Erkältung

! **Besonderheiten:** Ying-(Quellwasser-)Punkt (2. Shu-Punkt), Wasser-Punkt; wichtiger Kühlungspunkt z. B. auch für Gesicht (Akne), Zähne, Magen.

Praxistipp

Ma 44 wirkt bei allen Entzündungen im Verlauf des Magenmeridians, z. B. Cystitis, Adnexitis, Gastritis, Mastitis, vor allem aber im Kopfbereich z. B. bei Akne, Konjunktivitis, Tonsillitis.

Praxistipp

Therapie der häufigsten den Magenfunktionskreis betreffenden Syndrome

Allgemeine Anmerkungen zum Praxistipp s. Kap. 6.1.1, Seite 63, Praxistipp zum Lungen-Meridian.

Magen-Qi-Mangel mit Kälte

Häufig durch ungesundes Ernährungsverhalten wie kalte Speisen, zu viel Rohkost oder hektische Nahrungsaufnahme verursacht.

Westliche Diagnosen: Dyspepsie, Nahrungsmittel-Unverträglichkeit

- Leitsymptome
  - Appetitlosigkeit mit Völlegefühl bis hin zu Übelkeit und Brechreiz
  - Blähungen
  - allgemeine Leistungsschwäche
  - Blässe
- Puls tief und schwach, Zunge geschwollen, weißer Belag

Akupunktur-Therapie:

- KG 12, Ma 36 (M), Bl 21 zur Stärkung des Magens
- Mi 3, 6, Bl 20, Ma 34 zur Stärkung der Milz

Diätetische Unterstützung:

- *weniger:* innerlich kühlende Nahrungsmittel wie wasserreiche Rohkost, gekühlte Getränke, Joghurt
- *mehr:* bekömmliche, stärkende und wärmende, gegarte Nahrungsmittel wie stärkehaltiges Gemüse, Eintöpfe, Kakao, Rotwein, Lammfleisch

Nahrungsstagnation (Überfülle) im Magenfunktionskreis mit Leber-Stress

Häufig durch Alkohol- und/oder Nikotinmissbrauch, zu scharf gewürzte Speisen oder Stress verursacht („Geschäftsessen").

Westliche Diagnosen: Sodbrennen, Gastritis

- Leitsymptome
  - Sodbrennen
  - Magenschmerzen
  - Mundgeruch trotz Zähneputzen
  - gesteigerter Appetit
  - übel riechende Blähungen und Stuhlgang
- Puls schnell und voll, Zunge rot mit quarkigem Belag

Akupunktur-Therapie:

- Bl 21, Ma 36, KG 12 zur Stärkung des Magens
- Di 4 (s), Di 11 leitet Hitze aus
- Bl 20, Mi 3 zur Stärkung der Mitte
- Le 3 bei Verspannungen, Stress
- Pe 6 bei Übelkeit

Diätetische Unterstützung:

- *weniger:* im Temperaturverhalten heiße Nahrungsmittel wie Kaffee, Alkohol, Hirsch, Gegrilltes, Scharfes
- *mehr:* leicht bekömmliche, süße und im Temperaturverhalten neutrale und leicht kühlende Nahrungsmittel wie Birne, reife, lokal wachsende Rohkost, Tofu, Sojamilch, Zucchini

Milz-Meridian (Fuß-Tai Yin = Großes Yin des Fußes)

Der Milz-Meridian ist eine *ventral* gelegene *Yin-Leitbahn* **(s. Abb. 6.5)**. Die wichtigsten Punkte-Qualifikationen sind in **Tabelle 6.8 (s. Seite 90)** wiedergegeben.

- *Beginn:* Fußinnenseite am inneren Nagelfalzwinkel der Großzehe (Mi 1).
- *Verlauf:* Fußinnenseite an der Grenze Fußrücken-Fußsohle → ventral des Innenknöchels zum Unterschenkel → entlang der medialen Schienbeinkante zum Oberschenkel → entlang der Grenze Schenkelvorderseite/-innenseite zur Leiste → an der seitlichen Bauchwand nach kranial → lateral der Brust bis in Höhe des Schultergelenks → absteigend zur medialen Axillarlinie.
- *Endpunkt:* unterhalb der Axilla auf der medialen Axillarlinie (Mi 21).
- *Innerer Verlauf:*
  - innere Äste zu Milz, Magen und Herz (von KG 10 ausgehend) und zu Ösophagus, Pharynx, Zungenwurzel und Konzeptionsgefäß (von Mi 20 ausgehend),
  - Berührung mit den Funktionskreisen Konzeptionsgefäß und Herz.

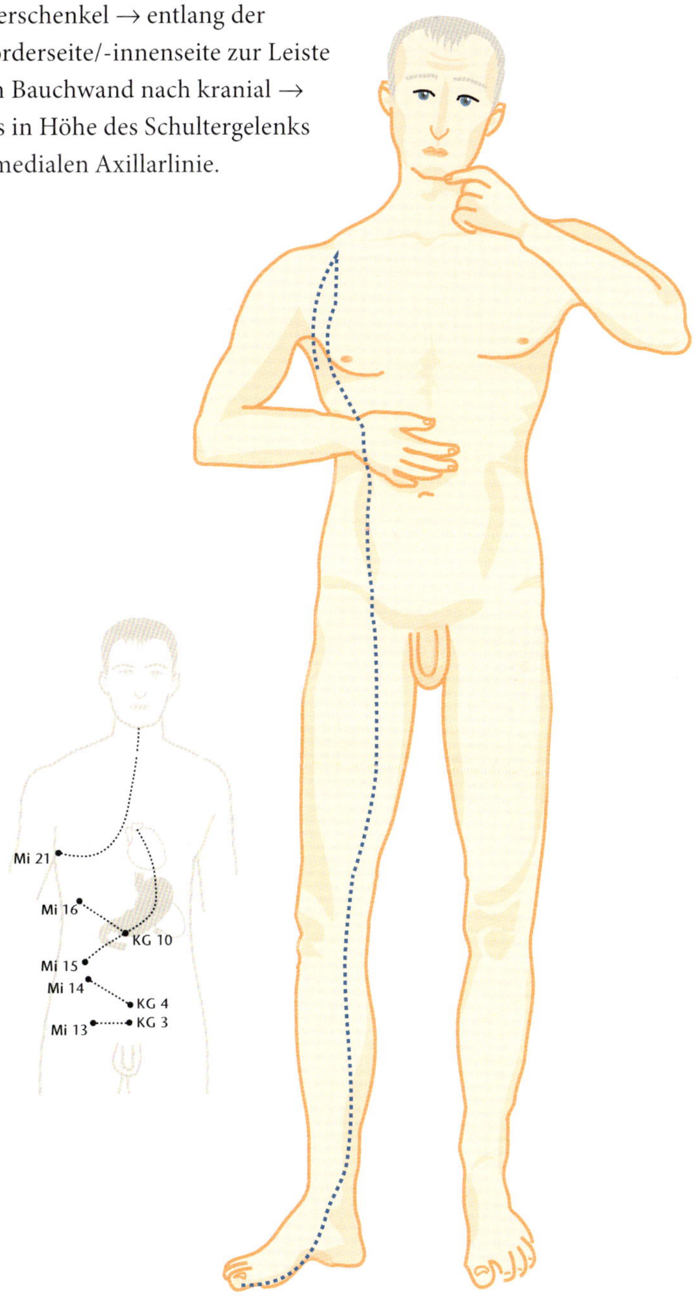

Abb. 6.5: Milz-Meridian

Die wichtigsten Praxispunkte: **Mi 3, 4, 6, 9, 10, 21**

Punkte-Qualifikationen

Zuordnung	**Besonderheiten**	**Wandlungsphase**
Mi 1: 1. Antiker Punkt; Jing-(Brunnen-)Punkt (1. Shu-Punkt)		Holz
Mi 2: 2. Antiker Punkt; Ying-(Quellwasser-)Punkt (2. Shu-Punkt)	• Tonisierungspunkt	Feuer
Mi 3: 3. Antiker Punkt: Shu-(Stromschnellen-)Punkt (3. Shu-Punkt)	• Ursprungs-Yuan-Qi-Punkt	Erde
Mi 4	• Durchgangs-Luo-Punkt • Schlüssel-(Einschalt-)Punkt des Chong Mai • Europäischer Meisterpunkt bei Durchfall	
Mi 5: 4. Antiker Punkt; Jing-(Fluss-)Punkt (4. Shu-Punkt)	• Sedierungspunkt • Europäischer Meisterpunkt bei Menstruationsstörungen, Bindegewebsschwäche, Ptosen	Metall
Mi 6	• Gruppen-Luo-Punkt der drei Yin-Meridiane des Beines, „Frauencafé und Männerstammtisch"	
Mi 8	• Spalten-Xi-Punkt	
Mi 9: 5. Antiker Punkt; He-(Zusammenfluss-)Punkt (5. Shu-Punkt)	• „Schleimbagger" • Europäischer Meisterpunkt bei Menstruationsbeschwerden, urogenitalen Beschwerden	Wasser
Bl 20	• Zustimmungs-Rücken-Shu-Punkt	
Le 13	• Alarm-Mu-Punkt	

Tabelle 6.8: Punkte-Qualifikationen des Milz-Meridians

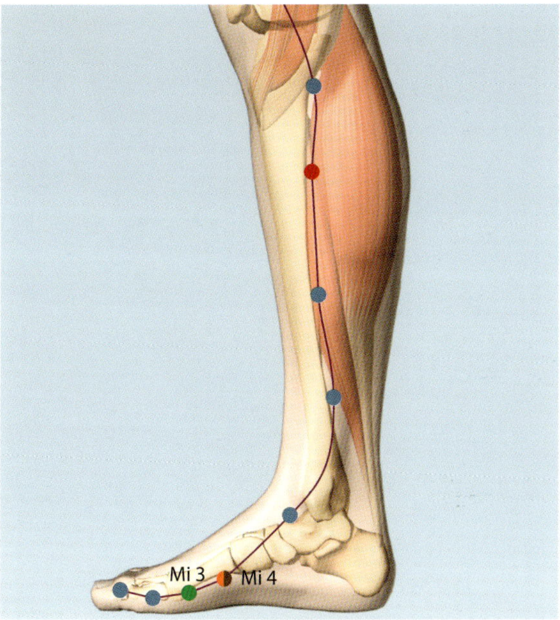

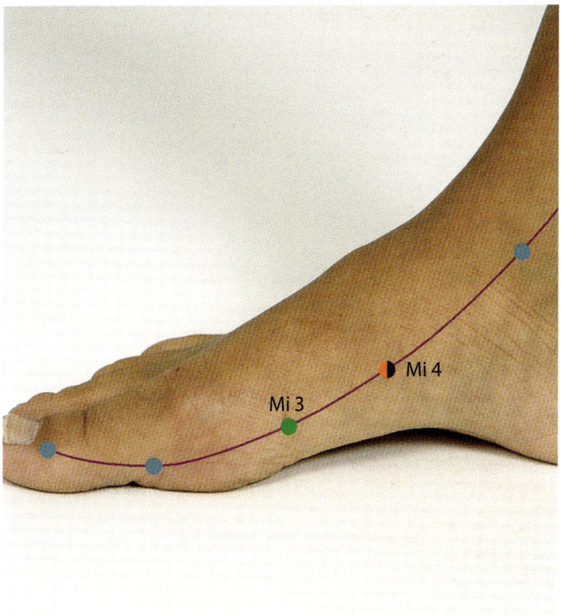

Mi 3 Tai Bai – Große Weiße (Venus)

Lokalisation: Am proximalen Ende des Os metatarsale I, im Bereich der ehemaligen Epiphysenfuge zwischen Schaft und Gelenkkopf, am Übergang des Fußrückens zur Fußsohle. Plantar, am Übergang vom roten zum weißen Fleisch. Änderung der Hauttextur beachten!

Stichtechnik: *Stichrichtung* senkrecht, *Stichtiefe* 0,3 bis 0,5 Cun. Zur Moxibustion geeignet.

Wirkung: Stärkt die Milz, stabilisiert die innere Feuchtigkeit, harmonisiert den Magen, reguliert das Qi.

Indikationsbeispiele:

- Gastroenteritis (Übelkeit, Erbrechen, Durchfall, Magen- und Leibschmerzen, Krämpfe) oder Verdauungsstörungen z. B. Blähungen, Verstopfung, Durchfall, Resorptionsstörungen
- Gelenkbeschwerden

! **Besonderheiten:** Ursprungs-Yuan-Qi-Punkt, Shu-(Stromschnellen-)Punkt (3. Shu-Punkt), Erd-Punkt.

Mi 4 Gong Sun – Enkel des Fürsten

Lokalisation: Am distalen Ende des Os metatarsale I, zwischen Knochenschaft und proximalem Gelenkköpfchen, im Bereich der ehemaligen Epiphysenfuge, am Übergang des Fußrückens zur Fußsohle. Plantar, am Übergang vom roten zum weißen Fleisch. Änderung der Hauttextur beachten!

Stichtechnik: *Stichrichtung* senkrecht, *Stichtiefe* 0,6 bis 1,2 Cun. Zur Moxibustion geeignet.

Wirkung: Stärkt die Milz, stabilisiert die innere Feuchtigkeit, harmonisiert den Magen, reguliert das Qi und den Uterus, harmonisiert Chong Mai.

Indikationsbeispiele:

- Gastroenteritis (Übelkeit, Erbrechen, Durchfall, Magen- und Leibschmerzen), Verdauungsstörungen z. B. Völlegefühl, Blähungen, Verstopfung, Durchfall, Resorptionsstörungen)
- Dysmenorrhö, Prostatitis

! **Besonderheiten:** Durchgangs-Luo-Punkt (Vernetzungspunkt); Schlüssel-(Einschalt-)Punkt des Chong Mai, Europäischer Meisterpunkt bei Durchfall.

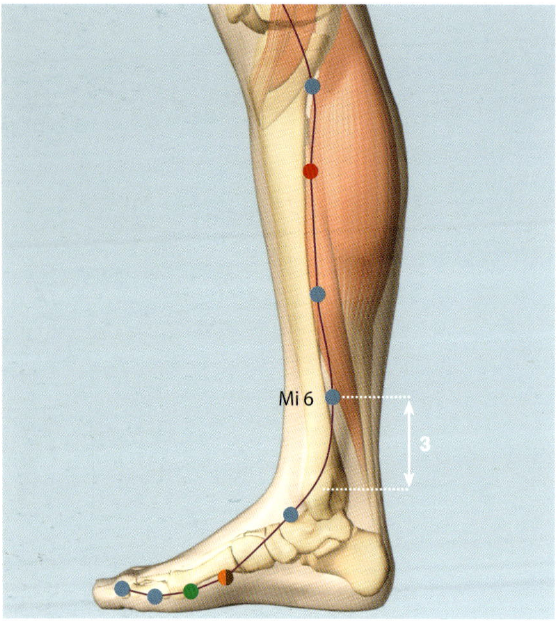

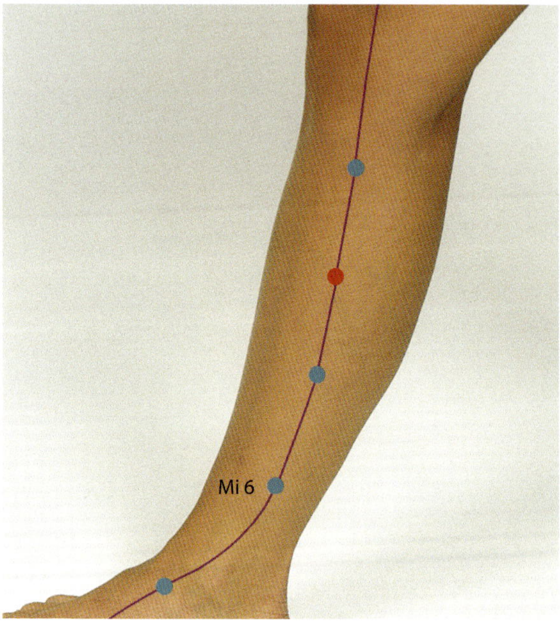

Mi 6 San Yin Jiao – Kreuzung der drei Yin („Frauencafé und Männerstammtisch")

Lokalisation: Dorsal der medialen Tibiahinterkante, 3 Cun proximal des Malleolus medialis. Wichtig: beim Tasten vom *höchsten Punkt* des Knöchels ausgehen.

Stichtechnik: *Stichrichtung* senkrecht, *Stichtiefe* 1,0 bis 1,5 Cun. Zur Moxibustion geeignet.

Wirkung: Stärkt die Milz, mobilisiert die innere Feuchtigkeit und leitet sie aus, reguliert Blut und Yin, Leber und Niere, aktiviert den Qi- und Xue-Fluss, beruhigt Shen.

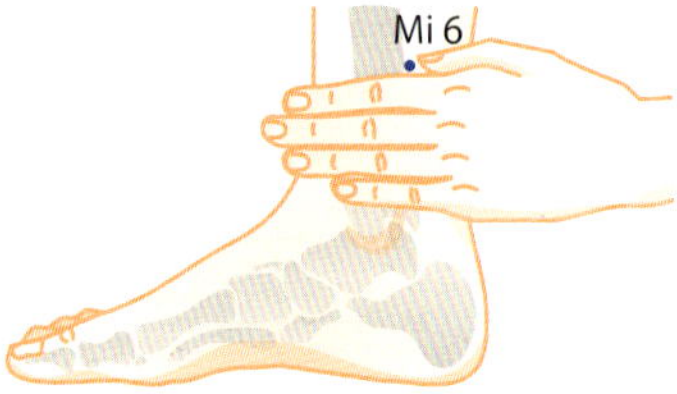

Indikationsbeispiele:

- chronischer Durchfall/Enteritis, Abdominalschmerzen
- Menstruationsstörungen einschließlich Amenorrhö, Infertilität, Klimakteriumsbeschwerden, Descensus uteri
- Geburtsinduktion, Wehenschwäche, Subinvolutio uteri
- Störung der männlichen Sexualfunktion
- Miktionsstörungen, Harnverhalt

! **Besonderheiten:** Gruppen-Luo-Punkt der drei Yin-Meridiane des Beines.

! **Cave:** Bei starker Manipulation der Nadel können Wehen ausgelöst werden!

Praxistipp

- Mi 6 heißt übersetzt „Treffpunkt der drei Yin(-Meridiane Milz-Leber-Niere)" und trägt aufgrund der übergeordneten Wirkung auf das Genitalsystem den Spitznamen „Frauencafé" oder „Männerstammtisch".
- Mi 6 findet Einsatz z. B. bei Dysmenorrhö, Kinderwunsch, Wechseljahrsbeschwerden, aber auch bei Potenzstörungen, Prostatitis.
- Mi 6 ist zusammen mit Mi 9 und Ma 40 hoch wirksam bei allem, was die TCM unter „Verschleimung" versteht, also z. B. bei allen chronischen Erkrankungen.

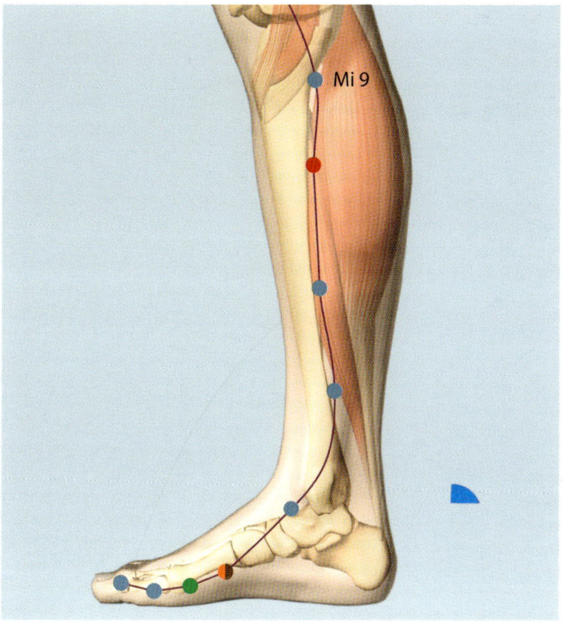

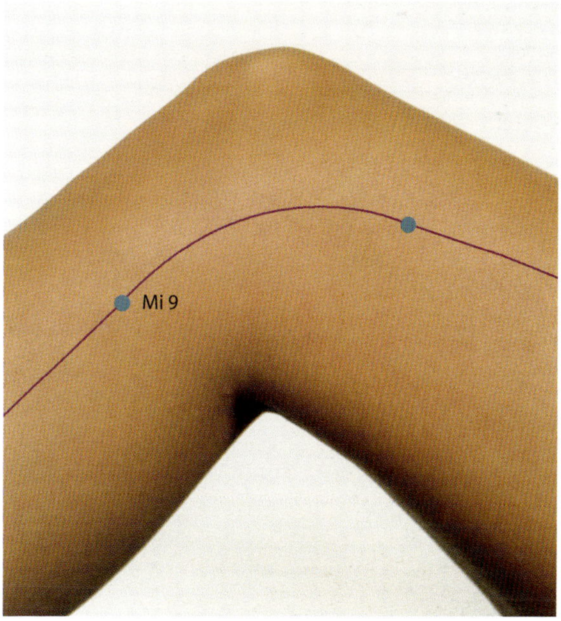

Mi 9 Yin Ling Quan – Quelle am Yin-Hügel

Lokalisation: Dorsal und distal des medialen Tibiakondylus, bei gebeugtem Knie gut als Vertiefung tastbar. Wegweisend ist die Druckschmerzhaftigkeit bei der Palpation.

Stichtechnik: *Stichrichtung* senkrecht, *Stichtiefe* 1,0 bis 2,0 Cun. Zur Moxibustion geeignet.

Wirkung: Stärkt die Milz, leitet die innere Feuchtigkeit aus, reguliert die Körperflüssigkeiten.

Indikationsbeispiele:

- akute/chronische Enteritis
- Miktionsstörungen, Harnverhalt, andere Blasenfunktionsstörungen
- Ödeme
- schmerzhafte Kniegelenkbeschwerden

[!] **Besonderheiten:** He-(Zusammenfluss-)Punkt (5. Shu-Punkt), Wasser-Punkt. Europäischer Meisterpunkt bei Menstruationsbeschwerden und urogenitalen Beschwerden.

Praxistipp

- Mi 9 ist zusammen mit Ma 40 und Mi 6 hoch wirksam bei allem, was die TCM unter „Verschleimung" versteht, also z. B. bei allen chronischen Erkrankungen, hier besonders bei gynäkologischen Problemen.
- Mi 9 ist meist palpationsschmerzhaft.

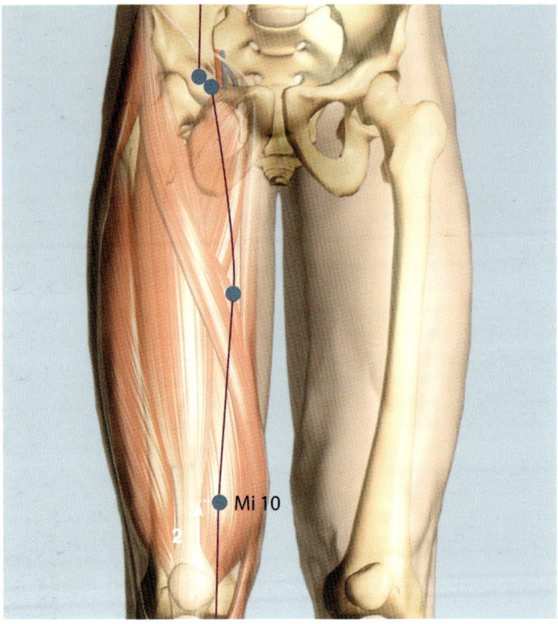

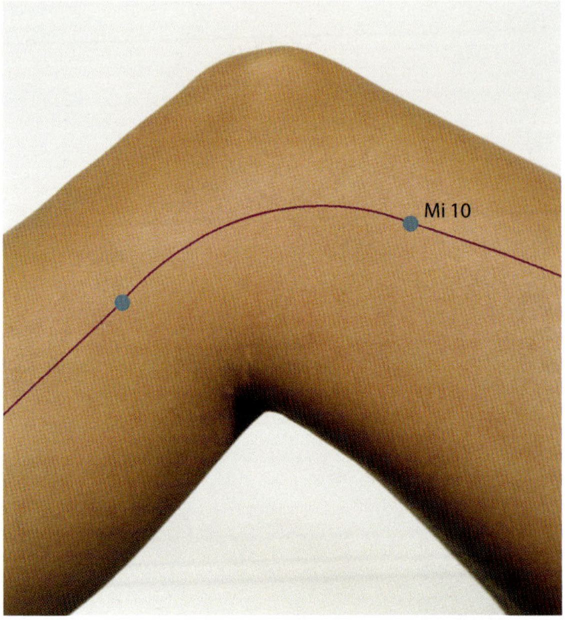

Mi 10 Xue Hai – Meer des Blutes

Lokalisation: Am medialen Rand des Musculus quadriceps femoris vastus medialis, 2 Cun oberhalb des mediokranialen Patellarandes. Eine Vertiefung ist tastbar.

Stichtechnik: *Stichrichtung* senkrecht, *Stichtiefe* 1,0 bis 1,5 Cun. Zur Moxibustion geeignet.

Wirkung: Reguliert Blut und Menstruation, wirkt juckreizstillend, leitet Feuchtigkeit aus.

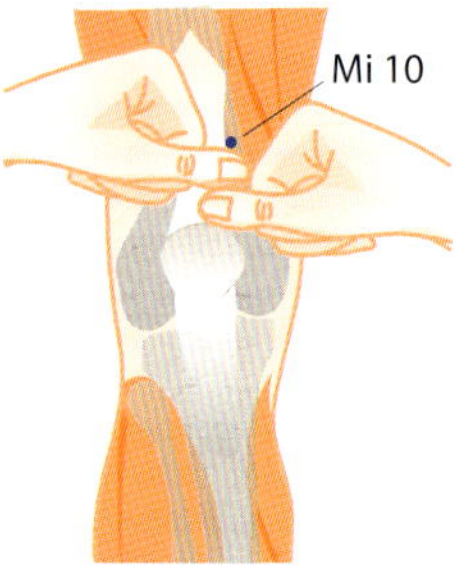

Indikationsbeispiele:

- Menstruationsstörungen einschließlich Amenorrhö, Dysmenorrhö
- schmerzhafte Beschwerden im medialen Oberschenkelbereich
- Hautentzündungen wie Ekzeme, auch atopisches Ekzem; urtikarielle Hautschwellungen
- Immunmodulation

Praxistipp

Mi 10 ist zusammen mit Di 11 hoch wirksam zur Immunmodulation, z. B. bei Allergien, Heuschnupfen, Infektanfälligkeit oder Abwehrschwäche während Chemotherapie.

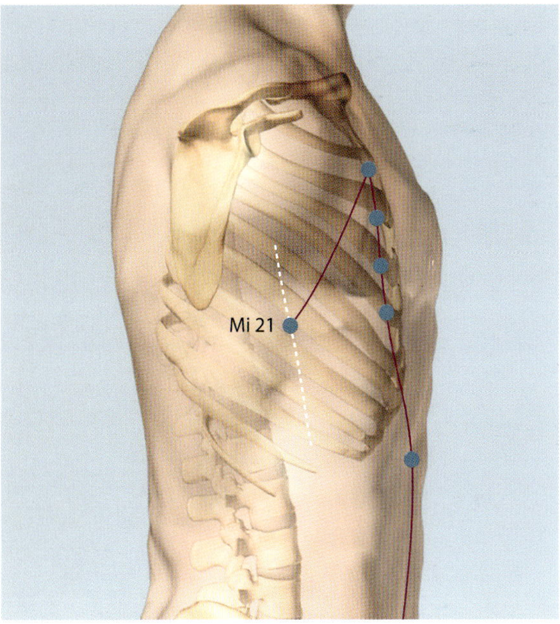

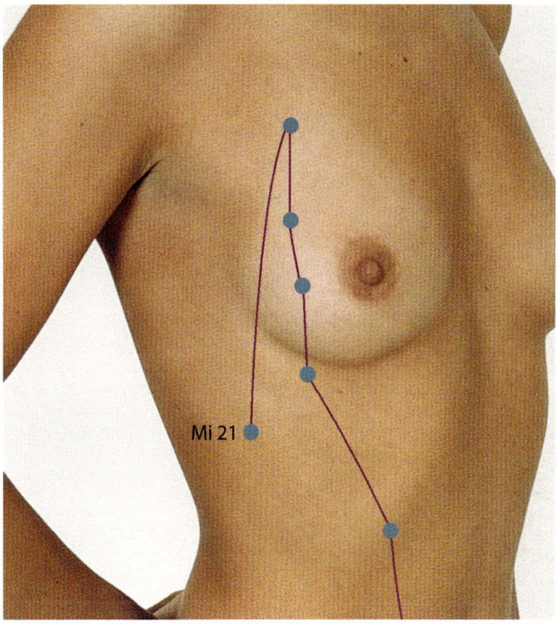

Mi 21 Da Bao – Die große Hülle

Lokalisation: Im 6. Interkostalraum auf der medialen Axillarlinie.

Stichtechnik: *Stichrichtung* schräg nach lateral, *Stichtiefe* 0,5 bis 0,8 Cun. Zur Moxibustion geeignet.

Wirkung: Reguliert Blut und Blutfluss, stützt das Qi, wirkt schmerzstillend (v. a. im Bereich der Brust) und brustweitend, fördert und kontrolliert den Blutfluss in den Netzgefäßen.

Indikationsbeispiele:

- Schmerzen in der Brust, Flankenschmerz
- Gelenkschmerzen
- Asthma bronchiale

! **Besonderheiten:** Durchgangs-Luo-Punkt; Ausgangspunkt des „Großen Netzgefäßes der Milz". In der Praxis eher selten genadelter Punkt.

! **Cave:** Pneumothorax vermeiden!

Praxistipp

Die häufigsten den Milzfunktionskreis betreffenden Syndrome

Allgemeine Anmerkungen zum Praxistipp s. Kap. 6.1.1, Seite 63, Praxistipp zum Lungen-Meridian.

Milz-Qi-Leere

Westliche Diagnose: vegetative Magen-Darm-Beschwerden

- Leitsymptome:
  - Müdigkeit, schwere Beine
  - Blähungen, Neigung zu weichen, voluminösen Stühlen
  - Appetitmangel
  - evtl. zusätzlich Senkungsbeschwerden
  - evtl. zusätzlich Inkontinenz
- Puls schlüpfrig und schwach, Zunge geschwollen mit Zahneindrücken, blass

Akupunktur-Therapie:

- Mi 3, 6, Bl 20, Ma 36 (M), KG 6 (M), KG 12 zur Stärkung

Diätetische Unterstützung:

- *weniger:* schwer verdauliche Nahrungsmittel wie wasserreiche Rohkost, Joghurt, Südfrüchte
- *mehr:* stärkende, aber gut bekömmliche, gegarte Nahrungsmittel wie stärkehaltiges Gemüse z. B. Kartoffel; Möhre, Rind, Huhn, Reis, Weintraube

Milz-Yang-Mangel

Westliche Diagnosen: Erschöpfungssyndrom, Nahrungsmittelunverträglichkeit

- Leitsymptom zusätzlich zu den Qi-Leere-Symptomen:
  - Kälteempfinden an Extremitäten und im Bauch
  - Präödembildung
  - Verdauungsprobleme wie Blähungen, Völlegefühl

Akupunktur-Therapie:

- Mi 3, Bl 20 (M), Ma 36 (M) zur Stärkung der Mitte
- KG 12, Bl 21 zur Stärkung des Magens
- Mi 9, Ma 40 zur Feuchtigkeitselimination

Diätetische Unterstützung:

- *weniger:* kühlende und schwer verdauliche Nahrungsmittel wie wasserreiche Rohkost, Südfrüchte, Joghurt
- *mehr:* wärmende und stärkende, aber gut bekömmliche Nahrungsmittel wie stärkehaltiges Gemüse z. B. Kartoffel; Möhre, Rind, Huhn, Reis, Weintraube, Korinthen, getrocknetes Obst

? Memo-Check – Überprüfen Sie Ihr Wissen

1. Zeigen Sie an sich selbst den Verlauf von Lungen- und Dickdarm-Meridian.
2. Wie lokalisieren Sie Lu 7 und wie wirkt dieser Punkt?
3. Welcher Punkt des Lungen-Meridians ist oft palpationsschmerzhaft und warum?
4. Zu welcher Wandlungsphase gehört der Lungen-Dickdarm-Funktionskreis? Welche emotionalen und klimatischen Aspekte sind damit verknüpft?
5. Nennen Sie drei Lokalisationstechniken für Di 4 und die Wirkungen dieses Punktes.
6. Welche/r Punkt/e von Lungen- und Dickdarm-Meridian ist/sind immunmodulierend?
7. Wie vermeiden Sie einen Pneumothorax bei Akupunkturpunkten im Brustraum?
8. Welche Eigenschaften und Indikationen hat Lu 9?
9. Zu welcher Wandlungsphase gehört der Milzfunktionskreis? Welche Stellung und Aufgabe nimmt diese Wandlungsphase im biokybernetischen Regulationsmodell ein und weshalb ist das wichtig für die Therapie?
10. Beschreiben Sie die energetische Situation bei Durchfall.
11. Wie ist die energetische Situation bei Magenschleimhautentzündung?
12. Mit welchem Punkt können Sie „Hitze" wie Akne, Zahnschmerzen oder auch Sodbrennen lindern?

6.2 Zweiter Meridianumlauf He-Dü-Bl-Ni

Den zweiten Meridianumlauf bilden die zwei gekoppelten Meridianpaare Herz-Dünndarm und Blase-Niere, die alle tendenziell dorsal verlaufen **(s. Abb. 6.6)**.

6.2.1 Herz- und Dünndarmfunktionskreise

Zu den Herz- und Dünndarmfunktionskreisen gehören

- das Speicher-(Zang-)Organ Herz und
- das Hohl-(Fu-)Organ Dünndarm **(s. Tabelle 6.9, Seite 98 und 6.10, Seite 99)**.

Die Koppelung dieser beiden Systeme wird aus der Entwicklungsgeschichte nachvollziehbar, wonach sich das Herz aus dem Dünndarm entwickelt.

Funktion, Wirkrichtung und Pathologie

Auch das Herz zählt in der TCM zu den Speicherorganen; es beherbergt das *Shen* (Geist, Seele, Bewusstsein), die Persönlichkeit. Ein „wacher Geist" und ein klares Bewusstsein zeigen sich in uneingeschränkter, flüssiger Artikulationsfähigkeit mit entsprechend klarem Verstand und Konzentrationsfähigkeit. Hierzu bedarf es einer ausreichenden Versorgung mit nährenden Säften wie Blut. Ist dieses gegeben, so bewerkstelligt das Herz die Anpassung an die Tag- und Nachtbedürfnisse: frische geistige Aktivität am Tag und erholsamer Schlaf in der Nacht. Des Weiteren ist der Herzfunktionskreis zuständig für die Blutgefäße (Wandspannung, Zustand, Blutfluss), für die Körpertemperatur und das Schwitzen.
Beim Herzfunktionskreis liegt die Betonung auf dem psychischen Aspekt (der somatische Aspekt wird dem Perikardfunktionskreis zugeordnet), sodass sich pathologische Veränderungen auch vornehmlich in psychosomatischen Erkrankungen wie funktionellen Herzbeschwerden, Palpitationen, Nervosität, kalten Extremitäten oder Schlafstörungen zeigen.

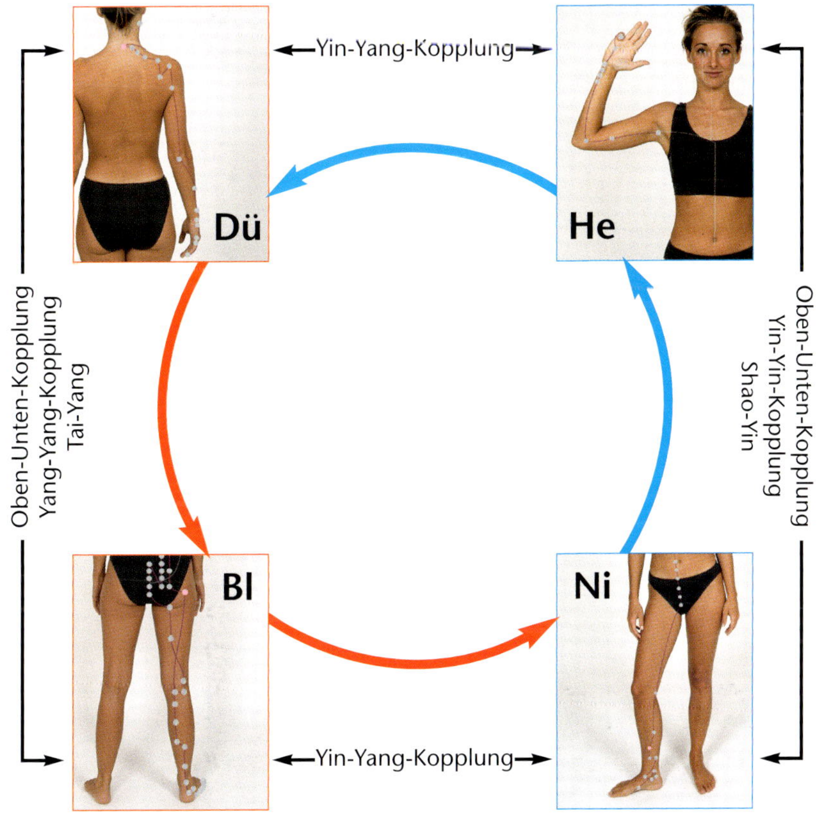

Abb. 6.6: Zweiter Meridianumlauf He-Dü-Bl-Ni

	Entsprechung im Regulationsmodell	Was ist gemeint?	Klinische Relevanz, Symptome/Pathologie
Yin/Yang-Phase	Phase der höchsten Aktivität Wandlungsphase Feuer	die höchste Klarheit des Bewusstseins, Identität Extroversion, Vitalität	Unterfunktionen wie Eintrübung des Bewusstseins (auch bei Herzinsuffizienz) oder Überfunktion wie Agitiertheit, Palpitationen, Manie, Psychose
Yin-Organ und Funktion	Herz: Sitz des Shen, reguliert Gefäße und Zirkulation, zuständig für Ruhe (Schlaf) und Körpertemperatur	Sitz des Bewusstseins und der Persönlichkeit, Blutgefäße, Durchblutung	psychosomatisch-psychiatrische Erkrankungen; vegetative Dysregulationen; Herzschwäche, Kreislaufschwäche; Kältegefühl oder auch Unruhe, Hitzegefühl, Schlaflosigkeit
Yang-Organ	Dünndarm, Wasserhaushalt	Flüssigkeitsabtrennung aus dem Nahrungsbrei	schmerzhafter, geräuschvoller Meteorismus
Körpergewebe	Leitbahnsystem	die naturwissenschaftlich noch nicht nachgewiesenen Meridiane, in denen das Qi fließt	ein Teil davon ist das Puls-System, die Pulsdiagnostik
Körpersäfte	Schweiß		Hitzewallung; vegetativ bedingter Schweißausbruch, Anstrengungsschweiß bei Herzinsuffizienz
Sinnesorgan	Zunge	Sprachorgan	Sprachstörungen
Manifestation	Shen des Antlitzes	Ausstrahlung, Ausdruck, Glanz der Augen	Blickdiagnose: dumpfer Gesichtsausdruck bei getrübtem Shen, klarer, lebensfroher Ausdruck bei klarem Shen
Geruch	angebrannt	beißender Geruch	z. B. beißender Schweißgeruch
Emotion	„Freude"	Freude, Überschwang, Begierde	Agitiertheit, Logorrhö
Geschmack	bitter	verbrannt-bitter, Bitterstoffe	Hunger auf z. B. Kaffee, Radicchio, Rucola, scharf Angebratenes
Entwicklungsstufe	Wachsen hin zur höchsten Aktivität, Erwachsensein, Extroversion	körperlich und geistig voll aktiv; in der „Blüte des Lebens"	
Klimafaktor	Hitze	klimatischer Exzess, der das Herz beeinträchtigt, (den Geist benebelt) Pathologie im Körper: alle Formen der Überaktivität	z. B. erhöhte Körpertemperatur (durch äußere oder innere Hitze), beschleunigter Puls, Hyperthyreoidismus, Entzündungen, Sepsis
Jahreszeit	Sommer	vulnerable Phase für Herzschwache, vertragen Hitze schlecht	Kühlung
Farbe	rot	Farbe der sommerlichen Blütenpracht, Farbe der Hitze und der Aktivität	Farbe, die bei Erkrankungen des Herzfunktionskreises entweder stark bevorzugt oder abgelehnt wird
stimmlicher Ausdruck	lachen	höchste Gemütsaktivität	unkontrolliertes, unpassendes Lachen bis zur Hysterie
spiritueller Aspekt	Shen	Lebensgeist, Persönlichkeit	alle Formen psychischer und somatischer Persönlichkeitsstörungen

Tabelle 6.9: Herz- und Dünndarmfunktionskreise – zusammenfassender Überblick

Äußerliche Darstellung und Sinnesorgane

Das Herz zeigt sich im Gesicht und im klaren, wachen Augenglanz; zugeordnet sind die Zunge als Sprachorgan (Geschmacksorgan Zunge beim Funktionskreis Milz-Magen) und der Schweiß als Sekret.

Störungen des Shen sind am stumpfen Gesichtsausdruck, an Einschränkungen des Bewusstseins, Sprachstörungen wie Stottern, Logorrhö, Aphasie und am pathologischen Schwitzen wie Spontanschweiß und Nachtschweiß erkennbar.

Der Dünndarmfunktionskreis hat ähnliche Aufgaben wie der Dickdarm: Flüssigkeitsabtrennung und Nahrungsumwandlung; außerdem hat er spasmolytische Eigenschaften und wirkt auf Arme, Schultern, Hals- und Lendenwirbelsäule.

Pathologische Veränderungen zeigen sich in schmerzhaftem, geräuschvollen Meteorismus und Schmerzen im Leitbahnverlauf.

Psychosomatik – Konstitutionstyp Feuer

Menschen mit dem Konstitutionstyp Feuer imponieren durch ihre mitreißende, motivierende und extrovertierte Art. Ihr erfrischendes Charisma, ihre Lebendigkeit bringt Leben in die Umgebung.

- Positive Ausprägung: progressive Kreativität, Überzeugungsfähigkeit, lebensbejahende und motivierende Gesamtpersönlichkeit, sprühende Lebensfreude
- Negative Ausprägung: hektisch-nervöse Getriebenheit, Fahrigkeit, Redehemmungen, Verwirrung mit Krankheitssymptomen wie Palpitationen, Schlafstörungen, Kloßgefühl, psychosomatische Erkrankungen.

! Quick-Memo

Der Herzfunktionskreis

- ist psychisch orientiert (somatischer Aspekt: Perikard!),
- ist Sitz von Geist/Seele/Bewusstsein,
- reguliert den Schlaf, die Träume, Ausgeglichenheit, Freude,
- reguliert die Durchblutung/Zirkulation und die Blutgefäße an sich,
- reguliert den Schweiß,
- öffnet sich im Sprachorgan Zunge,
- ist der Wandlungsphase Feuer zugeordnet.

Herzpunkte werden therapeutisch vor allem bei psychosomatischen (Herz-)Beschwerden eingesetzt.

Der Dünndarmfunktionskreis

- ist an der Nahrungsaufnahme beteiligt, vor allem an der Auftrennung der Flüssigkeiten.
- Dünndarmpunkte werden therapeutisch vor allem zur Spasmolyse und bei Schmerzen im Bereich von Arm/Schulter/HWS/LWS eingesetzt.

Wandlungsphase	Himmelsrichtung	Geschmack	Organ	Sinnesorgan	Klimafaktor, pathol. Faktor	Gewebe	Emotion	Jahreszeit	Manifestation
Feuer	Süden	bitter	Herz, Dünndarm	Zunge (Reden)	Hitze	Blutgefäße + Leitbahnen	Freude	Sommer	Gesicht

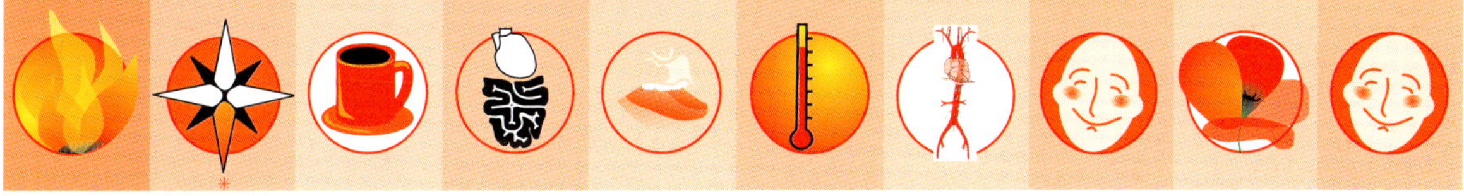

Tabelle 6.10: Wandlungsphase Feuer

Herz-Meridian (Hand-Shao Yin = Kleines Yin der Hand)

Der Herz-Meridian ist eine *Yin-Leitbahn* **(s. Abb. 6.7)**. Die wichtigsten Punkte-Qualifikationen sind in **Tabelle 6.11 (Seite 101)** wiedergegeben.

- *Beginn:* in der Achselhöhle (He 1).
- *Verlauf:* an der Innenseite des Oberarms → über den ulnaren Unterarm → radial am Erbsenbein vorbei über die Handinnenfläche zum Kleinfinger.
- *Endpunkt:* am radialen Nagelfalzwinkel des kleinen Fingers (He 9).
- *Innerer Verlauf:* vom Herzen aus Aufzweigung in drei Äste zum Dünndarm, Hals-Mund-Augensystem und über die Lunge zur Achselhöhle.

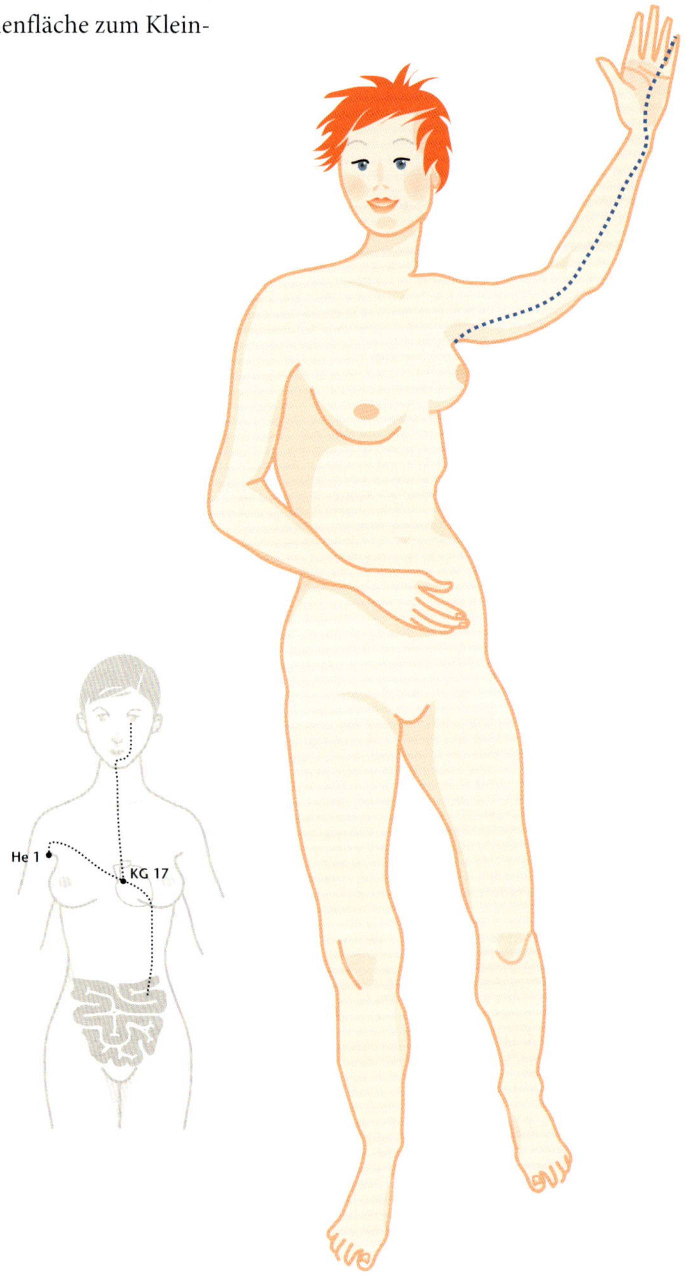

Abb. 6.7: Herz-Meridian

Die wichtigsten Praxispunkte: **He 3, 5, 7, 9**

Punkte-Qualifikationen

Zuordnung	**Besonderheiten**	**Wandlungsphase**
He 3: 5. Antiker Punkt; He (Zusammenfluss-) Punkt (5. Shu-Punkt)	• Europäischer Meisterpunkt bei „Seelenschmerz", Psychosomatik	Wasser
He 4: 4. Antiker Punkt; Jing-(Fluss-)Punkt (4. Shu-Punkt)		Metall
He 5	• Durchgangs-Luo-Punkt	
He 6	• Spalten-Xi-Punkt	
He 7: 3. Antiker Punkt Shu-(Stromschnellen-)Punkt (3. Shu-Punkt)	• Ursprungs-Yuan-Qi-Punkt • wichtiger psychosomatischer Punkt • Europäischer Punkt des Lampenfiebers • Sedierungspunkt	Erde
He 8: 2. Antiker Punkt; Ying-(Quellwasser-)Punkt (2. Shu-Punkt)		Feuer
He 9: 1. Antiker Punkt; Jing-(Brunnen-)Punkt (1. Shu-Punkt)	• Tonisierungspunkt	Holz
Bl 15	• Zustimmungs-Rücken-Shu-Punkt	
KG 14	• Alarm-Mu-Punkt	

Tabelle 6.11: Punkte-Qualifikationen des Herz-Meridians

He-Dü

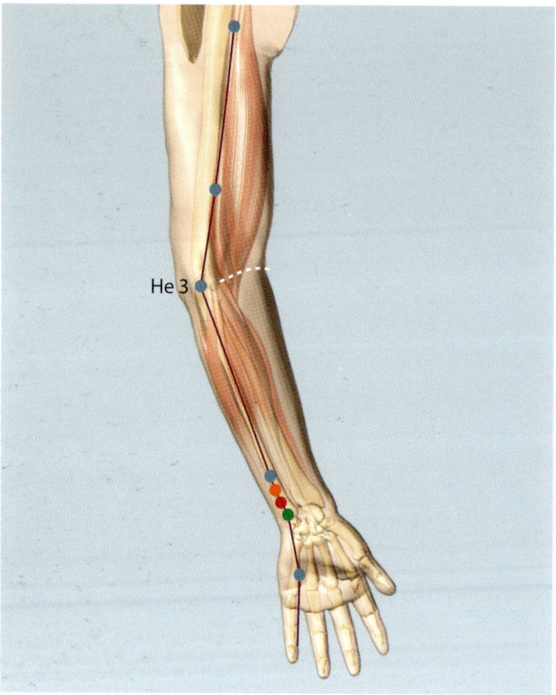

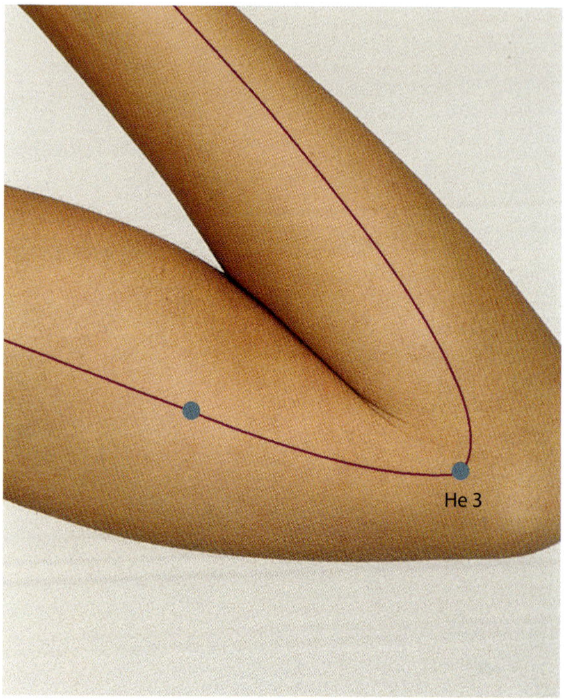

He 3 Shao Hai – Kleines Meer

Lokalisation: Bei gebeugtem Ellenbogengelenk in der Mitte zwischen ulnarem Ende der Ellenbeugenfalte und dem Epicondylus humeri ulnaris.

Stichtechnik: *Stichrichtung* senkrecht, *Stichtiefe* 0,5 bis 1,0 Cun. Zur Moxibustion geeignet.

Wirkung: Beruhigt Herz und Geist, öffnet den Meridian, fördert die Qi-Zirkulation, wirkt schmerzlindernd.

Indikationsbeispiele:

- psychische Störungen, wie Verwirrtheit, Schlafstörungen, manische/depressive Verstimmung
- Thoraxschmerzen, wie Angina pectoris, Interkostalneuralgie
- Schmerzen, Bewegungs- und Sensibilitätsstörungen an der oberen Extremität und speziell im Ellenbogenbereich

! **Besonderheiten:** He-(Zusammenfluss-)Punkt (5. Shu-Punkt), Wasser-Punkt. Europäischer Meisterpunkt bei „Seelenschmerz", Psychosomatik.

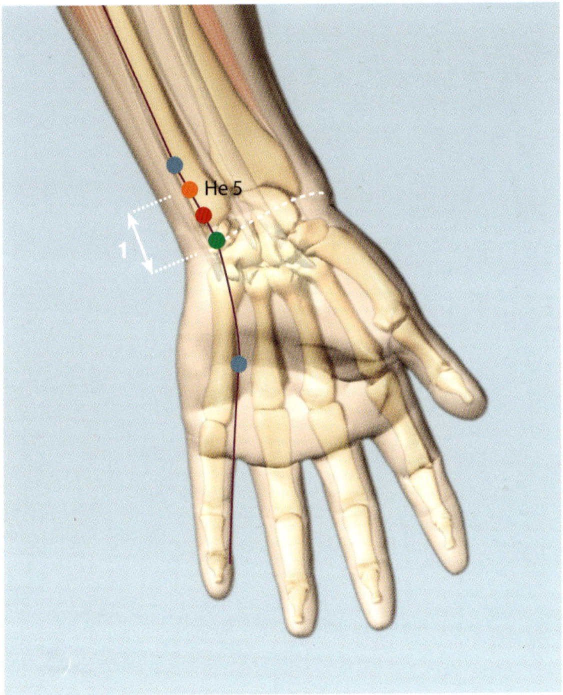

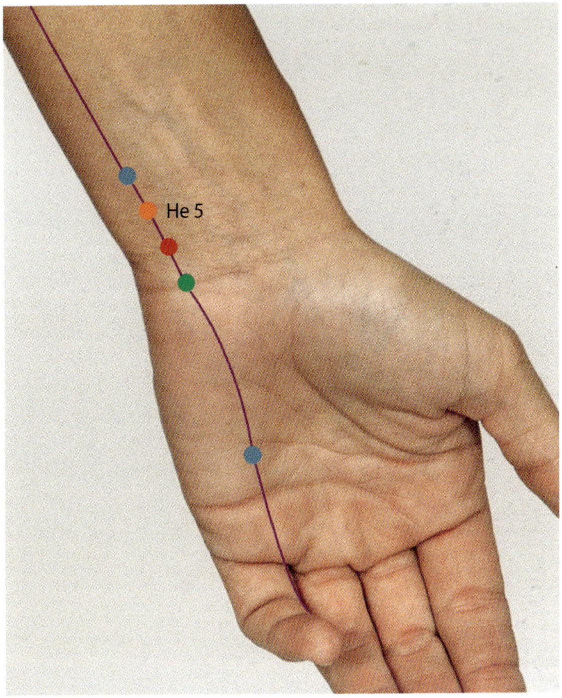

He 5 Tong Li – Verbindung mit dem heimatlichen Ursprung

Lokalisation: Radial der Sehne des Musculus flexor carpi ulnaris, 1 Cun proximal der Handgelenksbeugefalte.
Stichtechnik: *Stichrichtung* senkrecht, *Stichtiefe* 0,3 bis 0,5 Cun. Zur Moxibustion geeignet.
Wirkung: Stärkt, beruhigt und reguliert das Herz (Qi und Yin), beruhigt den Geist, öffnet die Sinne, wirkt stimmungsaufhellend.

Indikationsbeispiele:

- Schmerzen im Bereich des Herzens, auch funktionell; Herzstolpern
- psychovegetative Störungen, Schlafstörungen, Unruhe und Angst
- plötzliche Aphonie und Heiserkeit, Aphasie, Sprachstörungen, Pharyngitis
- Unterarm- und Handgelenksschmerzen

! **Besonderheiten:** Durchgangs-Luo-Punkt.

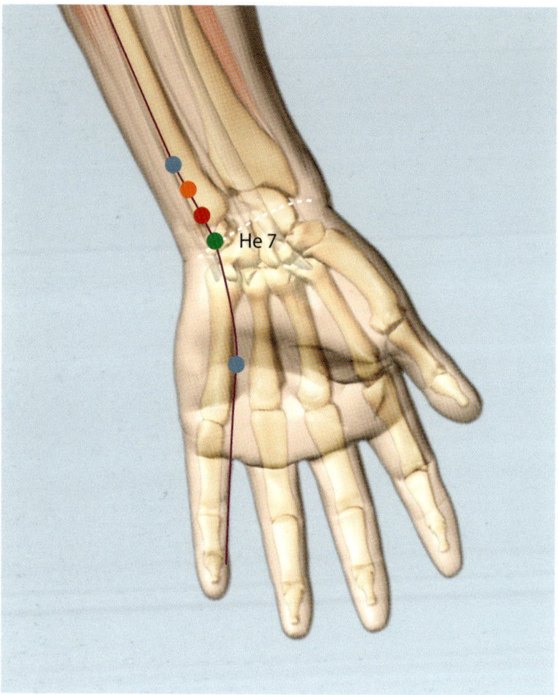

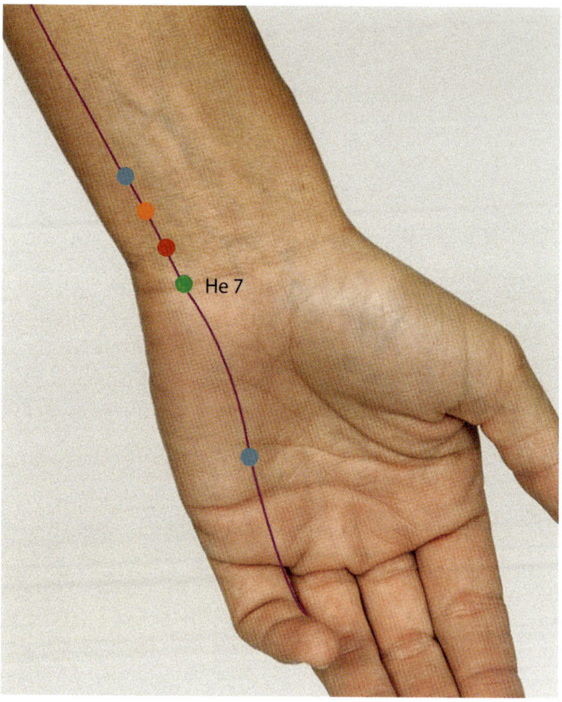

He 7 Shen Men – Pforte der Geisteskraft

Lokalisation: Ulnar am Ende der Handgelenksbeugefalte, im Bereich des Os pisiforme, radial der Sehne des Musculus flexor carpi ulnaris. Daumenkuppe von ulnar auf das Os pisiforme legen und nach radial umklappen: Der Fingernagel trifft in den Punkt.

Besonderheit: Da der Punkt direkt unter dem Os pisiforme liegt, ist die Punktion auch von der lateralen Handkante her möglich, indem unter der Sehne des Musculus flexor carpi ulnaris durchgestochen wird.

Stichtechnik: *Stichrichtung* senkrecht, *Stichtiefe* 0,3 bis 0,5 Cun. Zur Moxibustion geeignet.

Wirkung: Beruhigt und unterstützt Herz und Geist, öffnet den Meridian, löst Depressionen.

Indikationsbeispiele:

- Schmerzen im Bereich des Herzens, auch funktionell; Herzstolpern
- psychovegetative Störungen, Schlafstörungen, Unruhe/(Prüfungs-)Angst; psychosomatische Störungen

! **Besonderheiten:** Shu-(Stromschnellen-)Punkt (3. Shu-Punkt), Erd-Punkt, Ursprungs-Yuan-Qi-Punkt. Wichtiger Punkt bei psychosomatischen Störungen. Europäischer Punkt des Lampenfiebers. Sedierungspunkt.

Praxistipp

- He 7 bildet zusammen mit Pe 7 und Lu 9 das Anti-Depressionstrio auf der inneren Handgelenksfalte.
- He 7 als Sedierungspunkt können Sie Ihren Patienten zur Selbstakupressur bei Panikattacken zeigen.

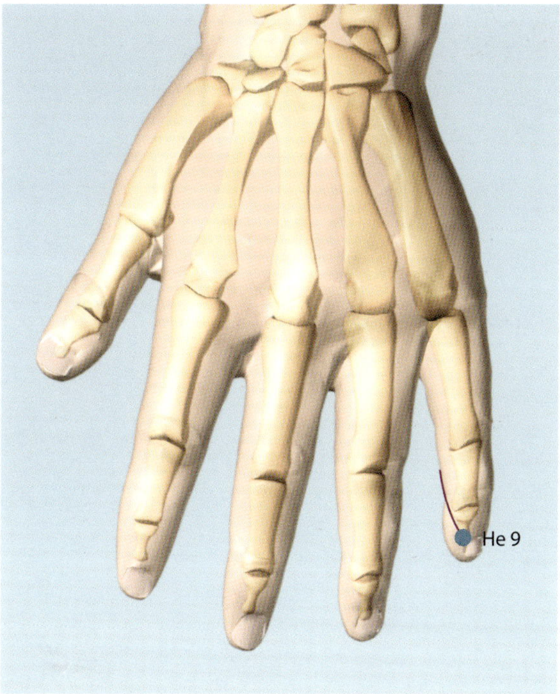

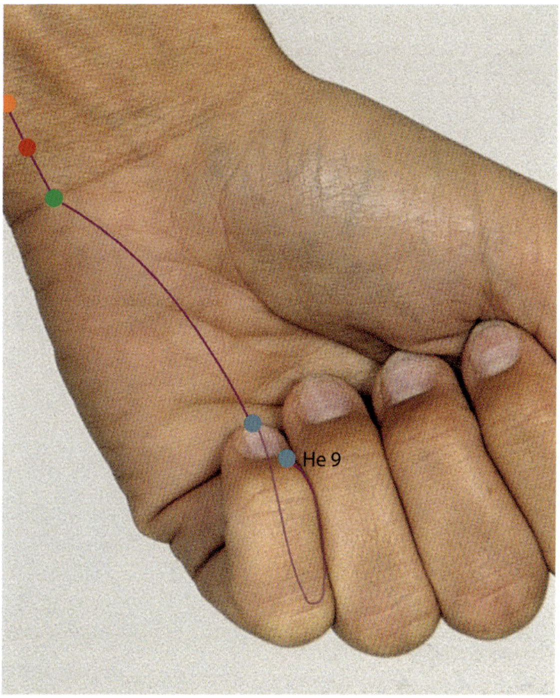

He 9 Shao Chong – Kleinere Straße

Lokalisation: Am Kleinfinger, ca. 0,1 Cun lateral und proximal des radialen Nagelfalzwinkels.

Stichtechnik: *Stichrichtung* senkrecht, *Stichtiefe* 0,1 Cun. Zur Moxibustion geeignet. Evtl. Mikroaderlass.

Wirkung: Öffnet Sinne und Denken, beruhigt den Geist, klärt Hitze.

Indikationsbeispiele:

- Schmerzen im Bereich des Herzens, auch funktionell; Herzstolpern
- Psychovegetative und psychosomatische Störungen
- Fieber mit Bewusstseinsstörungen

[!] **Besonderheiten:** Jing-(Brunnen-)Punkt (1. Shu-Punkt), Holz-Punkt, Tonisierungspunkt.

He-Dü

Praxistipp

Therapie der häufigsten den Herzfunktionskreis betreffenden Syndrome

Allgemeine Anmerkungen zum Praxistipp s. Kap. 6.1.1, Seite 63, Praxistipp zum Lungen-Meridian.
Cave: akute Notfallsituationen immer notfallmedizinisch versorgen, Akupunktur höchstens unterstützend anwenden!

Qi-Mangel des Herzfunktionskreises

Westliche Diagnosen: funktionelle Herzbeschwerden, konstitutionelle Herz-„Schwäche" (Herzinsuffizienz nur komplementär behandeln)

- Leitsymptome:
  - Herzklopfen (Palpitationen), Herzrasen
  - Kurzatmigkeit bei körperlicher Belastung
  - Unruhe
  - Herzbeklemmung, Druckgefühl in der Thoraxmitte
  - Schweißneigung
  - Müdigkeit, Leistungsschwäche
- Puls leer und schwach, Zunge blass

Akupunktur-Therapie:

- He 5, 7, KG 6 (M), Bl 15, KG 17 zur Stärkung der Herzfunktion
- LG 20, Bl 62, Pe 6 zur Harmonisierung der Psyche und Beruhigung

Diätetische Unterstützung:

- *weniger:* belastende Nahrungsmittel wie im Temperaturverhalten kühle, wasserreiche Rohkost
- *mehr:* wärmende und süße Nahrungsmittel wie Huhn, etwas Kaffee, Kakao, Kokosnuss, Mandeln, Reis, Hafer, Korinthen, Süßkirsche

Herz-Yin-Mangel

Westliche Diagnose: Erschöpfungszustand mit vegetativer Herzsymptomatik, evtl. Anämie

- Leitsymptome
  - Erschöpfung, Burn-out
  - schneller Puls (Tachykardie)
  - Nachtschweiß
  - innere Unruhe und Ängstlichkeit
  - subjektives Hitzegefühl
  - Schlafstörungen
- Puls schnell, Zunge rot

Akupunktur-Therapie:

- Ni 3, Pe 6, Mi 4, 6 (t), Lu 7 zur Stärkung des Yin
- Mi 10 (t), Bl 17 zur Förderung der Blutbildung
- Le 3, Ma 36, KG 6 zur Zirkulationsförderung

Diätetische Unterstützung:

- *weniger:* Nahrungsmittel mit heißem (Yin-verbrauchendem) Temperaturverhalten (wie Alkohol, rote Fleischsorten, außer Rind), ebenso scharfe und bittere Speisen (wie Kaffee, Pfeffer)
- *mehr:* befeuchtende, kühlende Nahrungsmittel (wie Kokosnuss, Kohlrabi, Pfefferminztee, rote Tees, Tofu, Reis, Pilze, Spinat, Zucchini, Birne, Apfel, Weizenbier, Radieschen, Holunderbeeren, Spargel)

Herz-Yang-Schwäche

Westliche Diagnosen: Hypotonie, orthostatische Dysregulation

Akupunktur-Therapie:

- Ni 1, Ma 36 (M), KG 6 (M), LG 4 (Moxazigarre) zur Stärkung der Yang-Energie
- He 7, Bl 15 zur Stärkung der Herzfunktion
- Pe 7, 9, Bl 14, Mi 6 zur Stärkung des Kreislaufs und der Zirkulation
- Stärkste Ausprägung der Yang-Schwäche beim Herzen: Kreislaufkollaps. Therapie: LG 26 Akupunktur schmerzhaft, daher nur manipulieren, wenn Nadeln alleine nicht hilft, Notfallpunkt

Diätetische Unterstützung:

- *weniger:* im Temperaturverhalten kühlende Nahrungsmittel wie Bier, Grüntee, Rettich, Pfefferminztee, Südfrüchte, Joghurt
- *mehr:* wärmende und stärkende Nahrungsmittel wie Hafer, Huhn, Fenchel, Kastanie, Korinthen, Süßkirsche

Fülle bzw. Blutstagnation im Herzfunktionskreis

(als häufigste Ursache für Angina pectoris)

Westliche Diagnosen: akute Angina pectoris, Herzinfarkt

- Leitsymptome
  - plötzlicher, starker Herzschmerz mit Ausstrahlung in den linken Arm
  - Todesangst
  - Atemnot
- Puls rau und unregelmäßig, Zunge dunkel, livide, Zungengrundvenen gestaut

Akupunktur-Therapie:

- Pe 6 bei Herzschmerz, (s)
- He 7 (s, schmerzhaft!), LG 20 zur Beruhigung
- Pe 4 spezifischer Angina pectoris Punkt, (s)
- Bl 17, Meisterpunkt des venösen Blutes
- LG 26 Notfallpunkt (s nur wenn Nadelung allein nicht reicht, da schmerzhaft)

Dünndarm-Meridian (Hand-Tai Yang = Großes Yang der Hand)

Der Dünndarm-Meridian ist eine *Yang-Leitbahn* **(s. Abb. 6.8)**. Die wichtigsten Punkte-Qualifikationen sind in **Tabelle 6.12 (s. Seite 108)** wiedergegeben.

- *Beginn:* am ulnaren Nagelfalzwinkel des Kleinfingers (Dü 1).
- *Verlauf:* an der Außenseite des Kleinfingers und die Handkante entlang zum Handgelenk → am ulnaren Unterarm entlang zum Canalis nervi ulnaris → den Oberarm hinten-außen entlang zur hinteren Schulterregion → über das Schulterblatt zum Punkt LG 14 unterhalb des Dornfortsatzes von C7 → nach vorn zur oberen Schlüsselbeingrube → über den seitlichen Hals zum Unterkieferwinkel → mit einem Ast über den Wangenknochen zum inneren Augenwinkel → mit einem weiteren Ast zum äußeren Augenwinkel und weiter zum Ohr.
- *Endpunkt:* vor dem Ohr (Tragus, Dü 19).
- *Innerer Verlauf:* geht von LG 14 aus und verbindet Herz, Milz, Magen und Dünndarm miteinander, ein weiterer Ast zieht zur Schulter und zum Gesicht.

He-Dü

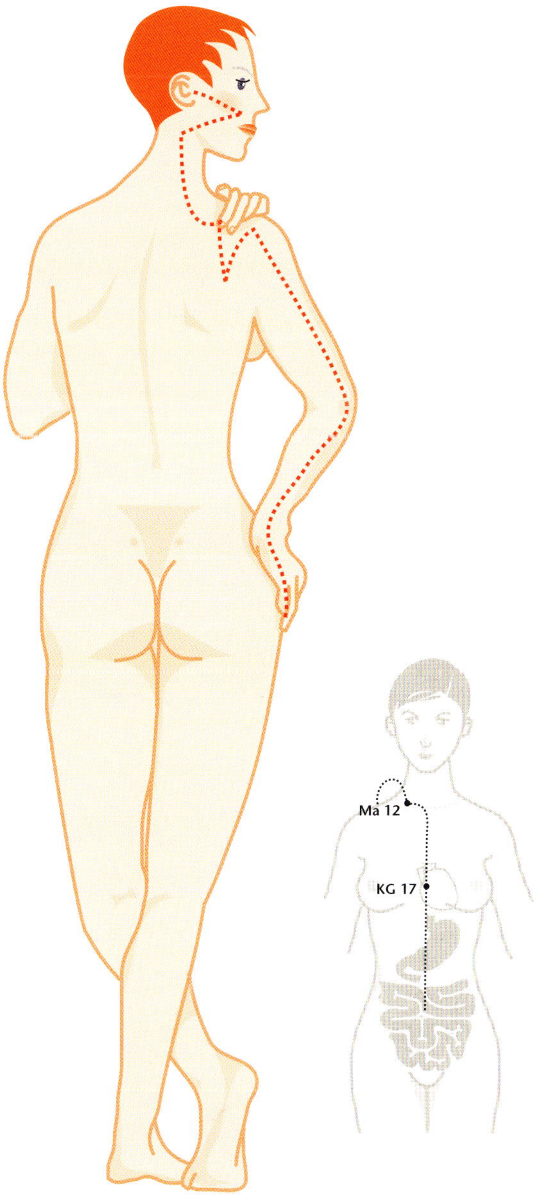

Abb. 6.8: Dünndarm-Meridian

Die wichtigsten Praxispunkte: **Dü 3, 6, 8, 10, 11, 18, 19**

Punkte-Qualifikationen

Zuordnung	Besonderheiten	Wandlungsphase
Dü 1: 1. Antiker Punkt; Jing-(Brunnen-)Punkt (1. Shu-Punkt)		Metall
Dü 2: 2. Antiker Punkt; Ying-(Quellwasser-)Punkt (2. Shu-Punkt)		Wasser
Dü 3: 3. Antiker Punkt; Shu-(Strom-schnellen-)Punkt (3. Shu-Punkt)	• Tonisierungspunkt • Schlüssel-(Einschalt-)Punkt des Lenkergefäßes • wichtig für Arm/Schulter/HWS/LWS • Europäischer Meisterpunkt für muskuläre Verspannungen, Schleimhautwirkung	Holz
Dü 4	• Ursprungs-Yuan-Qi-Punkt	
Dü 5: 4. Antiker Punkt; Jing-(Fluss-)Punkt (4. Shu-Punkt)		Feuer
Dü 6	• Spalten-Xi-Punkt	
Dü7	• Durchgangs-Luo-Punkt	
Dü 8: 5. Antiker Punkt; He-(Zusammen-fluss-)Punkt (5. Shu-Punkt)	• Sedierungspunkt	Erde
Bl 27	• Zustimmungs-Rücken-Shu-Punkt	
KG 4	• Alarm-Mu-Punkt	

Tabelle 6.12: Punkte-Qualifikationen des Dünndarm-Meridians

He-Dü

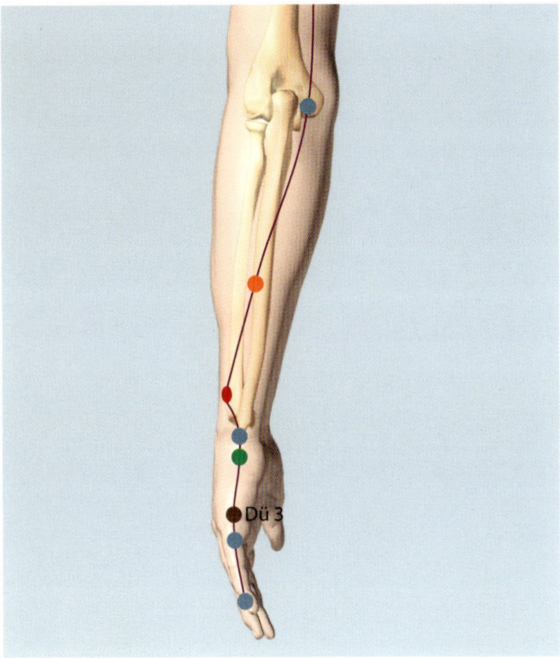

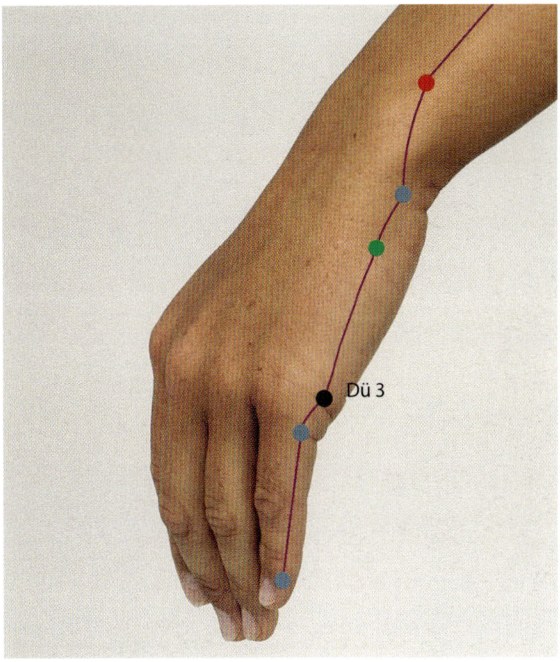

Dü 3 Hou Xi – Hinterer Schluchtenbach

Lokalisation: Am ulnaren Übergang vom roten zum weißen Fleisch in der Höhe des distalen Übergangs zwischen Schaft und Köpfchen des Os metacarpale V. Gut auffindbar am Ende einer Querfalte, die bei leichter Fauststellung der Hand entsteht.

Stichtechnik: *Stichrichtung* senkrecht, *Stichtiefe* 0,3 bis 0,5 Cun. Zur Moxibustion geeignet.

Wirkung: Öffnet das Lenkergefäß sowie den Meridian und seine Gefäße, klärt das Herz, wirkt allgemein beruhigend, entspannt Muskeln, wirkt antientzündlich, stärkt die Sehkraft, vertreibt Wind und Hitze.

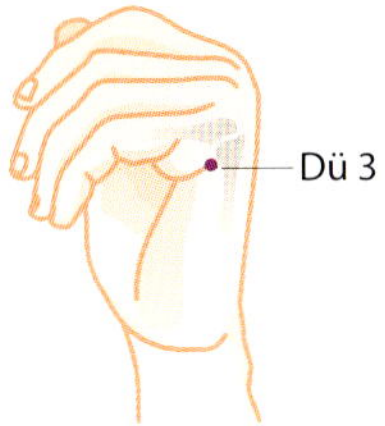

Indikationsbeispiele:

- entzündliche Erkrankungen der Augen und des Rachenraums, Ohrenerkrankungen z. B. Tinnitus, Schwerhörigkeit; fieberhafte Erkältungen, Kopfschmerzen
- Schmerzen, Verspannungen und Bewegungseinschränkung im Bereich der Halswirbelsäule
- Schmerzen, Bewegungs- und Sensibilitätsstörungen an der oberen Extremität, einschließlich Kontrakturen
- psychosomatische, psychische und Anfallserkrankungen

! **Besonderheiten:** Shu-(Stromschnellen-)Punkt (3. Shu-Punkt), Holz-Punkt, Tonisierungspunkt, Schlüssel-(Einschalt-)Punkt des Lenkergefäßes (Du Mai); wichtig für Arm, Schulter, Hals- und Lendenwirbelsäule. Europäischer Meisterpunkt für muskuläre Verspannungen; Schleimhautwirkung z. B. bei Erkältung.

Praxistipp

Dü 3 müssen Sie ca. 1 cm tief akupunktieren. Das ist nicht ganz schmerzfrei, lohnt sich aber aufgrund seiner Wirkung auf verspannte Muskulatur und die Halswirbelsäule.

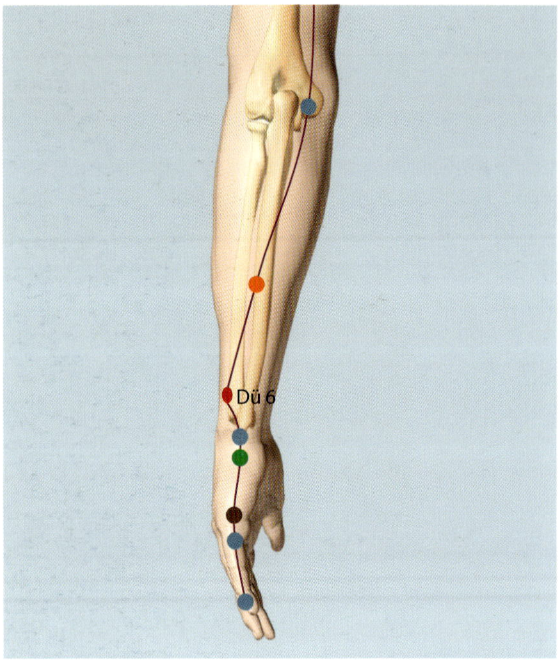

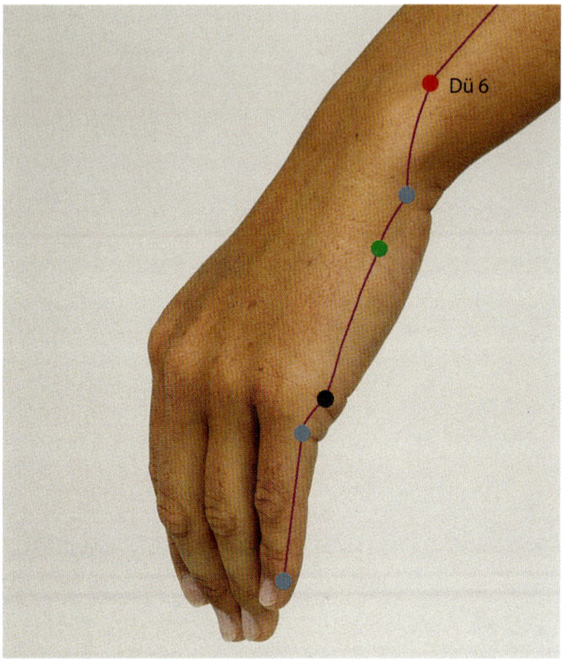

He-Dü

Dü 6 Yang Lao – Pflege im Alter

Lokalisation: Bei der mit der Handfläche auf der Brust liegenden Hand in einer Vertiefung radial und proximal vom Processus styloideus ulnae. Weitere Lokalisationshilfe: die Hand leicht supinieren lassen, d. h. in „Suppenlöffel-Stellung" bringen, dabei klafft die Akupunkturlücke stärker.
Stichtechnik: *Stichrichtung* senkrecht oder schräg, *Stichtiefe* 0,5 bis 0,8 Cun. Zur Moxibustion geeignet.
Wirkung: Öffnet den Meridian und die Netzgefäße, wirkt schmerzstillend, entspannt die Sehnen, unterstützt die Sehkraft.

Indikationsbeispiele:

- Schmerzen und Bewegungseinschränkung im Bereich der oberen Extremität und des Nackens sowie im Lumbalbereich
- Kopfschmerzen, v. a. im Hinterkopf; Schwindel und Sehstörungen

! **Besonderheiten:** Spalten-Xi-Punkt.

Praxistipp

- Dü 6 ist hoch wirksam bei altersbedingten Augenstörungen, z. B. auch bei Macula-Degeneration.
- Dü 6 ist Fernpunkt bei Schulter-Nackenbeschwerden und unterstützt z. B. die lokalen Punkte Gb 20, Gb 21 und den Meisterpunkt für Skelettmuskulatur und Sehnen, Gb 34.

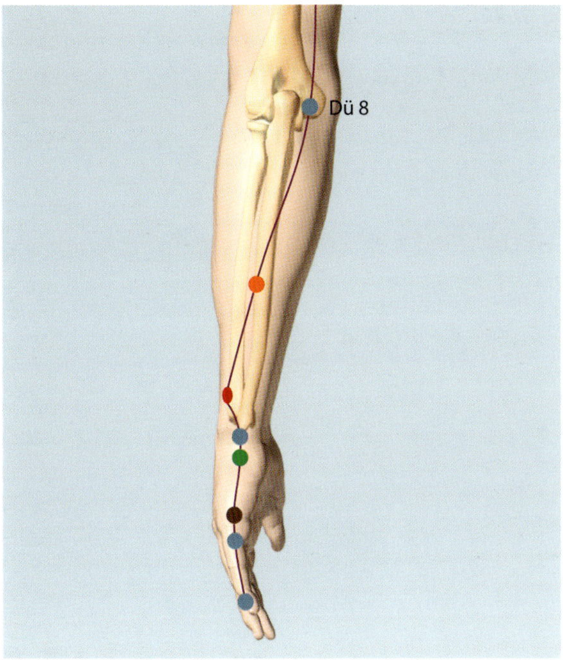

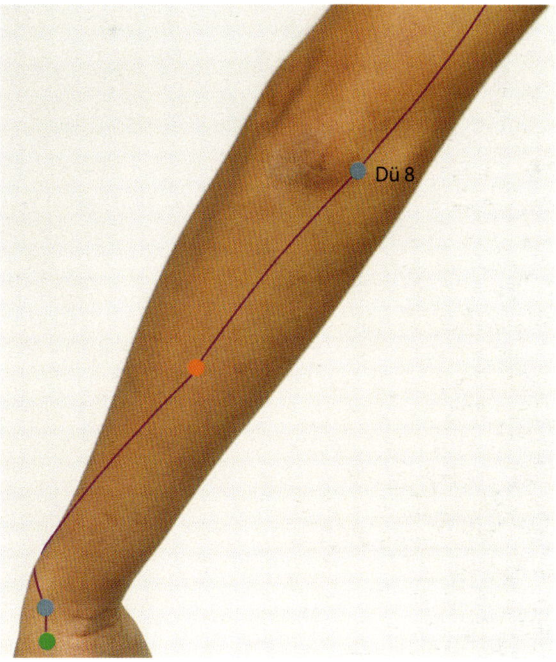

Dü 8 Xiao Hai – Kleines Meer der Dünndarm-Leitbahn

Lokalisation: Bei gebeugtem Arm im Bereich des Sulcus nervi ulnaris, der Vertiefung zwischen Olekranon und Epicondylus medialis humeri tastbar.

Stichtechnik: *Stichrichtung* senkrecht, *Stichtiefe* 0,3 bis 0,5 Cun. Zur Moxibustion geeignet.

Wirkung: Beruhigt den Geist, wirkt krampflösend, sedierend und schmerzstillend, entspannt die Sehnen.

Indikationsbeispiele:

- psychosomatische, psychische und Anfalls-erkrankungen
- Schmerzen der oberen Extremität und Schulter, bis in den Unterkieferbereich
- fieberhafte Erkältungskrankheiten

! **Besonderheiten:** He-(Zusammenfluss-)Punkt (5. Shu-Punkt), Sedierungspunkt.

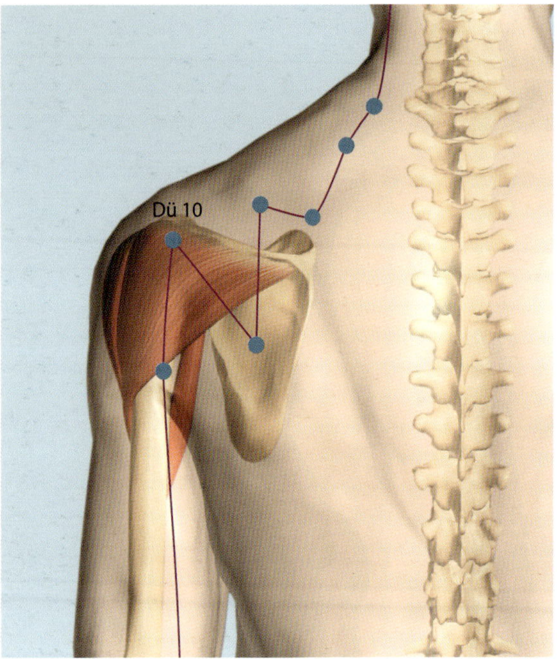

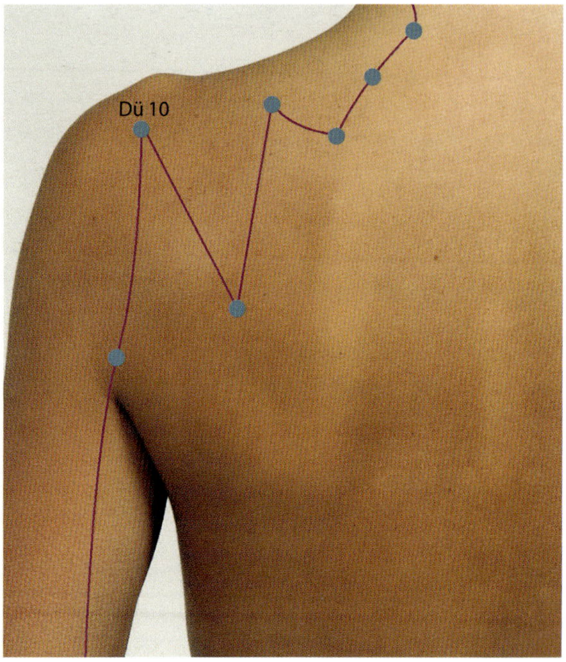

Dü 10 Nao Shu – Transportpunkt der Schulter-Muskulatur

Lokalisation: In einer Vertiefung unterhalb der Spina scapulae und oberhalb des dorsalen Endes der Achselfalte.
Stichtechnik: *Stichrichtung* senkrecht, *Stichtiefe* 0,5 bis 1,5 Cun. Zur Moxibustion geeignet.
Wirkung: Entspannt die Sehnen, belebt die Netzgefäße, wirkt ableitend auf Ödeme und entzündungshemmend.

Indikationsbeispiele:
- Lymphabflussstörungen im Hals-, Nacken- und Schulterbereich z. B. durch Lymphadenitis
- Schmerzen im Oberarm- und Schultergelenk

Praxistipp

Dü 10 ist leicht zu tasten und daher ein dankbarer Punkt z. B. bei Schulterproblemen.

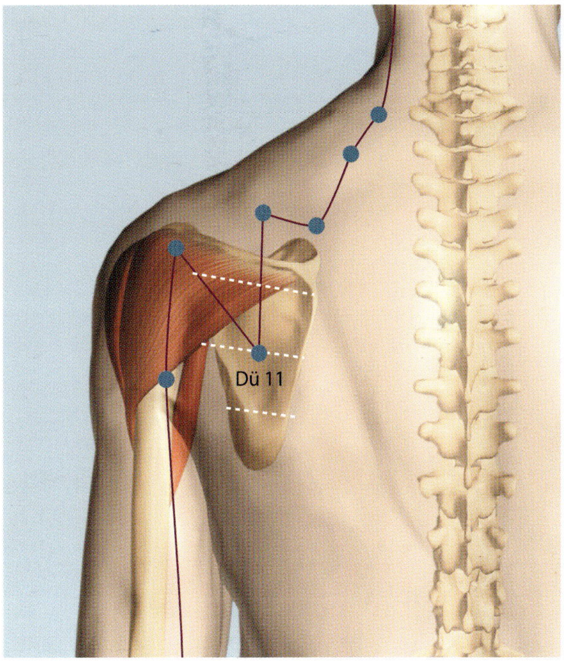

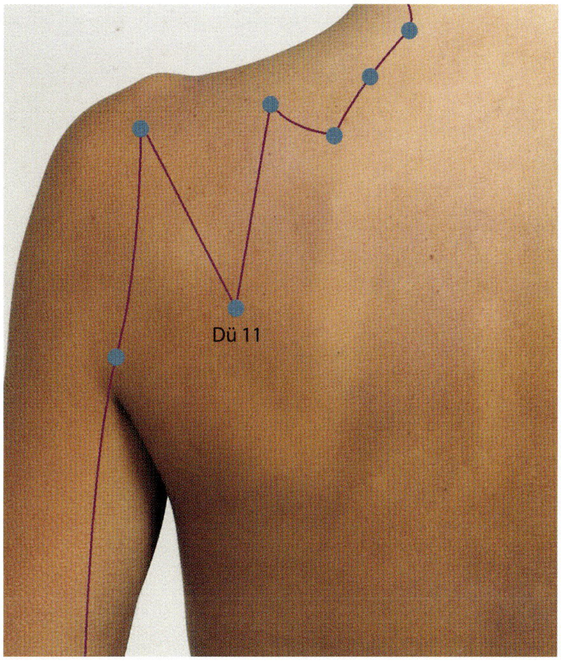

Dü 11 Tian Zong – Zong(-Qi) des Himmels

Lokalisation: In der Mitte der Fossa infraspinata, am Übergang vom oberen zum mittleren Drittel einer median liegenden Linie zwischen Spina scapulae und Angulus inferior.

Stichtechnik: *Stichrichtung* senkrecht oder schräg, *Stichtiefe* 0,5 bis 1,0 Cun. Zur Moxibustion geeignet.

Wirkung: Senkt das Qi ab, öffnet den Meridian, lindert Atemnot, entspannt die Sehnen und den Thorax, wirkt schmerzstillend.

Indikationsbeispiele:

- Schmerzen in der Schulter, im Nacken, im Oberarm
- Lungenerkrankungen z. B. Asthma bronchiale, Bronchitis

! **Besonderheiten:** Triggerpunkt des Musculus infraspinatus.

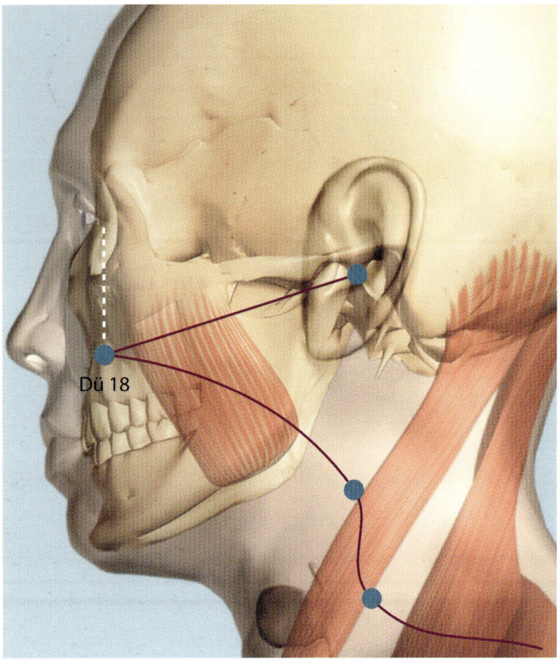

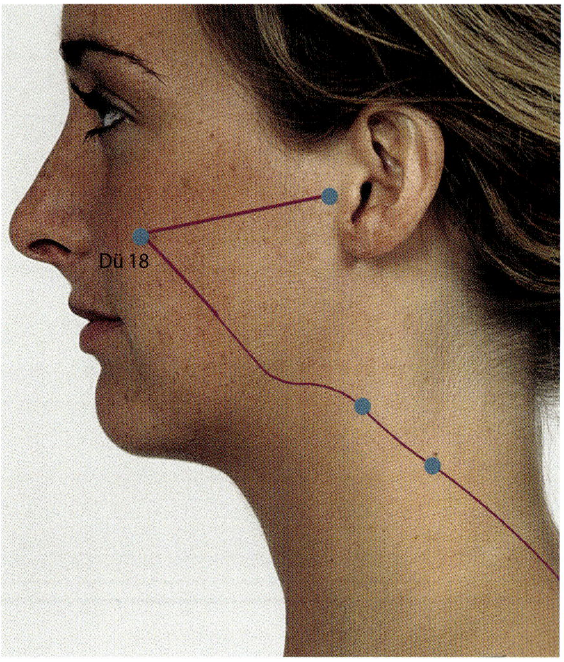

Dü 18 Quan Liao – Jochbeinknochenloch

Lokalisation: Kaudal und lotrecht einer Linie unterhalb des äußeren Augenwinkels, direkt unterhalb des Jochbeins als Vertiefung zu tasten.

Stichtechnik: *Stichrichtung* senkrecht oder schräg, *Stichtiefe* 0,3 bis 0,5 Cun senkrecht, 0,5 bis 1,0 Cun schräg. Zur Moxibustion geeignet.

Wirkung: Öffnet den Meridian, aktiviert die Blutzirkulation, wirkt krampflösend und schmerzstillend, vertreibt Kälte und Wind.

Indikationsbeispiele:

- Schmerzen und Krämpfe im Gesichtbereich z. B. Trigeminusneuralgie und bei Sinusitis; Fazialisparese, Tics.
- Zahnschmerzen

! **Besonderheiten:** Lokaler Punkt bei „Wind im Kopfbereich" (**s. Seite 17**).

Praxistipp

- Dü 18 akupunktieren Sie am sichersten mit einer kurzen Nadel.
- Dü 18 ist hilfreich z. B. bei nächtlichem Zähneknirschen, Migräne.

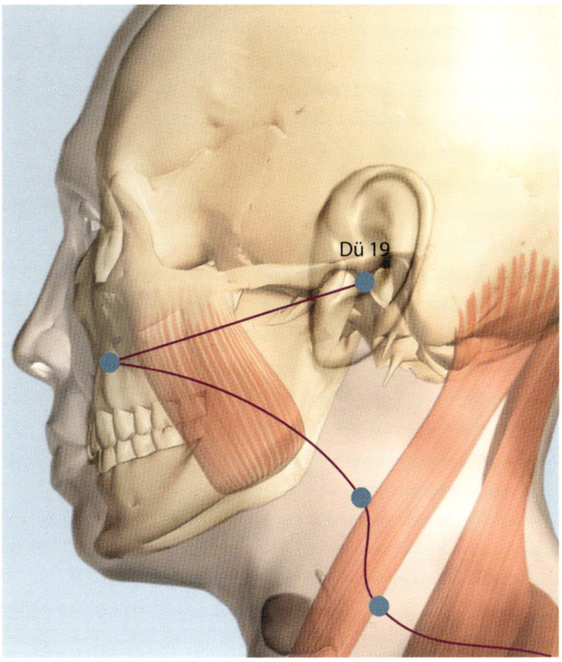

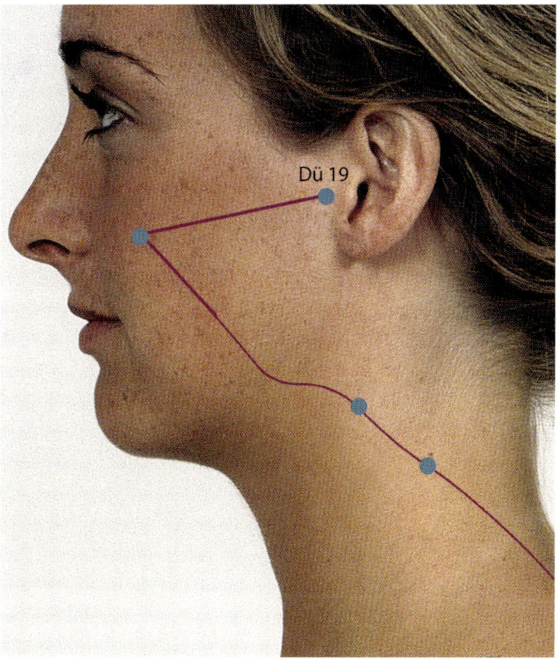

Dü 19 Ting Gong – Palast des Hörens

Lokalisation: Bei leicht geöffnetem Mund ventral des Tragus und dorsal des Caput mandibulae als Vertiefung zu tasten.

Stichtechnik: *Stichrichtung* senkrecht, *Stichtiefe* 1,0 bis 1,5 Cun. Zur Moxibustion geeignet.

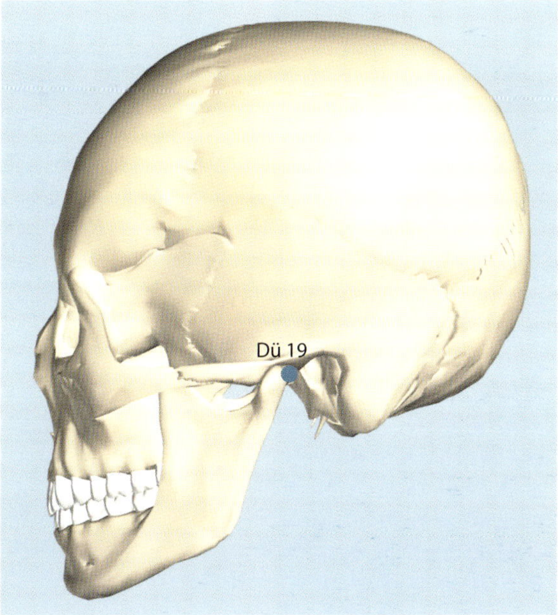

Wirkung: Öffnet den Meridian und die Netzgefäße, wirkt schmerzlindernd, bessert das Gehör.

Indikationsbeispiele:

- Erkrankungen des Ohres z. B. Tinnitus, Schwerhörigkeit, Entzündungen wie Otitis media
- Trigeminusneuralgie, Fazialisparese, Beschwerden im Kiefergelenk, Zahnschmerzen

[!] **Besonderheiten:** Kreuzungspunkt mit Gallenblasen- und 3Erwärmer-Meridian.

Praxistipp

- Bei Tinnitus können Sie das „Ohr-Trio" Dü 19, 3E 21 und Gb 2 kombinieren mit 3E 3.
- Das „Ohr-Trio" bitte desinfizieren und den Patienten zum Akupunktieren des „Ohr-Trios" den Mund (und damit das Kiefergelenk) leicht öffnen lassen.

6.2.2 Nieren- und Blasenfunktionskreise

Der Nieren-(Blasen-)Funktionskreis (**s. Tabelle 6.13, Seite 117 und 6.14, Seite 118**) zeigt am besten, was die Chinesische Medizin mit einem „Funktionskreis" meint und wie wichtig die korrekte Übersetzung chinesischen Denkens in das westliche Physiologie-Verständnis ist. Zudem zeigt sich beim Nierenfunktionskreis auch wieder die embryologische Physiologie der TCM:
Der Nierenfunktionskreis beschränkt sich nicht auf das Organ für die Harnproduktion, sondern stellt die „Lebensbatterie" und das „Lebensfeuer" dar. Der Nierenfunktionskreis beinhaltet die gesamten vitalitätsbestimmenden Hormonregelkreise Hypophyse-Schilddrüse/Nebennieren/Gonaden (das sogenannte „Lebensfeuer") sowie die Erbenergie, die angeborene Konstitution, das Erbgut (die sogenannte „Lebensbatterie"). Ein gesunder Nierenfunktionskreis zeigt sich deshalb in angeboren guter Konstitution, aufrechter Haltung (Rücken, Knie), normalem Wachstum, normaler Entwicklung und Fortpflanzungsfähigkeit.

Funktion, Wirkrichtung und Pathologie

Der Nierenfunktionskreis ist die Wurzel des Lebens, da er Sitz der Jing-Essenz (Erbenergie/Erbanlagen, Sperma als äußere Manifestation) und verantwortlich für Wachstum und Fortpflanzung ist.
Das Yin-Organ Niere (Zang-Organ) ist Basis für

- die Yin-Energien (nährende Körpersäfte, Körpergewebe, Wasserhaushalt),
- die Yang-Energien (Funktionen, Dynamik, Wärme, Lebensfeuer) und
- die Energien des Qi.

Die Niere ist hauptverantwortlich für den Wasser- und Mineralstoffhaushalt, die Wirkrichtung ist nach oben. Krankhafte Störungen sind dementsprechend sehr tiefgehend: Erbkrankheiten, Entwicklungs- und Fortpflanzungsstörungen, Störungen im Wasserhaushalt mit Ödemen sowie der gesamte Alterungsprozess; außerdem Stressbewältigungsreaktionen. Die Blase ist für die Flüssigkeitsausscheidung zuständig.

Äußerliche Darstellung und Sinnesorgane

Die der Niere zugeordneten Körpergewebe sind zum einen Knochen und Zähne, zum anderen das „Mark" mit Nervengewebe. Sie stellt sich äußerlich im Haupthaar dar, zugeordnetes Sinnesorgan sind die Ohren. Kontrolliert werden die Ausscheidungsöffnungen Anus und Urethra. Störungen zeigen sich z. B. in einer angeboren schlechten Zahnsubstanz, Osteoporose, Altersschwerhörigkeit und Inkontinenz.

Psychosomatik – Konstitutionstyp Wasser

Dem Nieren-(Blasen-)Funktionskreis ist die Wandlungsphase Wasser zugeordnet. Menschen mit diesem Konstitutionstyp imponieren durch Willensstärke, Traditionsbewusstsein (Bewahren) und Ordentlichkeit. Sie benötigen Stabilität und Sicherheit.

- Positive Ausprägung: weise Gelassenheit, Bewahren von Tradition, Pünktlichkeit, Verlässlichkeit, Durchhaltevermögen
- Negative Ausprägung: Hang zu Kleinlichkeit, Pedanterie, Zwanghaftigkeit. Angst vor allem Neuen, vor Weiterentwicklung, Misstrauen, Kontrollzwang. Krankhafte Störungen in der körperlichen und seelischen Stabilität wie Kreuz- und Knieschmerzen, Frigidität/Impotenz, Fruchtbarkeitsstörungen (generell und psychosomatisch), chronische Funktionsstörungen im Urogenitaltrakt, wie Prostatitis, rezidivierende Zystitis.

	Entsprechung im Regulationsmodell	Was ist gemeint?	Klinische Relevanz, Symptome/Pathologie
Yin/Yang-Phase	Regeneration, Speicher, Überwinterung, Erstarrung; Wandlungsphase Wasser	Sitz der elementaren Lebensenergie und der Erbanlagen, nächtliches Regenerieren	Erbkrankheiten, schlechte angeborene Konstitution, Erschöpfung wegen mangelnder Regeneration (Nachtarbeit)
Yin-Organ und Funktion	Niere, Sitz der angeborenen Konstitution und des Jing (u. a. Sperma); reguliert Wasserhaushalt und Qi-Aufnahme	gesamte Lebensvitalität vom angeborenen Körperbau, Erbgut, über die Wachstumsphase bis hin zur Fortpflanzung; Wasserverteilung und -ausscheidung	s. o. Störungen in Sexualität, Fertilität, Schwangerschaft; Ödeme; „Lebensbatterie", deren Erschöpfung sich z. B. als Burn-out-Syndrom zeigt
Yang-Organ	Blase	Urinausscheidung	Entzündungen, Miktionsstörungen, Inkontinenz (auch Mittenschwäche)
Körpergewebe	Knochen, Zähne, Mark	Mark = Nervengewebe	angeborene Knochensubstanzdefekte, Osteoporose, Zahnverlust nach „Anstrengung" und Nährstoffmangel (nach Entbindung, in Kriegszeiten, durch Altern)
Körpersäfte	Ausscheidungssäfte	Urin	Urindiagnostik: wässrig-hell bei Kälte und Schwäche, dunkel-konzentriert bei Hitzesymptomen
Sinnesorgan	Ohren	Gehör	abnehmende Hörleistung im Alter; ansteigende Schwäche, Tinnitus bei jungen Erwachsenen mit Burn-out-Syndrom
Manifestation	„Verlängerung des Xue"	Kopfhaar	Konsistenz, Zahl und Farbe als diagnostischer Hinweis auf die Lebensbatterie
Geruch	verfault	Gewebe, das nicht mehr regeneriert, sondern verwest, stirbt	z. B. Gangrän, aufbrechende Tumoren
Emotion	Angst	Angst vor etwas Neuem, Unbekanntem, konservativ-traditionelle Einstellung	Persönlichkeitsstruktur kann Hinweis geben auf Schwachstellen im Organismus
Geschmack	salzig	Wasserelement mit Meeresfrüchten oder mit Salz haltbar Gemachtes	Vorliebe oder völlige Abneigung gibt Hinweis auf Störung im Nierenfunktionskreis
Entwicklungsstufe	speichern	Speichern von Produkten (z. B. Einlagern der Ernte) oder auch von im Leben Erarbeitetem, Erlerntem	eine positive Wasserphase zeigt sich in der Weisheit und Gelassenheit des Alters, wenn körperliche Kraft und Gesundheit zwar nachlassen, nicht aber der Geist
Klimafaktor	Kälte	pathogener Klimafaktor	Erkältung, Erkrankungen durch Kälteeinwirkung wie Zystitis nach Sitzen auf kaltem Stein
		Erstarrung (gefrorenes Wasser!) von Vorgängen	Erstarrtes wie Arthrose
Jahreszeit	Winter	vulnerable Phase für die Gesundheit	bei disponierten Personen auf warme Kleidung achten
Farbe	schwarz	Farbe von tiefem Gewässer, erstarrte Farbe (des Todes)	Farbe, die bei disponierten Personen entweder stark bevorzugt oder abgelehnt wird
stimmlicher Ausdruck	stöhnen	stöhnen, weil alles anstrengt und die Kraft fehlt	diagnostischer Hinweis auf Erschöpfung
spiritueller Aspekt	Zhi	Willenskraft	mit Willenskraft kann noch lange über die schwindenden Kräfte hinweg gearbeitet werden (z. B. „Helfersyndrom"), wodurch es zum Burn-out-Syndrom kommt

Tabelle 6.13: Nieren- und Blasenfunktionskreise – zusammenfassender Überblick

Wandlungsphase	Himmelsrichtung	Geschmack	Organ	Sinnesorgan	Klimafaktor, pathol. Faktor	Gewebe	Emotion	Jahreszeit	Manifestation
Wasser	Norden	salzig	Niere, Blase	Ohren	Kälte	Knochen + Zähne	Angst	Winter	Kopfhaar

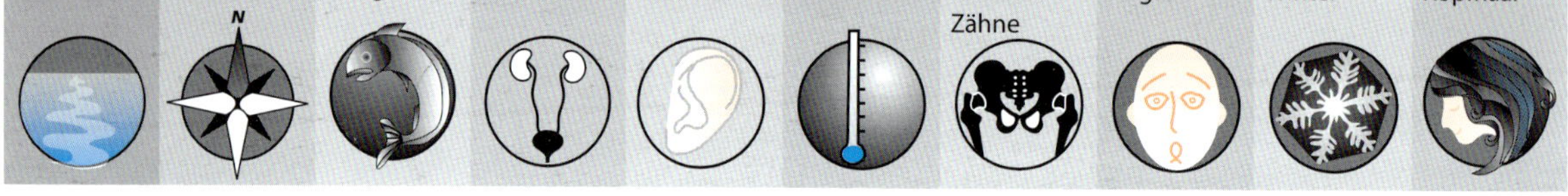

Tabelle 6.14: Wandlungsphase Wasser

Quick-Memo

Hauptfunktionen des Nierenfunktionskreises:

- Sitz und Speicher der Erbenergie, Erbanlagen (Jing), der angeborenen Konstitution, der „Lebensbatterie", daher verantwortlich für Entwicklung, Fortpflanzung und Alterungsvorgänge,
- Ursprung aller Yin- und Yang-Energien (Gewebe/Säfte, Funktion/Wärme/Dynamik),
- zuständig für Knochen, Zähne und „Mark" (Nervengewebe),
- zuständig für Wasserhaushalt und die unteren Ausscheidungsöffnungen Urethra und Anus,
- öffnet sich in Ohren und Kopfhaar,
- beherrscht den Willen,
- Wandlungsphase Wasser,
- westlich-physiologisch: Hormonachse Hypophyse–Schilddrüse/Nebenniere/Gonaden.

Therapeutischer Einsatz bei Erschöpfungszuständen, Fertilitätsproblemen, Alterungserscheinungen wie Wechseljahrsbeschwerden.
Der Blasenfunktionskreis ist zuständig für die Wasserausscheidung (Nieren-Blasenfunktion) und wird bei Schmerzen im Meridianverlauf und chronischen Erkrankungen therapiert.

Bl-Ni

Blasen-Meridian
(Fuß-Tai Yang = Großes Yang des Fußes)

Der Blasen-Meridian ist eine *Yang-Leitbahn* **(s. Abb. 6.9)**. Die wichtigsten Punkte-Qualifikationen sind in den **Tabellen 6.15a (s. Seite 120)** und **6.15b (s. Seite 120)** wiedergegeben.

- *Beginn:* am inneren Augenwinkel (Bl 1).
- *Verlauf:* zieht zunächst zu LG 24 an der Stirn-Haar-Grenze → dann (unter Berührung von LG 20 und 16) seitlich der Mittellinie über den Kopf → teilt sich am Übergang Hinterkopf/Wirbelsäule (Bl 10) in zwei Äste, die weitgehend parallel der Mittellinie (einmal 1,5 Cun entfernt, einmal 3 Cun, das ist vom medialen Schulterblattrand lotrecht nach unten) über den Rücken laufen → über das Gesäß („Haarnadelkurven" im Sakralbereich!) → über den hinteren Oberschenkel bis zu den Kniekehlen → ab der Vereinigung in Bl 40 zieht der Blasen-Meridian über den dorsalen Unterschenkel nach unten → am seitlichen Fußrand entlang zur Außenseite der Kleinzehe.
- *Endpunkt:* am lateralen Nagelfalzwinkel der Kleinzehe (Bl 67).
- *Innerer Verlauf:* Äste ziehen
  - von LG 20 ins Gehirn sowie zur Seite (Gb 8),
  - vom Punkt Bl 23 und 52 durch die Lendenmuskulatur zur Niere und weiter zur Blase.
- Der Blasen-Meridian enthält alle Zustimmungs-Rücken-Shu-Punkte, die in der Punkte-Qualifikationsliste II aufgeführt sind **(s. Tabelle 6.15b)**.

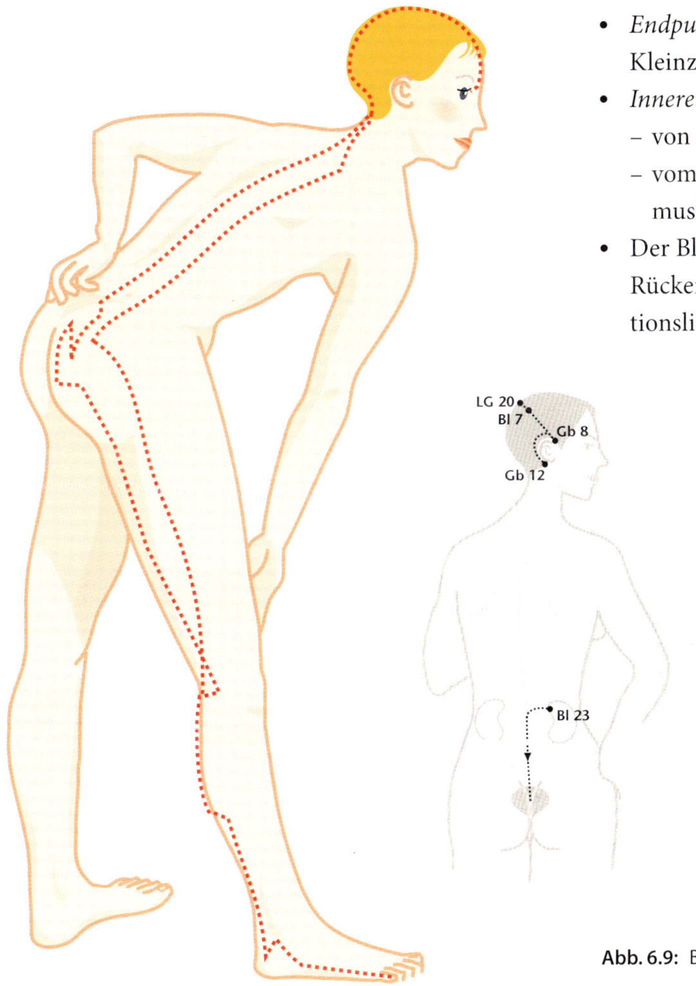

Abb. 6.9: Blasen-Meridian

Die wichtigsten Praxispunkte: **Bl 2, 10, 11, 13, 14, 15, 17, 18, 19, 20, 21, 22, 23, 25, 27, 28, 32, 37, 40, 52, 57, 60, 62, 67**

Punkte-Qualifikationen (I)

Zuordnung	Besonderheiten	Wandlungsphase
Bl 11	• Chinesischer Meisterpunkt für das Knochensystem	
Bl 17	• Chinesischer Meisterpunkt für Blut (venös)	
Bl 40: 5. Antiker Punkt; He-(Zusammenfluss-)Punkt (5. Shu-Punkt)	• Europäischer Meisterpunkt für Rückenbeschwerden • Einfluss-He-Punkt der Blase • regionaler Meisterpunkt Rücken	Erde
Bl 58	• Durchgangs-Luo-Punkt	
Bl 60: 4. Antiker Punkt; Jing-(Fluss-)Punkt (4. Shu-Punkt)	• Europäischer Meisterpunkt Schmerzen im Meridianverlauf	Feuer
Bl 62	• Schlüssel-(Einschalt-)Punkt des Yang Qiao Mai • wichtiger psychischer Punkt • Europäischer Meisterpunkt für Schlafstörungen und zum psychischen Ausgleich	
Bl 63	• Spalten-Xi-Punkt	
Bl 64	• Ursprungs-Yuan-Qi-Punkt	
Bl 65: 3. Antiker Punkt; Shu-(Stromschnellen-)Punkt (3. Shu-Punkt)	• Sedierungspunkt	Holz
Bl 66: 2. Antiker Punkt; Ying-(Quellwasser-)Punkt (2. Shu-Punkt)		Wasser
Bl 67: 1. Antiker Punkt; Jing-(Brunnen-)Punkt (1. Shu-Punkt)	• Tonisierungspunkt	Metall
Bl 28	• Zustimmungs-Rücken-Shu-Punkt	
KG 3	• Alarm-Mu-Punkt	

Tabelle 6.15a: Punkte-Qualifikationen des Blasen-Meridians (I)

Punkte-Qualifikationen (II): Zustimmungs-Rücken-Shu-Punkte

Punkt	**Bl 13**	**Bl 14**	**Bl 15**	**(Bl 17)**	**Bl 18**	**Bl 19**	**Bl 20**	**Bl 21**	**Bl 22**	**Bl 23**	**Bl 25**	**Bl 27**	**Bl 28**
Lokalisation*	Th3	Th4	Th5	(Th7)	Th9	Th10	Th11	Th12	L1	L2	L4	S1	S2
Funktionssystem	Lu	Pe	He	(Zwerchfell)	Le	Gb	Mi	Ma	3E	Ni	Di	Dü	Bl

*Unterkante Dornfortsatz

Tabelle 6.15b: Punkte-Qualifikationen des Blasen-Meridians (II)

Bl-Ni

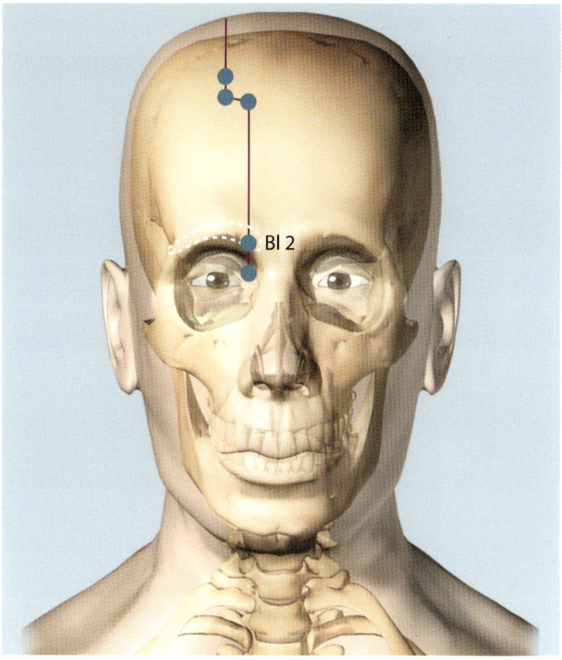

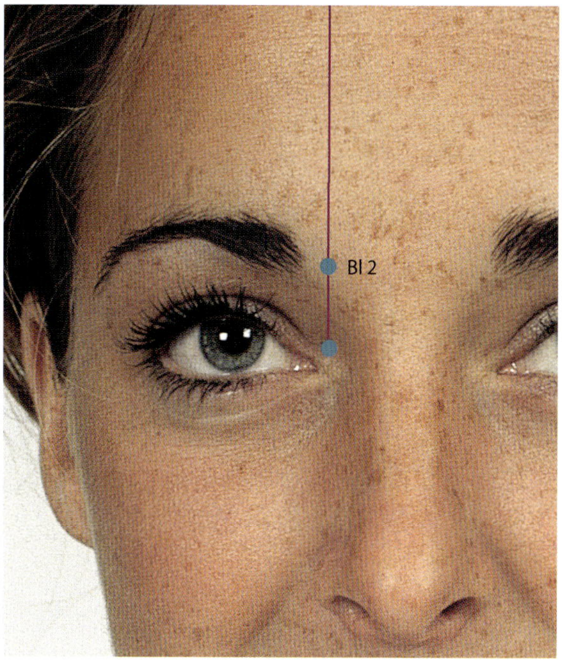

Bl 2 Zan Zhu – Bambus sammeln

Lokalisation: Am medialen Ende der ungezupften Augenbrauen als Vertiefung tastbar, in der Incisura frontalis.

Stichtechnik: *Stichrichtung* subkutan, *Stichtiefe* 0,5 bis 0,8 Cun. Keine Moxibustion.

Wirkung: Reguliert die Tränensekretion, wirkt schmerzstillend, zerstreut Wind und Hitze, öffnet Meridian und Netzgefäße, bessert die Sehkraft.

Indikationsbeispiele:

- Erkrankungen der Augen
- Kopfschmerzen im Frontalbereich und in der Orbitaregion, Schwindel, Migräne; Versuch des komplementären Einsatzes bei Trigeminusneuralgie und Fazialisparese, Ansprechrate jedoch meist gering
- Sinusitis, fieberhafte Erkältungen

! **Besonderheiten:** Lokalpunkt bei Augenerkrankungen.

Praxistipp

Patientenfreundlich akupunktieren Sie Bl 2 vom Haaransatz her, damit der Patient nicht direkt auf das Akupunktieren und die Nadel schaut.

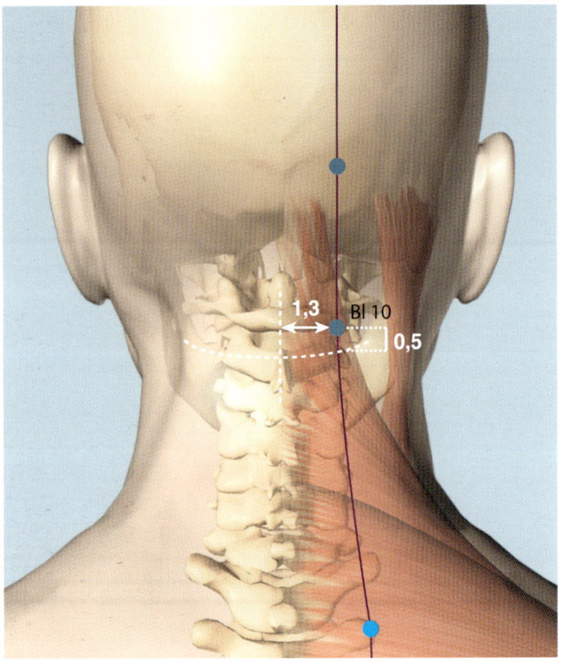

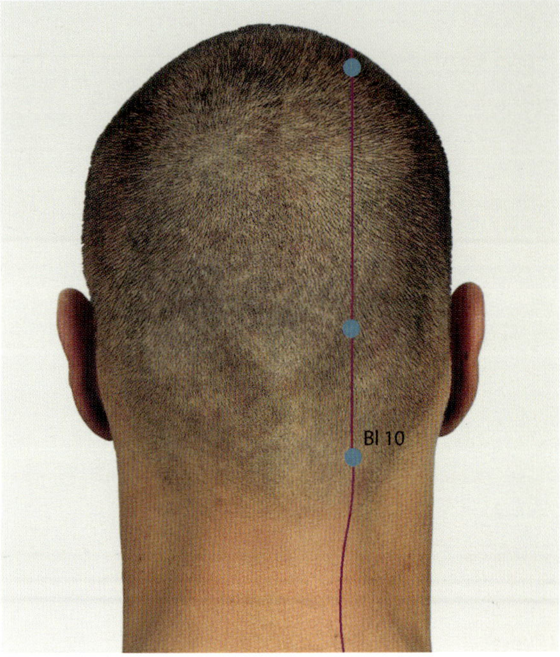

Bl 10 Tian Zhu – Himmelssäule

Lokalisation: Okzipital, 1,3 Cun lateral der Mittellinie und 0,5 Cun kranial der hinteren idealen Haargrenze. Am lateralen Rand des Musculus trapezius als Vertiefung zu tasten.

Stichtechnik: *Stichrichtung* senkrecht oder schräg nach medial, *Stichtiefe* 0,5 bis 0,8 Cun. Zur Moxibustion geeignet.

Wirkung: Öffnet den Meridian, seine Gefäße, die Sinne und das Denken, klärt Hitze, zerstreut Wind.

Indikationsbeispiele:

- Kopfschmerzen in Hinterkopf- und Scheitelregion; Schwindel z. B. bei vertebrobasilärer Insuffizienz; Konzentrationsstörungen, Schlaflosigkeit
- schmerzhaft eingeschränkte Beweglichkeit im Bereich der Halswirbelsäule z. B. HWS-Syndrom
- Nasenerkrankungen z. B. Rhinitis und Sinusitis; Rachenaffektionen; fieberhafte Erkältungen

! **Besonderheiten:** Lokalpunkt für den Kopf, besonders bei „Wind"-Erkrankungen (**s. Seite 17**). Europäischer Meisterpunkt des „Parasympathicus" (Wirkung auf die Gesamttonus-Regulation des Körpers – vagoton), bildet mit Gb 20 einen „vegetativen Ausgleich".

Praxistipp

- Bl 10 ist ein wichtiger General-Entspannungspunkt, allerdings kann er nur in weniger entspannender sitzender Position sicherer akupunktiert werden. Alternativen mit starker Wirkung sind Di 4 plus Le 3 plus Ma 36.
- Bl 10 hilft in Kombination mit LG 14, Gb 20 und 3E 15 bei Wetterfühligkeit.

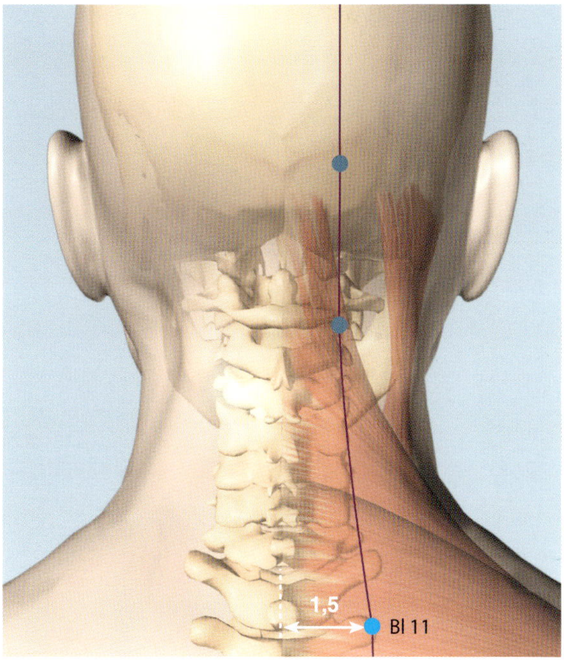

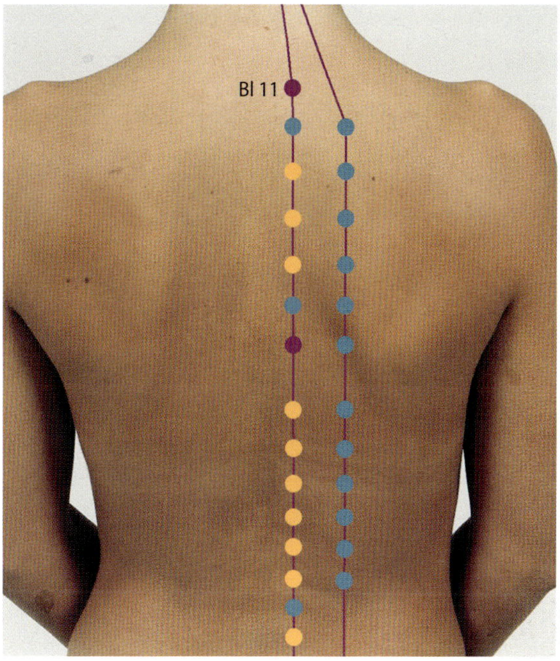

Bl 11 Da Zhu – Großer Kammzacken des Weberschiffchens

Lokalisation: Auf der Höhe der Vertiefung unmittelbar unterhalb des Dornfortsatzes von T1, 1,5 Cun lateral der Mittellinie.

Stichtechnik: *Stichrichtung* schräg nach medial, *Stichtiefe* 0,5 bis 0,8 Cun. Zur Moxibustion geeignet.

Wirkung: Klärt Hitze, vertreibt Wind, öffnet den Meridian, stärkt die Knochen, befreit die Oberfläche, wirkt schmerzstillend.

Indikationsbeispiele:

- Infektionen des oberen Atemtrakts und Asthma bronchiale; fieberhafte Erkältungen
- schmerzhaft eingeschränkte Beweglichkeit im Bereich der Halswirbelsäule z. B. HWS-Syndrom

! **Besonderheiten:** Chinesischer Meisterpunkt für das Knochensystem.

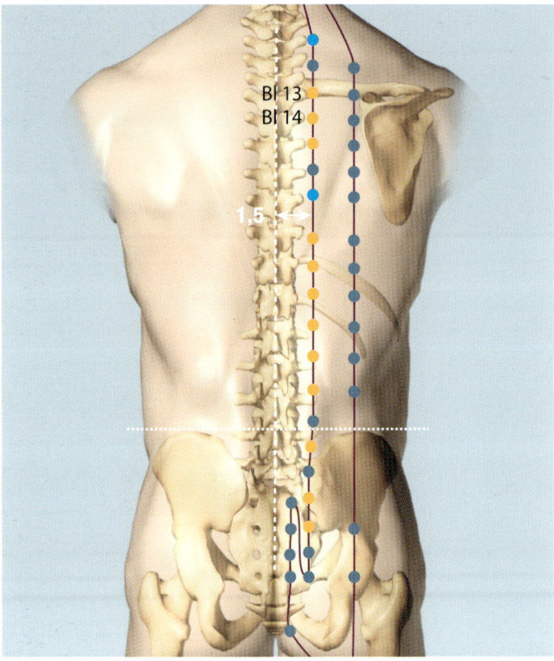

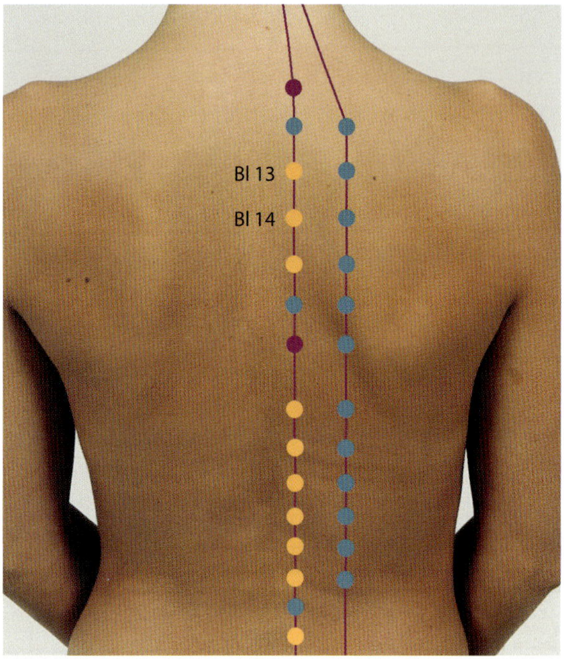

Bl 13 Fei Shu – Transportpunkt der Lunge

Lokalisation: Auf der Höhe der Vertiefung unmittelbar unterhalb des Dornfortsatzes von T3, 1,5 Cun lateral der Mittellinie, am Ansatz der Spina scapulae.

Stichtechnik: *Stichrichtung* schräg nach medial, *Stichtiefe* 0,5 bis 0,8 Cun. Zur Moxibustion geeignet.

Wirkung: Reguliert das Lungen-Qi, besänftigt Atemnot, wirkt hustenstillend, befreit die Oberfläche.

Indikationsbeispiele:

- Infektionen des Atemtrakts z. B. Bronchitis, Pneumonie; Asthma bronchiale, akute fieberhafte Erkältungen
- Nachtschweiß

! **Besonderheiten:** Zustimmungs-Rücken-Shu-Punkt der Lunge.

! **Cave:** Pneumothorax vermeiden!

Bl 14 Jue Yin Shu – Transportpunkt des Jue-Yin (~ Perikard)

Lokalisation: Auf der Höhe der Vertiefung unmittelbar unterhalb des Dornfortsatzes von T4, 1,5 Cun lateral der Mittellinie.

Stichtechnik: *Stichrichtung* schräg nach medial, *Stichtiefe* 0,5 bis 0,8 Cun. Zur Moxibustion geeignet.

Wirkung: Senkt gegenläufiges Qi ab, weitet die Brust, beruhigt das Herz, wirkt schmerzstillend.

Indikationsbeispiele:

- Herzkrankheiten z. B. Rhythmusstörungen, koronare Herzkrankheit mit Angina pectoris, auch funktionell; Kreislaufstörungen
- Erkrankungen des Atemtrakts, wie Bronchitis, Asthma bronchiale

! **Besonderheiten:** Zustimmungs-Rücken-Shu-Punkt des Perikards, d. h. des somatischen Herz-Aspektes.

! **Cave:** Pneumothorax vermeiden!

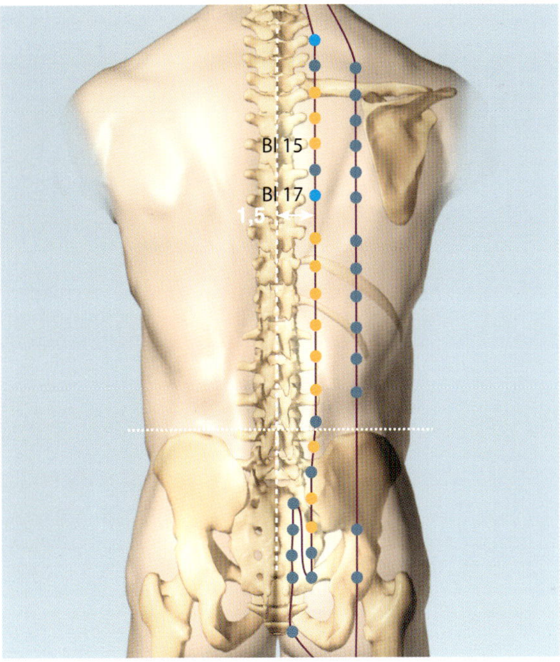

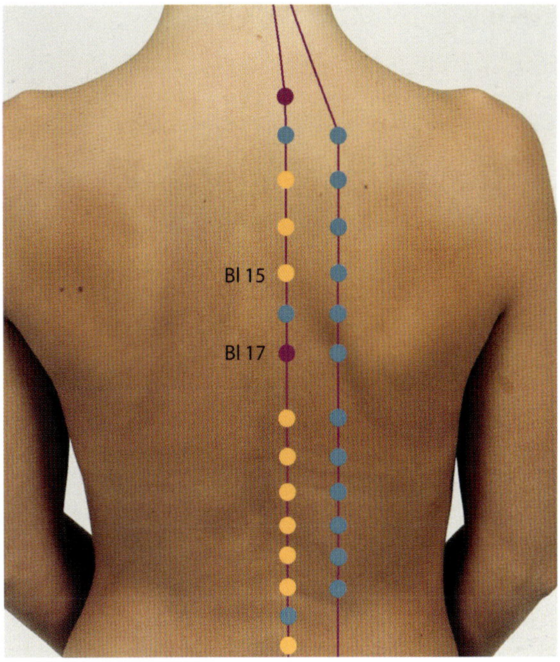

Bl 15 Xin Shu – Transportpunkt des Herzens

Lokalisation: Auf der Höhe der Vertiefung unmittelbar unterhalb des Dornfortsatzes von T5, 1,5 Cun lateral der Mittellinie.

Stichtechnik: *Stichrichtung* schräg nach medial, *Stichtiefe* 0,5 bis 0,8 Cun. Zur Moxibustion geeignet.

Wirkung: Senkt das Qi ab, weitet die Brust, beruhigt Herz und Geist.

Indikationsbeispiele:

- Herzerkrankungen, wie Rhythmusstörungen, Angina pectoris, Beklemmungsgefühl und Schmerzen in der Brust
- psychische und psychosomatische Störungen, Unruhe, Schlaflosigkeit, Prüfungsängste; Anfallserkrankungen

! **Besonderheiten:** Zustimmungs-Rücken-Shu-Punkt des Herzens, d. h. des psychischen Herz-Aspektes.

! **Cave:** Pneumothorax vermeiden!

Bl 17 Ge Shu – Transportpunkt des Zwerchfells

Lokalisation: Auf der Höhe der Vertiefung unmittelbar unterhalb des Dornfortsatzes von T7, 1,5 Cun lateral der Mittellinie, das ist in etwa auf der Höhe des Angulus inferior scapulae.

Stichtechnik: *Stichrichtung* schräg nach medial, *Stichtiefe* 0,5 bis 0,8 Cun. Zur Moxibustion geeignet.

Wirkung: Senkt gegenläufiges Qi ab, wirkt brustweitend, reguliert das Zwerchfell, entspannt Zwerchfell und Thorax, stillt Blut und nährt Blut und Körperflüssigkeiten.

Indikationsbeispiele:

- hämatologische Störungen z. B. Anämie und Blutungsneigung; Nasenbluten, Bluthusten
- Thoraxbeklemmungen (herz- oder lungenbedingt), Asthma bronchiale, Atemnot; Zwerchfellaffektionen

! **Besonderheiten:** Chinesischer Meisterpunkt des Blutes (eher venöse Komponente), Zustimmungs-Rücken-Shu-Punkt des Zwerchfells. Europäischer Meisterpunkt des Zwerchfells und der Atmung.

! **Cave:** Pneumothorax vermeiden!

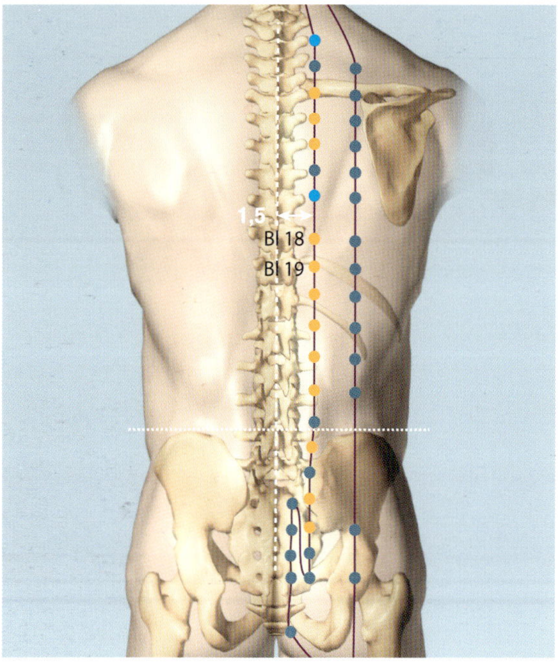

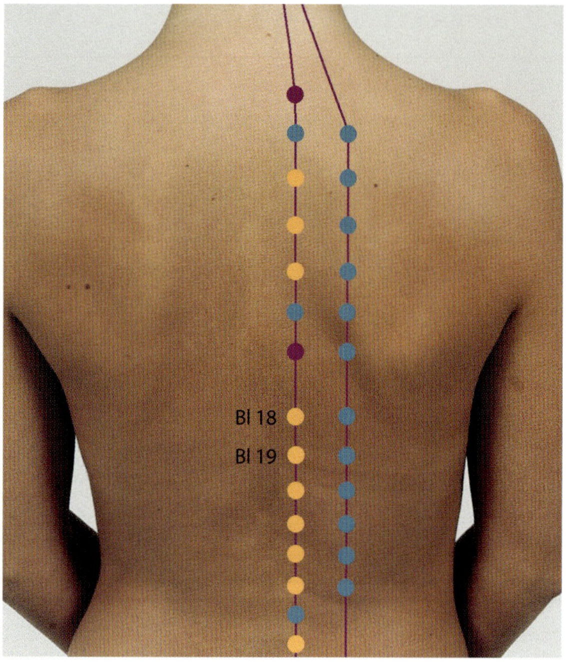

Bl 18 Gan Shu – Transportpunkt der Leber

Lokalisation: Auf der Höhe der Vertiefung unmittelbar unterhalb des Dornfortsatzes von T9, 1,5 Cun lateral der Mittellinie.

Stichtechnik: *Stichrichtung* schräg nach medial, *Stichtiefe* 0,5 bis 0,8 Cun. Zur Moxibustion geeignet.

Wirkung: Entstaut die Leber, fördert den Gallefluss, wirkt allgemein beruhigend und krampflösend.

Indikationsbeispiele:

- Störungen von Leber und Gallenblase z. B. Cholezystitis, Cholangitis, Ikterus, Hepatitis, Leberstoffwechselstörungen; Schmerzen und Spannungsgefühl im Oberbauch
- psychische und psychosomatische Störungen z. B. emotionale Übererregbarkeit, Schlafstörungen
- Muskelkrämpfe und -verspannungen; Epilepsie
- Augenerkrankungen z. B. Glaukom, Erkrankungen des Sehnervs, Konjunktivitis, Nachtblindheit
- Menstruationsstörungen

! **Besonderheiten:** Zustimmungs-Rücken-Shu-Punkt der Leber.

! **Cave:** Pneumothorax vermeiden!

Bl 19 Dan Shu – Transportpunkt der Gallenblase

Lokalisation: Auf der Höhe der Vertiefung unmittelbar unterhalb des Dornfortsatzes von T10, 1,5 Cun lateral der Mittellinie.

Stichtechnik: *Stichrichtung* schräg nach medial, *Stichtiefe* 0,5 bis 0,8 Cun. Zur Moxibustion geeignet.

Wirkung: Reguliert die Leber, wirkt gallefördernd und schmerzstillend, stärkt die Augen.

Indikationsbeispiele:

- Gallenblasen- und Lebererkrankungen z. B. Cholezystolithiasis, Cholezystitis, Hepatitis
- Refluxbeschwerden, Erbrechen und Übelkeit, Gastritis, Ulkusleiden

! **Besonderheiten:** Zustimmungs-Rücken-Shu-Punkt der Gallenblase.

! **Cave:** Pneumothorax vermeiden!

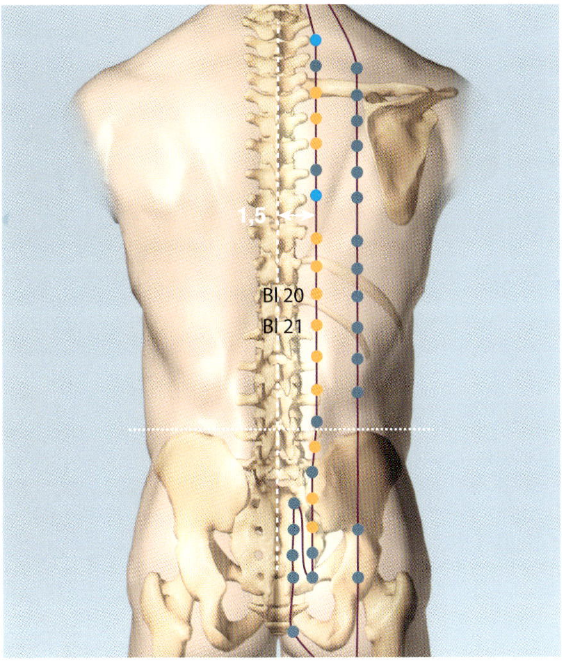

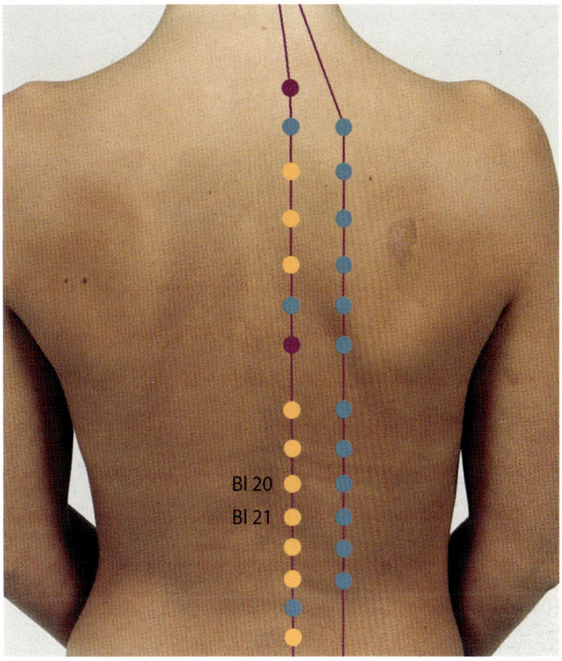

Bl 20 Pi Shu – Transportpunkt der Milz

Lokalisation: Auf der Höhe der Vertiefung unmittelbar unterhalb des Dornfortsatzes von T11, 1,5 Cun lateral der Mittellinie.

Stichtechnik: *Stichrichtung* schräg nach medial, *Stichtiefe* 0,5 bis 0,8 Cun. Zur Moxibustion geeignet.

Wirkung: Stärkt Milz und Magen, nährt das Blut, mobilisiert Feuchtigkeit und leitet sie aus, wandelt Schleim um.

Indikationsbeispiele:

- Verdauungsstörungen, chronische Durchfälle und Gastritis; dyspeptische Durchfälle bei Kindern; Ulkusleiden, Appetitlosigkeit, Völlegefühl, abdominelle Anspannung, Meteorismus
- Rekonvaleszenz, Erschöpfungszustände, chronische Erkrankungen, Schwindel, Anämie
- Ödeme; Atemwegserkrankungen mit starker Schleimproduktion

! **Besonderheiten:** Zustimmungs-Rücken-Shu-Punkt der Milz, damit wichtiger Punkt für die Therapie der Mitte.

! **Cave:** Pneumothorax vermeiden!

Bl 21 Wei Shu – Transportpunkt des Magens

Lokalisation: Auf der Höhe der Vertiefung unmittelbar unterhalb des Dornfortsatzes von T12, 1,5 Cun lateral der Mittellinie.

Stichtechnik: *Stichrichtung* schräg nach medial, *Stichtiefe* 0,5 bis 0,8 Cun. Zur Moxibustion geeignet.

Wirkung: Senkt gegenläufiges Qi ab, reguliert und stärkt die Mitte, harmonisiert den Magen, wirkt schmerzstillend.

Indikationsbeispiele:

- Völlegefühl, Magenschmerzen, akute oder chronische Gastritis, Übelkeit, Erbrechen, Refluxbeschwerden

! **Besonderheiten:** Europäischer Meisterpunkt und Zustimmungs-Rücken-Shu-Punkt des Magens, damit wichtiger Punkt für die Therapie der Mitte.

! **Cave:** Pneumothorax vermeiden!

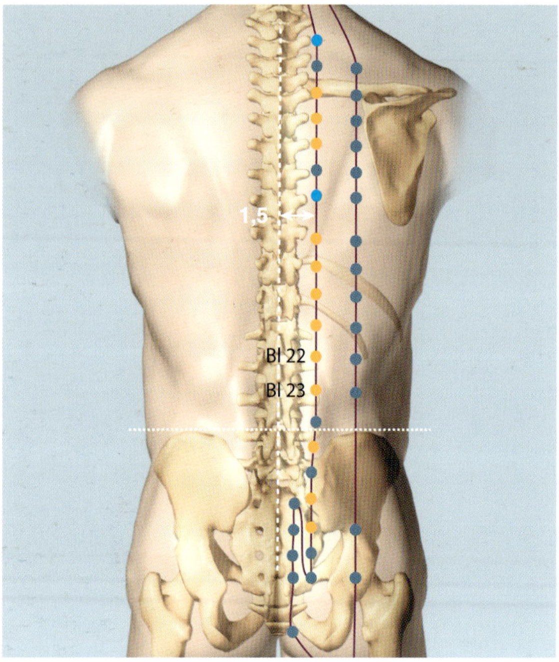

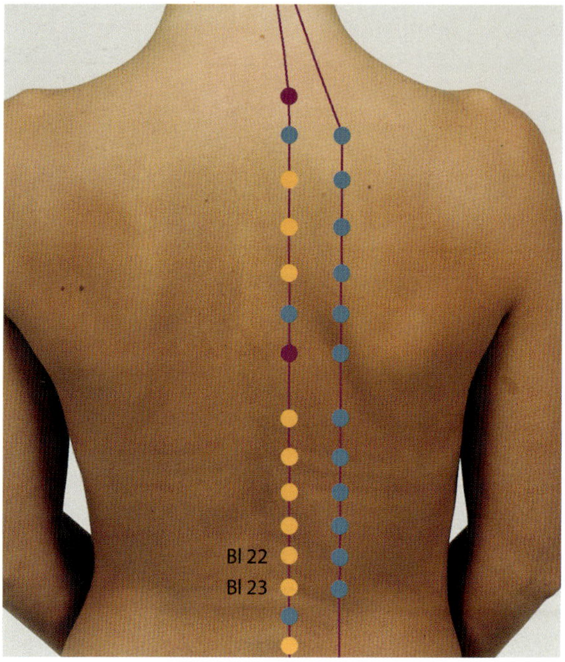

Bl 22 San Jiao Shu – Transportpunkt des 3Erwärmers

Lokalisation: Auf der Höhe der Vertiefung unmittelbar unterhalb des Dornfortsatzes von L1, 1,5 Cun lateral der Mittellinie.

Stichtechnik: *Stichrichtung* senkrecht, *Stichtiefe* 0,5 bis 1,0 Cun. Zur Moxibustion geeignet.

Wirkung: Reguliert den 3Erwärmer, stärkt die Milz, mobilisiert Feuchtigkeit und leitet sie aus.

Indikationsbeispiele:

- Verdauungsstörungen, akute oder chronische Gastritis und Enteritis
- Ödeme

! **Besonderheiten:** Zustimmungs-Rücken-Shu-Punkt des 3Erwärmers.

Bl 23 Shen Shu – Transportpunkt der Niere

Lokalisation: Auf der Höhe der Vertiefung unmittelbar unterhalb des Dornfortsatzes von L2, 1,5 Cun lateral der Mittellinie.

Stichtechnik: *Stichrichtung* senkrecht, *Stichtiefe* 0,5 bis 1,0 Cun. Zur Moxibustion geeignet.

Wirkung: Reichert das Yin an, unterstützt Niere, Knochen und Mark, reguliert die Menstruation, fördert die Fruchtbarkeit (Lebensbatterie), mobilisiert Wasser und leitet es aus, stärkt Hör- und Sehkraft.

Indikationsbeispiele:

- Zyklusstörungen, vaginaler Fluor, Infertilität; Störungen der männlichen Sexualfunktion
- Erkrankungen des Harntrakts z. B. Inkontinenz
- chronische Krankheitsverläufe, Erschöpfungs- und Schwächezustände; chronische und/oder altersbedingte Sehstörungen, chronische Ohrenerkrankungen; Schwindel, Konzentrationsstörungen
- chronische Lumbalgien und Beschwerden der unteren Extremität, v. a. am Knie

! **Besonderheiten:** Zustimmungs-Rücken-Shu-Punkt der Niere. Auch Zustimmungspunkt für Nebenniere. **Praxistipp s. Bl 52, Seite 134.**

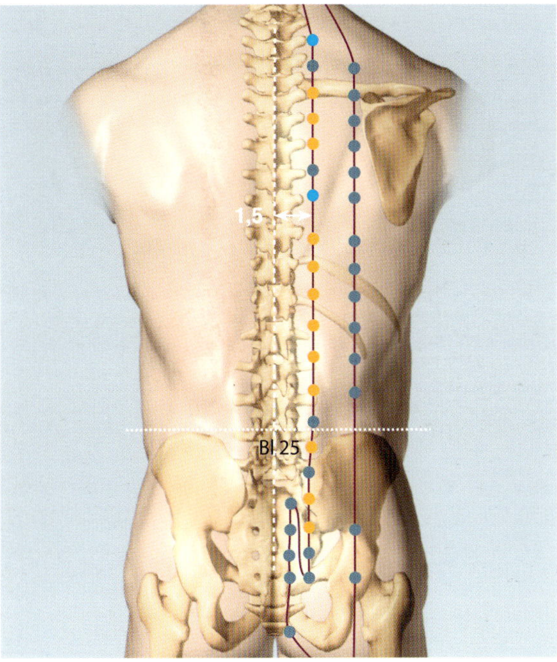

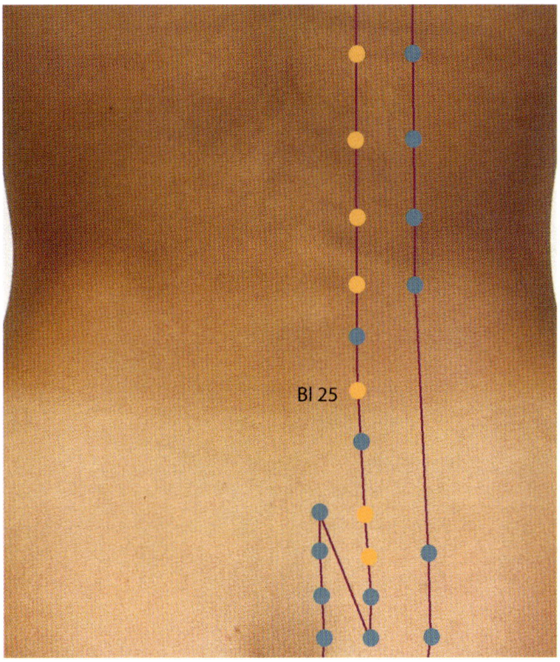

Bl 25 Da Chang Shu – Transportpunkt des Dickdarms

Lokalisation: Auf der Höhe der Vertiefung unmittelbar unterhalb des Dornfortsatzes von L4, 1,5 Cun lateral der Mittellinie.

Stichtechnik: *Stichrichtung* senkrecht, *Stichtiefe* 0,8 bis 1,2 Cun. Zur Moxibustion geeignet.

Wirkung: Ordnet das Qi, reguliert den Dickdarm, wirkt schmerzstillend, entstauend.

Indikationsbeispiele:

- Funktionsstörungen des Dickdarms z. B. Diarrhö und Obstipation im Sinne einer ausgleichenden Regulation; Dickdarmerkrankungen
- Beschwerden im Lumbalbereich

! **Besonderheiten:** Zustimmungs-Rücken-Shu-Punkt des Dickdarms.

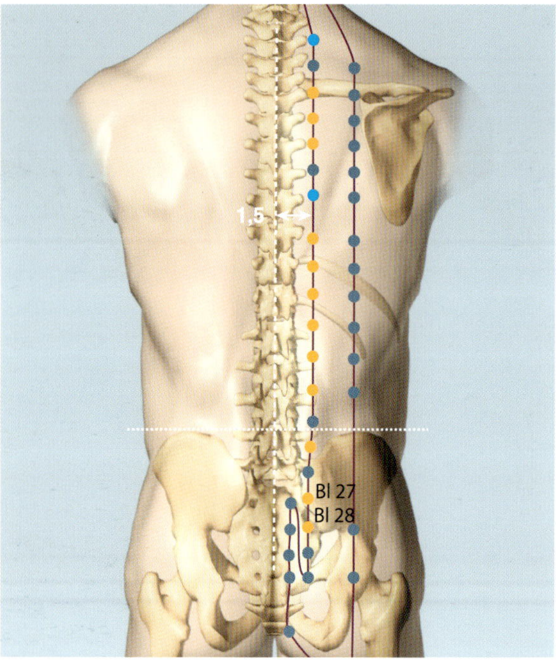

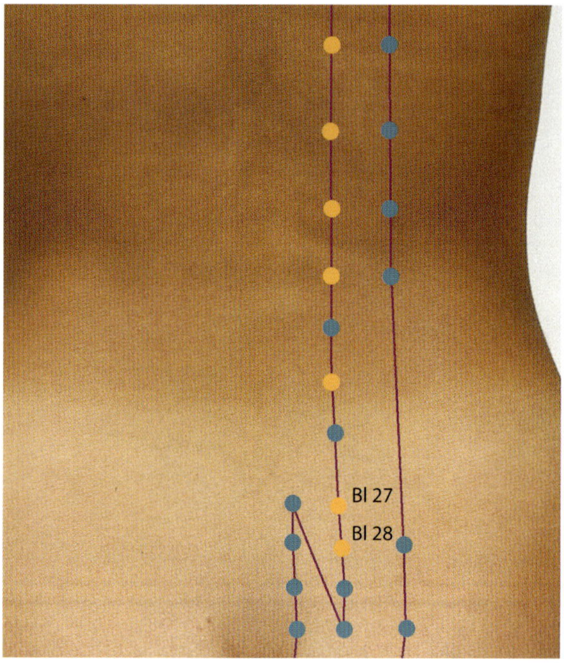

Bl 27 Xiao Chang Shu – Transportpunkt des Dünndarms

Lokalisation:. Dorsal auf der Höhe des Foramen sacrale I, 1,5 Cun lateral der Mittellinie.

Stichtechnik: *Stichrichtung* senkrecht, ggf. etwas schräg nach lateral, *Stichtiefe* 0,8 bis 1,2 Cun. Zur Moxibustion geeignet.

Wirkung: Reguliert Stuhlgang und Harnwege, leitet Feuchtigkeit aus, beseitigt Stagnationen.

Indikationsbeispiele:

- Harnwegsinfekte
- Darminfekte z. B. Enteritis
- Beschwerden im Lumbalbereich

! **Besonderheiten:** Zustimmungs-Rücken-Shu-Punkt des Dünndarms.

Bl 28 Pang Guang Shu – Transportpunkt der Blase

Lokalisation: Dorsal auf der Höhe des Foramen sacrale I, 1,5 Cun lateral der Mittellinie.

Stichtechnik: *Stichrichtung* senkrecht, *Stichtiefe* 1,0 bis 1,5 Cun. Zur Moxibustion geeignet.

Wirkung: Reguliert die Blase, stärkt den Lendenbereich, mobilisiert Feuchtigkeit und leitet sie aus, entstaut und öffnet die Leitbahn und die Netzgefäße.

Indikationsbeispiele:

- Harnwegsinfekte, andere Blasenerkrankungen z. B. Steinleiden, Inkontinenz, Harnverhalt
- Beschwerden im Lumbalbereich

! **Besonderheiten:** Zustimmungs-Rücken-Shu-Punkt der Blase.

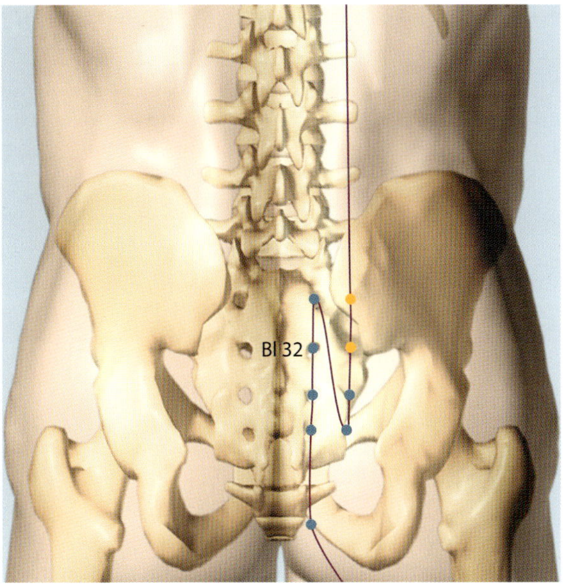

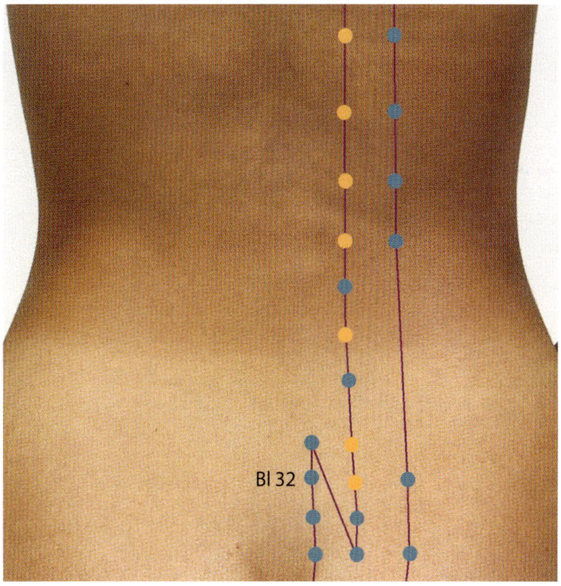

Bl 32 Ci Liao – Zweites Knochenloch

Lokalisation: Dorsal im Foramen sacrale II, medio-kaudal der Spina iliaca posterior superior.

Stichtechnik: *Stichrichtung* senkrecht, *Stichtiefe* 1,0 bis 1,5 Cun. Zur Moxibustion geeignet.

Wirkung: Klärt, mobilisiert und leitet Hitze und Feuchtigkeit aus, reguliert den Monatsfluss, ordnet das Qi.

Indikationsbeispiele:

- gynäkologische Beschwerden z. B. Zyklusstörungen, Dysmenorrhö, entzündliche Erkrankungen
- Parästhesien der Beine

! **Besonderheiten:** Häufiger Punkt in der Schwangerschaft: bei Ischialgie, Geburtsschmerzen (A. Römer, 2000).

Praxistipp

Die nah nebeneinander liegenden Punkte Bl 27–34 können bei Mangelzuständen gut mit der Moxazigarre gemoxt werden.

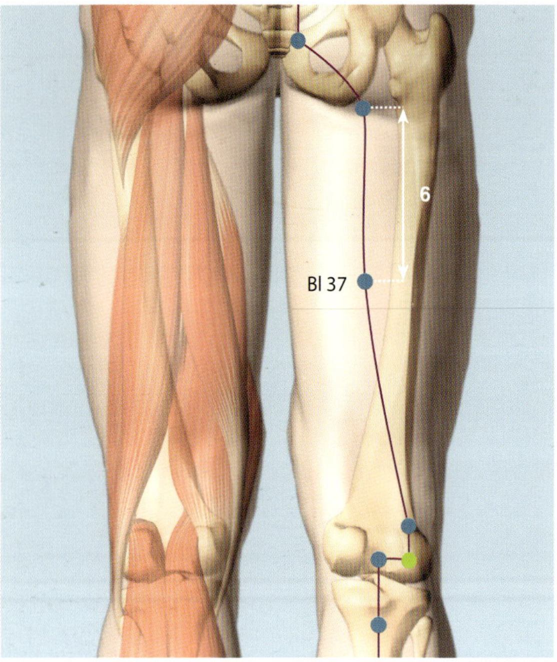

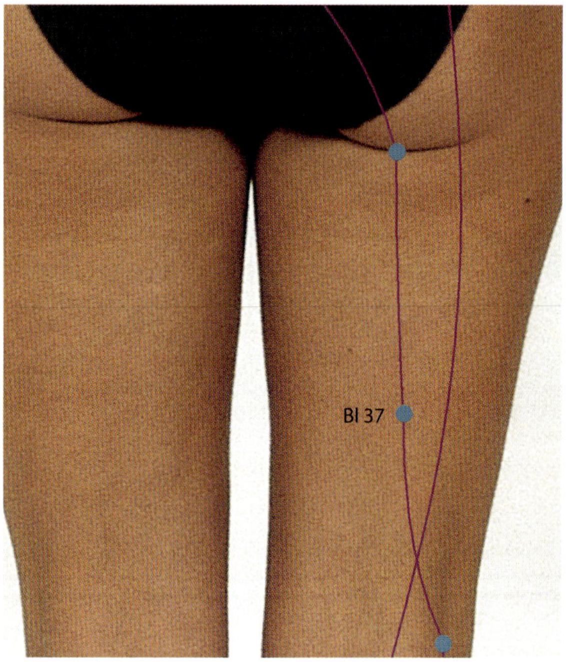

Bl 37 Yin Men – Pforte in der Fülle

Lokalisation: Auf einer Verbindungslinie zwischen Bl 36, der in der Mitte der unteren Glutealfalte liegt, und Bl 40, 6 Cun unterhalb der unteren Glutealfalte.

Stichtechnik: *Stichrichtung* senkrecht, *Stichtiefe* 1,0 bis 2,0 Cun. Zur Moxibustion geeignet.

Wirkung: Entstaut und öffnet die Leitbahn und die Netzgefäße.

Indikationsbeispiele:

- Rückenbeschwerden, Schmerzen im Lendenbereich
- hartnäckige Ischiasbeschwerden

Praxistipp

Es lohnt sich, Bl 37 aufzusuchen, der mitten auf dem dorsalen Oberschenkel liegt, da er hoch wirksam bei hartnäckiger Ischialgie ist.

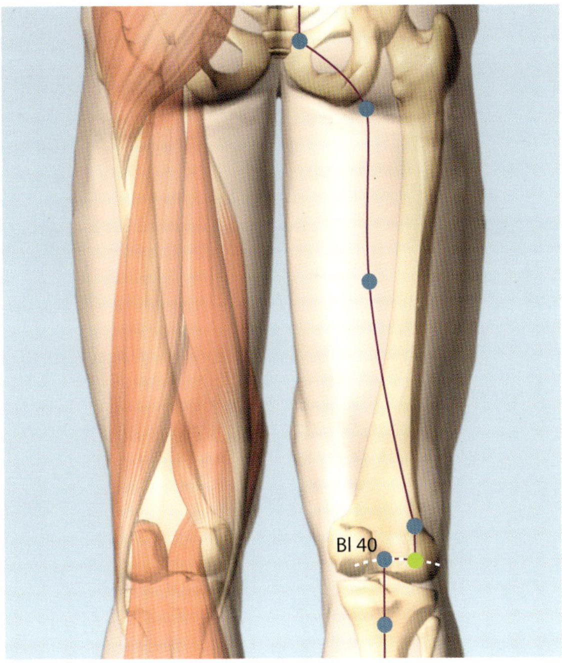

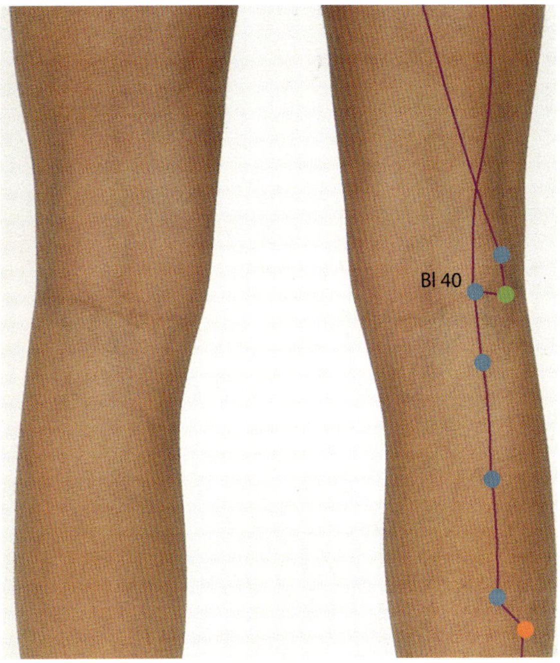

Bl 40 Wei Zhong – In der Mitte der Beuge

Lokalisation: In der Kniekehle, in der Mitte der Beugenfalte.

Stichtechnik: *Stichrichtung* senkrecht, *Stichtiefe* 1,0 bis 1,5 Cun. Zur Moxibustion geeignet. Evtl. Mikroaderlass.

Wirkung: Klärt Hirn und Hitze, entstaut und öffnet die Leitbahn und die Netzgefäße, stärkt den unteren Rückenbereich und die Knie.

Indikationsbeispiele:

- Schmerzen, Krämpfe und Paresen im Lenden- und Beinbereich, Kniebeschwerden
- akute Bewusstseinsstörungen bei Erkrankungen von Hirn und Hirngefäßen
- Blasen- und Nierenerkrankungen, Dysurie
- Gastroenteritis
- Hauterkrankungen durch Blut-Hitze

! **Besonderheiten:** Zusammenfluss-Punkt, Erd-Punkt. Einfluss-He-Punkt der Blase. Europäischer Meisterpunkt für Rückenbeschwerden. Regionaler Meisterpunkt für den Rücken.

Praxistipp

Bei Bl 40 kann die Nadel pulssynchron mitzucken, da dieser Punkt arteriennah liegt.

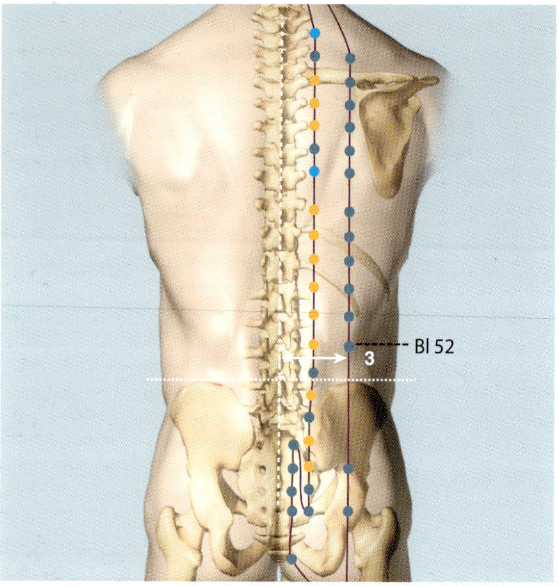

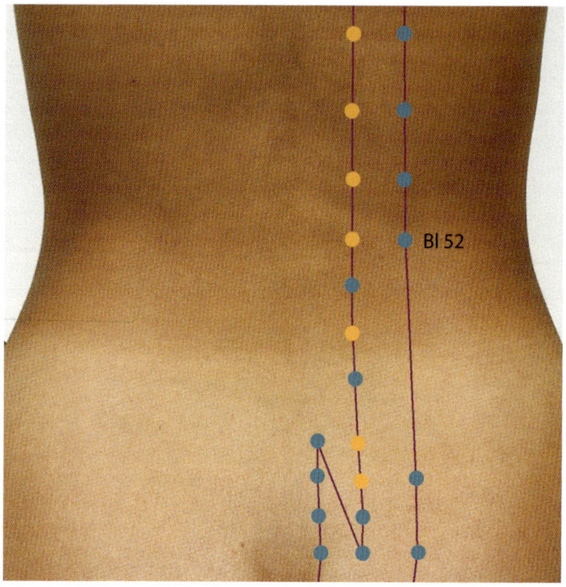

Bl 52 Zhi Shi – Sitz des Willens

Lokalisation: Auf der Höhe der Vertiefung unmittelbar unterhalb des Dornfortsatzes von L2, 3 Cun lateral der Mittellinie.

Stichtechnik: *Stichrichtung* schräg zur Mitte, *Stichtiefe* 0,5 bis 0,8 Cun. Zur Moxibustion geeignet.

Wirkung: Festigt die Nieren-Essenz, klärt und mobilisiert Feuchtigkeit und Hitze und leitet sie aus.

Indikationsbeispiele:

- Harnwegsinfekte
- Störungen der männlichen Sexualfunktionen
- Schmerzen im Lendenbereich

Praxistipp

Bl 52, LG 4 und Bl 23 können Sie gemeinsam moxen bei Schwäche- und Mangelzuständen des Nierenfunktionskreises wie z. B. Kinderwunsch, Potenzstörungen.

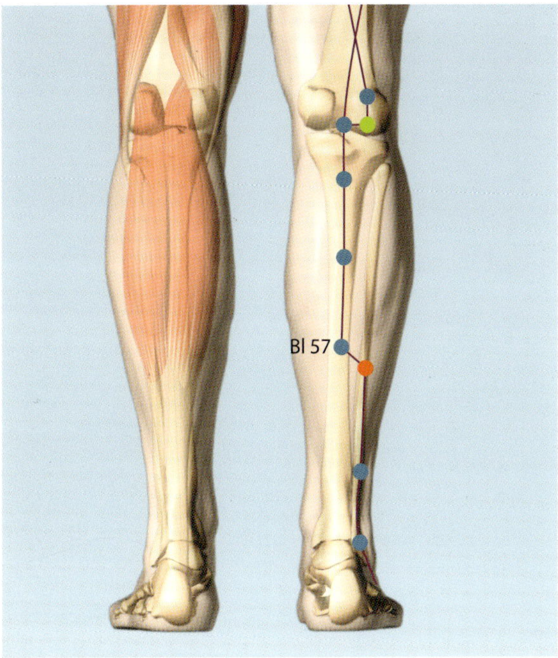

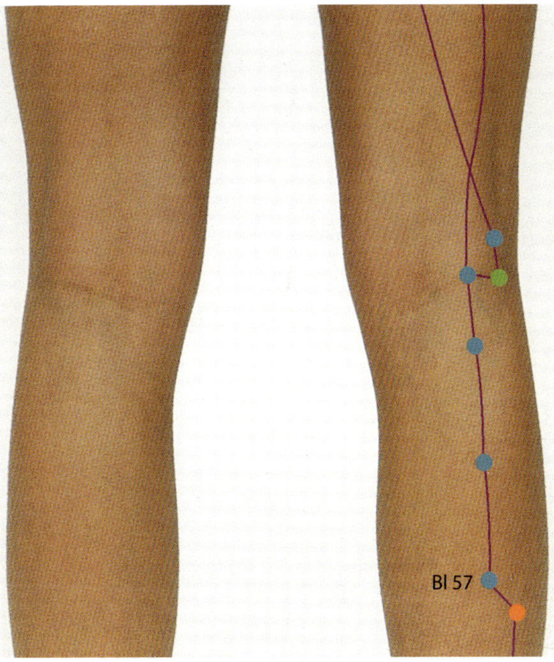

Bl 57 Cheng Shan – Unterstützung der (Muskel-)Berge

Lokalisation: In der Mitte einer Verbindungslinie zwischen Bl 40 und Bl 60, als Vertiefung zwischen den beiden Köpfen des Wadenmuskels tastbar, das ist die Spitze des Dreiecks, das im Zehenstand gut sichtbar ist.

Stichtechnik: *Stichrichtung* senkrecht, *Stichtiefe* 1,0 bis 2,0 Cun. Zur Moxibustion geeignet.

Wirkung: Entspannt die Sehnen, wirkt schmerzstillend, öffnet die Leitbahn, klärt Hitze, beseitigt Hämorrhoiden, harmonisiert den Darm.

Indikationsbeispiele:

- Hämorrhoiden
- Verstopfung, Rektumprolaps
- periphere Durchblutungsstörungen
- Schmerzen und Krämpfe im Bereich des Unterschenkels
- Beschwerden im Lendenbereich

! **Besonderheiten:** Wichtiger Punkt bei Hämorrhoiden.

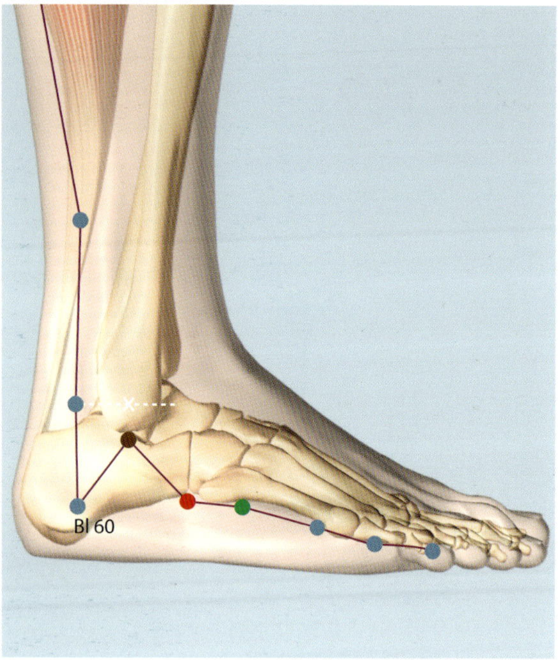

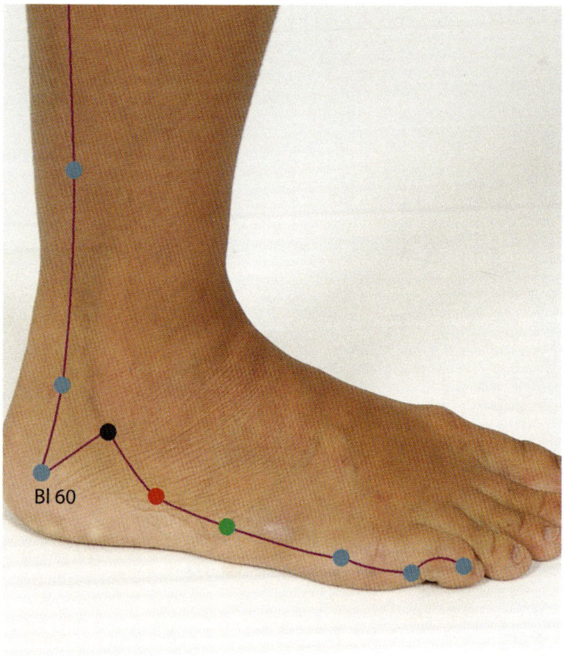

Bl 60 Kun Lun – Kunlun-Gebirge

Lokalisation: In der Mitte einer horizontalen Linie zwischen der höchsten Erhebung des Malleolus lateralis und dem Hinterrand der Achillessehne.

Stichtechnik: *Stichrichtung* senkrecht, *Stichtiefe* 0,5 bis 0,8 Cun. Zur Moxibustion geeignet.

Wirkung: Entspannt Sehnen und Muskeln, wirkt schmerzstillend, klärt Hitze, öffnet die Leitbahn und die Netzgefäße, zerstreut inneren und äußeren Wind, fördert Wehen.

Indikationsbeispiele:

- Kopfschmerz durch Nackenverspannung
- Beschwerden im (Lenden-)Wirbelsäulenbereich
- schmerzhafte Beschwerden im Sprunggelenk und Achillessehnenbereich
- protrahierte Geburt, Störungen der Plazentalösung
- Menstruationsbeschwerden z. B. Dysmenorrhö, dunkles und klumpiges Menstrualblut

! **Besonderheiten:** Jing-(Fluss-)Punkt (4. Shu-Punkt), Feuer-Punkt. Europäischer Meisterpunkt für Schmerzen im Meridianverlauf. Bei unkomplizierter Schwangerschaft nicht kontraindiziert, wie früher oft gelehrt.

Praxistipp

Wenn in Rückenlage akupunktiert wird, können Sie Bl 60 bei Lumbo-Ischialgie kombinieren mit Ex-AH 7 und Gb 34, um die Wirkung zu verstärken.

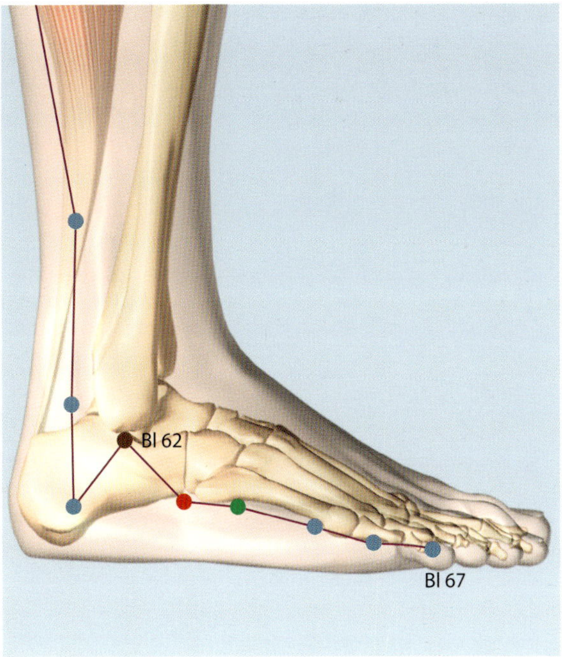

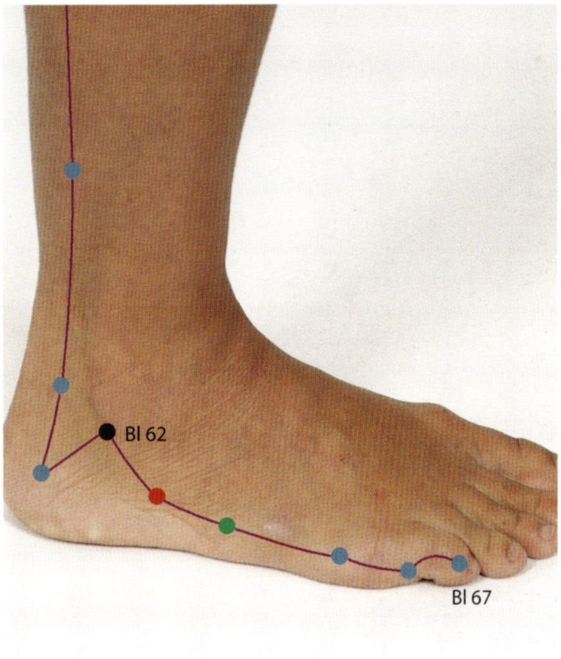

Bl 62 Shen Mai – Ausgestrecktes Gefäß

Lokalisation: In der Vertiefung unterhalb des Malleolus lateralis.

Stichtechnik: *Stichrichtung* senkrecht, *Stichtiefe* 0,3 bis 0,5 Cun. Zur Moxibustion geeignet.

Wirkung: Klärt das Bewusstsein, wirkt allgemein beruhigend, krampflösend, schmerzstillend, öffnet die Leitbahn und die Netzgefäße, beruhigt den Geist, zerstreut inneren Wind und äußere pathogene Faktoren, öffnet den Yang Qiao Mai.

Indikationsbeispiele:

- (Spannungs-)Kopfschmerzen, Benommenheit, Schwindel
- schmerzhafte Beschwerden im Sprunggelenks- und Fersenbereich
- Krampfneigung, Schlaganfall
- psychische und psychosomatische Beschwerden, Sucht

[!] **Besonderheiten:** Schlüssel-(Einschalt-)Punkt des Yang Qiao Mai. Europäischer Meisterpunkt für Schlafstörungen und zum psychischen Ausgleich. **Praxistipp s. Di 4, Seite 68 oder Le 3, Seite 185.**

Bl 67 Zhi Yin – Das Yin erreichen

Lokalisation: Je 0,1 cun lateral und proximal des lateralen Nagelfalzwinkels der Kleinzehe.

Stichtechnik: *Stichrichtung* senkrecht, *Stichtiefe* 0,1 Cun. Zur Moxibustion geeignet.

Wirkung: Öffnet die Leitbahn und die Netzgefäße, belebt das Blut, klärt Hitze, den Geist und das Sehvermögen, zerstreut Wind.

Indikationsbeispiele:

- Kopfschmerzen
- protrahierte Geburt, Störungen der Plazentalösung, Kindsfehllage (Moxa plus Indische Brücke oder Vierfüßlerstand)
- Rhinitis, Epistaxis
- Harnverhalt

[!] **Besonderheiten:** Jing-(Brunnen-)Punkt (1. Shu-Punkt), Metall-Punkt, Tonisierungspunkt.

[!] **Cave:** Keine starke Manipulation der Nadel bei instabiler Schwangerschaft!

Praxistipp

Therapie der häufigsten den Blasenfunktionskreis betreffenden Syndrome

Allgemeine Anmerkungen zum Praxistipp s. Kap. 6.1.1, Seite 63, Praxistipp zum Lungen-Meridian.

Nieren/Blasen-Yang- und Qi-Schwäche

Westliche Diagnosen: Harninkontinenz, Reizblase

- Leitsymptome:
  - vermehrtes Wasserlassen mit Harndrang
  - unwillkürlicher Harnverlust
  - Einnässen
- Puls schwach und leer, Zunge blässlich

Akupunktur-Therapie:

- Ni 3, Bl 23 zur Stärkung der Nieren
- LG 4 zur Stärkung der Blasenfunktion
- Bl 28 Zustimmungs-Rücken-Shu-Punkt der Blase
- LG 20, He7 zur vegetativen Stabilisierung

Diätetische Unterstützung:

- *weniger:* kühlende und schwerverdauliche Nahrungsmittel wie wasserreiche Rohkost, gekühlte Getränke
- *mehr:* wärmende, bekömmliche und stärkende gegarte Nahrungsmittel wie Lammeintopf, Walnuss, Kastanie, Huhn, Shrimps, Aprikose, Süßkirsche, mäßig Rotwein

Feuchte Hitze im Unteren Erwärmer bzw. in Blase/Niere

Westliche Diagnosen: zumeist psychosomatisch verursachte Dysurie, Prostatitis, chronisch rezidivierende Zystitis

- Leitsymptome:
  - Reizblase mit häufigem Harndrang, besonders bei Kälte
  - geringer Druck beim Wasserlassen
  - Harnträufeln
- Puls schlüpfrig, Zunge aufgedunsen, evtl. mit Zahneindrücken

Akupunktur-Therapie:

- Mi 9 (s), Ma 40, KG 9 zur Feuchtigkeitselimination
- Di 11 gegen die Hitzesymptomatik
- Bl 28, Bl 40, Bl 60, KG 3 zur Stärkung der Blasenfunktion
- Ni 3, Bl 23 zur Stärkung der Nierenfunktion

Diätetische Unterstützung:

- *weniger:* schleimerzeugende Nahrungsmittel wie Milch, Käse, synthetische Süßigkeiten, Schweinefleisch und im Temperaturverhalten Hitze erzeugende Nahrungsmittel wie Alkohol
- *mehr:* neutrale und leicht kühlende und stärkende Nahrungsmittel wie stärkehaltiges Gemüse, Getreide

Nieren-Meridian (Fuß-Shao Yin = Kleines Yin des Fußes)

Der Nieren-Meridian ist eine *Yin-Leitbahn* (**s. Abb. 6.10**).

Die wichtigsten Punkte-Qualifikationen sind in **Tabelle 6.16** wiedergegeben.

- *Beginn:* vorderes Drittel der Fußsohle (Ni 1).
- *Verlauf:* von der Unterseite der Kleinzehe über die Fußsohle zur hinteren Innenknöchelregion → über eine Schleife zurück vor die Achillessehne → den medialen Unterschenkel entlang zur medialen Begrenzung der Kniekehle → an der Innenseite des Oberschenkels entlang zur Symphyse → unmittelbar parallel der Medianlinie über den vorderen Rumpf zum Brustbein → etwas weiter lateral ebenfalls parallel der Medianlinie über die Brust zum Sternoklavikulargelenk.
- *Endpunkt:* am seitlichen Brustbeinrand, unterhalb des Schlüsselbeins (Ni 27).
- *Innerer Verlauf:* von Ni 11 aus ein Ast über die Wirbelsäule zur Niere; dort Aufzweigung je zur Blase sowie über das Zwerchfell zu Lunge, Herz und weiter zu Kehlkopf und Zungengrund. Von Ni 25 verläuft ein Ast zur Lunge und zum Herzen.

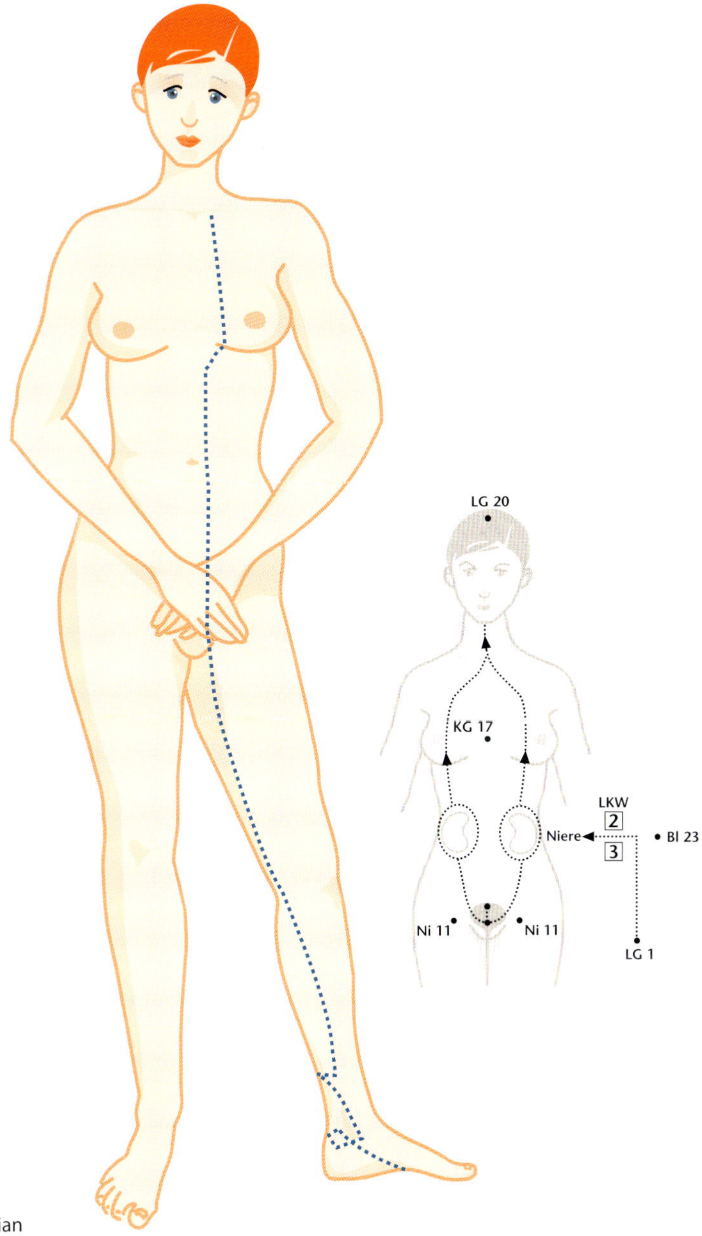

Abb. 6.10: Nieren-Meridian

Die wichtigsten Praxispunkte: **Ni 3, 6, 7, 27**

Punkte-Qualifikationen

Zuordnung	Besonderheiten	Wandlungsphase
Ni 1: 1. Antiker Punkt; Jing-(Brunnen-)Punkt (1. Shu-Punkt)	• Sedierungspunkt • nur Moxa, keine Nadelung	Holz
Ni 2: 2. Antiker Punkt; Ying-(Quellwasser-)Punkt (2. Shu-Punkt)		Feuer
Ni 3: 3. Antiker Punkt; Shu-(Stromschnellen-)Punkt (3. Shu-Punkt)	• Ursprungs-Yuan Qi-Punkt	Erde
Ni 4	• Durchgangs-Luo-Punkt	
Ni 5	• Spalten-Xi-Punkt	
Ni 6	• Einschaltpunkt des Yin Qiao • Europäischer Meisterpunkt bei Schlafstörungen	
Ni 7: 4. Antiker Punkt; Jing-(Fluss-)Punkt (4. Shu-Punkt)	• Tonisierungspunkt	Metall
Ni 10: 5. Antiker Punkt; He-(Zusammenfluss-)Punkt (5. Shu-Punkt)		Wasser
Bl 23	• Zustimmungs-Rücken-Shu-Punkt	
Gb 25	• Alarm-Mu-Punkt	

Tabelle 6.16: Punkte-Qualifikationen des Nieren-Meridians

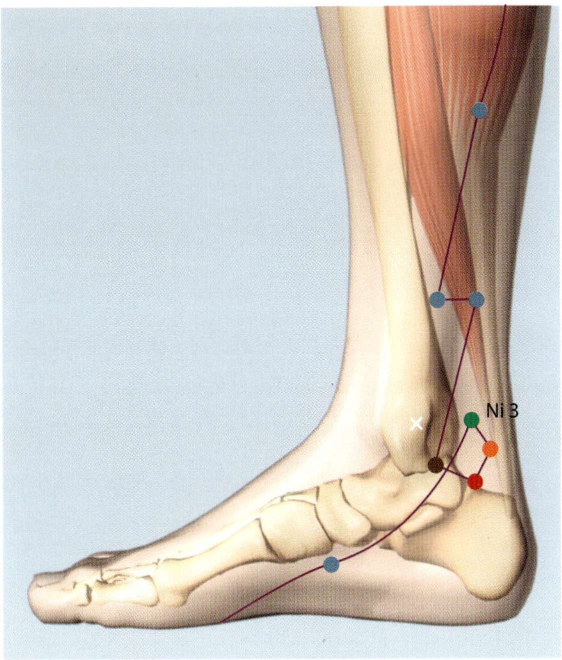

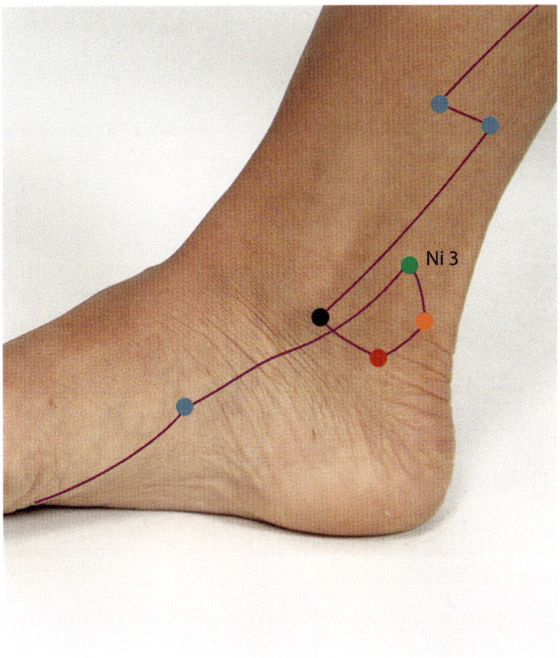

Ni 3 Tai Xi – Großer Schluchtenbach

Lokalisation: In der Mitte einer Verbindungslinie zwischen der höchsten Erhebung des Malleolus medialis und dem Hinterrand der Achillessehne.

Stichtechnik: *Stichrichtung* senkrecht, *Stichtiefe* 0,5 bis 1,0 Cun. Zur Moxibustion geeignet.

Wirkung: Tonisiert Niere und Yang, entstaut und öffnet den Meridian und die Netzgefäße, reguliert den Uterus und stärkt den Lendenbereich und die Knie, nährt das Yin.

Indikationsbeispiele:

- Erkrankungen des Urogenitaltrakts: Harnwegsinfekte, Nierenentzündungen, Einnässen und Inkontinenz, Menstruations- und Klimakteriumsbeschwerden, Infertilität, Potenzstörungen
- Hypertonus, Schwindel, psychovegetative Erschöpfungszustände, Schlaflosigkeit
- Ohrerkrankungen: Tinnitus, Schwerhörigkeit, Taubheit
- chronische Pharyngitis und/oder Laryngitis
- Bewegungsstörungen des Beins, Schmerzen an der Achillessehne, am oberen Sprunggelenk oder im Fuß

! **Besonderheiten:** Shu-(Stromschnellen-)Punkt (3. Shu-Punkt), Erd-Punkt, Ursprungs-Yuan-Qi-Punkt; wichtig zur Stärkung der Niere.

Praxistipp

Bei Ni 3 kann die Nadel mit pulsieren, wenn korrekt lokalisiert wurde.

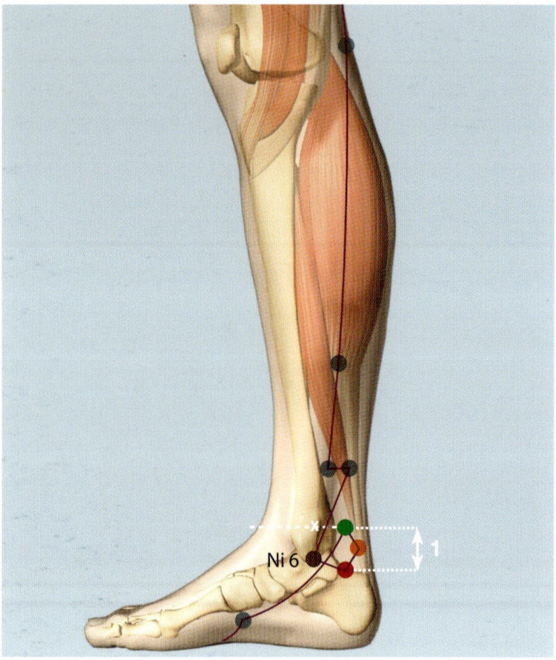

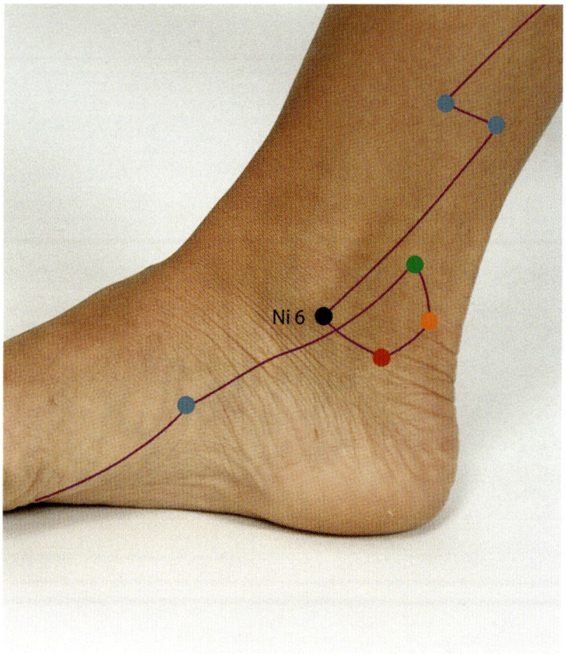

Ni 6 Zhao Hai – Leuchtendes Meer

Lokalisation: 1 Cun distal von der höchsten Erhebung des Malleolus medialis, in dem als Vertiefung tastbaren Gelenkspalt.

Stichtechnik: *Stichrichtung* senkrecht, *Stichtiefe* 0,3 bis 0,5 Cun. Zur Moxibustion geeignet.

Wirkung: Nährt das Yin, beruhigt den Geist, wirkt schlafinduzierend, reguliert die Menstruation, klärt Mangel-Hitze.

Indikationsbeispiele:

- Erkrankungen des Urogenitaltrakts: Harnwegsinfekte, Miktionsstörungen, Menstruationsstörungen, Fluor genitalis, Juckreiz im Genitalbereich, Klimakteriumsbeschwerden, Uterusprolaps; Wehenschwäche
- Müdigkeit/Narkolepsie, Schlafstörungen, Unruhe- und Angstzustände
- Pharyngitis, trockene Augen

! **Besonderheiten:** Schlüssel-(Einschalt-)Punkt des Yin Qiao Mai. Europäischer Meisterpunkt bei Schlafstörungen.

Praxistipp

Ni 6 als Europäischer Meisterpunkt bei Schlafstörungen ist ein dankbarer Punkt bei wechseljahrsbedingten Schlafproblemen.

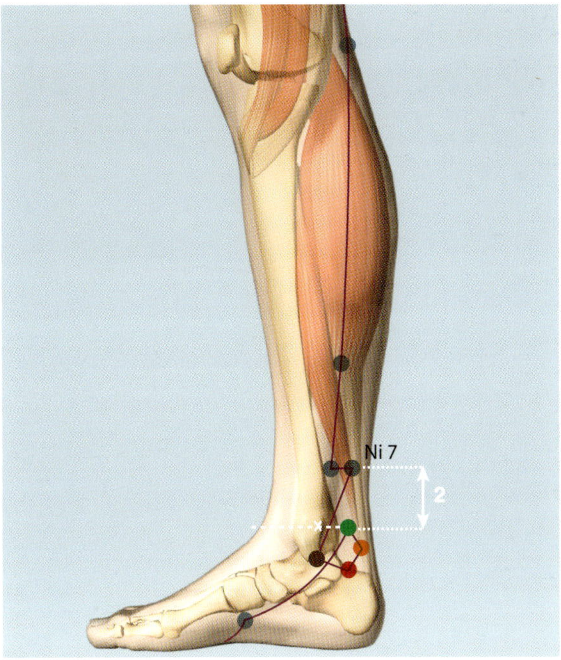

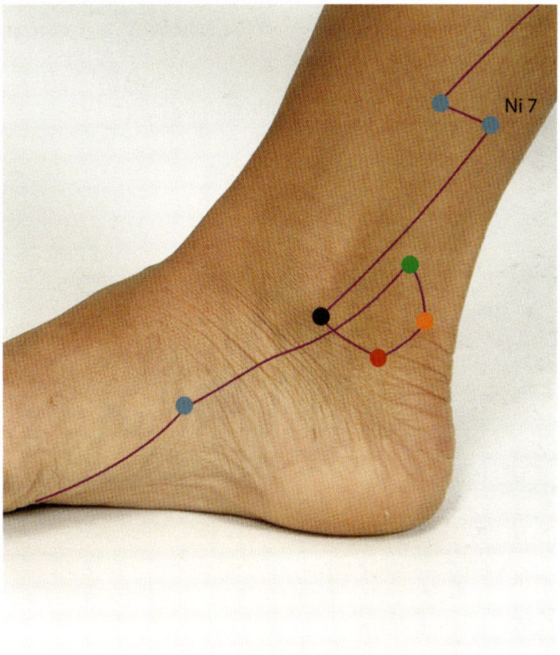

Ni 7 Fu Liu – Strömungs-Rückkehr

Lokalisation: 2 Cun proximal von Ni 3, in einer Vertiefung vor dem medialen Rand der Achillessehne.

Stichtechnik: *Stichrichtung* senkrecht, *Stichtiefe* 0,5 bis 1,0 Cun. Zur Moxibustion geeignet.

Wirkung: Stärkt die Niere und das Yang, nährt das Yin, wirkt regulierend und ausgleichend auf Körperflüssigkeiten und Schweiß, mobilisiert Wasser und leitet es aus.

Indikationsbeispiele:

- reguliert die Schweißsekretion, Ödeme
- Miktionsstörungen, Harnwegsinfekte, Nieren-, Hodenentzündungen
- eingeschränkte Beweglichkeit und Paresen der Füße und der gesamten unteren Extremität

! **Besonderheiten:** Jing-(Fluss-)Punkt (4. Shu-Punkt), Tonisierungspunkt. Wichtiger Punkt bei Schweißausbrüchen z. B. menopausale Hitzewallungen. 4. Antiker Punkt – Metall.

Praxistipp

Ni 7 zusammen mit z. B. Ni 6, Mi 6, He 7, Le 3, Di 4, Bl 62 und LG 20 lindert ganzheitlich Wechseljahrsbeschwerden, körperlich wie seelisch.

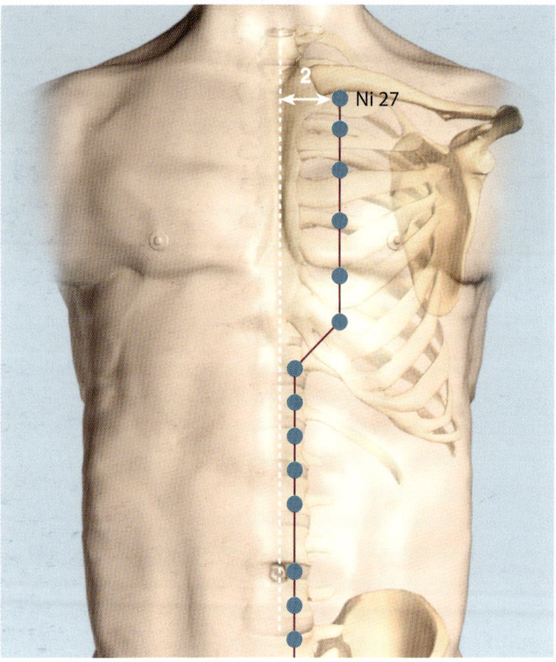

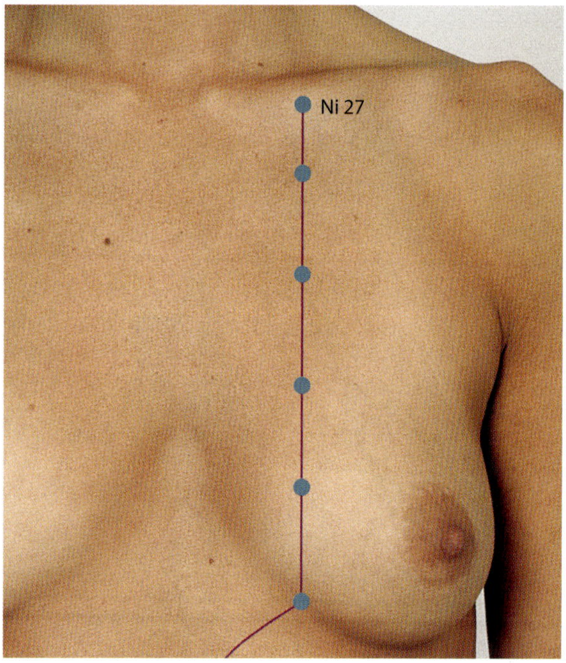

Ni 27 Shu Fu – Transport-Residenz

Lokalisation: Unmittelbar kaudal des Klavikula-Unterrandes, 2 Cun lateral der Mittellinie.

Stichtechnik: *Stichrichtung* schräg oder subkutan, *Stichtiefe* 0,5 bis 0,8 Cun. Zur Moxibustion geeignet.

Wirkung: Reguliert das Lungen-Qi, besänftigt Atemnot, wirkt husten- und schmerzstillend, harmonisiert den Magen, senkt gegenläufiges Qi ab, stärkt die Milz.

Indikationsbeispiele:

- Thoraxschmerzen
- akut/chronisch entzündliche Atemwegserkrankungen, Atemnot, Asthma bronchiale

! **Cave:** Pneumothorax vermeiden!

Praxistipp

Therapie der häufigsten den Nierenfunktionskreis betreffenden Syndrome

Allgemeine Anmerkungen zum Praxistipp s. Kap. 6.1.1, Seite 63, Praxistipp zum Lungen-Meridian.

Nieren-Yang-Leere

Westliche Diagnosen und gleichzeitig Leitsymptome (die Vielzahl der Diagnosen zeigt eindrucksvoll, wie viel ein Funktionskreis beinhaltet und wie stark sich dieses umfassende Physiologieverständnis der TCM von der westlichen Organpathologie unterscheidet):

- **Impotenz, Harninkontinenz, Lumbalgie, Müdigkeit, Kälteempfinden, Erschöpfung, nächtliches Einnässen, häufiges Wasserlassen, chronische Prostatitis**
- Puls tief und schwach, Zunge blass

Akupunktur-Therapie:

- Ni 3, 7, Bl 23 zur Stärkung der Niere, Moxa möglich
- Ma 36, LG 4, Bl 52 zur Stärkung des Yang, Moxa möglich
- KG 4, Mi 6 zur allgemeinen Stärkung

Diätetische Unterstützung:

- *weniger:* innerlich kühlende Nahrungsmittel wie wasserreiche Rohkost, Bier, Grüntee
- *mehr:* starkende und wärmende, gegarte Speisen wie Hafer, Rotwein, Korinthen, Fenchel, Kastanie, Kirschsaft, Salami, geräucherter Fisch

Nieren-Yin-Leere

Westliche Diagnosen:

- **Erschöpfungszustände, Schmerzen der Lendenwirbelsäule**
- **Klimakteriumsbeschwerden mit Hitzewallungen, trockener Haut und Schleimhaut, Unruhe, Schlafstörungen**
- Leitsymptome
  - Hitzesymptome, wie heiße Hand- und Fußflächen (und evtl. Brust) nachmittags
  - Fieber nachmittags
  - Nachtschweiß
  - Unruhe
  - Vergesslichkeit
  - Kreuzschmerzen
  - Angst
- Puls leer und schnell, Zunge rot, meist ohne Belag

Akupunktur-Therapie:

- Mi 6, Ni 6 stärken Nieren-Yin, Säfte
- Ni 3, 7, Bl 23, KG 4 stärken Nieren-Yin und Yang

Diätetische Unterstützung:

- *weniger:* im Temperaturverhalten heiße und scharfe Nahrungsmittel wie Peperoni, Zwiebel, Kaffee, Rotwein, Hafer
- *mehr:* kühlende und befeuchtende Nahrungsmittel wie Fruchtsäfte, rote Teesorten, wasserreiches Gemüse, Obst

Memo-Check Überprüfen Sie Ihr Wissen

1. Welche Besonderheit weist der Funktionskreis des Herzens auf?
2. Welche Emotion ist dem Herzfunktionskreis zugeordnet? Nennen Sie neutrale, positive und negative Ausprägungen.
3. Welcher äußere Faktor beeinträchtigt den Funktionskreis Herz, und welche vegetativen Reaktionen treten auf?
4. Welchen besonders wichtigen Punkt finden Sie auf dem Dünndarm-Meridian?
5. Welche Leitbahn bietet sich zur Behandlung eines Kopfschmerzes an, der sich bei Kopfnicken verschlimmert?
6. Welche wichtigen Punkte zur positiven Beeinflussung der Organe finden Sie auf dem Blasen-Meridian?
7. Nennen Sie die drei anatomischen Eckpfeiler für die Blasenpunkte am Rücken.
8. Welches sind die wichtigsten Zustimmungs-Rücken-Shu-Punkte für die tägliche Praxis?
9. Wie erklären Sie sich die mannigfaltigen Aufgaben des Nierenfunktionskreises?
10. Warum ist der Nierenfunktionskreis dem Wasser zugeordnet, und was bedeutet das?

6.3 Dritter Meridianumlauf Pe-3E-Gb-Le

Der dritte Meridianumlauf wird von den tendenziell lateral verlaufenden, gekoppelten Meridianpaaren Perikard-3Erwärmer und Gallenblase-Leber gebildet **(s. Abb. 6.11, Seite 147)**.

6.3.1 Perikard- und 3Erwärmerfunktionskreise

Diese beiden Meridiane der Hand werden den Herz-Dünndarm-Funktionskreisen und damit der Wandlungsphase Feuer zugeordnet:

- das Perikard als Yin-Organ (Zang) mit dem Yin-Meridian und
- der 3Erwärmer als Yang-Organ (Fu) mit dem Yang-Meridian.

Funktion, Wirkrichtung und Pathologie

Das Perikard ist äußere Schutzhülle des Herzens und tendenziell mehr für organische Herzbeschwerden wie Angina pectoris verantwortlich, das Herz selbst dagegen mehr für psychosomatische Probleme. Störungen äußern sich z. B. in Kreislaufschwäche, Herzschwäche und Problemen der Herzkranzgefäße.
Der 3Erwärmer hat keine Organzugehörigkeit, sondern koordiniert Körperenergien und Wasserhaushalt in den drei Körperhöhlen (annähernd mit dem Stoffwechselsystem und dem Ductus thoracicus vergleichbar).

- Im Mittleren Erwärmer findet die Produktion von Nahrungsenergie statt, mit den Funktionskreisen Milz und Magen (Mitte).
- Im Oberen Erwärmer wird mit den Funktionskreisen Herz und Lunge die Atmungsenergie (O_2) gewonnen. Diese stellt zusammen mit der Nahrungsenergie die tägliche Grundenergie dar; des Weiteren werden Flüssigkeiten als Wasserdampf verteilt und befeuchten so z. B. die Lungen und die Haut.
- Im Unteren Erwärmer wird mit den Funktionskreisen Dickdarm und Blase – ähnlich einer Kläranlage – ausgeschieden; außerdem ist der Untere Erwärmer dem Lebensfeuer in den Nieren, dem Dünndarm und der Leber zugeordnet.

Der 3Erwärmer transportiert, wandelt und koordiniert in diesen drei Körperhöhlen als eine Art „Transformationsapparat" Flüssigkeiten, Qi und Abfallprodukte. Zusätzlich wird er als „Straße des Ursprungs-Yuan-Qi" angesehen, sodass mit dem 3Erwärmer Energie zwischen seinen drei Anteilen mit den dort vorherrschenden Grundqualitäten Shen, Qi und Jing hin- und hergeschoben werden kann.
Aufgrund seiner Meridianbeziehung zu Auge und Ohr, zu Gesicht und Schulter werden Punkte des 3Erwärmers auch bei entsprechenden Beschwerden genadelt.

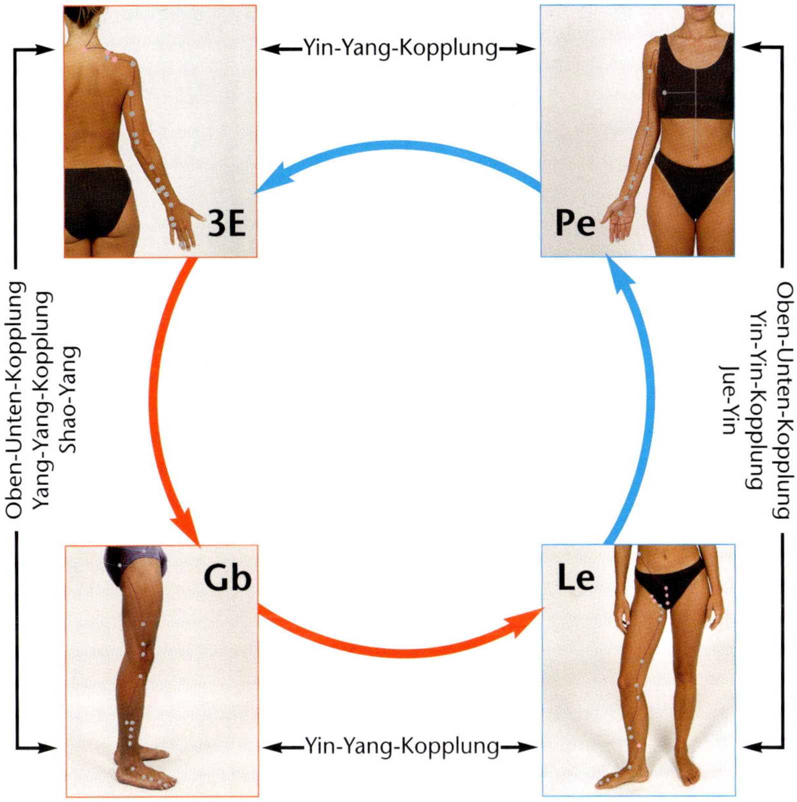

Abb. 6.11:
Dritter Meridianumlauf Pe-3E-Gb-Le

Quick-Memo

Der Perikard-Funktionskreis wird als organischer Anteil (und Schutzhülle) des mehr psychisch arbeitenden Herzfunktionskreises angesehen. Die Perikard-Akupunkturpunkte werden dementsprechend bei somatischen Herzbeschwerden wie Angina pectoris (komplementär!) eingesetzt.

Der 3Erwärmer entspricht keiner Organstruktur, sondern hat übergeordnete Funktionen:

- Koordination der Energiegewinnung,
- Koordination des Wasserhaushalts,
- Koordination der Ausscheidung

in den drei Körperhöhlen, entsprechend dem westlichen Verständnis von Stoffwechsel und Ductus thoracicus.

Aufgrund seiner lokalen Beziehung zu Ohr, Auge, Gesicht, Schläfe, Arm und Schulter werden die 3Erwärmer-Punkte oft bei lokalen Störungen genadelt.

Perikard-Meridian (Hand-Yue Yin = Abnehmendes Yin der Hand)

Der Perikardmeridian ist eine *Yin-Leitbahn* **(s. Abb. 6.12)**. Die wichtigsten Punkte-Qualifikationen sind in **Tabelle 6.17 (s. Seite 149)** wiedergegeben.

- *Beginn:* im 5. Zwischenrippenraum, 1 Cun lateral der Mamillarlinie (Pe 1).
- *Verlauf:* seitlich der Mamille ansteigend → über den vorderen Rand der Achselhöhle zur Innenseite des Arms → hinunter zum Handgelenk → entlang des dritten Strahls über die Handfläche zur Spitze des Mittelfingers.
- *Endpunkt:* im Zentrum der Spitze des Mittelfingers (Pe 9).
- *Innerer Verlauf:* vom Brustbeinbereich aus zu Herz/Perikard sowie durch das Zwerchfell weiter zu den Oberbauchorganen mit Kontakt zum 3Erwärmer; ein Ast zweigt an der Handfläche vom Punkt Pe 8 ab, läuft zur Ringfingerspitze und tritt dort mit dem 3Erwärmer in Kontakt.

Pe-3E

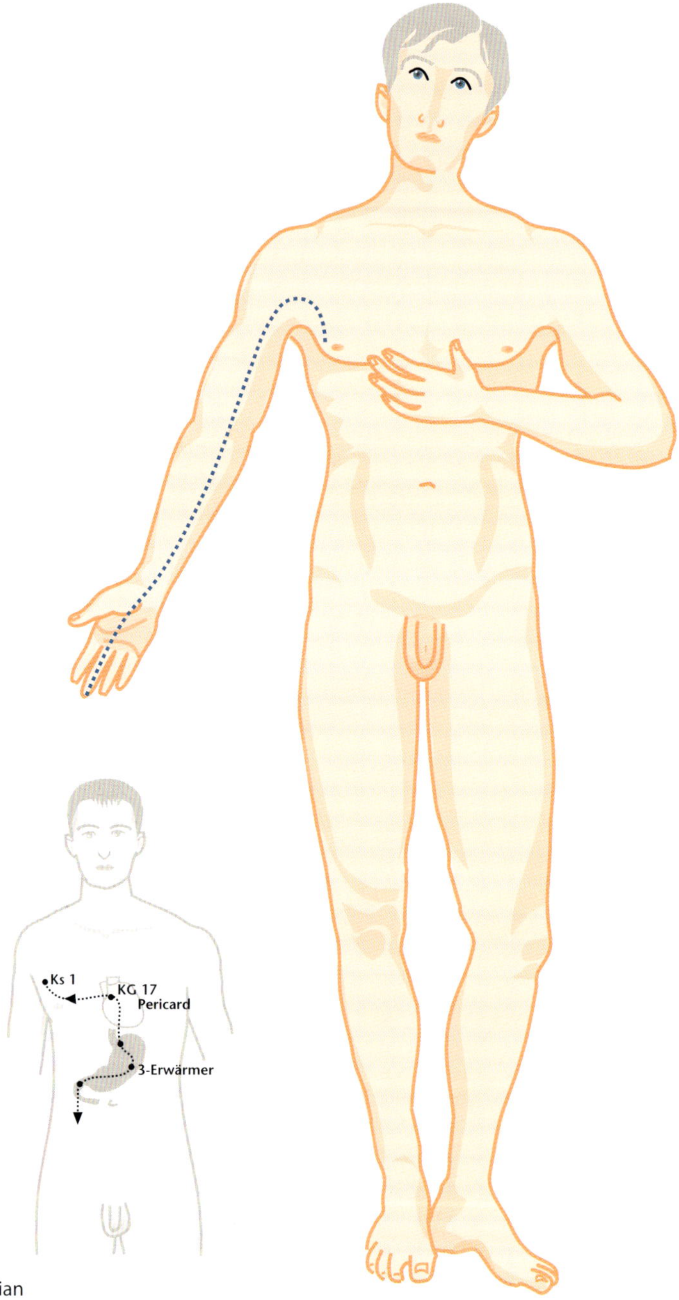

Abb. 6.12: Perikard-Meridian

Die wichtigsten Praxispunkte: **Pe 3, 5, 6, 7**

Punkte-Qualifikationen

Zuordnung	Besonderheiten	Wandlungsphase
Pe 3: 5. Antiker Punkt; He-(Zusammenfluss-)Punkt (5. Shu-Punkt)		Wasser
Pe 4	• Spalten-Xi-Punkt	
Pe 5: 4. Antiker Punkt; Jing-(Fluss-) Punkt (4. Shu-Punkt)	• Gruppen-Luo-Punkt der 3 Yin-Meridiane der Hand	Metall
Pe 6	Durchgangs-Luo-Punkt • Schlüssel-(Einschalt-)Punkt des Yin Wei Mai • studienerprobter Europäischer Meisterpunkt gegen Übelkeit • regionaler Meisterpunkt für den Thoraxbereich • Gruppen-Luo-Punkt der drei Yin der Hand	
Pe 7: 3. Antiker Punkt; Shu-(Stromschnellen-)Punkt (3. Shu-Punkt)	• Yuan-Ursprungs-Qi-Punkt • Sedierungspunkt	Erde
Pe 8: 2. Antiker Punkt; Ying-(Quellwasser-)Punkt (2. Shu-Punkt)		Feuer
Pe 9: 1. Antiker Punkt; Jing-(Brunnen-)Punkt (1. Shu-Punkt)	• Tonisierungspunkt	Holz
Bl 14	• Zustimmungs-Rücken-Shu-Punkt	
KG 17	• Alarm-Mu-Punkt	

Tabelle 6.17: Punkte-Qualifikationen des Perikard-Meridians

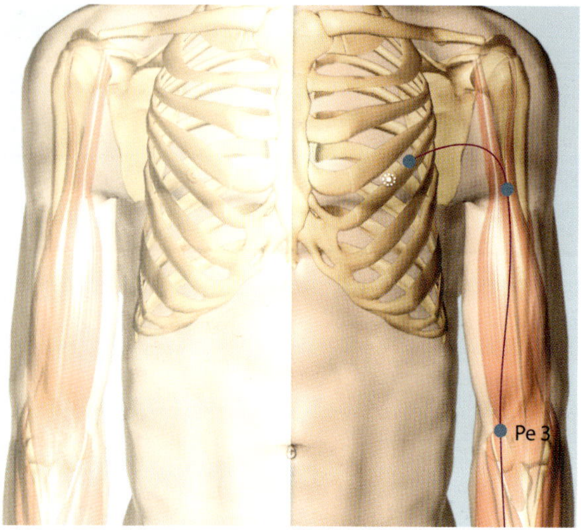

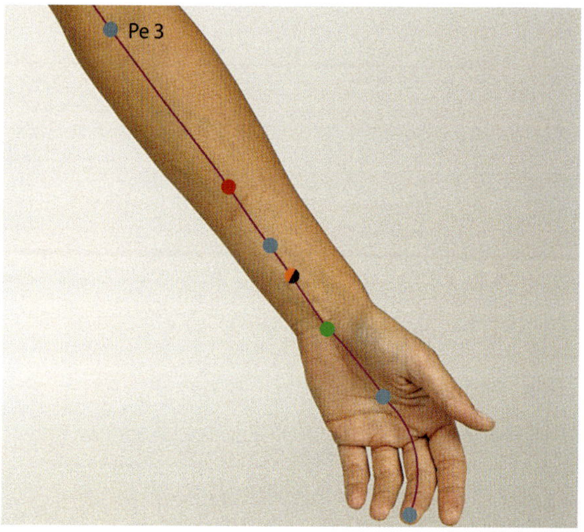

Pe 3 Qu Ze – Gekrümmtes Wasserreservoir

Lokalisation: Ulnar der Bizepssehne in der Mitte der Ellenbeuge.

Stichtechnik: *Stichrichtung* senkrecht, *Stichtiefe* 1,0 bis 1,5 Cun. Zur Moxibustion geeignet. Evtl. Mikroaderlass.

Wirkung: Harmonisiert den Magen, beruhigt den Geist, wirkt schmerzstillend, ordnet das Qi, senkt gegenläufiges Qi ab, beseitigt Hitze und kühlt das Blut.

Indikationsbeispiele:

- koronare Herzkrankheit mit Angina pectoris, Palpitationen, Völlegefühl in der Brust; Tachykardie
- Magenbeschwerden z. B. Magenschmerzen, akute Gastritis mit Übelkeit und Erbrechen
- fieberhafte Erkrankungen
- Unruhe, Panikzustand

! **Besonderheiten:** He-(Zusammenfluss-)Punkt (5. Shu-Punkt), Wasser-Punkt.

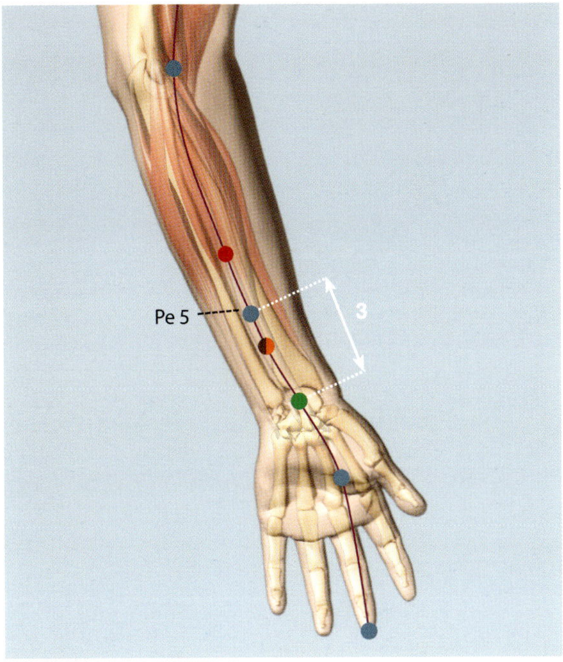

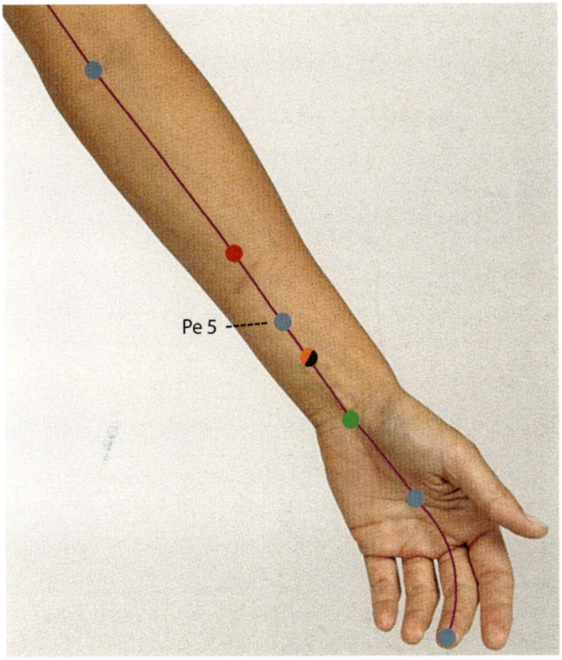

Pe 5 Jian Shi – Dazwischentretender Gesandter

Lokalisation: Zwischen den Sehnen des Musculus palmaris longus und Musculus flexor carpi radialis, 3 Cun proximal der distalen Beugefalte am Handgelenk.

Stichtechnik: *Stichrichtung* senkrecht, *Stichtiefe* 0,5 bis 1,0 Cun. Zur Moxibustion geeignet.

Wirkung: Beruhigt das Herz, befriedet den Geist, wirkt schmerzstillend, brustweitend. Wirkt kreislaufregulierend, hat hormonelle Effekte und Einfluss auf die Sexualsphäre.

Indikationsbeispiele:

- Herzerkrankungen mit Schmerzen, Herzklopfen, Kurzatmigkeit
- epileptische Anfälle, psychische und psychosomatische Beschwerden

! **Besonderheiten:** Jing-(Fluss-)Punkt (4. Shu-Punkt), Metall-Punkt.

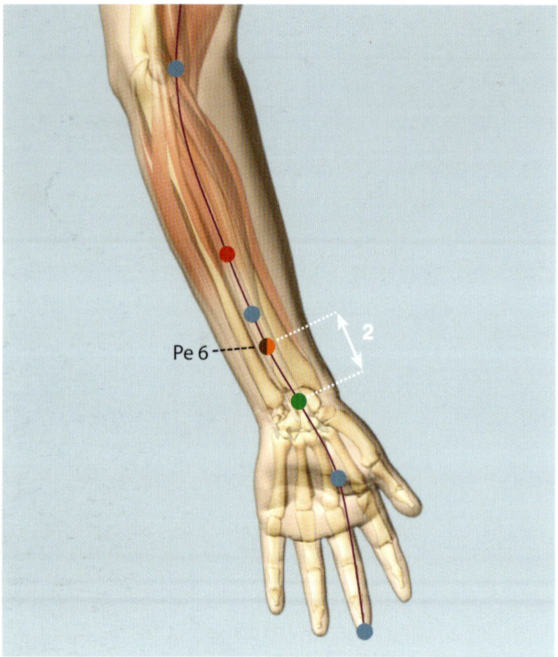

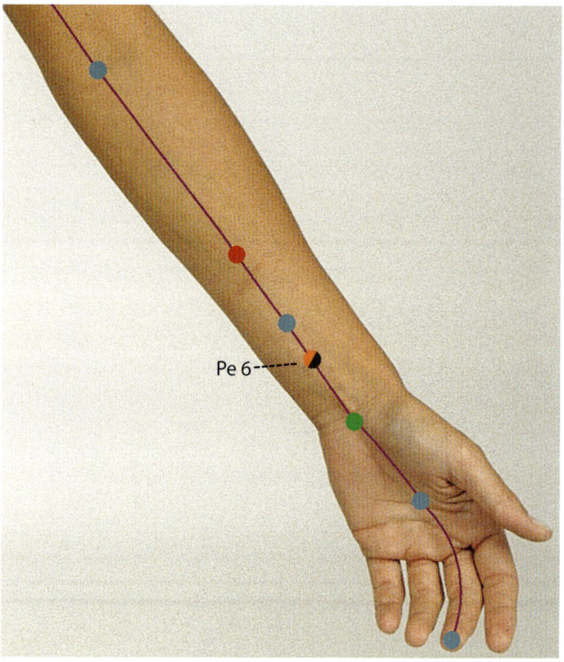

Pe 6 Nei Guan – Passtor des Inneren

Lokalisation: Zwischen den Sehnen des Musculus palmaris longus und Musculus flexor carpi radialis, 2 Cun proximal der Hauptbeugefalte am Handgelenk, welche das rote Fleisch der Handfläche vom weißen des Unterarmes trennt.

Stichtechnik: *Stichrichtung* senkrecht, *Stichtiefe* 0,5 bis 1,0 Cun. Zur Moxibustion geeignet.

Wirkung: Beruhigt den Geist, harmonisiert die Mitte, wirkt schmerzlindernd, entstaut und öffnet die Leitbahn und die Netzgefäße, reguliert das Qi, stärkt die Milz.

Indikationsbeispiele:

- Beschwerden im Thoraxbereich z. B. Schmerzen, Angina pectoris, Herzstolpern, Beklemmungsgefühl
- Oberbauchbeschwerden z. B. Magenschmerzen, Übelkeit, Erbrechen, Geschwüre, Sodbrennen
- psychische und psychosomatische Störungen z. B. Angst- und Erregungszustände, vegetative und depressive Störungen
- Schmerzen und Bewegungsstörungen des Unterarms

! **Besonderheiten:** Durchgangs-Luo-Punkt, Schlüssel-(Einschalt-)Punkt des Yin Wei Mai, mehrfach studienerprobter Europäischer Meisterpunkt gegen Übelkeit. Regionaler Meisterpunkt für den Thoraxbereich. Gruppen-Luo-Punkt der drei Yin der Hand.

Praxistipp

Zur Akupressur von Pe 6, z. B. bei schwangerschafts-, chemotherapie- oder reisebedingter Übelkeit gibt es Stretch-Armbänder mit eingelassener Akupressur-Kugel.

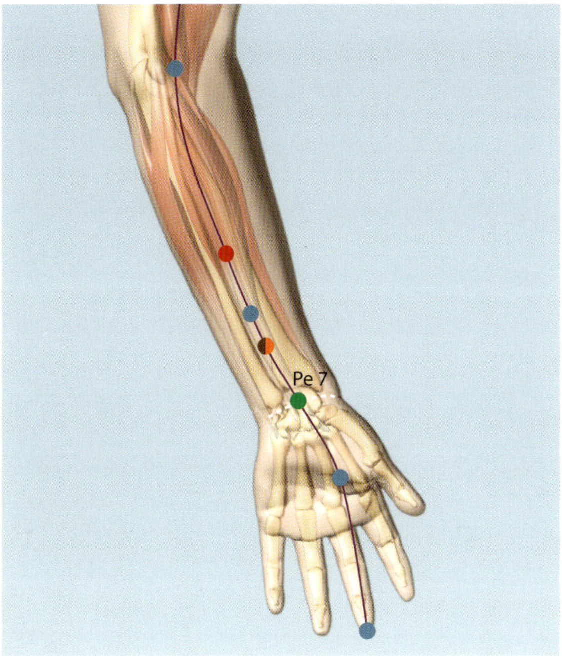

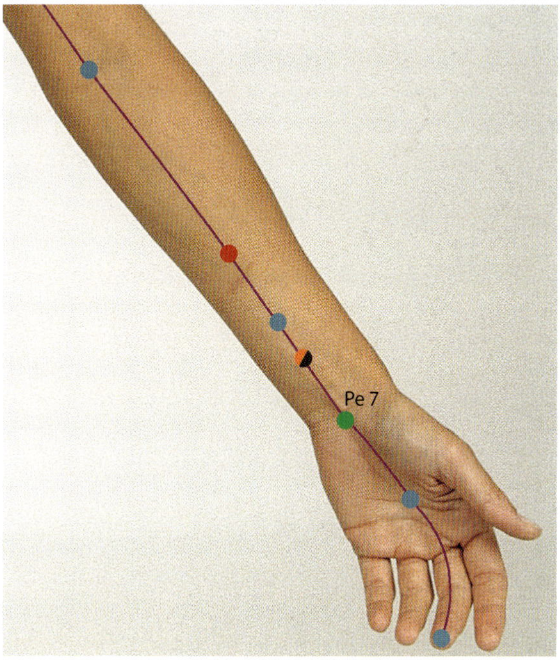

Pe 7 Da Ling – Großer Erdhügel

Lokalisation: Zwischen den Sehnen des Musculus palmaris longus und Musculus flexor carpi radialis, in der Mitte der Hauptbeugefalte am Handgelenk, welche das rote Fleisch der Handfläche vom weißen des Unterarms trennt.

Stichtechnik: *Stichrichtung* senkrecht, *Stichtiefe* 0,5 bis 0,8 Cun. Zur Moxibustion geeignet.

Wirkung: Beruhigt das Herz und den Geist, wirkt allgemein beruhigend, krampflösend, schmerz- und blutstillend, kühlt Hitze, Blut und Feuer.

Indikationsbeispiele:

- Angina pectoris
- psychische Störungen z. B. Unruhe- und Angstzustände, Schizophrenie; psychosomatische Störungen, Epilepsie
- Magenbeschwerden, Erbrechen
- Sehnen- und Nervenerkrankungen am Unterarm

! **Besonderheiten:** Shu-(Stromschnellen-)Punkt (3. Shu-Punkt), Erd-Punkt, Ursprungs-Yuan-Qi-Punkt, Sedierungspunkt. Zusammen mit He 7 und Lu 9 auf der Hauptbeugefalte des Handgelenks auch als „antidepressives Trio" eingesetzt. **S. auch Praxistipp bei He 7, Seite 104 und Lu 9, Seite 61.**

Praxistipp

Therapie der häufigsten den Perikardmeridian betreffenden Störungen

Allgemeine Anmerkungen zum Praxistipp s. Kap. 6.1.1, Seite 63, Praxistipp zum Lungen-Meridian.

Cave: Akute Notfälle immer primär notfallmedizinisch versorgen, Akupunktur ggf. unterstützend anwenden!

Gegenläufiges Magen-Qi

Westliche Diagnose: Übelkeit z. B. in der Schwangerschaft, während einer Chemotherapie oder auf der Reise

- Puls und Zunge variieren je nach Ursache

Akupunktur-Therapie:

- Pe 6, Europäischer Meisterpunkt gegen Übelkeit
- KG 12, Alarm-Mu-Punkt des Magens

Blutstagnation im Herzfunktionskreis

siehe dort

3Erwärmer-Meridian (Hand-Shao Yang = Kleines Yang der Hand)

Der 3Erwärmer-Meridian ist eine *Yang-Leitbahn* **(s. Abb. 6.13)**. Die wichtigsten Punkte-Qualifikationen sind in **Tabelle 6.18 (s. Seite 155)** wiedergegeben.

- *Beginn:* lateraler Nagelfalzwinkel des Ringfingers (3E 1).
- *Verlauf:* Handrücken → die Unterarm-Außenseite entlang → über den Ellenbogen → die Außenseite des Oberarms entlang → über den hinteren Schulterbereich mit Kontakten zu Dü 12, Gb 21 und LG 14 weiter hinter das Ohr → um die Ohrmuschel herum nach vorn zur Schläfe mit Kontakt zu Gb 1.
- *Endpunkt:* Schläfe (3E 23).
- *Innerer Verlauf:* von der oberen Schlüsselbeingrube zum Perikard und weiter durch das Zwerchfell nach unten; kurze direkte Verbindung zwischen 3E 17 und 3E 21 durch das Ohr.

Pe-3E

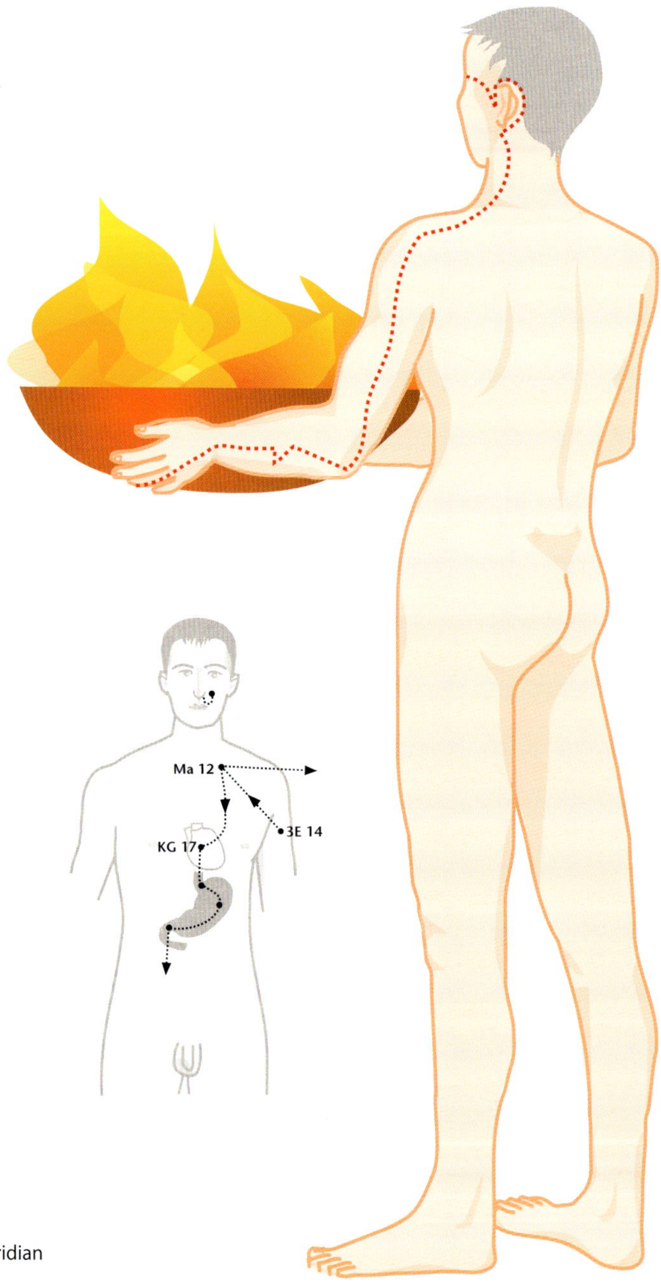

Abb. 6.13: 3Erwärmer-Meridian

Die wichtigsten Praxispunkte: **3E 3, 4, 5, 6, 8, 14, 15, 17, 21, 23**

Punkte-Qualifikationen

Zuordnung	Besonderheiten	Wandlungsphase
3E 1: 1. Antiker Punkt; Jing-(Brunnen-)Punkt (1. Shu-Punkt)		
3E 2: 2. Antiker Punkt; Ying-(Quellwasser-)Punkt (2. Shu-Punkt)		Metall
3E 3: 3. Antiker Punkt; Shu-(Stromschnellen-)Punkt (3. Shu-Punkt)	• Tonisierungspunkt	Wasser
3E 4	• Ursprungs-Yuan-Qi-Punkt • Europäischer Meisterpunkt bei vasomotorischen Kopfschmerzen	Holz
3E 5	• Durchgangs-Luo-Punkt • Schlüssel-(Einschalt-)Punkt des Yang Wei Mai • Europäischer Meisterpunkt für Rheumatismus und Knochenprobleme	
3E 6: 4. Antiker Punkt, Jing-(Fluss-)Punkt (4. Shu-Punkt)		Feuer
3E 8	• Gruppen-Luo-Punkt der drei Yang der Hand	
3E 7	• Spalten-Xi-Punkt	
3E 10: 5. Antiker Punkt; He-(Zusammenfluss-)Punkt (5. Shu-Punkt)	• Sedierungspunkt	Erde
Bl 22	• Zustimmungs-Rücken-Shu-Punkt	
KG 5	• Haupt-Alarm-Mu-Punkt	
KG 7	• Alarm-Mu-Punkt des Unteren Erwärmers	
KG 12	• Alarm-Mu-Punkt des Mittleren Erwärmers	
KG 17	• Alarm-Mu-Punkt des Oberen Erwärmers	

Tabelle 6.18: Punkte-Qualifikationen des 3Erwärmer-Meridians

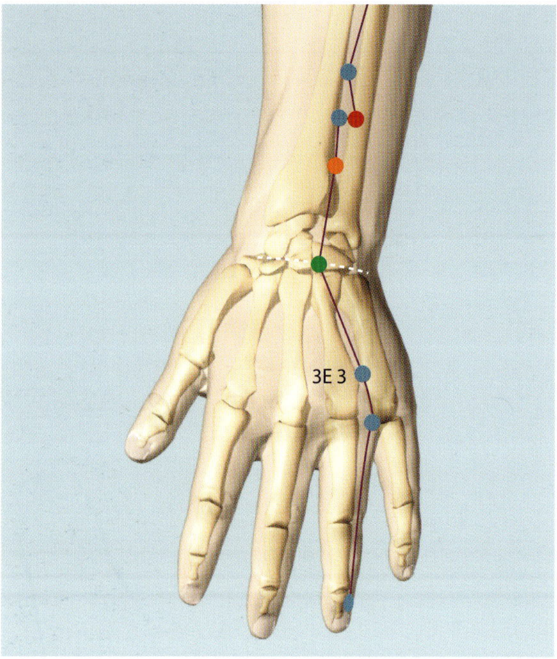

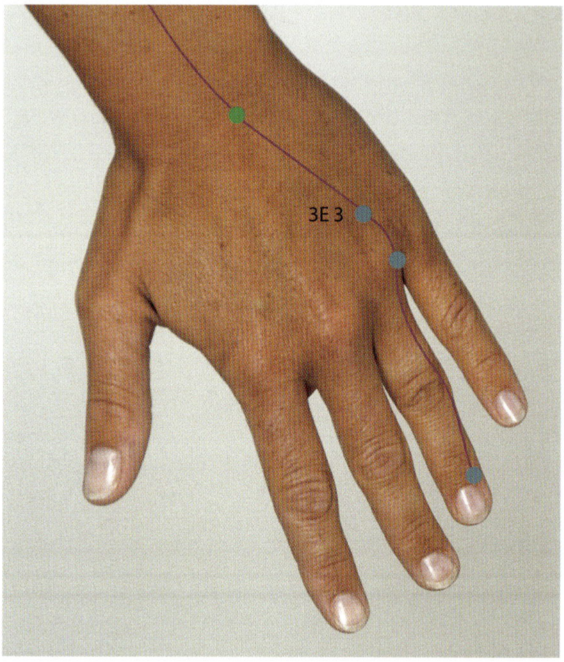

3E 3 Zhong Zhu – Mittleres Eiland

Lokalisation: Auf dem Handrücken zwischen den Mittelhandknochen IV und V in einer Vertiefung, die etwas proximal des Metakarpophalangealgelenks liegt, am Übergang vom Köpfchen zum Schaft des Knochens in der ehemaligen Epiphysenfuge. Lokalisationshilfe: die Faust ballen lassen.

Stichtechnik: *Stichrichtung* senkrecht, *Stichtiefe* 0,3 bis 0,5 Cun. Zur Moxibustion geeignet.

Wirkung: Reguliert das Qi, klärt Hitze und Sehvermögen, öffnet die Leitbahn, die Augen und das Ohr, schärft das Hören, vertreibt Wind.

Indikationsbeispiele:

- halbseitige Kopfschmerzen, Schwindel
- Augenerkrankungen z. B. Konjunktivitis, akute Entzündungen
- Ohrenerkrankungen z. B. Schwerhörigkeit, Taubheit, Tinnitus
- akute Rachenentzündungen
- schmerzhafte Beschwerden und Bewegungseinschränkungen an Arm und Hand

! **Besonderheiten:** Shu-(Stromschnellen-)Punkt (3. Shu-Punkt), Holz-Punkt, Tonisierungspunkt.

Praxistipp

- 3E 3 können Sie bei rheumatischen Beschwerden der Finger und des Handgelenks zusammen mit Extrapunkten der Hand Ex-AH 7, Ex-AH 8 akupunktieren, um die Wirkung zu verstärken.
- 3E 3 können Sie bei Tinnitus zusammen mit dem „Ohr-Trio" 3E 21, Gb 2, Dü 19 akupunktieren, um die Wirkung zu verstärken. Das „Ohr-Trio" bitte desinfizieren und zum Akupunktieren den Mund (und damit das Kiefergelenk) leicht öffnen lassen.

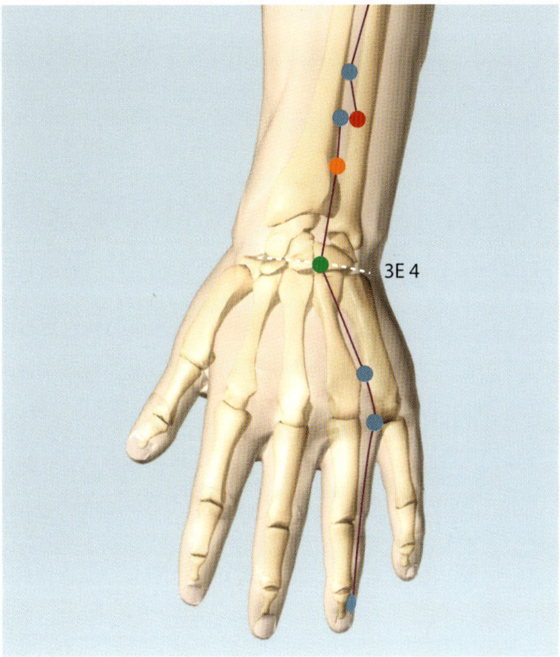

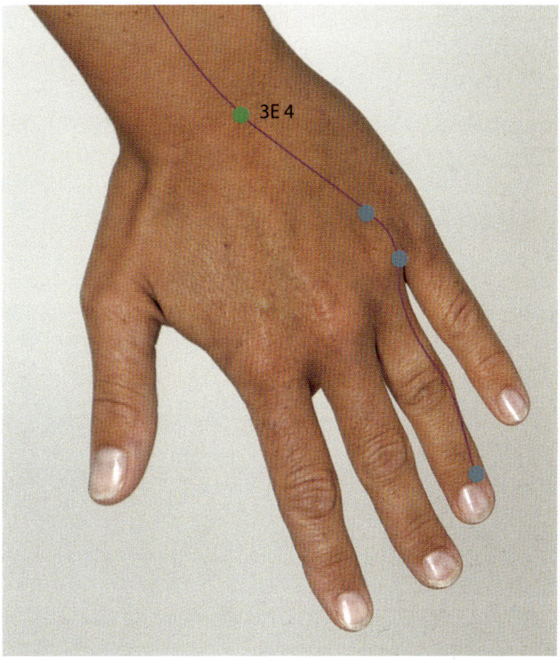

3E 4 Yang Chi – Yang-Teich

Lokalisation: In der dorsalen Handgelenksfalte auf der Höhe des Gelenkspalts von Radius/Ulna und proximaler Reihe der Handwurzelknochen. Der Punkt ist ulnar der Sehne des Musculus extensor digitorum und radial der Sehne des Musculus extensor digiti minimi als Lücke tastbar.

Stichtechnik: *Stichrichtung* senkrecht, *Stichtiefe* 0,3 bis 0,5 Cun. Zur Moxibustion geeignet.

Wirkung: Macht Leitbahn und Netzgefäße durchgängig, entspannt Sehnen, wirkt schmerzstillend, vertreibt Wind und kühlt Hitze.

Indikationsbeispiele:

- Schmerzen im Handgelenks-, Schulter- und Rückenbereich; Sehnenaffektionen
- Kopfschmerzen
- fieberhafte Erkältungskrankheiten mit Symptomen in Kopf/Hals

! **Besonderheiten:** Ursprungs-Yuan-Qi-Punkt. Fernpunkt bei Sprunggelenksschmerzen.

Praxistipp

3E 4 ist Europäischer Meisterpunkt bei vasomotorischen Kopfschmerzen, „ladies-headache-point". Verstärkte Wirkung erzielen Sie mit der Kombination Gb 8, Gb 34, Di 4, Le 3 und Schulter-Nackenpunkten wie Gb 21.

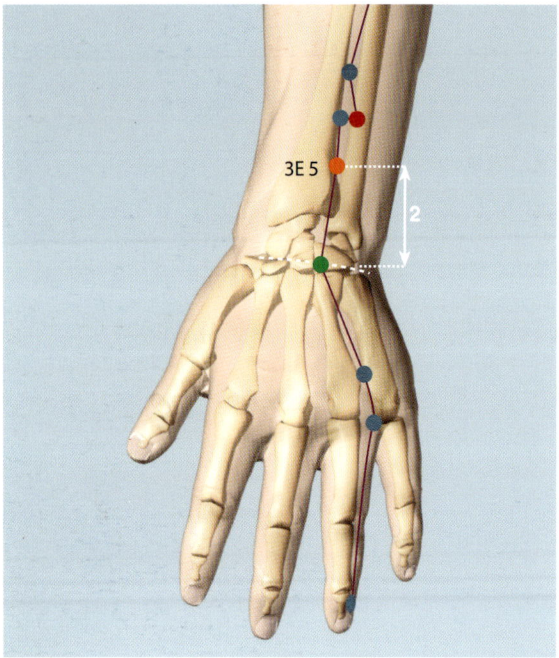

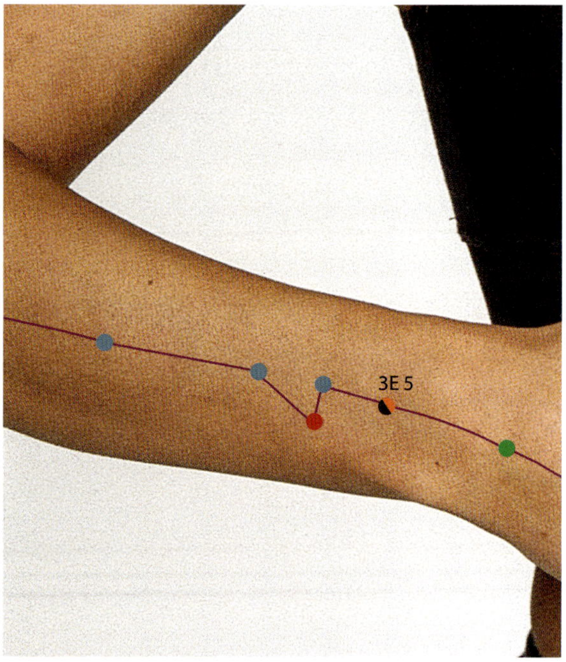

3E 5 Wai Guan – Passtor des Äußeren

Lokalisation: Zwischen Ulna und Radius, 2 Cun proximal der dorsalen Handgelenksfalte. Zur Abmessung die Hand maximal nach dorsal strecken lassen.

Stichtechnik: *Stichrichtung* senkrecht, *Stichtiefe* 0,5 bis 1,0 Cun. Zur Moxibustion geeignet.

Wirkung: Klärt und kühlt Hitze, entstaut und öffnet die Leitbahn und die Netzgefäße, öffnet die Körperoberfläche, vertreibt äußere pathogene Faktoren, fördert Hör- und Sehvermögen.

Indikationsbeispiele:

- fieberhafte Infekte der oberen Atemwege mit Kopfschmerzen
- Ohrenerkrankungen z. B. Schwerhörigkeit, Taubheit, Tinnitus, Infektionen
- Augenerkrankungen z. B. akute Entzündungen
- Schmerzen und Bewegungsstörungen an Hand, Arm, Schulter und Rücken

! **Besonderheiten:** Durchgangs-Luo-Punkt, Schlüssel-(Einschalt-)Punkt des Yang Wei Mai. Europäischer Meisterpunkt für Rheumatismus und Knochenprobleme. Migränepunkt bei aufsteigendem Leber-Yang.

Praxistipp

3E 5 ist ein wichtiger Punkt bei Winderkrankungen wie frisch eingefangenen Erkältungskrankheiten und wechselnden Gliederschmerzen, vor allem auch für die Akupunktur-Therapeuten selbst!

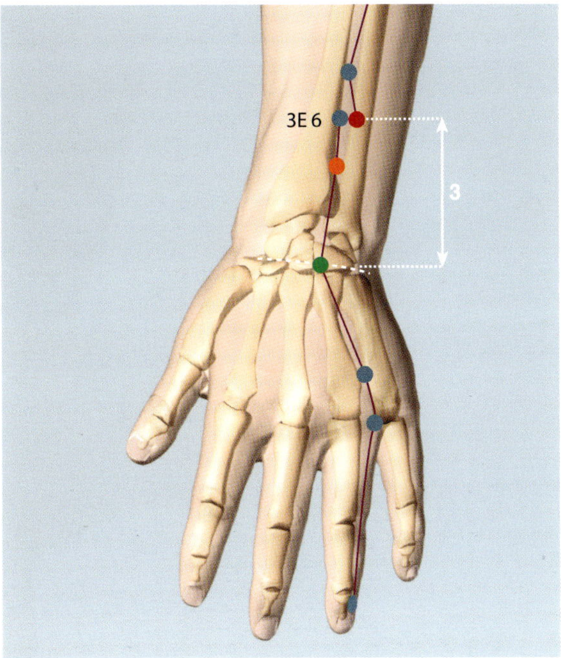

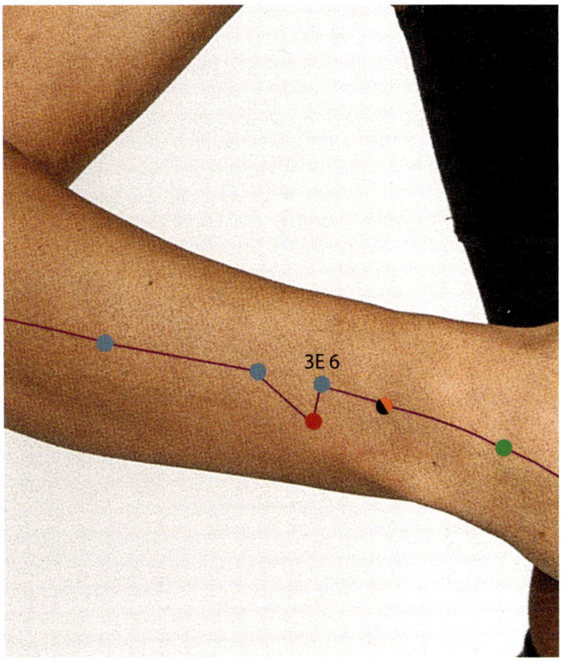

3E 6 Zhi Gou – Verzweigte Rinne

Lokalisation: Zwischen Ulna und Radius, 3 Cun proximal der dorsalen Handgelenksfalte auf der Verbindungslinie zwischen 3E 4 und Olekranon. Zur Abmessung die Hand maximal nach dorsal strecken lassen.

Stichtechnik: *Stichrichtung* senkrecht, *Stichtiefe* 0,8 bis 1,2 Cun. Zur Moxibustion geeignet.

Wirkung: Entstaut und öffnet die Leitbahn, die Netzgefäße und die oberen Körperöffnungen, wirkt schmerzstillend, vertreibt äußeren pathogenen Wind sowie Hitze im 3Erwärmer.

Indikationsbeispiele:

- Ohrenerkrankungen z. B. Schwerhörigkeit, Taubheit, Tinnitus
- Interkostalneuralgien, Zosterneuralgie
- erythematöse und urtikarielle Hauterkrankungen
- Reizkolon; auch Obstipation

! **Besonderheiten:** Jing-(Fluss-)Punkt (4. Shu-Punkt), Feuer-Punkt.

Praxistipp

- Eine andere Bezeichnung für 3E 6 veranschaulicht ebenfalls die Wirkung: „Der fliegende Tiger" – ein Bild für Dynamik.
- Bei Obstipation können Sie wirkungsvoll kombinieren mit Ma 25.

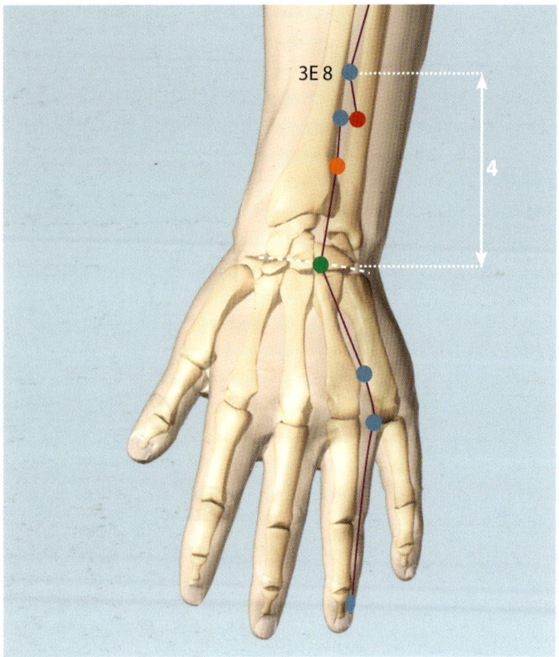

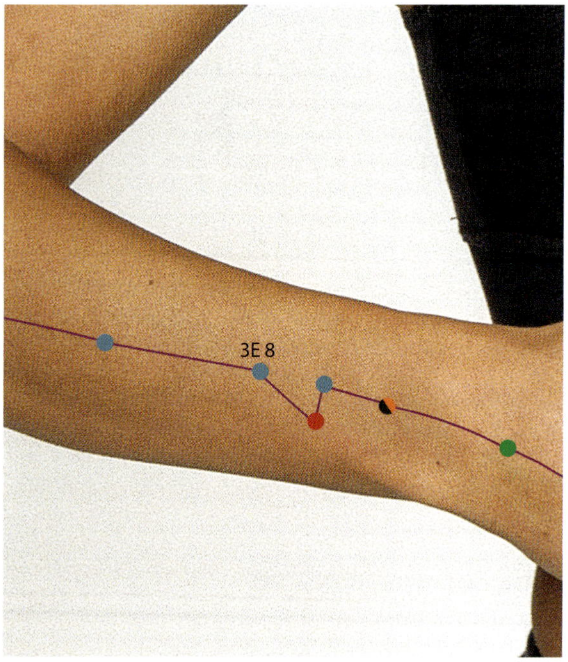

3E 8 San Yang Luo – Vernetzung der drei Yang(-Leitbahnen)

Lokalisation: Zwischen Ulna und Radius, 4 Cun proximal der dorsalen Handgelenksfalte auf der Verbindungslinie zwischen 3E 4 und Olekranon. Zur Abmessung die Hand maximal nach dorsal strecken lassen.

Stichtechnik: *Stichrichtung* senkrecht, *Stichtiefe* 0,8 bis 1,2 Cun. Zur Moxibustion geeignet.

Wirkung: Macht Leitbahn und Netzgefäße durchgängig, schärft das Hörvermögen.

Indikationsbeispiele:

- Schwerhörigkeit, Taubheit
- Schmerzen im Unterarmbereich, Thorax, Kopf

! **Besonderheiten:** Gruppen-Luo-Punkt der drei Yang der Hand.

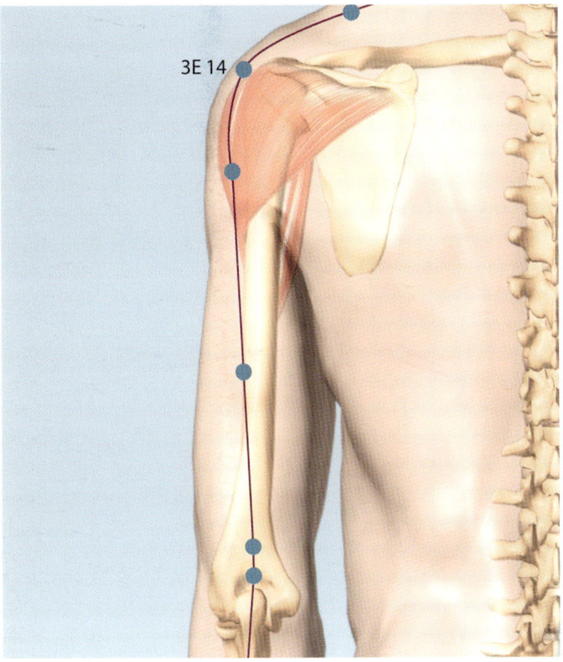

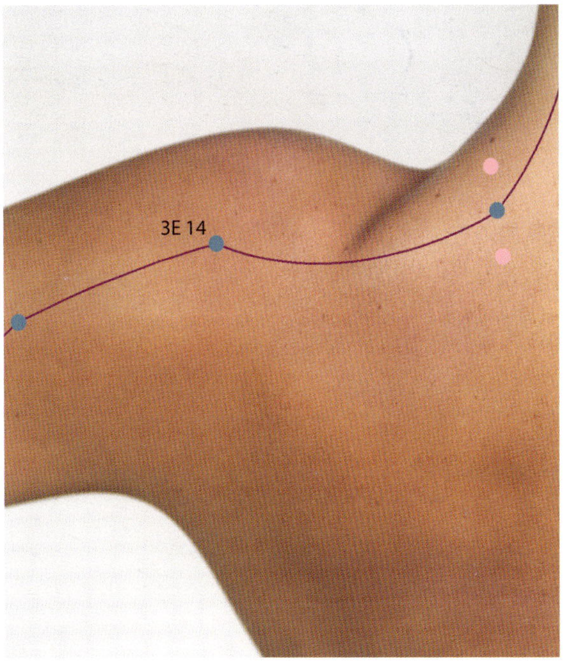

3E 14 Jian Liao – Schulter-Knochenloch

Lokalisation: Dorsal und distal des Akromions, bei abduziertem Arm als Vertiefung zwischen dem mittleren und hinteren Anteil des Musculus deltoideus zu tasten.

Stichtechnik: *Stichrichtung* senkrecht, *Stichtiefe* 1,0 bis 1,5 Cun. Zur Moxibustion geeignet.

Wirkung: Macht Leitbahn und Netzgefäße durchgängig, wirkt schmerzlindernd, beseitigt äußere pathogene Faktoren (Kälte, Wind, Feuchtigkeit), verbessert die Gelenkbeweglichkeit.

Indikationsbeispiele:

- schmerzhafte Schulterbeschwerden z. B. Periarthropathia humeroscapularis; eingeschränkte Beweglichkeit, Entzündungen

! **Besonderheiten:** Keimverschleppung in das Schultergelenk vermeiden. Desinfektion!

Praxistipp

Bei 3E 14 reicht eine kurze Nadel, da der Punkt in einem flachen Grübchen liegt.

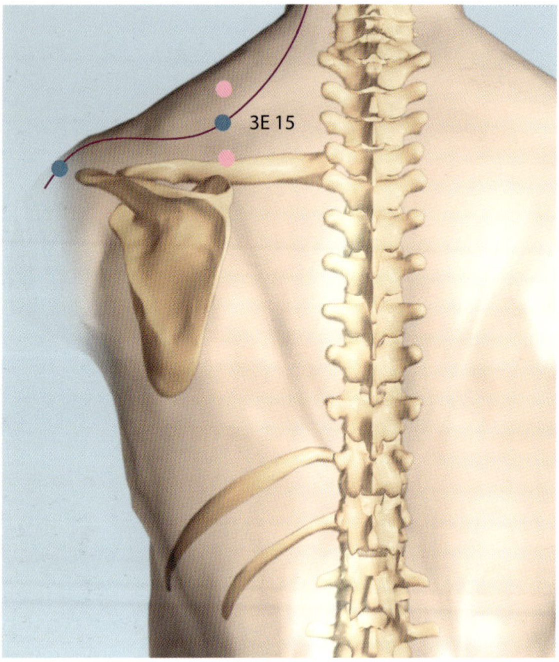

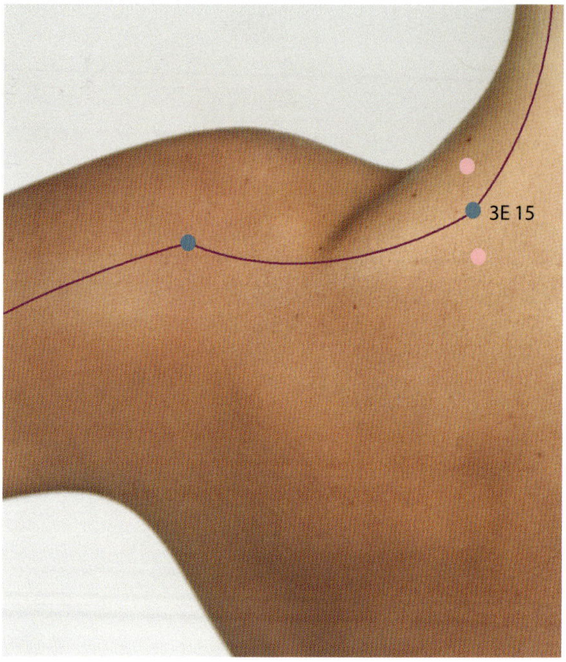

3E 15 Tian Liao – Himmels-Knochenloch

Lokalisation: Am oberen medialen Schulterblattwinkel, in der Mitte zwischen Gb 21 und Dü 13, 1 Cun kaudal von Gb21.

Stichtechnik: *Stichrichtung* senkrecht, *Stichtiefe* 0,5 bis 0,8 Cun. Zur Moxibustion geeignet.

Wirkung: Macht Leitbahn und Netzgefäße durchgängig, wirkt schmerzlindernd, beseitigt äußere pathogene Faktoren (Kälte, Wind, Feuchtigkeit).

Indikationsbeispiele:

- schmerzhafte Schulter- und Rückenbeschwerden, HWS-Syndrom
- Kopfschmerzen

! **Besonderheiten:** Deckt sich als Druckpunkt bei Affektionen der Weisheitszähne, der Tonsillen und des Oropharynx – homolateral.

! **Cave:** Pneumothorax vermeiden (hochreichende Emphysemblasen)!

Praxistipp

- 3E 15 ist Europäischer Meisterpunkt der Wetterfühligkeit („hygrometrischer Punkt").
- 3E 15 hilft in Kombination mit LG 14, Gb 20 und Bl 10 bei Wetterfühligkeit.

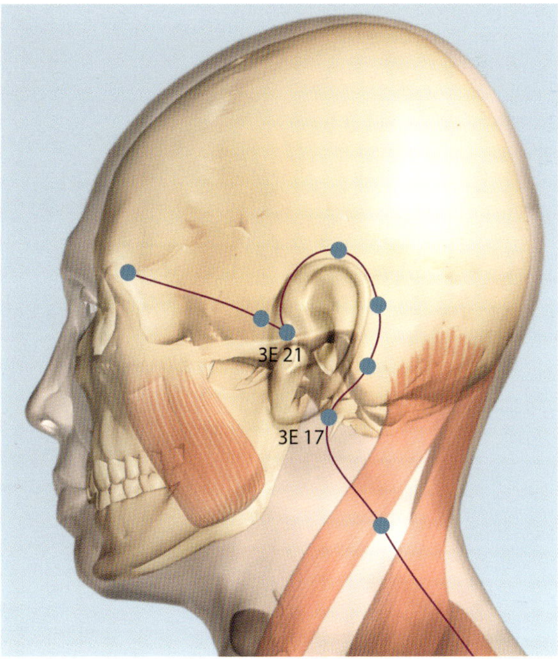

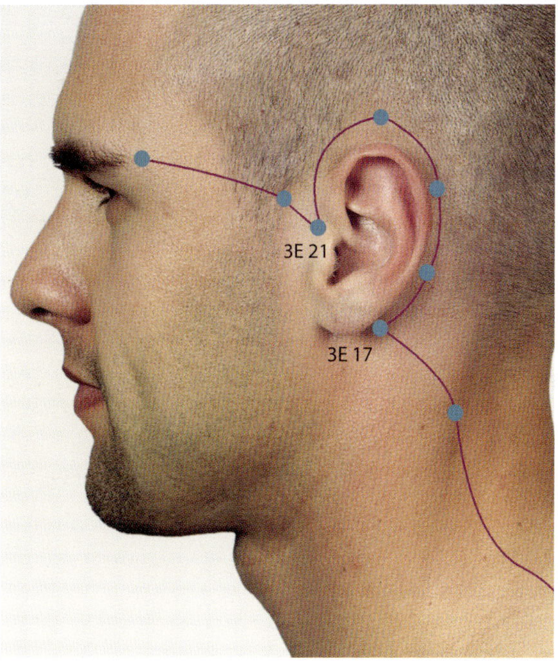

3E 17 Yi Feng – Schutzschild gegen den Wind

Lokalisation: Bei geöffnetem Mund hinter dem Ohrläppchen, in der Vertiefung zwischen Unterkiefer und Mastoid.

Stichtechnik: *Stichrichtung* senkrecht, *Stichtiefe* 0,8 bis 1,2 Cun. Zur Moxibustion geeignet.

Wirkung: Vertreibt äußeren Wind, beseitigt Hitze, schärft das Hör- und Sehvermögen.

Indikationsbeispiele:

- Ohrenerkrankungen z. B. Schwerhörigkeit, Taubheit, Tinnitus, Infektionen
- Kiefergelenkaffektionen
- Kopfschmerzen, Fazialisparese

❗ **Cave:** Nicht den in der Tiefe verlaufenden Nervus facialis nadeln.

3E 21 Er Men – Ohr-Pforte

Lokalisation: Bei leicht geöffnetem Mund vor dem Ohr ventral der Incisura supratragica, in einer Vertiefung tastbar.

Stichtechnik: *Stichrichtung* senkrecht, *Stichtiefe* 0,5 bis 1,0 Cun. Zur Moxibustion geeignet.

Wirkung: Öffnet die Leitbahn, ihre Netzgefäße und das Ohr, beseitigt Hitze, schärft das Hörvermögen.

Indikationsbeispiele:

- Ohrenerkrankungen z. B. Schwerhörigkeit, Taubheit, Tinnitus, Infektionen, Morbus Menière
- schmerzhafte Affektionen des Kiefergelenks, Zahnschmerzen
- Kopfschmerzen

❗ **Besonderheiten:** Oberer von drei Lokalpunkten bei Ohrenbeschwerden, am unteren Ende des Tragus liegt Dü 19, in der Mitte Gb 2 („Ohr-Trio"). Europäischer Meisterpunkt des Ohres. **Praxistipp s. Dü 19, Seite 115.**

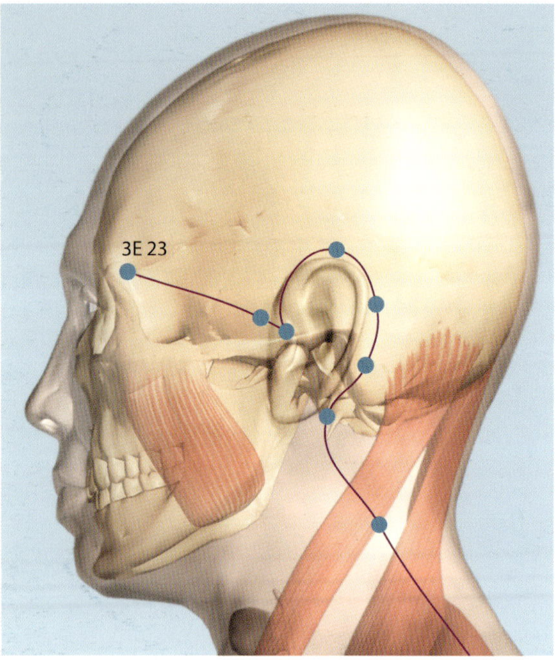

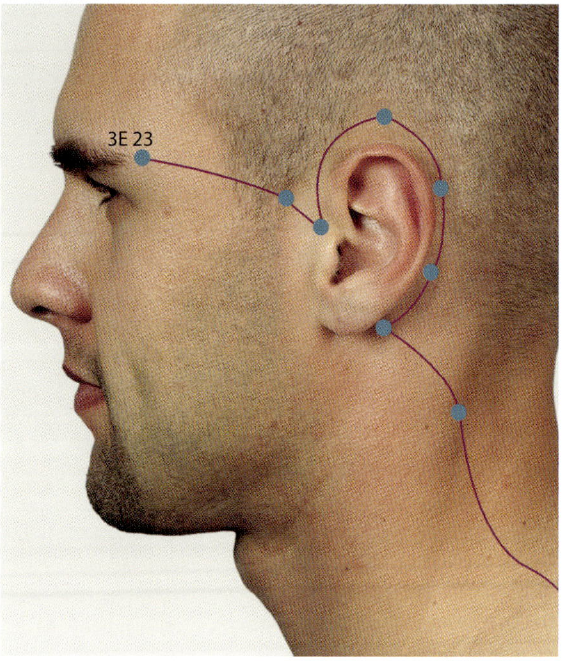

3E 23 Si Zhu Kong – Bambusstreifen-Loch

Lokalisation: In einer kleinen knöchernen Vertiefung neben der Orbita am lateralen Augenbrauenende tastbar.

Stichtechnik: *Stichrichtung* senkrecht bzw. subkutan, *Stichtiefe* 0,2 bis 0,3 Cun bzw. 0,5–1,0 Cun. Zur Moxibustion geeignet.

Wirkung: Klärt Hitze, zerstreut Wind, wirkt schmerzstillend, stärkt die Augen.

Indikationsbeispiele:

- Kopfschmerzen, vor allem im Schläfenbereich
- Augenerkrankungen z. B. Konjunktivitis
- Tics im Augenbereich, Fazialisparese

! **Besonderheiten:** Wichtiger Lokalpunkt für das Auge.

6.3.2 Gallenblasen- und Leberfunktionskreise

Zur Wandlungsphase Holz gehören
- der Yin-Funktionskreis mit dem Speicherorgan Leber (Zang-Organ) und
- der Yang-Funktionskreis mit dem Hohlorgan Gallenblase (Fu-Organ) **(s. Tabelle 6.19, Seite 166 und 6.20, Seite 167)**.

Funktion, Wirkrichtung und Pathologie

Die Hauptaufgabe der gekoppelten Funktionskreise ist die Regulation eines geschmeidigen, harmonischen Qi-Flusses, vor allem im Bereich der Verdauung, der Gallesekretion, des seitlichen Kopfes, des Thorax und des Unterleibs. Aus „westlicher" Perspektive kann man hier die zentralen Aufgaben des Multifunktionsorgans Leber wiedererkennen: Geschmeidiger Ablauf des Stoffwechsels (Kohlenhydrate, Eiweiße, Fette) mit Energiegewinnung, -speicherung und -freigabe; Entgiftung, Proteinsynthese (einschließlich der Gerinnungsfaktoren). Außerdem – wichtig für die Praxis – beeinflussen sie die Regulation der Emotionen.
Störungen zeigen sich in abdominaler Spannung mit Völlegefühl, Übelkeit, Aufstoßen und vor allem in seelischer Spannung, wie bei Stress.
Die Blutspeicherfunktion wird in der chinesischen Physiologie noch weiter gefasst, entsprechend der breiteren Bedeutung des Xue (Meer des Blutes). Somit reichen pathologische Veränderungen von Menstruationsstörungen über Verspannungen und verschwommenes Sehen bis hin zu Schwindel.

Äußerliche Darstellung und Sinnesorgane

Die Hauptaufgabe „Geschmeidigkeit" lässt sich auch an Störungen der assoziierten Gewebe, also an Bändern, Sehnen und kontraktilen Elementen der Muskulatur erkennen: Störungen äußern sich hier als Steifigkeit, Myogelosen, Spasmen, Zittern und Verspannungen.
Die Geschmeidigkeit des Qi-Flusses betrifft in westlichen Staaten vor allem den emotionalen Anteil: Anspannung und Stress führen zu Störungen im zielgerichteten, kreativen Arbeiten und erzeugen Wut, Aggression, Groll. Dies erklärt, weshalb der Leberfunktionskreis im Westen so oft betroffen ist: Die hier besonders ausgeprägten Faktoren Stress, Ärger und Bewegungsmangel stauen Energien auf, stören den harmonischen Fluss aller Vitalfaktoren und aller Funktionen. Krankheitszeichen des Leberfunktionskreises sind deshalb meist von (Über-)Fülle und Stau geprägt.
Die Leber öffnet sich in den Augen und zeigt sich in den Nägeln. Störungen in diesem Bereich machen sich als Sehschwäche, Nachtblindheit und brüchige Fingernägel und/oder Nagelkauen bemerkbar.
Der Gallenblasenfunktionskreis hat eine zusätzliche Bedeutung bei Anspannung und Verspannung, die aus Unentschlossenheit und Unzufriedenheit resultieren. Punkte des Gallenblasenmeridians werden deshalb häufig bei spannungsassoziierten Schmerzen wie Migräne, Schulter-Nackenschmerz, Augen- und Ohrerkrankungen genadelt.

Psychosomatik – Konstitutionstyp Holz

Das psychische Wesen der Holzenergie ist mit einer Sprungfeder vergleichbar: angespannte Kraft, die zur Entfaltung bereit ist. Menschen mit Konstitutionstyp Holz besitzen viel Spannung bzw. Erregbarkeit im eigentlichen Sinne des Wortes. Dazu gehören Kreativität, die entfaltet sein will, Ideen, die realisiert sein wollen, Kraft, die angewandt werden will.
- Positive Ausprägung: spannungsvoll-kreative Kraft, Vorwärtsstreben, Entschlossenheit – Eigenschaften einer Führungsperson
- Negative Ausprägung: unkontrollierte bzw. angestaute Spannkraft wie Aggression, Jähzorn, Unentschlossenheit, Ungerechtigkeit. Bei Frauen wird Aggression oder Frust oft nicht ausgelebt, sondern als Groll „geschluckt", was zu Störungen des Qi-Flusses führt und sich z. B. als Prämenstruelles Syndrom, Migräne oder Schulter-Nacken-Verspannungen äußert.

	Entsprechung im Regulationsmodell	Was ist gemeint?	Klinische Relevanz, Symptome/Pathologie
Yin/Yang-Phase	Wandlungsphase Holz; Shao Yang, kleines Yang, im Wachsen und Aufsteigen begriffen	potenzielle Kraftentfaltung, Anspannung vor der Aktivität	Störungen wie Verspannungen, körperlich und seelisch
Yin-Organ und Funktion	Leber; reguliert den harmonischen Qi- und Xue-Fluss, speichert Xue	Funktionskreis Leber; reguliert Verdauung, Gallesekretion und Emotionen, speichert Blut	gespanntes Abdomen; Spannungsschmerz in Kopf, Unterleib, Bauch; Wutausbrüche, Groll, Frustration, stressanfälligster Funktionskreis
Yang-Organ	Gallenblase	Motorik, Verdauung, Gallenfunktion	Gallenkolik, Muskelfunktionsstörungen, Migräne, Neuralgien und Lähmungen
Körpergewebe	Sehnen, Bänder, kontraktile Elemente der Muskulatur		Verspannung, Myogelosen
Körpersäfte	Tränen	Sekret des zugehörigen Sinnesorgans	Sicca-Symptomatik bei Blutmangel
Sinnesorgan	Augen	Visus, Orbita	Nachtblindheit, schlechteres Sehvermögen bei Erschöpfung oder Stress
Manifestation	Nägel	Fortsetzung der Sehnen	gerillte, ggf. brüchige Fingernägel
Geruch	ranzig	Gegenteil von frisch; abgestanden	aufgrund gestiegener Körperhygiene meist nicht verwertbar
Emotion	Erregbarkeit	Zorn im Negativen; Kreativität, Spannung im Positiven	unterdrückte Anspannung oder Anspannung, die sich in Verspannungen zeigt, wenn das Qi nicht mehr weich fließen kann
Geschmack	sauer	unreif, erfrischend	bevorzugte oder völlig abgelehnte Geschmacksrichtung
Entwicklungsstufe	Geburt	Anfang, Keimen, vollster Elan	
Klimafaktor	Wind	äußerer pathogener Faktor inneres vegetatives Reaktionsmuster	z. B. Zugluftempfindlichkeit plötzlicher Krankheitsbeginn, Verspannungen, Stagnationen im Qi- und Xue-Fluss
Jahreszeit	Frühling	aufkeimend, austreibend, gespeicherte Energie wird freigesetzt	vulnerable Phase
Farbe	grün	Farbe des frisch Aufkeimenden, Pastelltöne beruhigend	wird bevorzugt oder völlig abgelehnt
stimmlicher Ausdruck	schreien, poltern	laut, erregt; cave: bei Frauen oft unterdrückt!	Stimme ist als diagnostischer Hinweis auf die Störung zu interpretieren
spiritueller Aspekt	Wanderseele Hun	entspricht am ehesten unserem Begriff für Seele, die nach dem Tod den Körper verlässt	Mangel an Durchsetzungskraft und Ausgewogenheit oder Rücksichtslosigkeit

Tabelle 6.19: Gallenblasen- und Leberfunktionskreis – zusammenfassender Überblick

Gb-Le

Quick-Memo

Die Leber- und Gallenblasenfunktionskreise sind zuständig für

- den harmonischen Qi- und Xue-Fluss, d. h. den entspannten Fluss, auch emotional,
- die Speicherung des Xue,
- die Wandlungsphase Holz.

Der Gallenblasenfunktionskreis ist zuständig für

- Motorik und Hauterscheinungen im Leitbahnverlauf,
- psychische Regulation bei Anspannung.

Wandlungsphase	Himmelsrichtung	Geschmack	Organ	Sinnesorgan	Klimafaktor, pathol. Faktor	Gewebe	Emotion	Jahreszeit	Manifestation
Holz	Osten	sauer	Leber, Gallenblase	Augen	Wind	Sehnen, Bänder, Muskeln	Erregbarkeit, Zorn	Frühling	Nägel

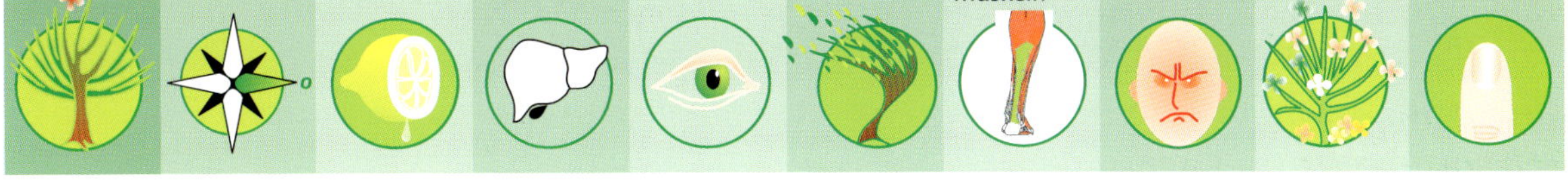

Tabelle 6.20: Wandlungsphase Holz

Gallenblasen-Meridian (Fuß-Shao Yang = Kleines Yang des Fußes)

Der Gallenblasen-Meridian ist eine *Yang-Leitbahn* (**s. Abb. 6.14**). Die wichtigsten Punkte-Qualifikationen sind in **Tabelle 6.21 (s. Seite 168)** wiedergegeben.

- *Beginn:* äußerer Augenwinkel (Gb 1).
- *Verlauf:* vom Augenwinkel vor das Ohr → aufsteigend zur Schläfe → schräg zurück vor die Helix → im großen Bogen um das Ohr herum zum Mastoid (dabei Kontakt zu 3E 20) → weiter kranial bogenförmig zurück zur Stirn → weiter kranial ebenfalls bogenförmig zum seitlichen Hinterhaupt zurück → über die hintere Schulterregion

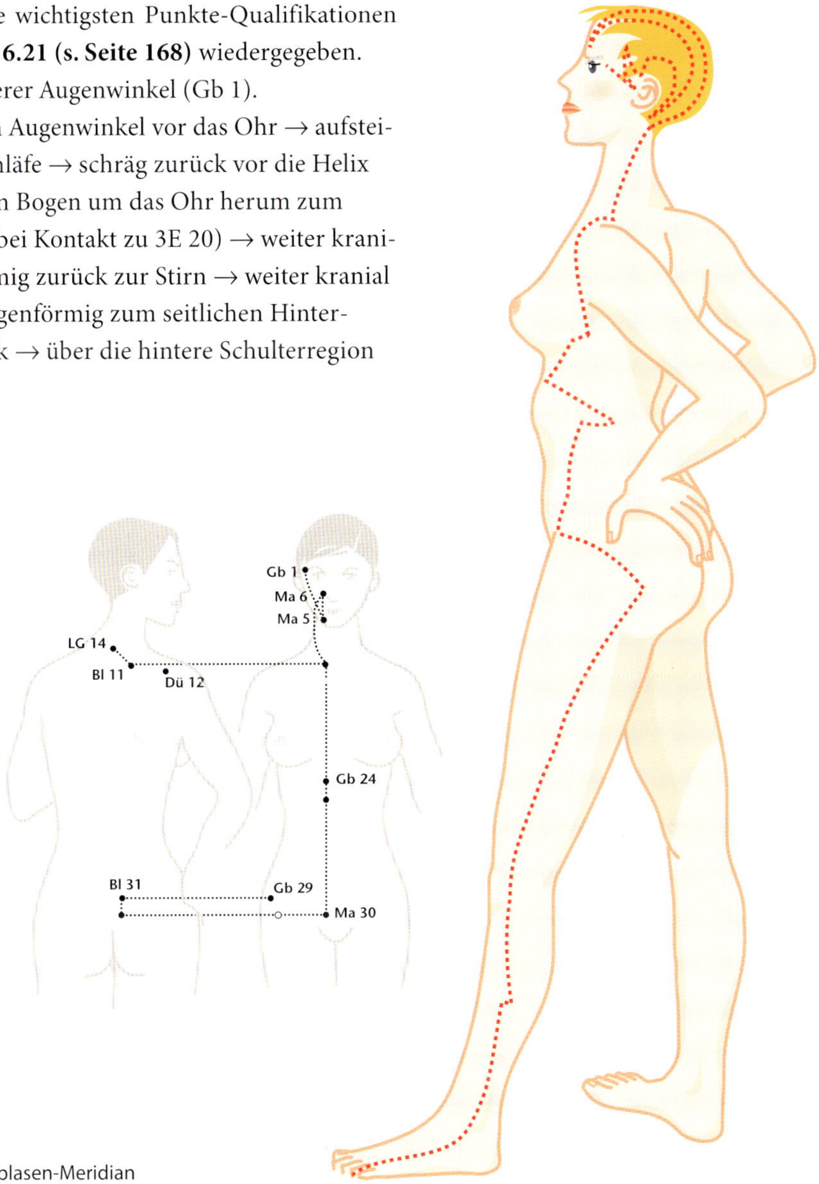

Abb. 6.14: Gallenblasen-Meridian

Gb-Le

(Kontakt zu LG 14 und Dü 12) zur oberen Schlüsselbeingrube → vor der Achselhöhle nach kaudal → im Zickzack die laterale Rumpfwand hinunter zur Hüfte → über die Außenseite des Beines → vor dem Außenknöchel zum seitlichen Fußrücken → zwischen 4. und 5. Strahl zur vierten Zehe.

- *Endpunkt:* lateraler Nagelfalzwinkel der vierten Zehe (Gb 44).
- *Innerer Verlauf:*
  - ein Ast zieht kaudal von Gb 20 (Kontakt zu 3E 17) durch das Ohr zu Gb 1,
  - ein weiterer läuft von Gb 1 im Zickzack durch die Wange nach kaudal zur oberen Schlüsselbeingrube (Vereinigung mit der Hauptleitbahn in Gb 20),
  - von der oberen Schlüsselbeingrube zieht ein innerer Ast durch die Brust und das Zwerchfell zu Leber und Gallenblase → weiter in Richtung Leiste (tritt in Gb 30 wieder an die Oberfläche),
  - ab Gb 41 läuft ein Abzweig schräg über den Fußrücken zur Großzehe (Kontakt zum Leber-Meridian).

Die wichtigsten Praxispunkte: **Gb 2, 8, 14, 20, 21, 24, 25, 31, 34, 39, 40, 41**

Punkte-Qualifikationen

Zuordnung	Besonderheiten	Wandlungsphase
Gb 14	• Europäischer Testpunkt für Gallenleiden	
Gb 30	• Europäischer Meisterpunkt für seitliche Ischialgie	
Gb 34: 5. Antiker Punkt; He-(Zusammenfluss-)Punkt (5. Shu-Punkt)	• Chinesischer und Europäischer Meisterpunkt des Bewegungsapparates: Muskeln und Sehnen	Erde
Gb 36	• Spalten-Xi-Punkt	
Gb 37	• Durchgangs-Luo-Punkt	
Gb 38: 4. Antiker Punkt; Jing-(Fluss-)Punkt (4. Shu-Punkt)	• Sedierungspunkt	Feuer
Gb 39	• Gruppen-Luo-Punkt der 3 Yang des Beins • Chinesischer Meisterpunkt des Knochenmarkes	
Gb 40	• Ursprungs-Yuan-Qi-Punkt	
Gb 41: 3. Antiker Punkt; Shu-(Stromschnellen-)Punkt (3. Shu-Punkt)	• Schlüssel-(Einschalt-)Punkt des Dai Mai • Europäischer Meisterpunkt für die großen Gelenke	Holz
Gb 43: 2. Antiker Punkt; Ying-(Quellwasser-)Punkt (2. Shu-Punkt)	• Tonisierungspunkt	Wasser
Gb 44: 1. Antiker Punkt; Jing-(Brunnen-)Punkt (1. Shu-Punkt)		Metall
Bl 19	• Zustimmungs-Rücken-Shu-Punkt	
Gb 24	• Alarm-Mu-Punkt	

Tabelle 6.21: Punkte-Qualifikationen des Gallenblasen-Meridians

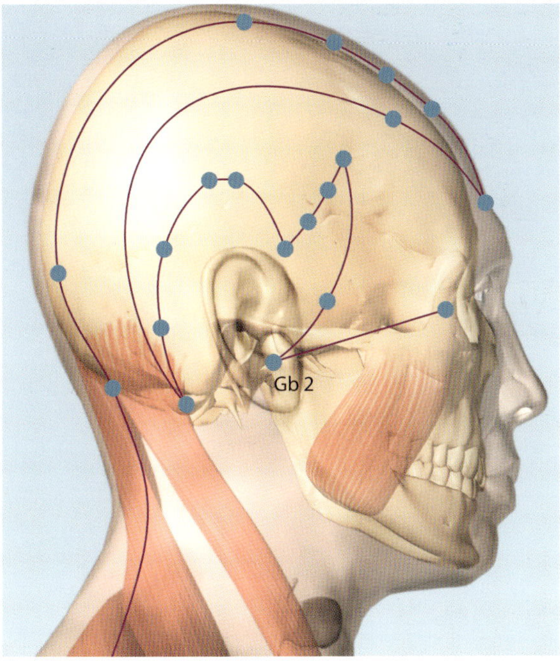

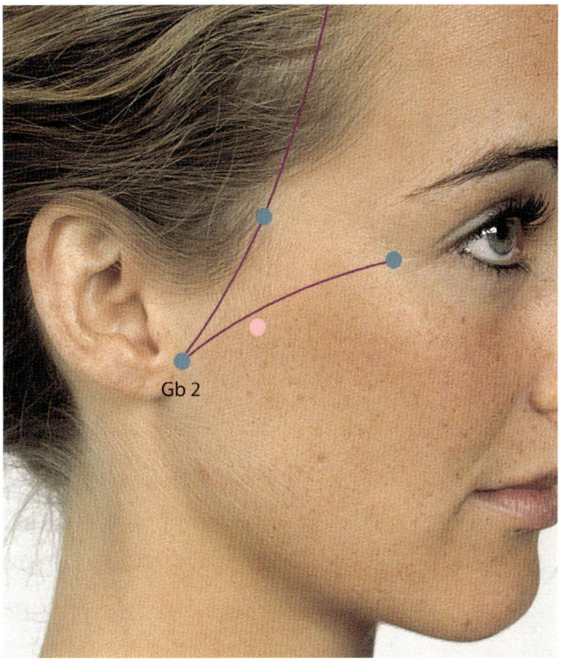

Gb 2 Ting Hui – Zusammenkunft des Hörens

Lokalisation: Bei geöffnetem Mund in der Vertiefung vor der Incisura intertragica des Ohres, dorsal des Processus condylaris mandibulae.

Stichtechnik: *Stichrichtung* senkrecht, *Stichtiefe* 0,5 bis 1,0 Cun. Zur Moxibustion geeignet.

Wirkung: Öffnet die Leitbahn, die Netzgefäße und die Sinne, vertreibt äußeren Wind und Wind-Hitze, wirkt schmerzstillend, schärft das Hörvermögen.

Indikationsbeispiele:

- Ohrenerkrankungen z. B. Schwerhörigkeit, Taubheit, Tinnitus, Entzündungen.
- Affektionen am Kiefergelenk, Zahnschmerzen
- Migräne, Trigeminusneuralgie, Fazialisparese

! **Cave:** Bei nicht sachgemäßer Nadelung Gefahr der Keimverschleppung in das Kiefergelenk.

Praxistipp

Das „Ohr-Trio" Gb 2, 3E 21 und Dü 19 können Sie bei Tinnitus kombinieren mit 3E 3, um die Wirkung zu verstärken. Das „Ohr-Trio" bitte desinfizieren und zum Akupunktieren den Mund leicht öffnen lassen.

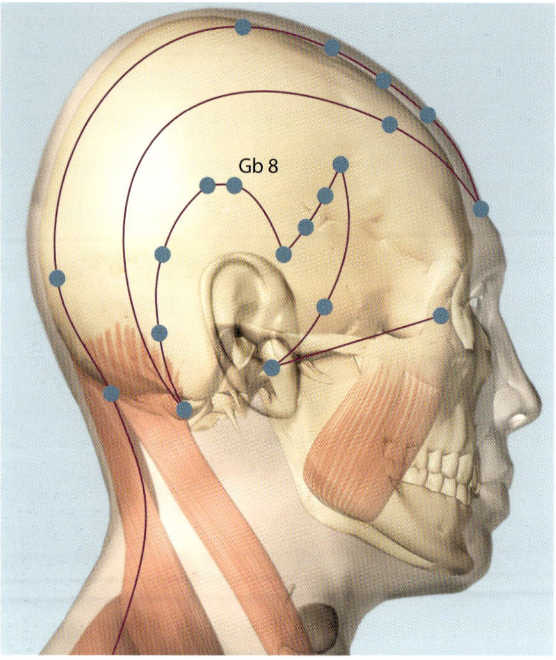

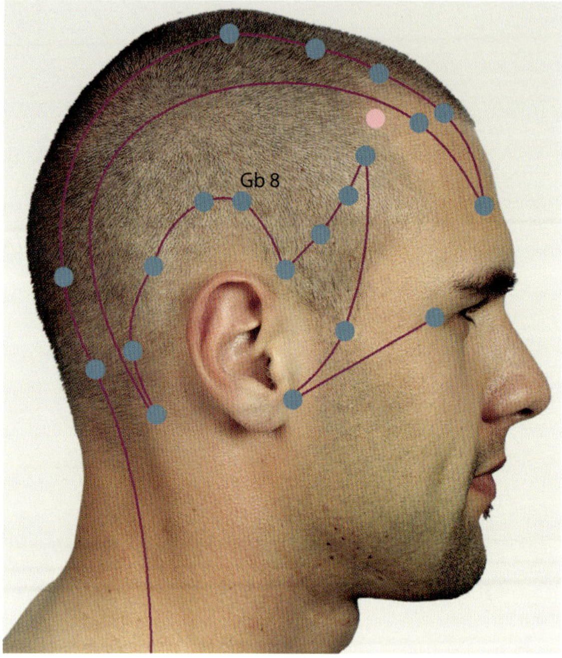

Gb 8 Shuai Gu – (Am Ohr) entlang gelegenes Tal

Lokalisation: Oberhalb des höchsten Punktes der Ohrmuschel, dem Apex auriculae, 1,5 Cun über dem idealen Haaransatz.

Stichtechnik: *Stichrichtung* subkutan, *Stichtiefe* 0,5 bis 0,8 Cun. Zur Moxibustion geeignet.

Wirkung: Öffnet die Leitbahn, die Netzgefäße und das Ohr, besänftigt die Leber, senkt gegenläufiges Qi ab, vertreibt Wind, wirkt schmerzlindernd, verbessert das Gehör.

Indikationsbeispiele:

- Ohrerkrankungen z. B. Tinnitus, Hörsturz, Morbus Menière
- Kopfschmerzen, vor allem halbseitig; Migräne
- Hypertonie

Praxistipp

Gb 8 ist einer der wichtigsten schläfenbetonten Migräne-Punkte. Eine verstärkte Wirkung erzielen Sie z. B. mit Gb 34, Di 4, Le 3, 3E 4 und dem Schulter-Nackenpunkt Gb 21.

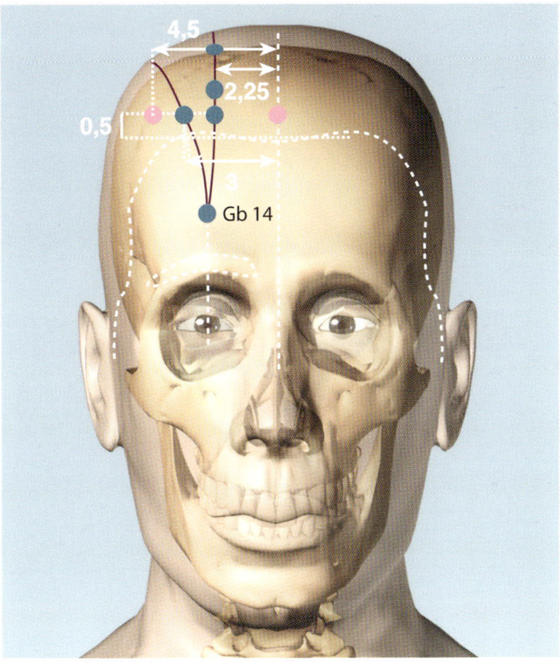

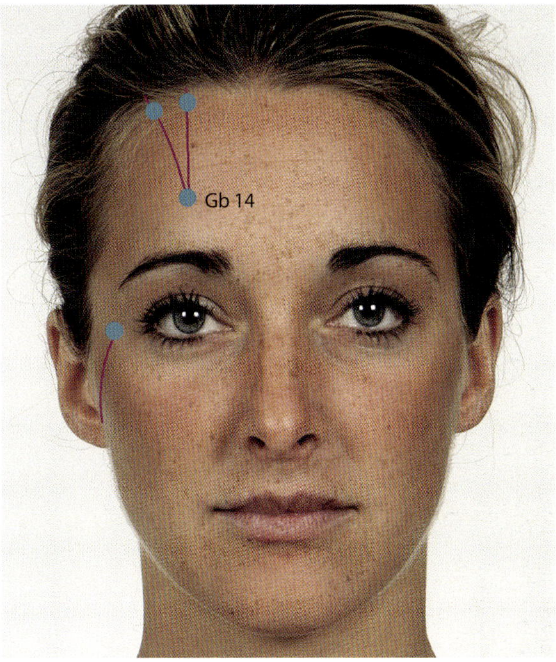

Gb 14 Yang Bai – Helles Yang

Lokalisation: Bei Geradeausblick senkrecht über der Pupille, 1 Cun oberhalb der Augenbraue.

Stichtechnik: *Stichrichtung* subkutan, *Stichtiefe* 0,3 bis 0,5 Cun. Zur Moxibustion geeignet.

Wirkung: Öffnet die Augen, vertreibt pathogenen Wind und Wind-Hitze, klärt Hitze, wirkt schmerzstillend, fördert das Sehvermögen.

Indikationsbeispiele:

- Kopfschmerzen, Trigeminusneuralgie, Sinusitis
- Augenerkrankungen z. B. Konjunktivitis, Glaukom, Nachtblindheit; Sehstörungen

! **Besonderheiten:** Gb 14 ist bei Gallenblasenerkrankungen häufig druckschmerzhaft. Europäischer Testpunkt für Gallenleiden. Kreuzungspunkt mit dem Außerordentlichen Gefäß Yang Wei Mai/Yang regulierenden Meridian.

Praxistipp

Gb 14 ist zusammen mit Ex-KH 3, Ex-KH 4 und Bl 2 hoch wirksam bei Augenleiden.

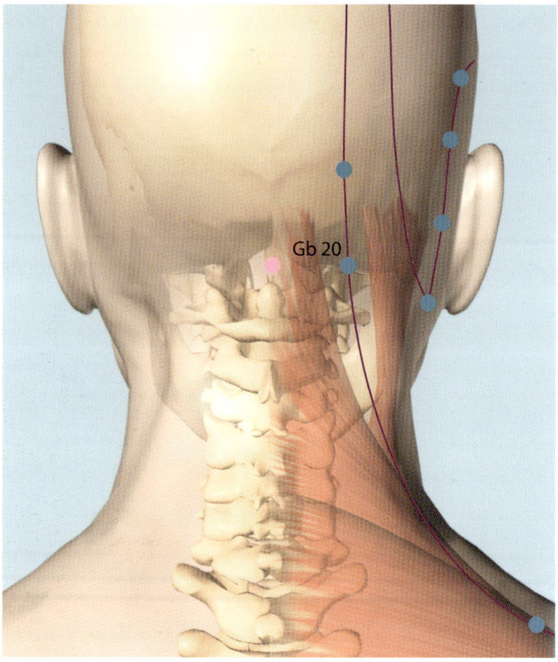

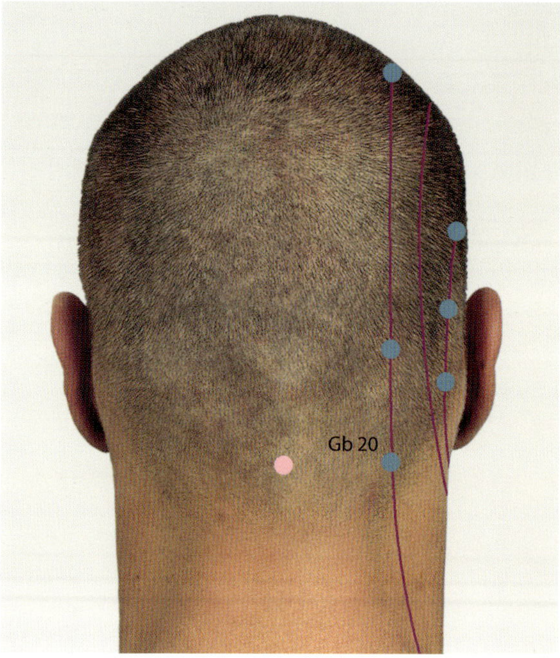

Gb 20 Feng Chi – Teich des Windes

Lokalisation: In einer Vertiefung unmittelbar unterhalb des Hinterhauptbeins, zwischen den Ansätzen des Musculus trapezius und des Musculus sternocleidomastoideus, in Höhe von LG 16.

Stichtechnik: *Stichrichtung* schräg in Richtung Nasenspitze oder kontralaterale Augenhöhle, *Stichtiefe* 0,8 bis 1,2 Cun. Zur Moxibustion geeignet.

Wirkung: Besänftigt die Leber, wirkt schmerzstillend, macht Leitbahn und Netzgefäße durchgängig, klärt Hitze, Kopf und Sinne, befreit die Oberfläche, entspannt Sehnen und Muskeln, vertreibt und löscht inneren und äußeren Wind. Reguliert vegetative Störungen. Bei überschießender Sympathikusreaktion wirkt er zusammen mit Bl 10 als vegetativer Ausgleich.

Indikationsbeispiele:

- Winderkrankungen aller Art z. B. Rhinitis, Sinusitis, fieberhafte grippale Infekte, Allergien, Schwindel, Gleichgewichtsstörungen, Parästhesien
- Kopfschmerzen, Migräne, Verspannungen im Halswirbelsäulenbereich
- Hypertonie
- Prämenstruelles Syndrom, Dysmenorrhö
- Augenerkrankungen z. B. Sehstörungen, Entzündungen, Katarakt, Glaukom, Myopie

! **Besonderheiten:** Hauptpunkt bei allen Winderkrankungen. Europäischer „Sympathikus". Vorzüglicher Punkt für Aku-Injektionen bei zerebralen Affektionen.

Praxistipp

- Gb 20 und Gb 21 sind hoch wirksam bei Erkrankungen vom Wind-Typ wie z. B. morgendlich steifer Hals oder von hinten hochsteigende, stress- und verkrampfungsbedingte Spannungskopfschmerzen.
- Gb 20 hilft in Kombination mit LG 14, Bl 10 und 3E 15 bei Wetterfühligkeit.

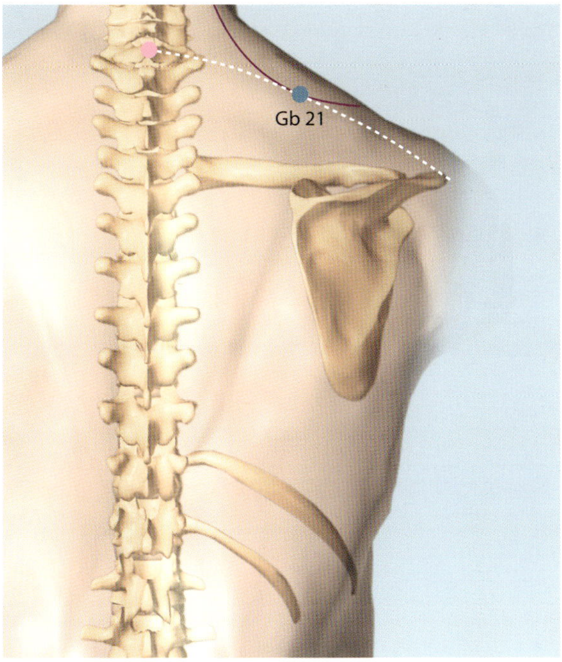

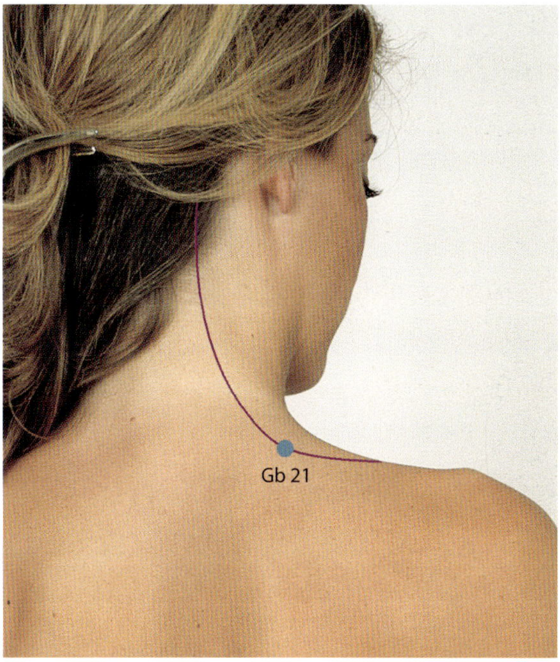

Gb 21 Jian Jing – Schulter-Brunnen

Lokalisation: In der Mitte einer Linie zwischen Akromion und der Vertiefung direkt unterhalb des Dornfortsatzes von C7 „dort, wo sich auftreffender Regen nach vorn und hinten teilt".

Stichtechnik: *Stichrichtung* senkrecht, *Stichtiefe* 0,5 bis 0,8 Cun. Zur Moxibustion geeignet.

Wirkung: Lässt Ödeme abschwellen, wirkt schmerzstillend, macht Leitbahn und Netzgefäße durchgängig, klärt Hitze, entspannt Sehnen und Bänder, treibt Wind aus, fördert Wehen und Milchfluss.

Indikationsbeispiele:

- Geburtsverzögerung, Plazentalösungsstörungen, Mastitis puerperalis
- Schmerzen im Schulter- und Rückenbereich
- Kopfschmerzen

! **Besonderheiten:** Kreuzungspunkt mit 3Erwärmer-Meridian und Magen-Meridian sowie Yang Wei Mai. Bildet ein „Zentrum der vitalen Energie" (beeinflusst die Energie).

! **Cave:** Pneumothorax vermeiden (Emphysemblasen)! Vorsicht bei instabiler Schwangerschaft!

Praxistipp

- Gb 21 ist (meistens verspannter) Fernpunkt für den Uterus. Sie können Gb 21 den Patientinnen zur Selbst- oder Partnermassage mit Rosenöl empfehlen.
- Gb 21 und Gb 20 sind hoch wirksam bei Erkrankungen vom Wind-Typ wie z. B. morgendlich steifer Hals oder von hinten hochsteigende, stress- und verkrampfungsbedingte Spannungskopfschmerzen.

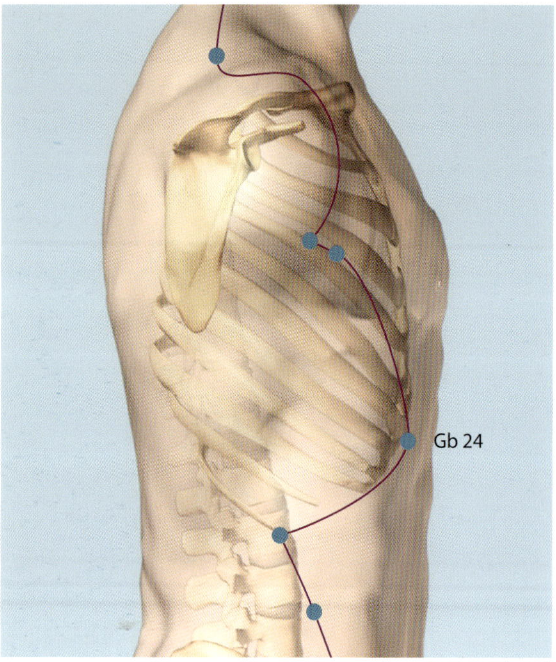

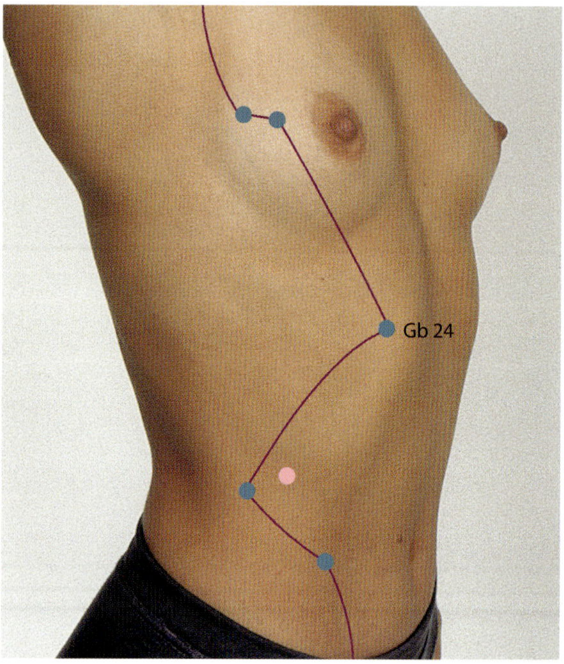

Gb-Le

Gb 24 Ri Yue – Sonne-Mond

Lokalisation: Im 7. Interkostalraum senkrecht unter der Mamille, 4 Cun lateral der Mittellinie.

Stichtechnik: *Stichrichtung* schräg oder subkutan, *Stichtiefe* 0,5 bis 0,8 Cun. Zur Moxibustion geeignet.

Wirkung: Senkt gegenläufiges Qi ab, reguliert Leber und Gallenblase, fördert den Gallefluss.

Indikationsbeispiele:

- Gallenblasen- und Lebererkrankungen z. B. Entzündungen, Steinleiden
- gastrointestinale Störungen z. B. Oberbauchbeschwerden, Erbrechen, Säurereflux, Ulkuserkrankung, Gastritis, Verdauungsstörungen
- Interkostalneuralgie

! **Besonderheiten:** Alarm-Mu-Punkt der Gallenblase.

! **Cave:** Pneumothorax vermeiden!

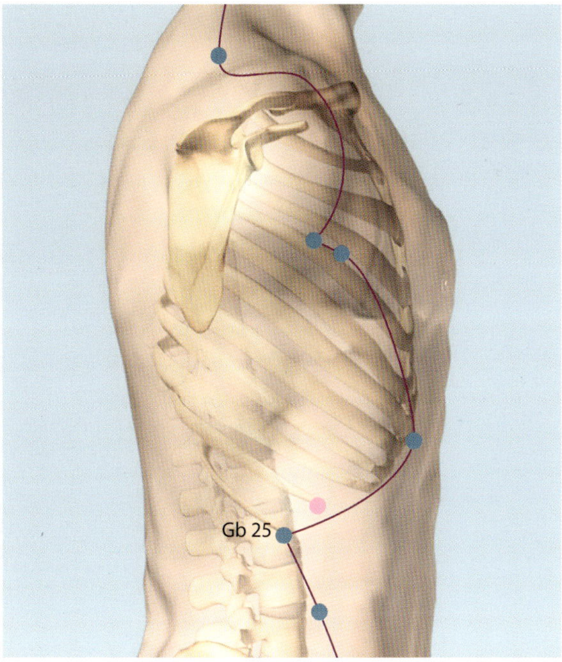

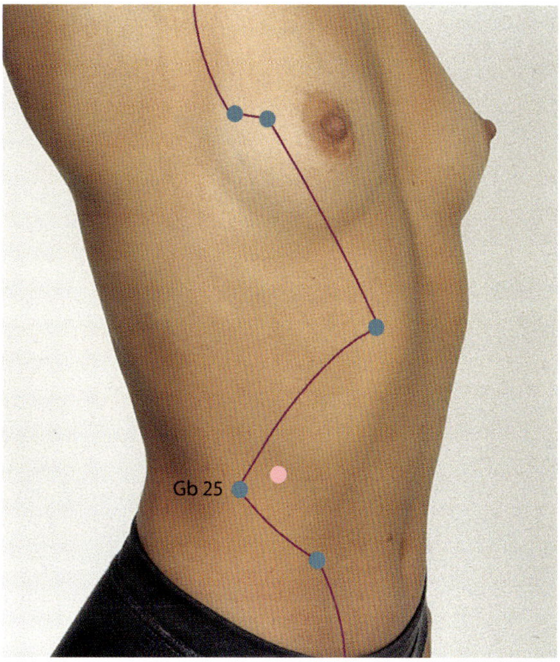

Gb 25 Jing Men – Kapitale Pforte

Lokalisation: Direkt unterhalb des freien Endes der 12. Rippe (hintere Axillarlinie).

Stichtechnik: *Stichrichtung* senkrecht, *Stichtiefe* 0,5 bis 1,0 Cun. Zur Moxibustion geeignet.

Wirkung: Stärkt die Nieren, reguliert die Wasserwege, entspannt Muskeln und Sehnen, kräftigt den Lendenbereich.

Indikationsbeispiele:

- Beschwerden im Lendenwirbelsäulenbereich; Interkostalneuralgie, vor allem unterer Rippenbereich
- Harnwegs- und Nierenerkrankungen z. B. Schmerzen beim Wasserlassen, Steinleiden, Nierenentzündung, Ödeme
- Magen-Darm-Beschwerden z. B. Spannungsgefühl im Oberbauchbereich, Enteritis, Blähungen

! **Besonderheiten:** Alarm-Mu-Punkt der Niere.

! **Cave:** Bei hageren Patienten kurze Gesichtsnadel verwenden!

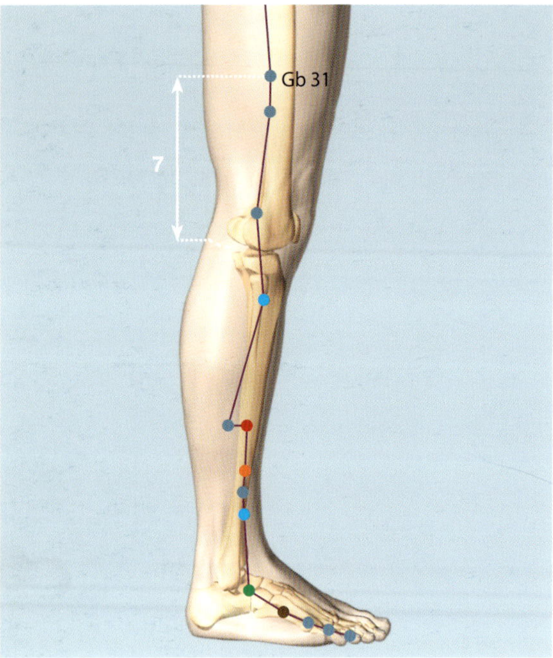

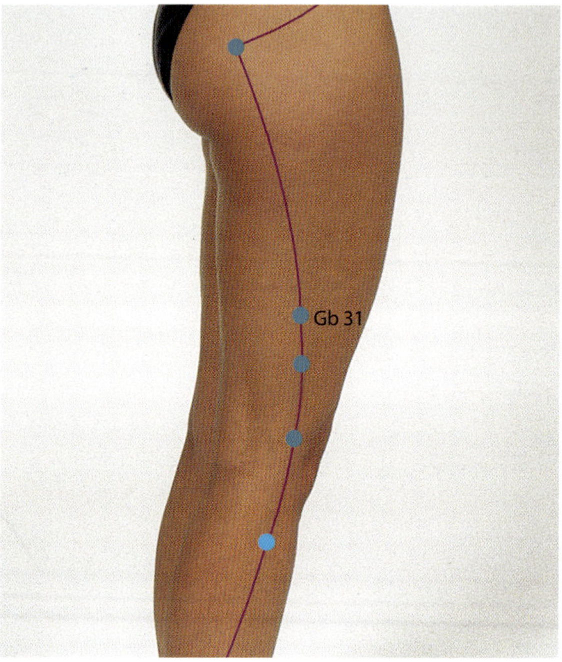

Gb 31 Feng Shi – Marktplatz des Windes

Lokalisation: Auf der Oberschenkelaußenseite 7 Cun proximal des Kniegelenksspaltes. In aufrechter Körperposition mit herabhängenden Armen weist die Spitze des Mittelfingers meist direkt auf diesen Punkt.

Stichtechnik: *Stichrichtung* senkrecht, *Stichtiefe* 1,0 bis 2,0 Cun. Zur Moxibustion geeignet.

Wirkung: Entstaut und öffnet die Leitbahn und die Netzgefäße, zerstreut Wind, Feuchtigkeit und Hitze, wirkt schmerzstillend.

Indikationsbeispiele:

- Halbseitenlähmung bei zerebrovaskulären Erkrankungen
- Schmerzen und Parästhesien in den Beinen lateral

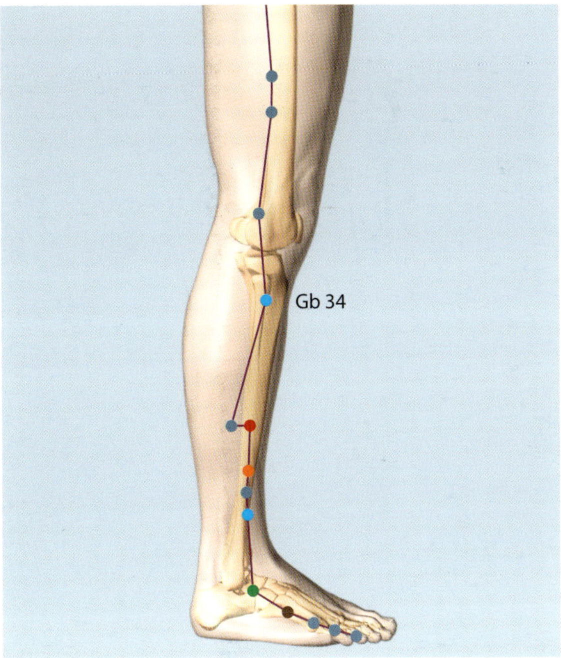

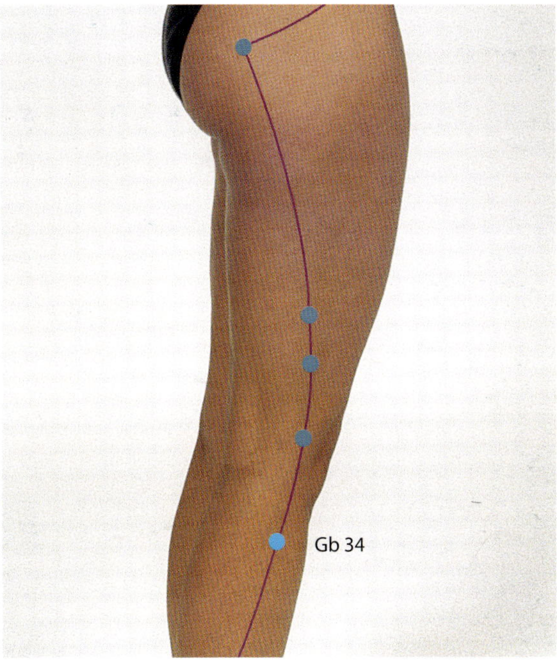

Gb 34 Yang Ling Quan – Quelle am Yang-Hügel

Lokalisation: In einer Vertiefung unterhalb und leicht ventral vom Wadenbeinköpfchen, an der ehemaligen Epiphysenfuge.

Stichtechnik: *Stichrichtung* senkrecht, *Stichtiefe* 1,0 bis 1,5 Cun. Zur Moxibustion geeignet.

Wirkung: Entspannt die Sehnen, öffnet die Leitbahn und die Netzgefäße, reguliert Leber und Gallenblase, vertreibt äußeren pathogenen Wind, Kälte, Schleim, entfernt Hitze.

Indikationsbeispiele:

- Erkrankungen der Gallenblase und -wege z. B. Entzündung, Steinerkrankung
- Muskelspasmen, Kontrakturen, Muskelerkrankungen, Sehnenscheidenentzündung, Polyarthritis
- Schmerzen im Kniegelenkbereich
- Halbseitenlähmung, Parästhesien und/oder Schmerzen im Rahmen zerebrovaskulärer Erkrankungen

! **Besonderheiten:** He-(Zusammenfluss-)Punkt (5. Shu-Punkt). Chinesischer und Europäischer Meisterpunkt des Bewegungsapparates: Muskeln und Sehnen.

Praxistipp

- Gb 34 ist ein hoch wirksamer Basispunkt bei allen Erkrankungen und Symptomen der Skelettmuskulatur, z. B. Schulter-Nackenschmerz, Rückenschmerz, allgemeine Verspannung, stressbedingte Anspannung.
- Gb 34 können Sie, sofern in Rückenlage akupunktiert wird, mit Bl 60 und Ex-AH 7 kombinieren, um die Wirkung zu verstärken.

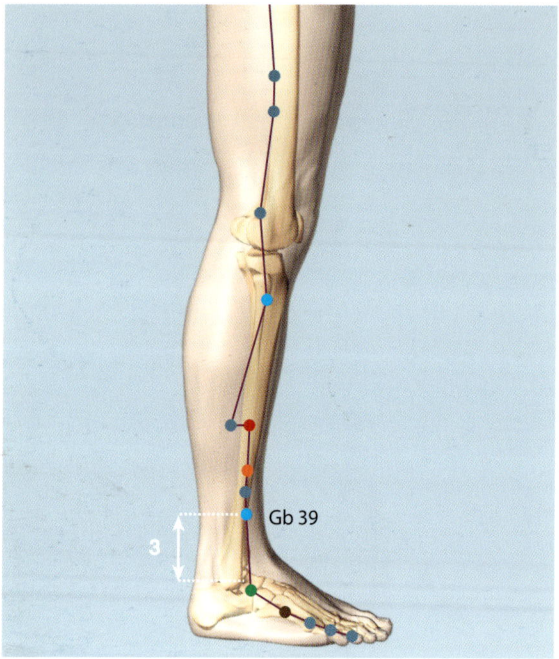

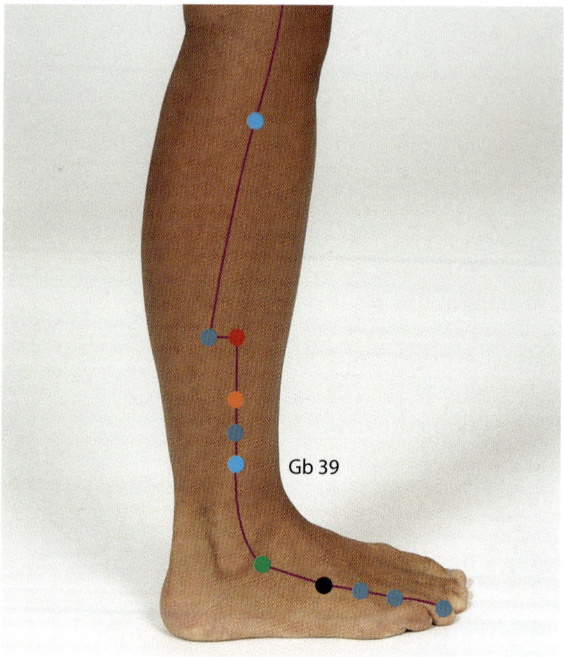

Gb 39 Xuan Zhong – Aufgehängtes Glöckchen

Lokalisation: An der Wadenbeinvorderkante 3 Cun proximal von der höchsten Erhebung des Außenknöchels.

Stichtechnik: *Stichrichtung* senkrecht, *Stichtiefe* 1,0 bis 1,5 Cun. Zur Moxibustion geeignet.

Wirkung: Entstaut und öffnet die Leitbahn und die Netzgefäße, beruhigt Leber-Wind, vertreibt Hitze und feuchte Hitze, wirkt schmerzlindernd, unterstützt das Jing (Essenz).

Indikationsbeispiele:

- Halbseitenlähmung im Rahmen zerebrovaskulärer Erkrankungen
- schmerzhafte Affektionen und Bewegungseinschränkungen der Halswirbelsäule, Kopfschmerzen (Fülle)
- Schmerzen und Kraftabschwächung im Unterschenkel

! **Besonderheiten:** Gruppen-Luo-Punkt des Gallenblasen-, Magen- und Blasenmeridians (Fuß-Yang-Meridiane, drei Yang des Beines). Chinesischer Meisterpunkt des Marks.

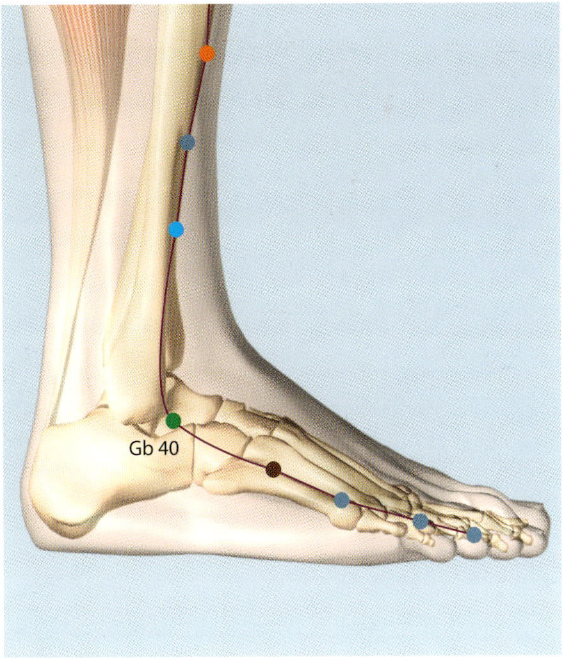

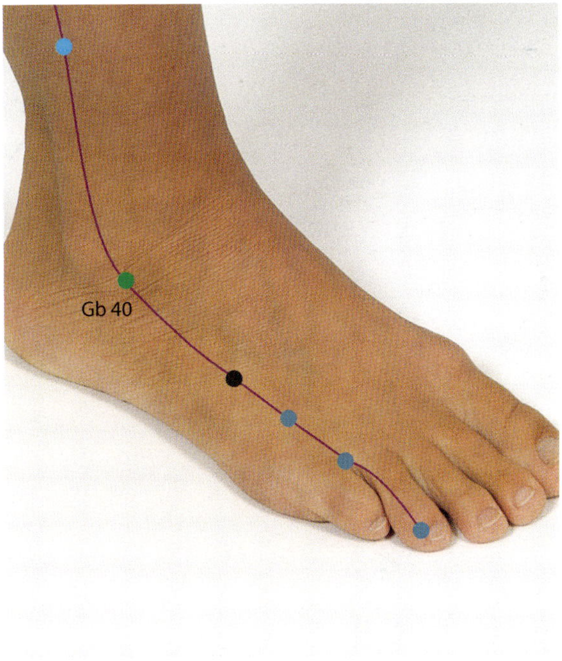

Gb 40 Qiu Xu – Hügel und Ruinen

Lokalisation: Vor und unterhalb des Außenknöchels in einer Vertiefung lateral der Sehne des Musculus extensor digitorum longus.

Stichtechnik: *Stichrichtung* senkrecht, *Stichtiefe* 0,5 bis 0,8 Cun. Zur Moxibustion geeignet.

Wirkung: Reguliert die Leber, fördert Gallefluss und Gelenkfunktion, öffnet die Leitbahn, klärt Hitze, vertreibt feuchte Hitze, erhellt das Augenlicht.

Indikationsbeispiele:

- Gallenblasen- und Lebererkrankungen; Säurereflux
- schmerzhafte Affektionen an und Bewegungseinschränkungen im Sprunggelenk, Bein und Lendenbereich
- akute Augenentzündungen

! **Besonderheiten:** Ursprungs-Yuan-Qi-Punkt.

! **Cave:** Keimverschleppung in das Sprunggelenk vermeiden.

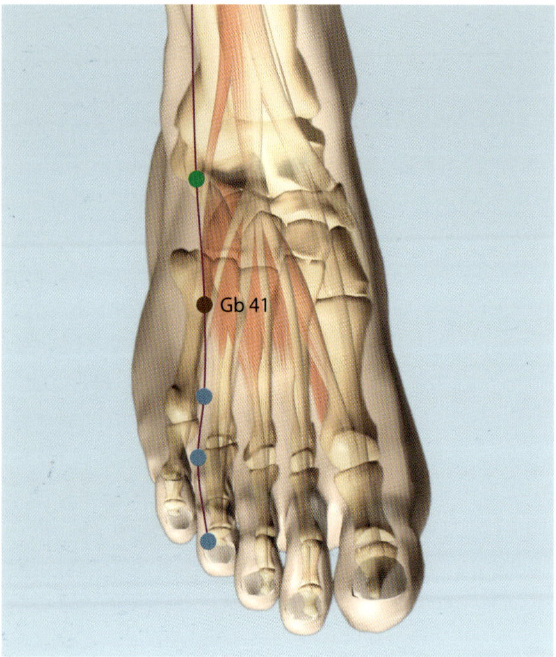

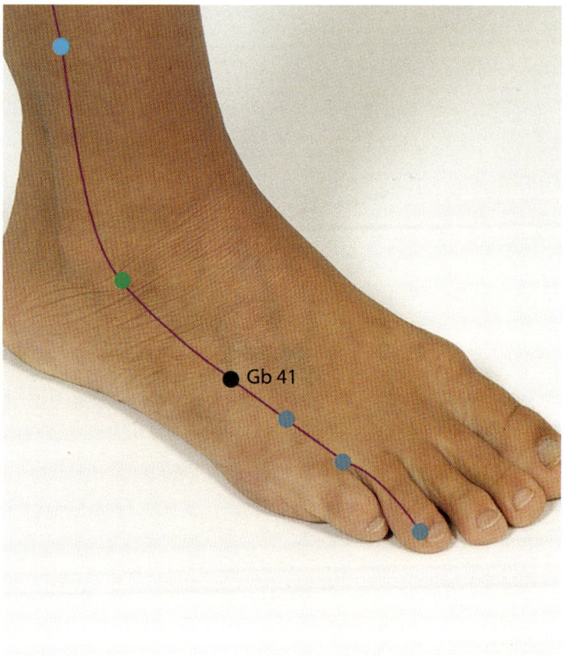

Gb 41 Zu Lin Qi – Am Fuß den Tränen nahe

Lokalisation: Am Fußrücken, am proximalen Ende der Spalte zwischen dem vierten und fünften Mittelfußknochen, in einer Vertiefung lateral der Sehne des Musculus extensor digiti minimi longus.

Stichtechnik: *Stichrichtung* senkrecht, *Stichtiefe* 0,5 bis 0,8 Cun. Zur Moxibustion geeignet.

Wirkung: Macht die Leitbahn durchgängig, wirkt schmerzstillend, klärt Hitze, vertreibt Wind, stärkt Gehör und Sehvermögen, reguliert den Dai Mai. Wirkt bei allen Gelenkerkrankungen und bei rheumatischen Schüben; häufig Nadelung zusammen mit 3E 5.

Indikationsbeispiele:

- halbseitige Kopfschmerzen, Schmerzen im Hinterkopf, Migräne
- schmerzhafte Beschwerden im Fuß-, Lenden- und Bauchbereich
- Halbseitenlähmung (Apoplex)
- Hör- und Sehstörungen
- Zyklusstörungen, Prämenstruelles Syndrom, Fluor vaginalis, Milchstau

! **Besonderheiten:** Shu-(Stromschnellen-)Punkt (3. Shu-Punkt), Holz-Punkt, Schlüssel-(Einschalt-)Punkt des Dai Mai. Europäischer Meisterpunkt für die großen Gelenke. Hilft beim Abstillen.

Praxistipp

Gb 41 hilft bei Hüftgelenksproblematik, zusammen mit Gb 34.

Praxistipp

Therapie der häufigsten den Gallenblasen-funktionskreis betreffenden Syndrome

Allgemeine Anmerkungen zum Praxistipp s. Kap. 6.1.1, Seite 63, Praxistipp zum Lungen-Meridian.

Stagnation von Qi und Xue im lumbalen Anteil des Gallenblasen-Meridians

Westliche Diagnosen: seitliche Lumbo-Ischialgie, LWS-Syndrom

- seitliche Schmerzausstrahlung (Hosennaht) mit Beteiligung des Gallenblasen-Meridians (Dermatom L5)

Akupunktur-Therapie::

- Gb 30, 31 lokal
- Gb 34 (s) Meisterpunkt Bewegungsapparat
- Gb 39 Gruppen-Luo-Punkt der drei Yang des Beines
- Di 4 (s) als akuter Schmerzpunkt

Bei chronischem Verlauf, dumpfem Schmerzcharakter, Schwächesymptomen und Kälteempfindlichkeit liegt eine Nieren-Yang/Nieren-Qi Schwäche vor, oft in Kombination mit Feuchtigkeit, Kälte und Wind als pathogene Faktoren. In diesem Falle folgende Akupunktur-Therapie:

- Zusatzpunkte: Dü 3 und Bl 62 mit ihrer übergeordneten Wirkung auf die Wirbelsäule
- je nach pathogenem Faktor z. B. Gb 20 bei Wind, Ma 40 bei Feuchtigkeit, 3E 5 bei Wind-Kälte

Stagnation von Qi und Xue im Halsbereich des Gallenblasen-Meridians

Westliche Diagnose: chronisches seitliches HWS-Syndrom

- Schmerzen seitlich ausstrahlend, Schmerzen bei Drehung des Kopfes

Akupunktur-Therapie:

- Gb 20 lokal und gegen Wind
- Gb 21 lokal
- 3E 5 bei Wind und Meridianverlauf
- Di 4 (s) akuter Schmerzpunkt
- Lu 7 bei muskulo-skelettalen Schmerzen des Arms
- Gb 39 Fernpunkt für HWS
- Gb 34 (s) als Meisterpunkt für den Bewegungsapparat

Chronische HWS-Syndrome sind in der TCM oft Begleiterscheinungen innerer Erkrankungen, die differenziert werden müssen:

- Mitbeteiligung der Leber mit Symptomverschlimmerung bei Stress und Ärger: Le 3
- Mitbeteiligung bei Nieren-Yang Mangel mit Symptomverschlimmerung bei Erschöpfung: Ni 3, Bl 60, LG 4

Qi-Mangel der Gallenblase mit Leber-Blut-Mangel

Westliche Diagnosen: Unruhezustände, Reizbarkeit, depressive Verstimmung, Entscheidungsschwierigkeiten, Erschöpfung

- Puls saitenförmig schwach, Zunge blässlich

Akupunktur-Therapie:

- Le 3 stärkt Leber und Gallenblase
- Gb 40 stärkt harmonischen Qi-Fluss, psychisch ausgleichend
- Bl 19, Zustimmungs-Rücken-Shu-Punkt

Feuchte Hitze in der Gallenblase

Westliche Diagnosen: Gallensteinleiden, Gallenblasenentzündung

Akupunktur-Therapie:

- Le 14, Gb 24 klären Hitze in der Gallenblase
- Gb 34 erleichtert Gallenabfluss
- Di 11 kühlt Hitze
- KG 12, Bl 20 stärken die Milz, welche dann die Feuchtigkeit bearbeiten kann

Diätetische Unterstützung:

- *weniger:* im Temperaturverhalten heiße Nahrungsmittel wie Alkohol, scharfe Gewürze, Kaffee und schleimbildende Nahrungsmittel wie Milch, Käse, synthetische Süßigkeiten und Schweinefleisch
- *mehr:* kühlende und bekömmliche, gegarte Speisen wie Gemüse

Leber-Meridian (Fuß-Jue Yin = Abnehmendes Yin des Fußes)

Der Leber-Meridian ist eine *Yin-Leitbahn* **(s. Abb. 6.15)**. Die wichtigsten Punkte-Qualifikationen sind in **Tabelle 6.22 (s. Seite 183)** wiedergegeben.

- *Beginn:* lateraler Nagelfalzwinkel der Großzehe (Le 1).
- *Verlauf:* die laterale Seite der Großzehe und zwischen erstem und zweitem Strahl den Fußrücken entlang → vor dem Innenknöchel nach kranial (Kontakt mit Mi 6) → die Unterschenkel-Innenseite (Tibia-Innenfläche) entlang → medial des Knies Richtung Leiste (Kontakt zu Mi 12 und 13) → dort in einer „Haarnadelkurve" zur Symphyse und weiter nach kranial (Kontakt zu KG 2, 3 und 4 in der Medianlinie) → schräg zur seitlichen Bauchwand und bis unter die Brust.
- *Endpunkt:* 6. Zwischenrippenraum, Mamillarlinie (Le 14).
- *Innerer Verlauf:* von Le 14 aus zur Leber und Gallenblase; weitere Äste ziehen durch das Zwerchfell zur Lunge und zurück zum mittleren Oberbauch sowie nach kranial zur Kehlkopf-Rachen-Region und weiter zu den Augen → von dort je ein Ast zum Mund und zum Scheitel.

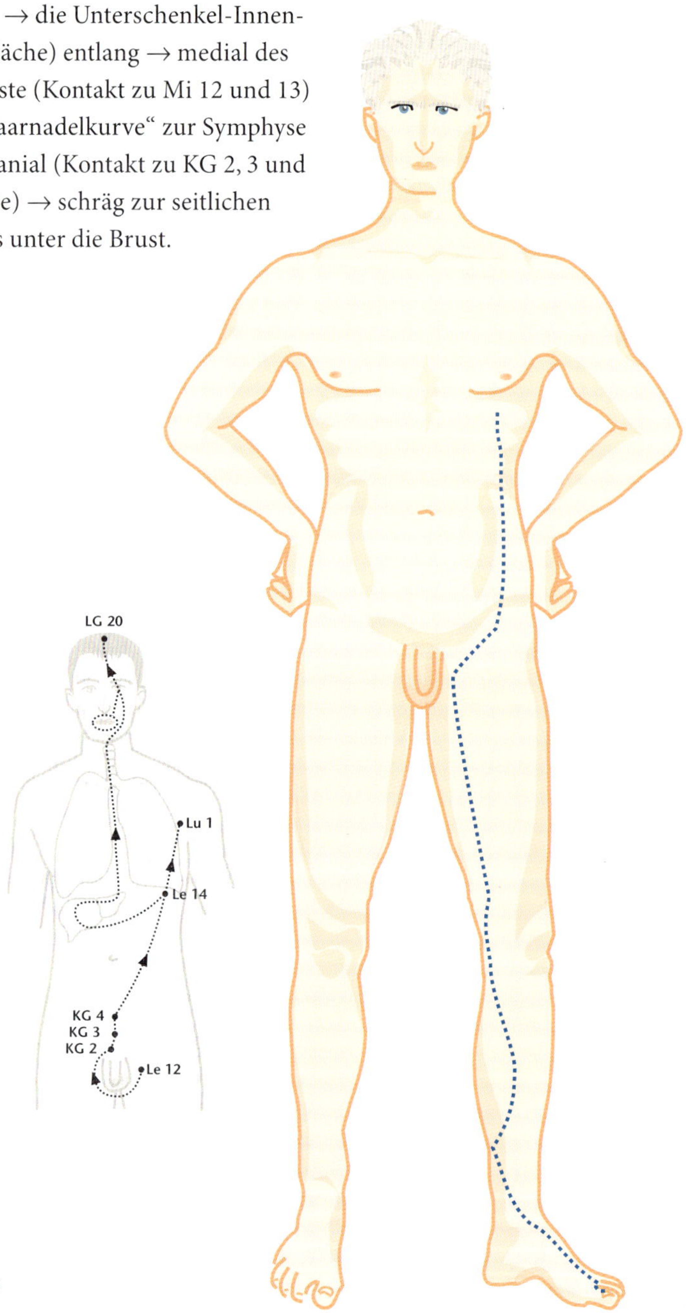

Abb. 6.15: Leber-Meridian

Die wichtigsten Praxispunkte: **Le 2, 3, 8, 13, 14**

Punkte-Qualifikationen

Zuordnung	Besonderheiten	Wandlungsphase
Le 1: 1. Antiker Punkt; Jing-(Brunnen-)Punkt (1. Shu-Punkt)		Holz
Le 2: 2. Antiker Punkt; Ying-(Quellwasser-)Punkt (2. Shu-Punkt)	• Sedierungspunkt • Europäischer Meisterpunkt für psychischen Ausgleich	Feuer
Le 3: 3. Antiker Punkt; Shu-(Stromschnellen-)Punkt (3. Shu-Punkt)	• Ursprungs-Yuan-Qi-Punkt • weiterer Europäischer Meisterpunkt für psychischen Ausgleich	Erde
Le 4: 4. Antiker Punkt; Jing-(Fluss-)Punkt (4. Shu-Punkt)		Metall
Le 5	• Durchgangs-Luo-Punkt	
Le 6	• Spalten-Xi-Punkt	
Le 8: 5. Antiker Punkt; He-(Zusammenfluss-)Punkt (5. Shu-Punkt)	• Tonisierungspunkt	Wasser
Le 13	• Chinesischer Meisterpunkt für Blut	
Bl 18	• Zustimmungs-Rücken-Shu-Punkt	
Le 14	• Alarm-Mu-Punkt	

Tabelle 6.22: Punkte-Qualifikationen des Leber-Meridians

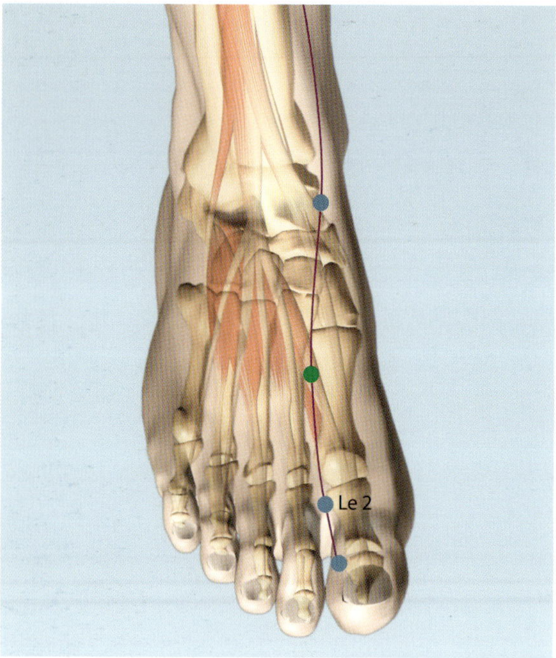

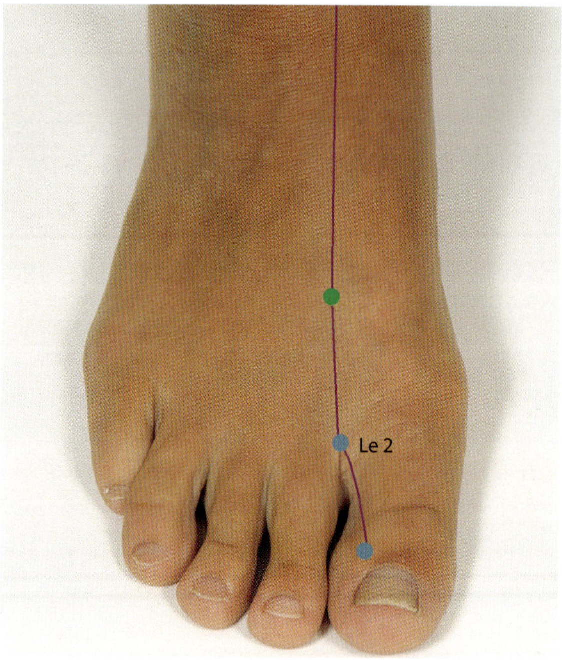

Gb-Le

Le 2 Xing Jian – Dazwischentreten

Lokalisation: Zwischen erstem und zweitem Zehengrundgelenk, etwas proximal der Interdigitalhaut am Übergang vom roten zum weißen Fleisch.

Stichtechnik: *Stichrichtung* schräg, *Stichtiefe* 0,5 bis 0,8 Cun. Zur Moxibustion geeignet.

Wirkung: Besänftigt Leber und inneren Wind, reguliert die Menstruation, mobilisiert Wasser und leitet es aus.

Indikationsbeispiele:

- Hypertonie
- Menstruationsbeschwerden z. B. dysfunktionelle Blutungen, Zyklusstörungen, Dysmenorrhö, Amenorrhö
- Kopfschmerzen, Krampfanfälle, zerebrovaskuläre Erkrankungen, Apoplex
- Harnwegsinfekte, Inkontinenz

! **Besonderheiten:** Ying-(Quellwasser-)Punkt (2. Shu-Punkt), Feuer-Punkt, Sedierungspunkt. Europäischer Meisterpunkt für psychischen Ausgleich.

Praxistipp

Hinweis auf die Akupunktur von Le 2 sind gerötete Augenränder bei stressgeprägten, dynamischen Menschen.

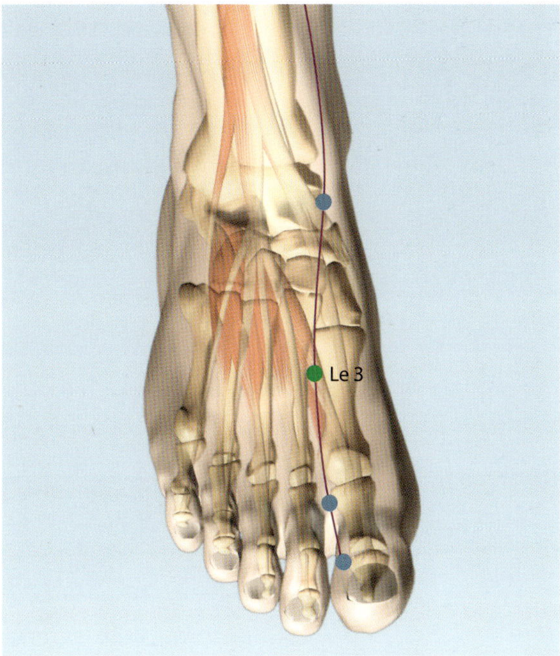

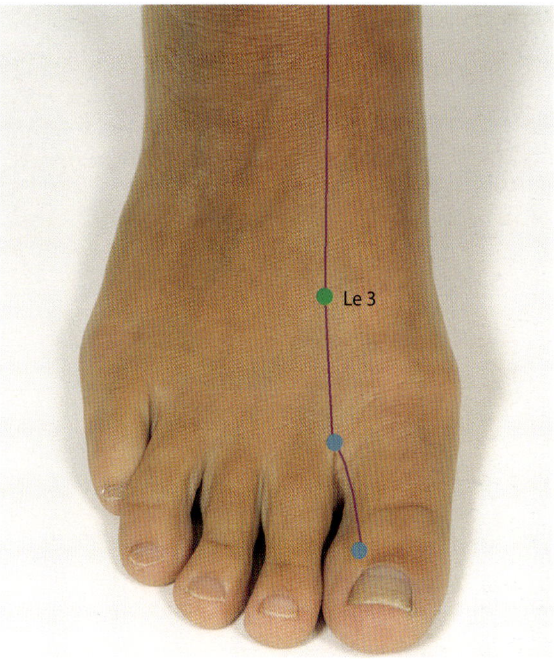

Le 3 Tai Chong – Großes Heranstürmen

Lokalisation: Am Fußrücken, im proximalen Winkel zwischen den Mittelfußknochen I und II, ca. 2 Cun proximal der Interdigitalfalte.

Stichtechnik: *Stichrichtung* senkrecht, *Stichtiefe* 0,5 bis 0,8 Cun. Zur Moxibustion geeignet.

Wirkung: Reguliert, harmonisiert und entstaut die Leber, beruhigt den Geist, wirkt spasmolytisch und schmerzlindernd, ordnet das Qi, stärkt die Milz, besänftigt inneren Wind, beseitigt Stagnationen. Leitet Leber-Feuer nach unten ab. Wirkt bei abnormaler Esslust.

Indikationsbeispiele:

- Hypertonie
- Zyklusstörungen z. B. Hypermenorrhö, Dysmenorrhö, Klimakteriumsbeschwerden, Prämenstruelles Syndrom
- Harnverhalt, -inkontinenz, Dysurie
- krampfartige Schmerzen in Kopf, Bauch und Magen
- psychische und psychosomatische Beschwerden z. B. Unruhe- und Erregungszustände; Epilepsie
- Leber- und Gallenblasenerkrankungen
- Schmerzen und Bewegungsstörungen im Bein und im Fuß

! **Besonderheiten:** Shu-(Stromschnellen-)Punkt (3. Shu-Punkt), Erd-Punkt, Ursprungs-Yuan-Qi-Punkt, weiterer Europäischer Meisterpunkt für psychischen Ausgleich.

Praxistipp

Spitzname von Le 3 ist „Valiumpunkt“; er verfügt über eine innere Verbindung zu LG 20 und kann z. B. zusammen mit Di 4 und Bl 62 tief entspannen.

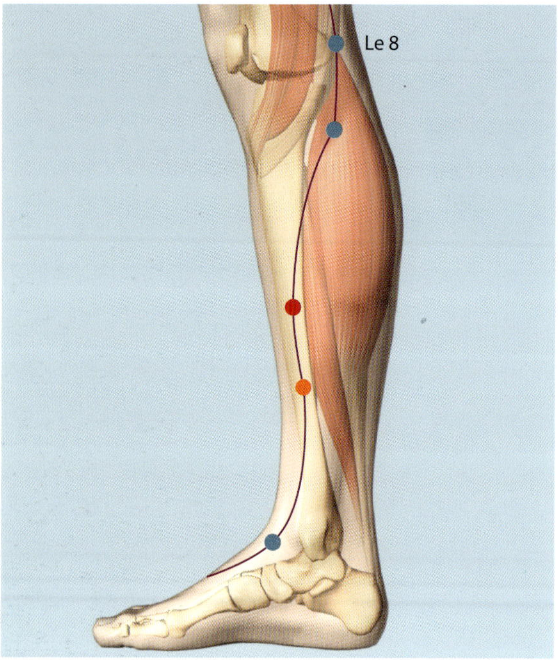

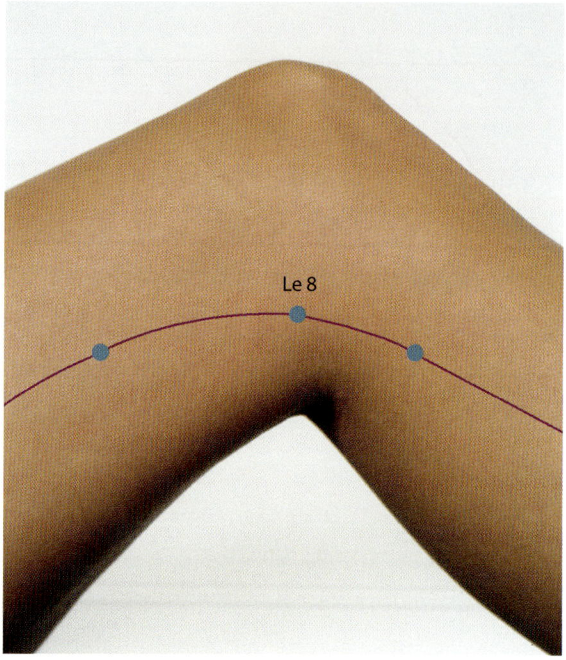

Le 8 Qu Quan – Gekrümmte Quelle

Lokalisation: Bei gebeugtem Knie am Rand der medialen Kniegelenksfalte, in einer Vertiefung zwischen dem Vorderrand des Musculus semimembranosus und dem medialen Epikondylus tastbar.

Stichtechnik: *Stichrichtung* senkrecht, *Stichtiefe* 1,0 bis 1,5 Cun. Zur Moxibustion geeignet.

Wirkung: Reguliert die Leber, entspannt die Sehnen, nährt das Blut, unterstützt die Niere und die Blase, ergänzt die Nieren-Essenz.

Indikationsbeispiele:

- Störungen der weiblichen Genitalorgane z. B. Fluor vaginalis, Dysmenorrhö, Uterussenkung, Infertilität, Pruritus vulvae
- gestörte männliche Sexualfunktion z. B. Impotenz, Ejakulationsstörungen
- Störungen des Harntrakts z. B. Harnwegsinfekte, Miktionsstörungen, Schmerzen, Nephritis
- Schmerzen und Bewegungsstörungen der Beine und besonders der Kniegelenke

! **Besonderheiten:** He-(Zusammenfluss-)Punkt (5. Shu-Punkt), Wasser-Punkt, Tonisierungspunkt.

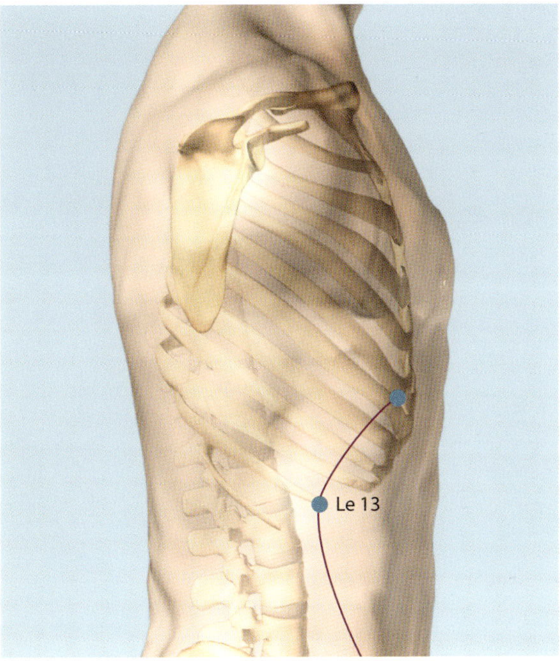

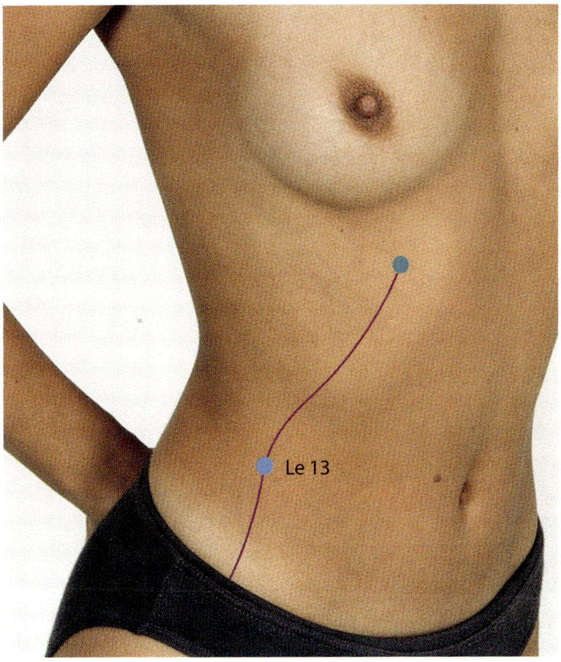

Le 13 Zhang Men – Pforte in der Absperrung

Lokalisation: In der mittleren Axillarlinie, am Unterrand des freien Endes der 11. Rippe.

Stichtechnik: *Stichrichtung* senkrecht, *Stichtiefe* 0,8 bis 1,0 Cun. Zur Moxibustion geeignet.

Wirkung: Harmonisiert den Magen, reguliert die Leber, stärkt die Milz, beseitigt Spannungen, löst Blutstagnationen, fördert den Gallefluss.

Indikationsbeispiele:

- Lebererkrankungen z. B. Hepatomegalie, Hepatitis; Cholezystitis; Splenomegalie
- Erkrankungen des Verdauungstrakts z. B. Verdauungsstörungen, Übelkeit, Erbrechen, Gastritis, Pankreatitis, Durchfall, Verstopfung

! **Besonderheiten:** Meisterpunkt der Zang-Organe. Alarm-Mu-Punkt des Milz-Meridians. Rekonvaleszenspunkt.

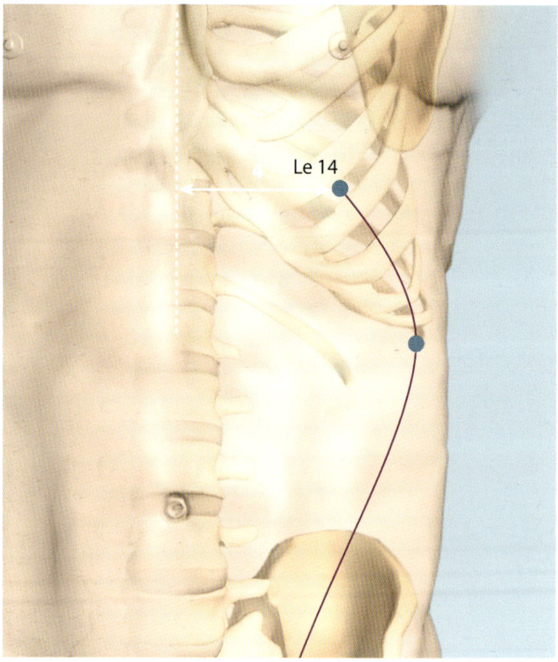

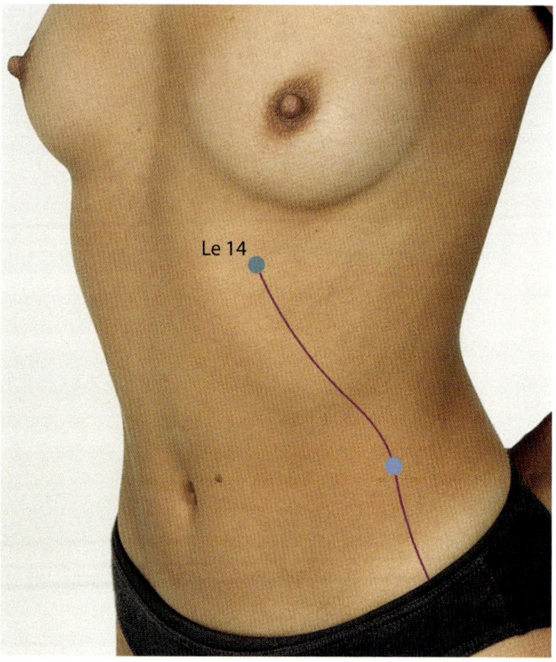

Le 14 Qi Men – Pforte (am Ende) der Periode

Lokalisation: Unterhalb der Brustwarze im 6. Interkostalraum auf der Mamillarlinie, 4 Cun lateral der Mittellinie.

Stichtechnik: *Stichrichtung* schräg oder subkutan, *Stichtiefe* 0,5 bis 0,8 Cun. Zur Moxibustion geeignet.

Wirkung: Entstaut und besänftigt die Leber, stärkt die Milz, harmonisiert den Magen, beseitigt Blut-Stagnationen, senkt gegenläufiges Qi ab.

Indikationsbeispiele:

- Lebererkrankungen z. B. Hepatomegalie, Hepatitis; Cholezystitis; Splenomegalie
- Erkrankungen des Verdauungstrakts z. B. Verdauungsstörungen, Appetitlosigkeit, Erbrechen, Säurereflux
- alle Affektionen post partum

! **Besonderheiten:** Alarm-Mu-Punkt der Leber. Kreuzungspunkt mit Milz-Meridian und Wundermeridian Yin Wei Mai.

! **Cave:** Pneumothorax bei falscher Nadelung!

Praxistipp

Therapie der häufigsten den Leberfunktionskreis betreffenden Syndrome

Allgemeine Anmerkungen zum Praxistipp s. Kap. 6.1.1, Seite 63, Praxistipp zum Lungen-Meridian.

Der Leberfunktionskreis ist entsprechend seinen Aufgaben immer dann betroffen, wenn es um Spannung/Verspannung körperlicher und seelischer Art oder das Xue geht; wenn das weiche harmonische Fließen des Qi gestört ist.

Beispiele: frauenheilkundliche Erkrankungen wie Prämenstruelles Syndrom, Mastopathie, Schmerzen, Augenprobleme, Reizbarkeit, lang anhaltender (emotionaler) Stress.

Aufsteigendes Leber-Yang

Westliche Diagnosen: z. B. Jähzorn, gerötete Augen, klopfender Kopfschmerz, Migräne, Bluthochdruck, Reizbarkeit, klimakterische Beschwerden, akuter Hörsturz

- Puls schnell, dünn und saitenförmig; Zunge rot (evtl. nur an den Rändern), kaum Belag

Akupunktur-Therapie:

- Le 3 (s) entspannt die Leber
- Ni 3 nährt das Yin, um Yang wieder halten zu können
- 3E 5, LG 20, Gb 34 besänftigen die Leber

Diätetische Unterstützung:

- *weniger:* im Temperaturverhalten heiße Nahrungsmittel wie Alkohol, Kaffee, rote Fleischsorten – außer Rind –, Hafer; scharfe Nahrungsmittel wie Pepperoni und rohe Zwiebel; Gegrilltes
- *mehr:* kühlende Nahrungsmittel, Pfefferminztee, Früchtetees, Tofu, Reis, Rohkost, Mandarine, Walnuss, Gerste

Leber-Blut-Mangel

Westliche Diagnosen: Menstruationsstörungen (Hypo- und Amenorrhö), Blässe, Muskelschwäche, Schwindel, Ohrensausen, Muskelkrämpfe, Kurzsichtigkeit

- Puls dünn, rau und saitenförmig, Zunge blass und trocken mit wenig Belag

Akupunktur-Therapie:

- Mi 10 (t), Mi 6, Ma 36 (t) und Bl 17 zum Nähren des Blutes
- Le 3, Gb 34 harmonisieren den Leberfluss

Diätetische Unterstützung:

- *weniger:* im Temperaturverhalten heiße Nahrungsmittel wie Alkohol, Kaffee, rote Fleischsorten – außer Rind –, Hafer; scharfe Nahrungsmittel wie Pepperoni, rohe Zwiebel; Gegrilltes; Kaltes wie Rohkost
- *mehr:* befeuchtende Nahrungsmittel wie Litschi, Erdbeere, Himbeere, Früchtetees, Tofu, Reis, reife Rohkost, Kirschen, Möhren, rote Weintrauben

Leber-Qi-Depression/Leber-Blut-Stase

Westliche Diagnosen: lange unterdrückte Frustrationsgefühle und Zorn, Spannungsgefühle in Brust- und Bauchbereich, prämenstruelle Beschwerden, Dysmenorrhö mit Klumpenabgang, Kloßgefühl im Hals, irritables Kolon/Reizdarm

- Puls saitenförmig-gespannt und rau, Zunge bläulich-violett

Akupunktur-Therapie:

- Le 3 (s), 14, Gb 34 regulieren die Leber und harmonisieren den Leberfluss
- Mi 6 beseitigt die Blutstagnation
- Pe 6 psychischer Ausgleich

Gb-Le

? Memo-Check – Überprüfen Sie Ihr Wissen

1. Nennen Sie den Funktionskreis, dessen somatische Seite durch das Perikard repräsentiert wird.
2. Was verstehen Sie unter „3Erwärmer"?
3. Was assoziieren Sie mit dem Leber-Gallenblasen-Funktionskreis? Begründen Sie dies.
4. Nennen Sie einen wichtigen Punkt des Leber-Meridians für den geschmeidigen Fluss des Qi, für Entspannung.
5. Warum hat der Leberfunktionskreis viel mit dem weiblichen Zyklus zu tun?

6.4 Die Acht außerordentlichen Meridiane Qi Jing Ba Mai

6.4.1 Definition, Schlüssel-(Einschalt-) und Ankopplungspunkte

Die Acht außerordentlichen Meridiane werden aufgrund ihrer Sonderstellung auch als „Wundermeridiane“ bezeichnet (franz. „Méridien curieux“). Sie entspringen alle in der „Lebensbatterie“ Niere und deren Lebensessenz Jing (westlich: Nebenniere plus embryonal gemeinsam angelegtes Urogenitalsystem).

Funktion und Aufgaben

Aufgrund ihres Ursprungs dienen sie als übergeordnetes Energie-Reservoir, aus dem in besonderen Belastungssituationen wie Schock, Unfall oder bei chronischen Erkrankungen Energie freigegeben und verteilt werden kann. Übersetzt in westlich-physiologisches Denken entspricht dies der Aufgabe der Nebennieren, mit Adrenalin- und Kortisonausschüttung Stress zu bewältigen und Abwehrkräfte zu mobilisieren (körperlich und seelisch).

Die Aufgaben der frontal und dorsal verlaufenden unpaarigen Meridiane Konzeptionsgefäß und Lenkergefäß werden außerdem noch mit denen des Nierenfunktionskreises verglichen: Regulation der Hormonachse Hypophyse–Schilddrüse–Gonaden.

Lenker- und Konzeptionsgefäß sind die einzigen außerordentlichen Meridiane, die eigene Punkte aufweisen. Die Akupunkturpunkte der sechs anderen entsprechen Punkten auf den Hauptmeridianen.

Wie die Hauptmeridiane sind auch die außerordentlichen Meridiane in Paaren funktionell gekoppelt, wobei – im Gegensatz zu den Yin-Yang-gekoppelten Hauptmeridianen – je zwei Yin- oder zwei Yang-Partner ein gekoppeltes Meridianpaar bilden **(s. Tabelle 6.24)**.

Die außerordentlichen Meridiane werden über die Schlüssel-(Einschalt-)Punkte aktiviert/eingeschaltet. Synonyme für diese Punkte sind: Öffnungs-, Kardinal-, Verbindungs- oder Konfluenzpunkte.
Einige Quellen geben zusätzlich noch je einen „Ankopplungspunkt“ an, welcher zusammen mit dem Schlüssel-(Einschalt-)Punkt genadelt werden soll, um den jeweiligen außerordentlichen Meridian zu aktivieren.
Dieser Ankopplungspunkt entspricht dem Schlüssel-(Einschalt-)Punkt des jeweils gekoppelten außerordentlichen Meridians.
Indikationen zur Mobilisation von Energie sind z. B.

- Erschöpfungszustände,
- vegetative Funktionsstörungen,
- therapieresistente oder rezidivierende Schmerzzustände.

! Cave: Die Punkte sind mit Bedacht anzuwenden, da Energie aus der „Lebensbatterie“ genommen wird.

Yin/Yang-Zuordnung	Meridian	Schlüssel-(Einschalt-)Punkte	Ankopplungspunkte
Yin	Chong Mai = Penetrationsgefäß Yin Wei Mai = Yin-Verbindungsgefäß	Mi 4 Pe 6	Pe 6 Mi 4
Yang	Du Mai = Lenkergefäß Yang Qiao Mai = Yang-Fersengefäß	Dü 3 Bl 62	Bl 62 Dü 3
Yang	Dai Mai = Gürtelgefäß Yang Wei Mai = Yang-Verbindungsgefäß	Gb 41 3E 5	3E 5 Gb 41
Yin	Ren Mai = Konzeptionsgefäß Yin Qiao Mai = Yin-Fersengefäß	Lu 7 Ni 6	Ni 6 Lu 7

Tabelle 6.24: Schlüssel-(Einschalt-) und Ankopplungspunkte der vier außerordentlichen Meridianpaare

6.4.2 Konzeptionsgefäß (Ren Mai)

Synonyme: Dienergefäß, aufnehmende Leitbahn.
Das Konzeptionsgefäß ist eine *Yin-Leitbahn*. Sein Ursprung liegt in den Nieren **(s. Abb. 6.16)**. Die wichtigsten Praxispunkte sind in der **Tabelle 6.25 (s. Seite 192)** wiedergegeben.

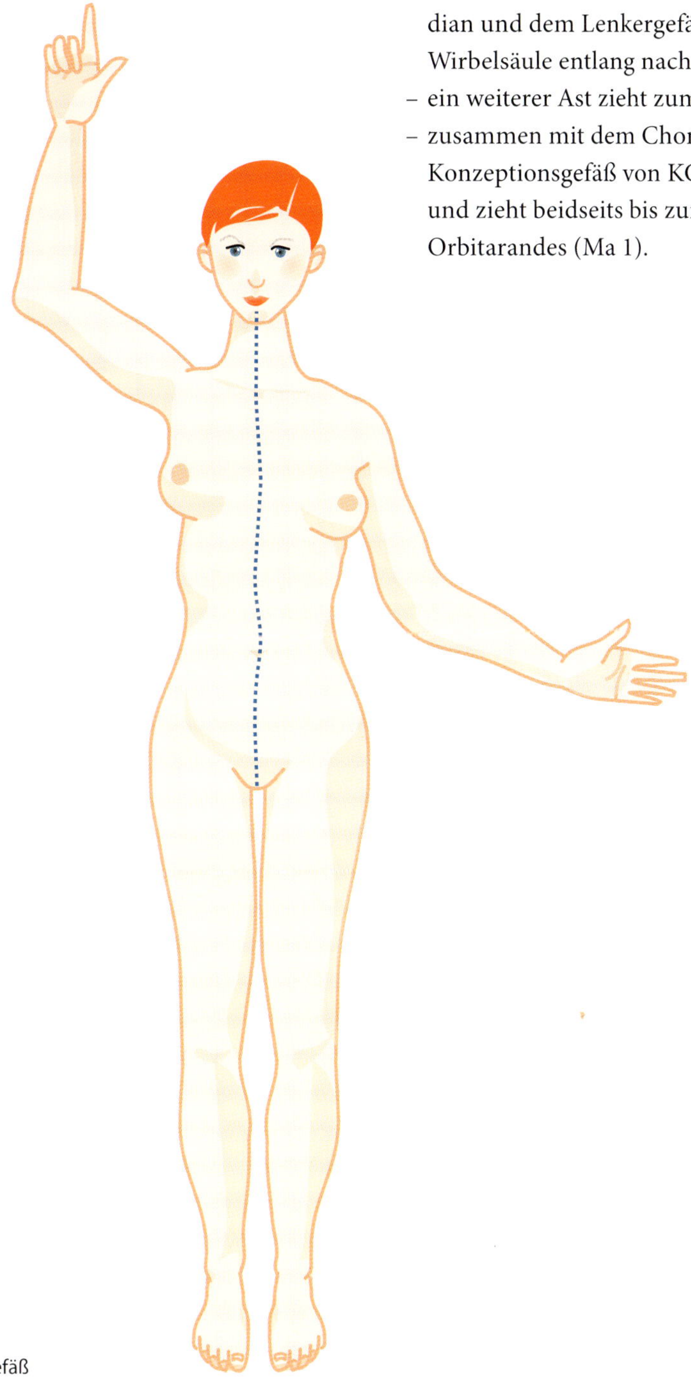

Abb. 6.16: Konzeptionsgefäß

- *Beginn:* in Dammmitte (KG 1).
- *Verlauf:* über die Symphyse und in der vorderen Mittellinie zum Kinn.
- *Endpunkt:* in der Hautfalte zwischen Kinn und Lippen (KG 24).
- *Innerer Verlauf:* entspringt – wie das Lenkergefäß und der Chong Mai – im Unterbauch bzw. an der Gebärmutter
  - ein Ast führt zusammen mit dem Nierenmeridian und dem Lenkergefäß lateral innen die Wirbelsäule entlang nach kranial,
  - ein weiterer Ast zieht zum Dammbereich,
  - zusammen mit dem Chong Mai umfährt das Konzeptionsgefäß von KG 24 aus den Mund und zieht beidseits bis zur Mitte des unteren Orbitarandes (Ma 1).

Das Konzeptionsgefäß
- gilt als See (Meer) des Yin,
- kontrolliert die Geschlechtsreifung und die Organe des Urogenitaltrakts,
- reguliert gegenläufiges Magen- und Lungen-Qi (Übelkeit, Erbrechen, Asthma).

Punkte des Ren Mai werden bei Störungen im Meridianverlauf genadelt z. B. bei
- Herz- und Lungenerkrankungen,
- Erkrankungen des Mund-, Rachen- und Kehlkopfbereichs,
- Gesichtsstörungen (Trigeminusneuralgie, Fazialisparese),
- Störungen im Gastrointestinaltrakt,
- Menstruationsbeschwerden.

Die wichtigsten Praxispunkte: **KG 3, 4, 5, 6, 8, 12, 17, 22**
Lu 7: Schlüssel-(Einschalt-)Punkt Ni 6: Ankopplungspunkt

Tabelle 6.25: Die wichtigsten Praxispunkte des Konzeptionsgefäßes

Praxistipp

Wichtiger Hinweis zur Lokalisation der Punkte am Unterbauch

Hier reichen die Cun-Angaben allein nicht aus, da sie sich auf den relativen kurzen Unterbauch der Asiaten beziehen. Deshalb stellt die Cun-Abmessung hier eine *relative* Streckeneinteilung dar. Stattdessen muss der Unterbauch in fünf gleiche Abschnitte geteilt werden, am leichtesten mit den fünf Fingern, wobei der Daumen auf dem Oberrand der Symphyse liegt:
- (KG 2 = direkt am oberen Symphysenrand)
- KG 3 = 1 Cun über dem Symphysenrand bzw. 4 Cun unter dem Bauchnabel
- KG 4 = 3 Cun unter dem Bauchnabel
- KG 5 = 2 Cun unter dem Bauchnabel
- KG 7 = 1 Cun unter dem Bauchnabel
- KG 8 = am Bauchnabel

Hilfsweise kann auch ein Gummiband mit 5 Strichen benutzt werden, doch fehlt dann die freie Hand zum Akupunktieren.

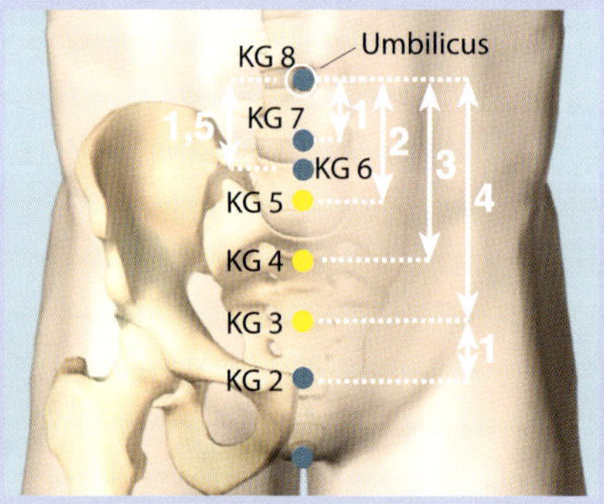

Acht Außerordentliche Meridiane

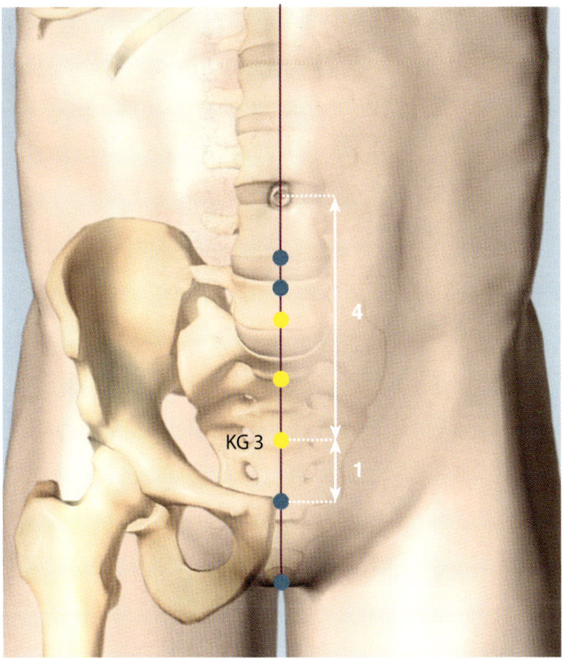

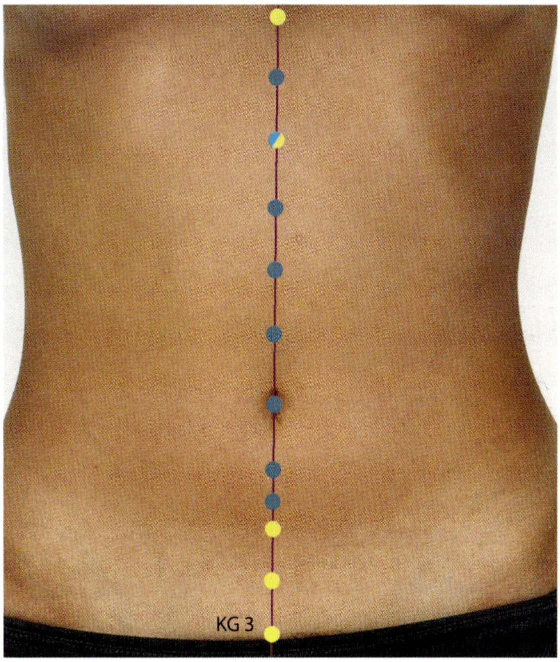

KG 3 Zhong Ji – Mittlerer Pol

Lokalisation: Auf der ventralen Mittellinie, 4 Cun (Lokalisationshinweis s. Praxistipp, Seite 192) unterhalb der Nabelmitte.

Stichtechnik: *Stichrichtung* senkrecht, *Stichtiefe* 0,5 bis 1,0 Cun. Zur Moxibustion geeignet, jedoch nicht bei Hitze.

Wirkung: Reguliert und wärmt den Uterus, fördert den Harnfluss, beseitigt feuchte Hitze und reguliert den Qi-Fluss im unteren Erwärmer, wirkt schmerzstillend.

Indikationsbeispiele:

- Blasenerkrankungen z. B. Dysurie, Inkontinenz, Harnverhalt
- gynäkologische Erkrankungen z. B. Zyklusstörungen, Dysmenorrhö, Amenorrhö, Infertilität, Fluor vaginalis, Descensus uteri
- geburtshilfliche Störungen z. B. Plazentaretention, postpartale Blutungen
- Störungen der männlichen Sexualfunktion, unspezifische Prostatitis

! **Besonderheiten:** Alarm-Mu-(Versammlungs-)Punkt der Blase, ist bei Harnwegserkrankungen häufig druckschmerzhaft. Kreuzungspunkt mit Leber-, Nieren- und Milz-Meridian.

! **Cave:** In der Schwangerschaft sollte dieser Punkt nicht genadelt werden! Verletzungsgefahr des Kindes!

Praxistipp

Die Konzeptionsgefäßpunkte auf dem Unterbauch reagieren gut auf Moxa mit der Zigarre. Dabei Moxazigarre zwischen KG 3 und KG 8 langsam auf und ab bewegen.

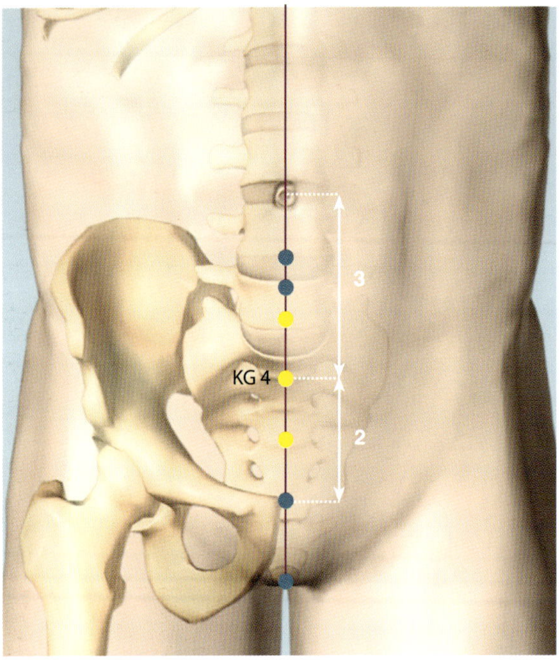

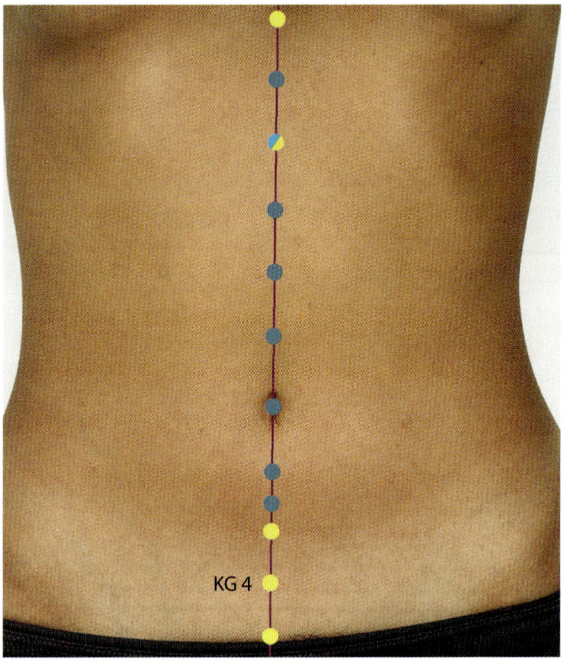

KG 4 Guan Yuan – Angelpunkt aller Ursprünge

Lokalisation: Auf der ventralen Mittellinie, 3 Cun (Lokalisationshinweis s. Praxistipp, Seite 192) unterhalb der Nabelmitte.

Stichtechnik: *Stichrichtung* senkrecht, *Stichtiefe* 1,0 bis 2,0 Cun. Zur Moxibustion geeignet.

Wirkung: Reguliert die Fortpflanzungsorgane, stärkt die Nieren, ergänzt das Ursprungs-Qi, fördert den Harnfluss, beseitigt Kälte und Feuchtigkeit (unterer Erwärmer), wirkt schmerzstillend.

Indikationsbeispiele:

- Schwächezustände aller Art, allgemeine Erschöpfung
- Erkrankungen der Harnwege z. B. Infektionen, Inkontinenz, Harnverhalt, nächtliches Einnässen
- gynäkologische Erkrankungen z. B. Zyklusstörungen, Dysmenorrhö, Amenorrhö, Infertilität, prämenstruelles Syndrom, Klimakteriumsbeschwerden, Uterussenkung, Tumorbildung
- geburtshilfliche Störungen z. B. Plazentaretention, postpartale Blutungen
- Störungen der männlichen Sexualfunktion

! **Besonderheiten:** Alarm-Mu-(Versammlungs-)Punkt des Dünndarms, Tonisierungspunkt bei physisch-psychischer Erschöpfung. Kreuzungspunkt mit Leber-, Nieren und Milz-Meridian.

! **Cave:** In der Schwangerschaft sollte dieser Punkt nicht genadelt werden! Verletzungsgefahr des Kindes!

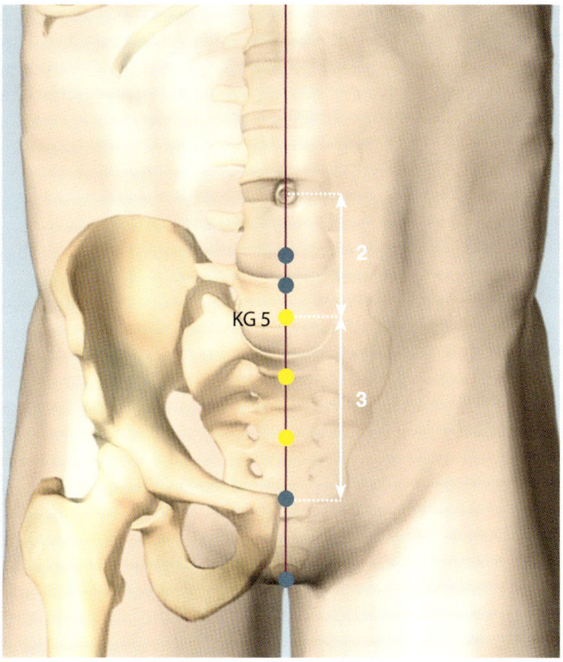

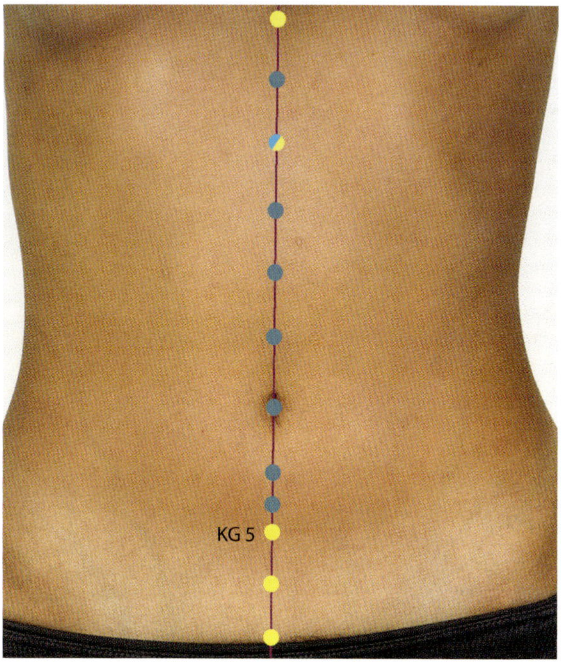

KG 5 Shi Men – Steinerne Pforte

Lokalisation: Auf der ventralen Mittellinie, 2 Cun (Lokalisationshinweis s. Praxistipp, Seite 192) unterhalb der Nabelmitte und 3 Cun kranial von KG 2 am Symphysenoberrand.

Stichtechnik: *Stichrichtung* senkrecht, *Stichtiefe* 1,0 bis 2,0 Cun. Zur Moxibustion geeignet.

Wirkung: Ordnet das Qi, wärmt die Nieren und stärkt das Yang, wirkt schmerzstillend, macht die Wasserwege durchgängig.

Indikationsbeispiele:

- Erkrankungen im Harnwegsbereich z. B. Harnverhalt
- gynäkologische/geburtshilfliche Erkrankungen z. B. anovulatorische, dysfunktionelle und postpartale Blutungen, Amenorrhö
- chronische Durchfälle

! **Besonderheiten:** Alarm-Mu-(Versammlungs-)Punkt des 3Erwärmers.

! **Cave:** In der Schwangerschaft sollte dieser Punkt nicht genadelt werden! Verletzungsgefahr des Kindes!

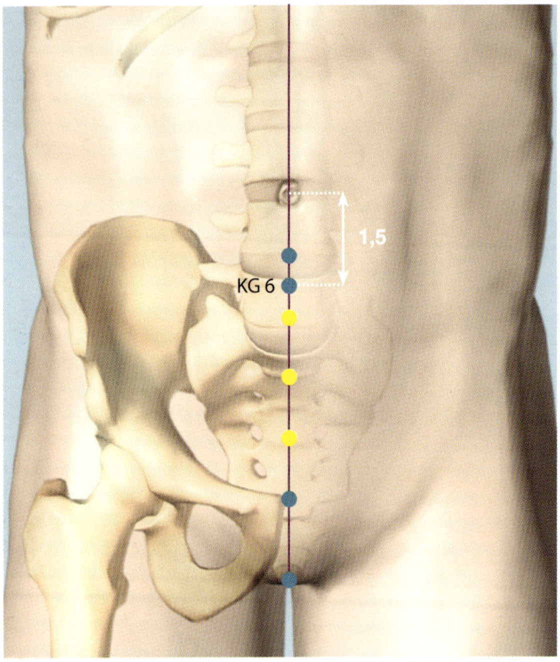

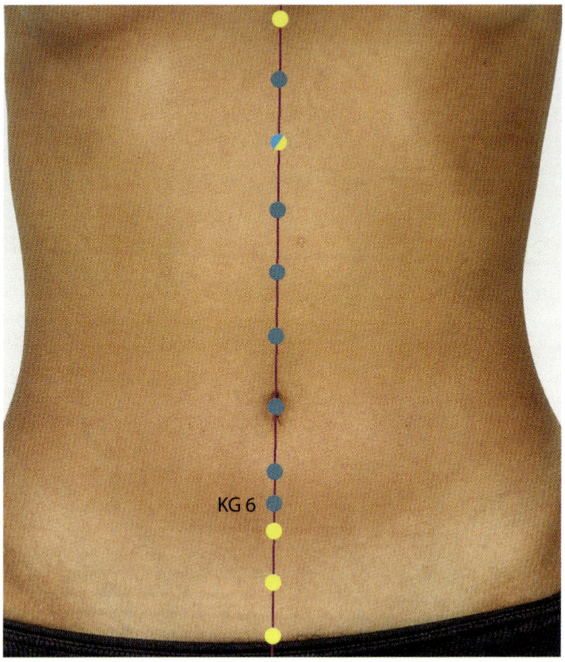

KG 6 Qi Hai – Meer des Qi

Lokalisation: Auf der ventralen Mittellinie, 1,5 Cun (Lokalisationshinweis s. Praxistipp, Seite 199) unterhalb der Nabelmitte.

Stichtechnik: *Stichrichtung* senkrecht, *Stichtiefe* 1,0 bis 2,0 Cun. Zur Moxibustion geeignet, jedoch nicht bei Hitzezustand.

Wirkung: stärkt und wärmt unteren Erwärmer, Yang und Ursprungs-Qi, reguliert die Menstruation, leitet Feuchtigkeit aus und beseitigt Qi-Stagnation.

Indikationsbeispiele:

- Schwächezustände aller Art
- gynäkologische Erkrankungen z. B. Zyklusstörungen, Dysmenorrhö, Infertilität, Uterussenkung
- Störungen der männlichen Sexualfunktion
- chronische Durchfälle oder Verstopfung

! **Besonderheiten:** Tonisierungspunkt.

! **Cave:** In der Schwangerschaft sollte dieser Punkt nicht genadelt werden! Verletzungsgefahr des Kindes!

Praxistipp

Diesen Europäischen Meisterpunkt können Sie bei physisch-psychischer Erschöpfung mit der Zigarre moxen, das wird als sehr angenehm empfunden.

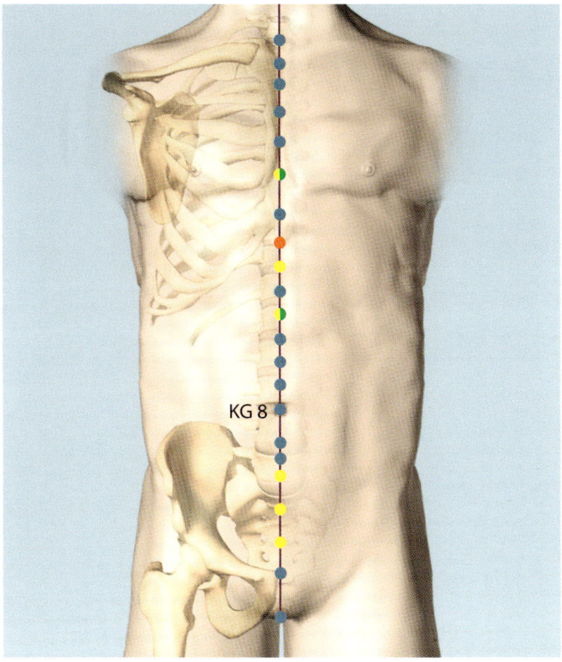

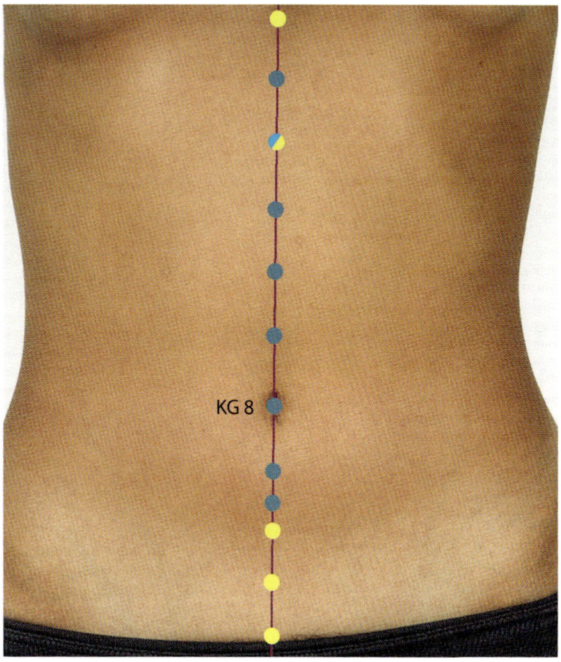

KG 8 Shen Que – Wachtor der Geisteskraft

Lokalisation: In der Nabelmitte.

Stichtechnik: Nur zur Moxibustion geeignet (s. Cave): Den Nabel mit Salz füllen und mit einer frischen Ingwerscheibe bedecken; darauf den Moxakegel abbrennen.

Wirkung: Mobilisiert Wasser und leitet es aus, festigt Prolapszustände, stärkt Yang, Milz und Ursprungs-Qi, stillt Durchfall.

Indikationsbeispiele:

- Enteritis, Schmerzen im Nabelbereich, Aszites
- Rektum- und Analprolaps

! **Besonderheiten:** Die Moxibustion führt zu einer allgemeinen Stimulation und Kräftigung.

! **Cave:** An diesem Punkt keine Nadelung.

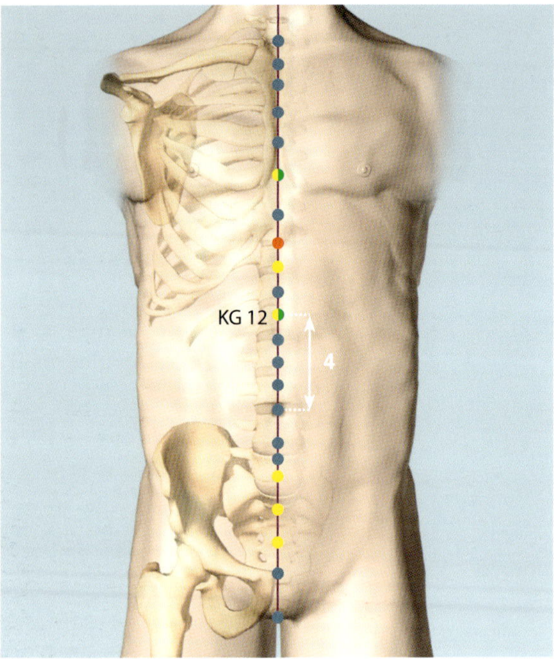

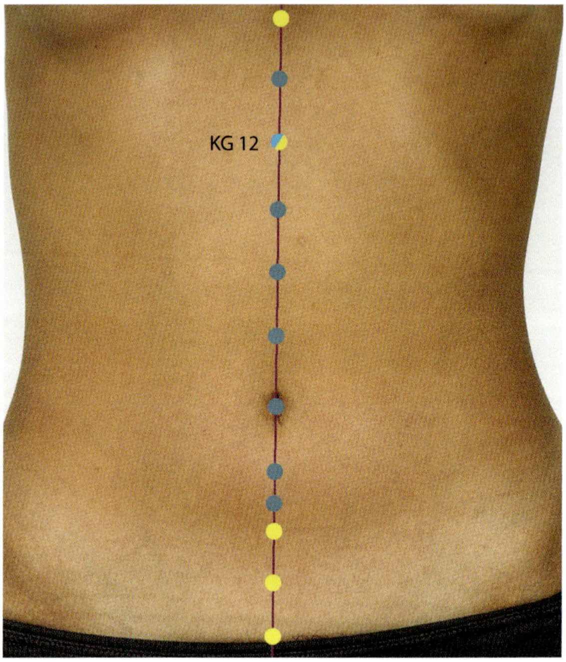

KG 12 Zhong Wan – Mittlere Magengrube

Lokalisation: Auf der ventralen Mittellinie, 4 Cun oberhalb der Nabelmitte, genau in der Mitte zwischen Xiphoidbasis und Bauchnabel.

Stichtechnik: *Stichrichtung* senkrecht, *Stichtiefe* 1,0 bis 1,5 Cun. Zur Moxibustion geeignet.

Wirkung: Harmonisiert den Magen, stärkt das Magen-Qi und die Milz, senkt gegenläufiges Magen-Qi ab, wirkt schmerzlindernd.

Indikationsbeispiele:

- Magenerkrankungen z. B. Ulkus, Schmerzen, Übelkeit, Erbrechen, Gastroenteritis; Schluckauf
- Gallenblasenentzündung, Gallensteinerkrankung
- Feuchtigkeitsstörungen z. B. trübe Körpersekrete, Schweregefühl, dumpfe Schmerzen
- Schlafstörungen

! **Besonderheiten:** Alarm-Mu-(Versammlungs-)Punkt des Magens, Chinesischer Meisterpunkt der Fu-Organe, Europäischer Meisterpunkt bei Oberbauch- und Magenbeschwerden.

! **Cave:** Die bei untrainierten (schlanken) Frauen oft recht dünne Bauchmuskelschicht darf auf keinen Fall durchstoßen werden, um Magenverletzungen zu vermeiden!

Praxistipp

Bei KG 12 als Europäischem Meisterpunkt für Magenbeschwerden lohnt sich die anfänglich vielleicht schwierige Akupunktur: Durchstechen Sie zunächst die elastisch abtauchende Epidermis mit abgebremstem Schwung (oberste Hautschicht); dann schieben Sie fühlend durch die gleichmäßig weiche Fettschicht vor, bis die Nadel auf die federnde, Widerstand gebende Muskelschicht trifft („Nadel tanzt auf dem Muskel").

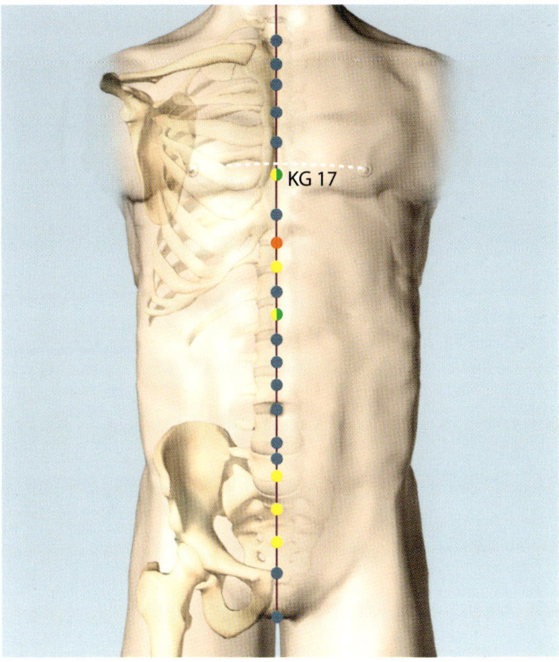

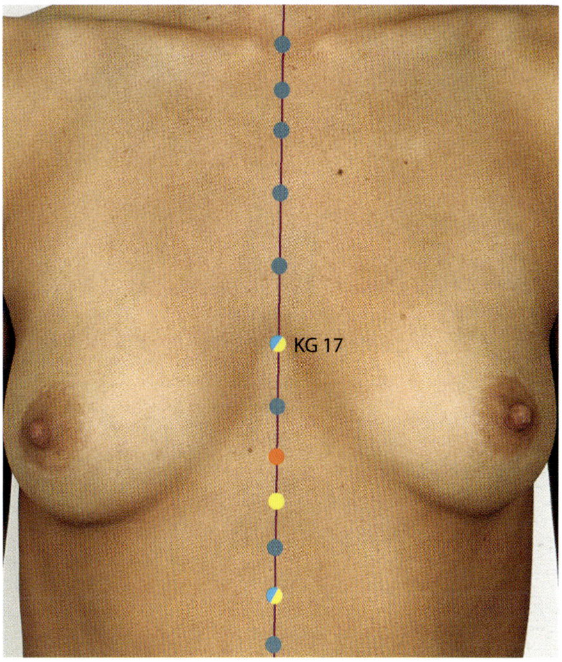

KG 17 Dan Zhong – Mitte der Brust

Lokalisation: Auf der ventralen Mittellinie in Höhe des 4. Interkostalraums, häufig in der Höhe der Mamillen.

Stichtechnik: *Stichrichtung* subkutan nach unten, *Stichtiefe* 0,3 bis 0,5 Cun. Zur Moxibustion geeignet.

Wirkung: Ordnet das Qi, besänftigt Atemnot und Thorax, senkt gegenläufiges Lungen-Qi ab, wirkt schmerzstillend und brustweitend. „Meister des Qi."

Praxistipp

KG 17 erleichtert die Atmung spürbar, vor allem bei asthmatoiden Beklemmungsgefühlen.

Indikationsbeispiele:

- Erkrankungen der unteren Atemwege z. B. Atemnot, Husten, Asthma bronchiale, Bronchitis mit Bronchialspasmen; Interkostalneuralgie
- Herzerkrankungen z. B. Koronare Herzkrankheit, Thoraxbeklemmungen und -schmerzen
- schwacher Milchfluss, Mastitis
- Singultus

! **Besonderheiten:** Alarm-Mu-(Versammlungs-)Punkt des Perikards, Chinesischer Meisterpunkt der Atmung und Europäischer Meisterpunkt von Thorax und Brust. Vereinigungspunkt aller Sekundärgefäße der Meridiane Mi, Le, Lu, Pe und He. Gilt als psychosomatischer Hauptpunkt („Tranquilizerpunkt").

! **Cave:** In der Literatur sind zwei Todesfälle wegen mangelnder Anatomiekenntnisse beschrieben. Dabei kam es beide Male zur Herztamponade wegen „tiefer Nadelung", einmal wegen eines osteoporotischen Sternums, das andere Mal wegen einer rudimentären Knochenlücke, die relativ häufig an dieser Stelle vorkommt.

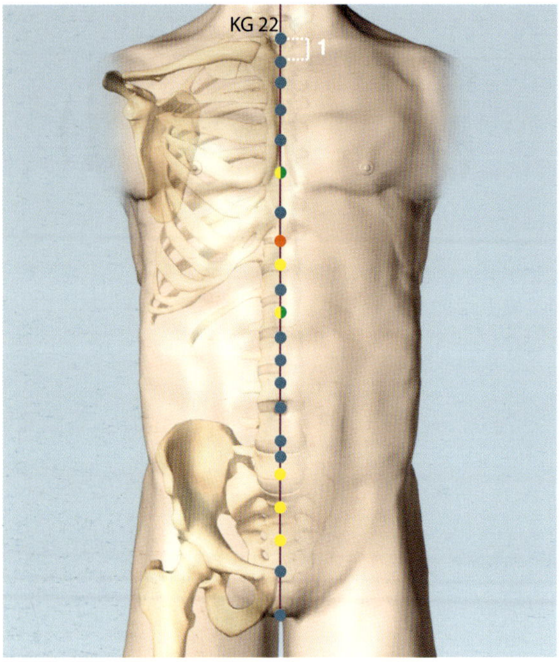

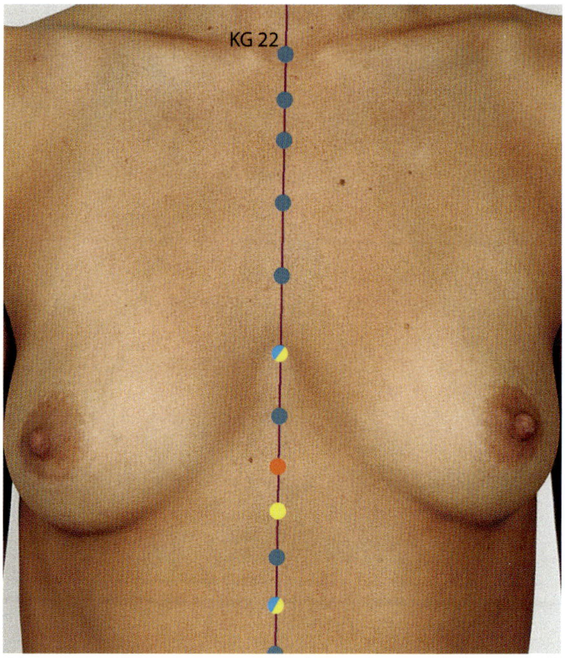

KG 22 Tian Tu – Himmels-Kamin

Lokalisation: In der Mitte der Incisura jugularis, 0,5 Cun oberhalb des Brustbeins.

Stichtechnik: *Stichrichtung* erst 0,2 Cun senkrecht, dann 1,0 bis 1,5 Cun parallel zur Brustbeinhinterfläche nach unten. Zur Moxibustion geeignet.

Wirkung: Senkt gegenläufiges Lungen-Qi ab, macht das Qi von Lunge und Magen durchgängig und breitet es aus, befreit Thorax und Kehlkopf von zähem Schleim, wirkt hustenlindernd, stillt Übelkeit.

Indikationsbeispiele:

- Atemwegserkrankungen z. B. Asthma bronchiale, Husten mit Auswurf, Atemnot, Bronchitis
- Entzündungen im Rachen- und Kehlkopfbereich z. B. akute fieberhafte Infekte; Stimmbandaffektionen mit Heiserkeit oder Stimmverlust; Globusgefühl, Schluckbeschwerden
- Struma

! **Besonderheiten:** Keimverschleppung ins Mediastinum durch unsachgemäße Nadelung vermeiden.

6.4.3 Lenkergefäß (Du Mai)

Synonyme: Gouverneursgefäß, Ordnergefäß
Das Lenkergefäß ist eine *Yang-Leitbahn* **(s. Abb. 6.17)**. Die wichtigsten Praxispunkte sind in der **Tabelle 6.26** wiedergegeben.

- *Beginn:* zwischen Anus und Steißbeinspitze (LG 1).
- *Verlauf:* in der hinteren Mittellinie über die Wirbelsäule, den Kopf und das Gesicht.

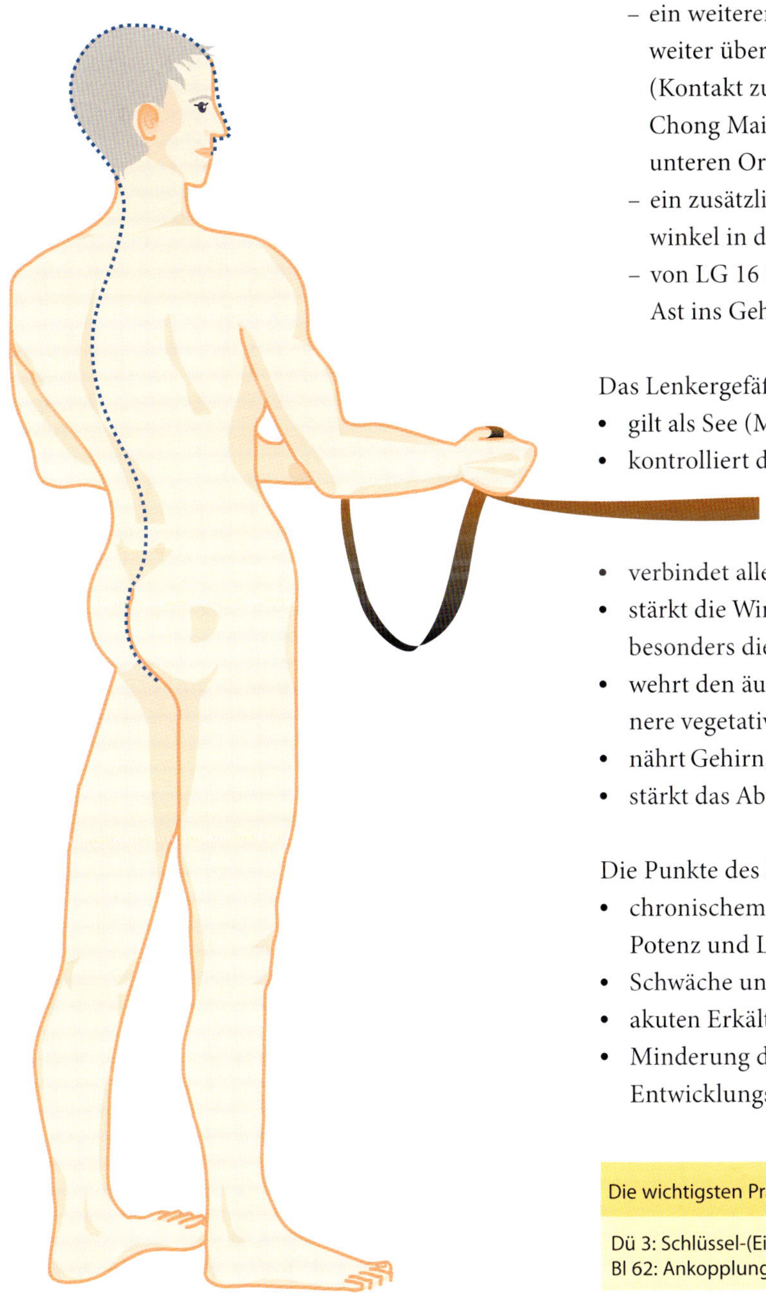

Abb. 6.17: Lenkergefäß

- *Endpunkt:* Frenulum der Oberlippe (LG 28).
- *Innerer Verlauf:* entspringt – wie das Konzeptionsgefäß und der Chong Mai – im Unterbauch- bzw. Gebärmutterbereich → vermischt sich im Dammbereich mit dem Qi des Nieren- und Blasenmeridians,
  - ein Ast zieht innen-seitlich die Wirbelsäule entlang zur Niere → weiter seitlich der Wirbelsäule nach kranial in Richtung Scheitel → tritt dort ins Gehirn ein,
  - ein weiterer Ast zieht zu Nabel und Herz → weiter über die Kehlkopf- und Rachenregion (Kontakt zum Konzeptionsgefäß und dem Chong Mai) zum Unterkiefer → weiter bis zum unteren Orbitarand,
  - ein zusätzlicher Ast zieht vom inneren Augenwinkel in die Scheitelregion,
  - von LG 16 im Hinterhauptsbereich zweigt ein Ast ins Gehirn ab.

Das Lenkergefäß

- gilt als See (Meer) des Yang,
- kontrolliert das gesamte Yang im Körper,
- verbindet alle Yang-Meridiane,
- stärkt die Wirbelsäule (aufrecht sein und gehen), besonders die Lumbalregion,
- wehrt den äußeren pathogenen Faktor und das innere vegetative Reaktionsmuster „Wind" ab,
- nährt Gehirn, Rückenmark und Nieren-Essenz Jing,
- stärkt das Abwehr-Qi, besonders im Rücken.

Die Punkte des Du Mai werden daher eingesetzt bei:

- chronischem Vitalitätsmangel mit Störung von Potenz und Libido,
- Schwäche und Erkrankungen der Wirbelsäule,
- akuten Erkältungskrankheiten, Immunschwäche,
- Minderung der kognitiven Leistung (z. B. geistige Entwicklungsstörung, Demenz).

Die wichtigsten Praxispunkte: **LG 4, 14, 15, 16, 20, 26**
Dü 3: Schlüssel-(Einschalt-)Punkt Bl 62: Ankopplungspunkt

Tabelle 6.26: Die wichtigsten Praxispunkte des Lenkergefäßes

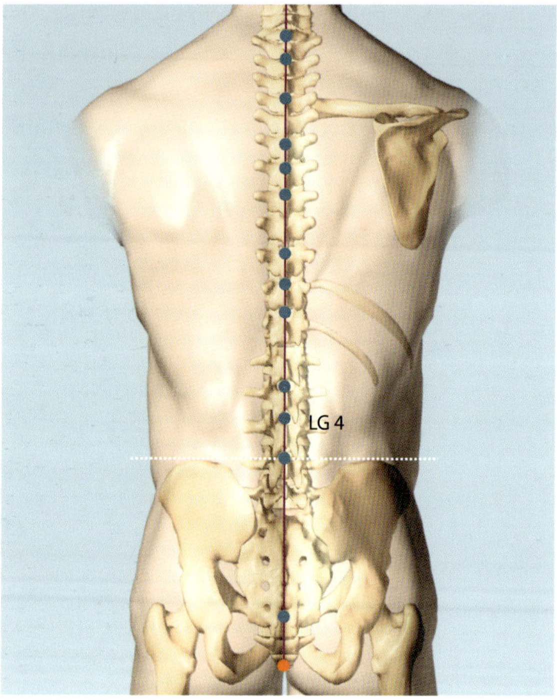

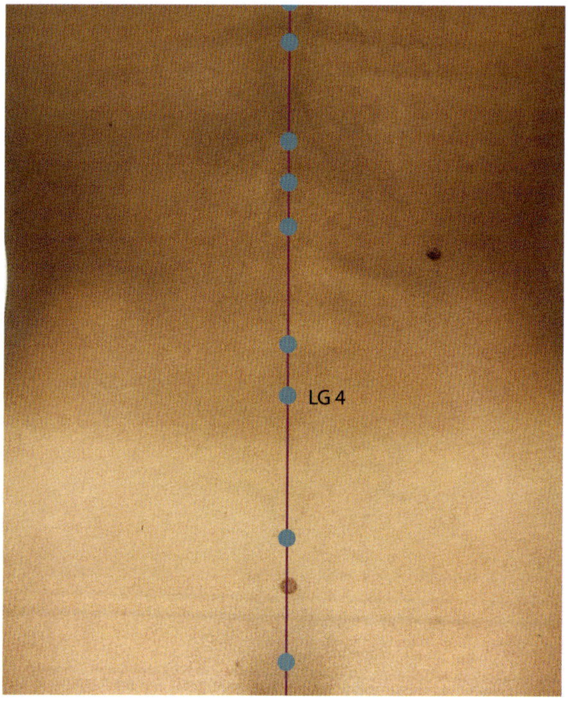

LG 4 Ming Men – Pforte des Lebens

Lokalisation: Auf der dorsalen Mittellinie, direkt unterhalb des Dornfortsatzes von L2 in einer Vertiefung. Lokalisationshilfe: Wie zur Lumbalpunktion beide Zeigefingerkanten auf die Beckenkämme drücken, Daumen horizontal auf gleicher Ebene zur Wirbelsäule zeigen lassen → Dornfortsatz von L4, zwei Segmente höher tasten → Dornfortsatz von L2, darunter befindet sich LG4.

Stichtechnik: *Stichrichtung* schräg nach oben, *Stichtiefe* 0,5–1,0 Cun. Zur Moxibustion bedingt geeignet (s. Cave).

Wirkung: Stärkt Nieren-Yang und Ursprungs-Qi, entspannt Sehnen und Bänder, stabilisiert die Nieren-Essenz, beseitigt Kälte, unterdrückt Krämpfe.

Indikationsbeispiele:

- Beschwerden im Lendenbereich z. B. Lumbalgie
- Störungen der männlichen Sexualfunktion
- gynäkologische Beschwerden z. B. Dysmenorrhö, Zyklusstörungen, Amenorrhö, Entzündungen im Beckenbereich, Infertilität
- Krampfanfälle, Epilepsie; Kopfschmerzen

! **Besonderheiten:** Hauptpunkt zur Stärkung des (Nieren-)Yang.

! **Cave:** In der Schwangerschaft sollte dieser Punkt nicht genadelt werden! In der TCM-Literatur wird davor gewarnt, LG 4 vor dem 20. Lebensjahr zu moxen, um die Fruchtbarkeit nicht negativ zu beeinflussen.

Praxistipp

LG 4, Bl 52 und Bl 23 können Sie gemeinsam moxen bei Schwäche- und Mangelzuständen des Nierenfunktionskreises wie z. B. Kinderwunsch, Potenzstörungen.

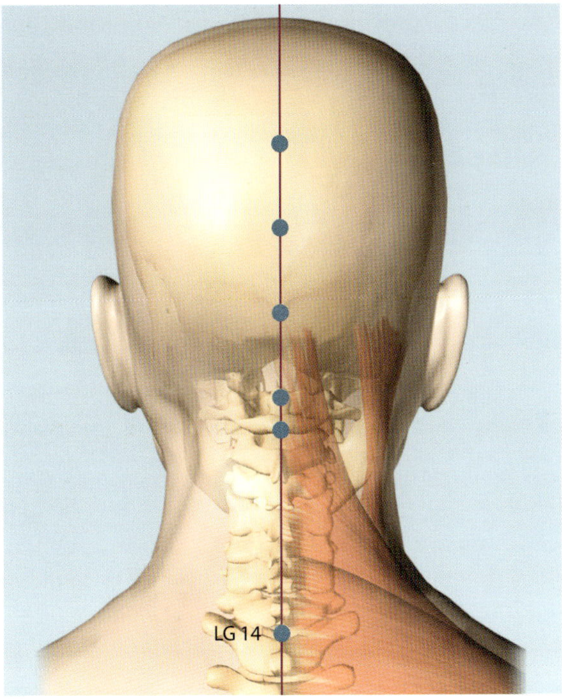

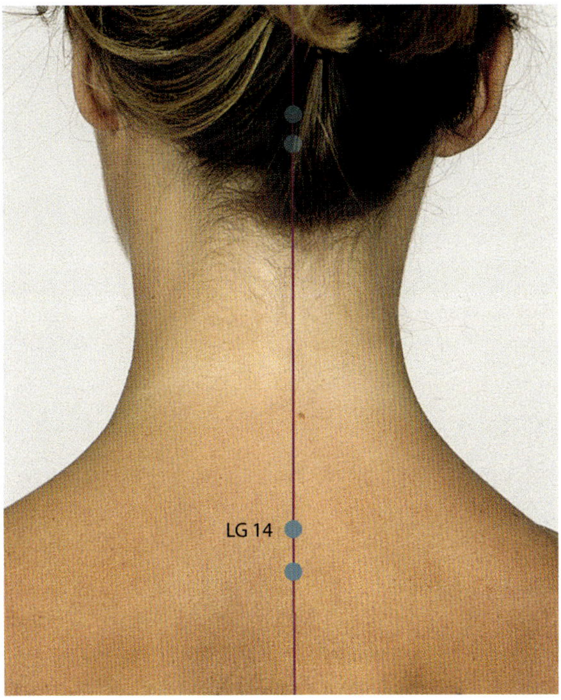

LG 14 Da Zhui – Großer Wirbel

Lokalisation: Auf der dorsalen Mittellinie direkt unterhalb des Dornfortsatzes von C7 als Vertiefung tastbar. Lokalisationshilfe nach Hecker, 2000: Finger auf C6 und C7 legen, dann den Kopf reklinieren. C6 gleitet dabei nach ventral, C7 nicht.

Stichtechnik: *Stichrichtung* schräg nach oben, *Stichtiefe* 0,5–1,0 Cun. Zur Moxibustion geeignet.

Wirkung: Befreit die Körperoberfläche, leitet äußere pathogene Faktoren aus, beruhigt den Geist, vertreibt Hitze, erhellt das Shen.

Indikationsbeispiele:

- Hinterkopfschmerzen, Beschwerden im Bereich der Halswirbelsäule, des Nackens und oberen Rückens, Verspannungen/Muskelkrämpfe, Wetterfühligkeit
- anhaltend hohes Fieber, Erkältungen, Grippe
- Atemwegserkrankungen z. B. Bronchitis, Asthma bronchiale
- Krampfanfälle z. B. Epilepsie, Unruhe

! **Besonderheiten:** Kreuzungspunkt aller Yang-Meridiane.

Praxistipp

LG 14 hilft in Kombination mit Bl 10, Gb 20 und 3E 15 bei Wetterfühligkeit.

Acht Außerordentliche Meridiane LG

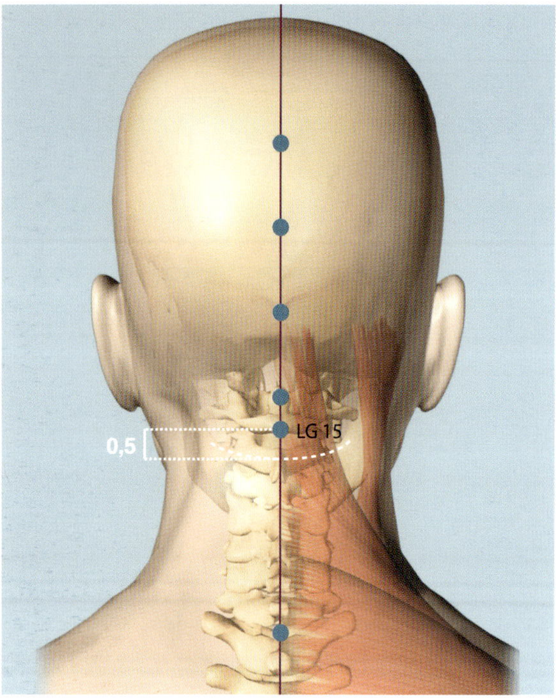

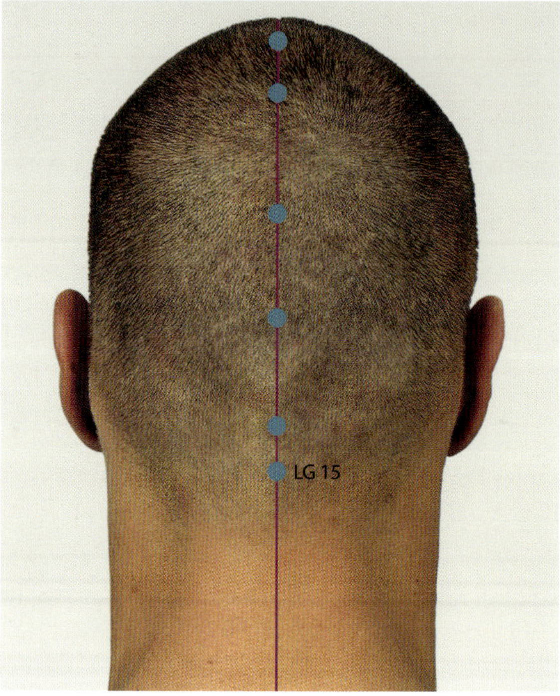

LG 15 Ya Men – Pforte der Stummheit

Lokalisation: Auf der dorsalen Mittellinie, 0,5 Cun oberhalb der hinteren idealen Haargrenze, zwischen den Dornfortsätzen von C1 und C2.

Stichtechnik: *Stichrichtung* senkrecht oder schräg nach unten, *Stichtiefe* 0,2 bis 0,5 Cun. Zur Moxibustion geeignet.

Wirkung: Klärt den Geist, öffnet die Sinne, befreit die Körperoberfläche, zerstreut Wind und löscht ihn aus.

Indikationsbeispiele:

- Sprachstörungen, Aphasie
- Hinterkopfschmerz, Nackenverspannung
- Krampfanfall, Epilepsie, Apoplex

! **Cave:** Stichtechnik genau einhalten, es darf nicht nach kranial und auch nicht tief genadelt werden!

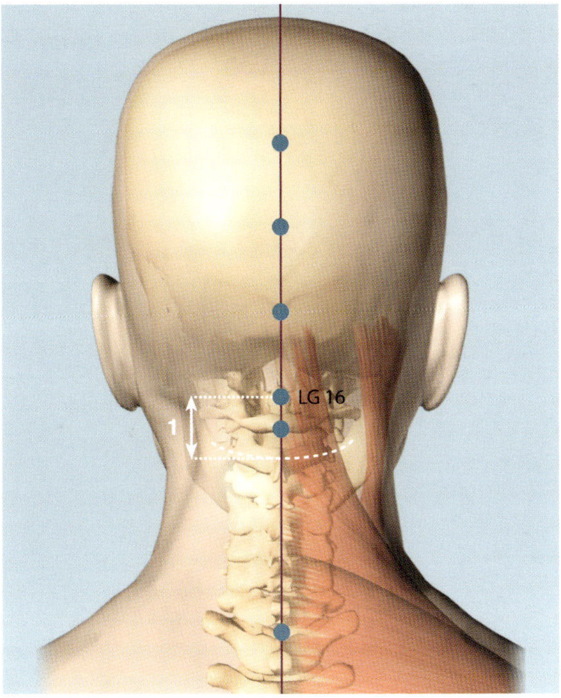

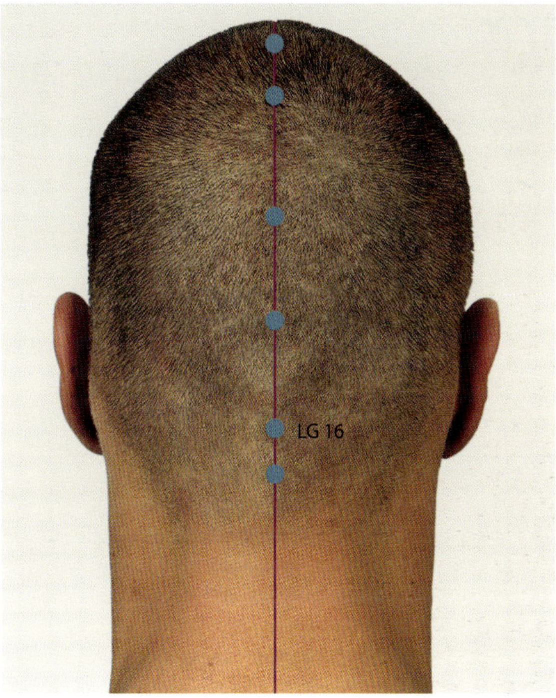

LG 16 Feng Fu – Residenz des Windes

Lokalisation: Auf der dorsalen Mittellinie, 1 Cun oberhalb der hinteren idealen Haargrenze, in einer Vertiefung zwischen linkem und rechtem Musculus trapezius, direkt unter der Protuberantia occipitalis.

Stichtechnik: *Stichrichtung* senkrecht oder schräg nach unten, *Stichtiefe* 0,5–1,0 Cun. Zur Moxibustion geeignet.

Wirkung: Klärt den Geist, öffnet die Sinne, beseitigt äußeren und inneren Wind.

Indikationsbeispiele:

- fieberhafte Infekte, Schnupfen, Entzündungen im Nebenhöhlen- und Rachenbereich
- Nackenkopfschmerz, Migräne, starker Schwindel
- Krampfanfälle, Epilepsie; zerebrale Durchblutungsstörungen, Apoplex; manische Störungen

! **Besonderheiten:** Wichtiger Punkt bei Winderkrankungen.

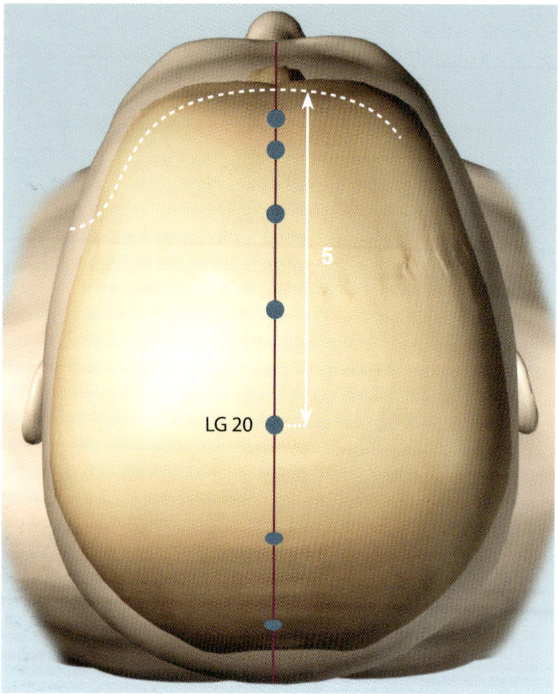

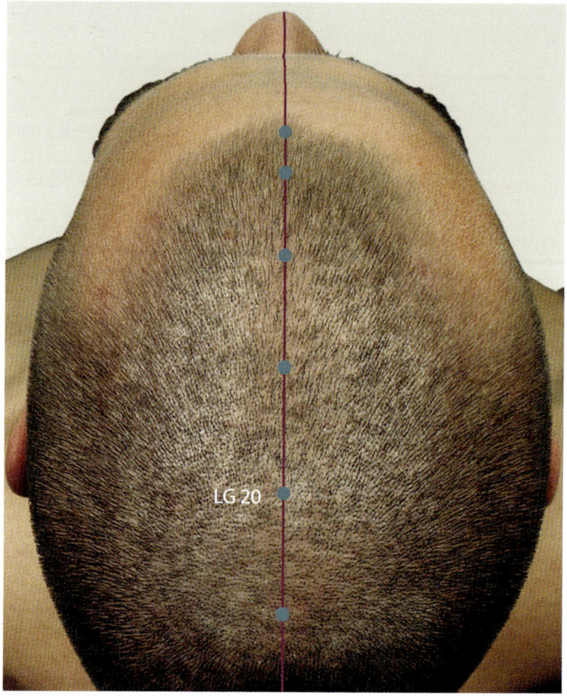

LG 20 Bai Hui – Zusammenkunft aller Leitbahnen

Lokalisation: Auf der Mittellinie der Schädelkalotte, 5 Cun hinterhauptwärts von der idealen vorderen Haargrenze, am Schnittpunkt einer Linie zwischen den Ohrmuschelspitzen. Dabei eine Linie zwischen Ohrmuschelspitze und Ohrläppchen ziehen und diese schräge Linie nach oben fahren. Weitere Lokalisationshilfe: Mit dem Finger von der Stirn aus im Scheitel nach hinten fahren, LG 20 befindet sich direkt hinter der höchsten Erhebung des Kopfes, sobald sich die Kontur wieder nach kaudal neigt.

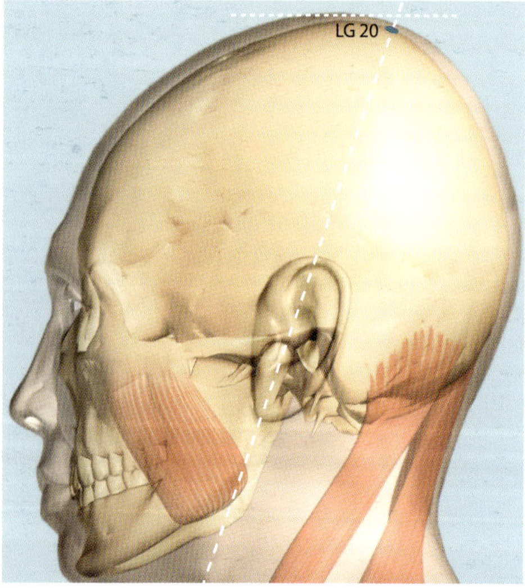

Stichtechnik: *Stichrichtung* subkutan, *Stichtiefe* 0,5 bis 0,8 Cun. Zur Moxibustion geeignet. Evtl. Mikroaderlass.

Wirkung: Klärt den Geist, öffnet die Sinne, vertreibt inneren Wind, wirkt schmerzstillend. Wirkt positiv auf Lateralitätsstörungen.

Indikationsbeispiele:

- zerebrale Durchblutungsstörungen, Apoplex, Kopfschmerzen, Schwindel, Gleichgewichtsstörungen
- Benommenheit, Unruhe-/Angstzustände, Schlaf- und Gedächtnisstörungen; Entzugssymptome bei Sucht; Depression; Krampfanfälle, Epilepsie
- Prolapszustände z. B. in Rektum, Anus oder Uterus

! **Besonderheiten:** Europäischer Meisterpunkt für psychischen Ausgleich. Kreuzungspunkt mit allen Yang-Meridianen sowie dem Leber-Meridian.

Praxistipp

- LG 20 ist ein wichtiger Beruhigungspunkt, aber kontraindiziert bei Hypertonus und Hitzezeichen – hier kann er sogar Kopfschmerzen verursachen.
- LG 20 wird gern als Entspannungshilfe bei der Geburt eingesetzt, weil er die werdende Mutter nicht behindert.

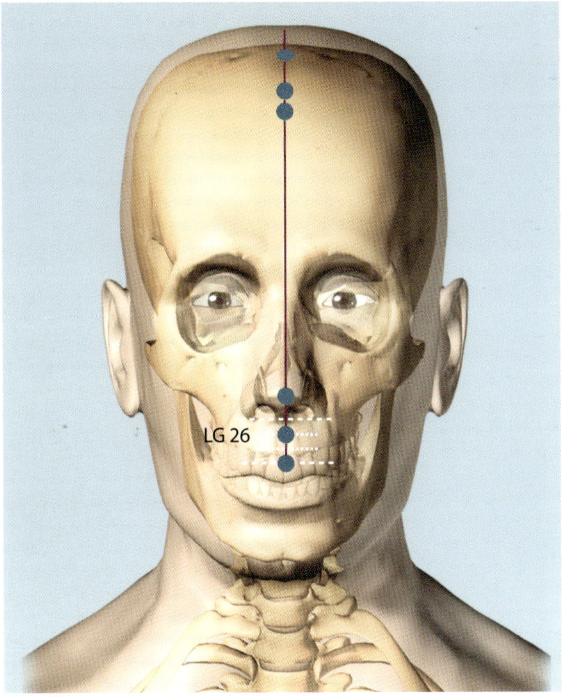

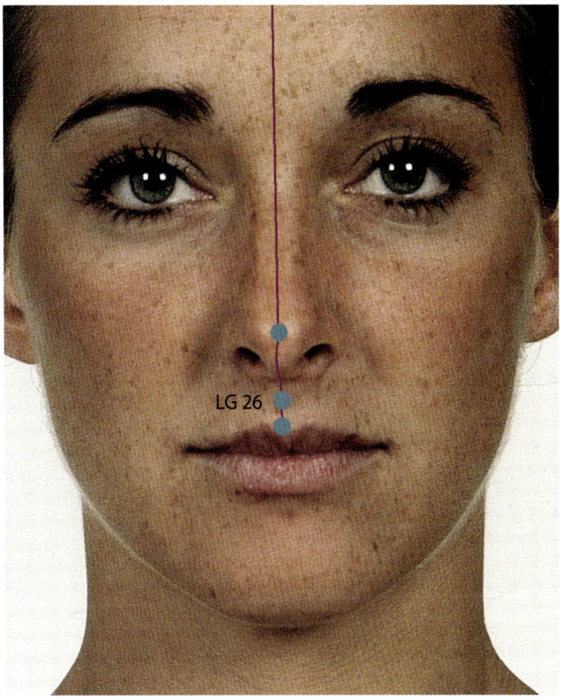

LG 26 Shui Gou – Wasser-Rinne

Lokalisation: Auf der Mittellinie des Gesichts, unter der Nase, am Übergang vom mittleren zum oberen Philtrum-Drittel.

Stichtechnik: *Stichrichtung* schräg nach oben, *Stichtiefe* 0,3 bis 0,5 Cun. Zur Moxibustion geeignet.

Wirkung: Klärt und beruhigt den Geist, öffnet die Sinne, unterstützt die Lendenwirbelsäule, löscht Wind aus, beseitigt Hitze, wirkt krampflösend.

Indikationsbeispiele:

- zerebrale Durchblutungsstörungen, Apoplex; Bewusstlosigkeit durch Schock (ergänzende Notfallmaßnahme)
- Krampfanfälle, auch Fieberkrampf, Epilepsie; Muskeltics an Lidern und Mund; Kopfschmerzen
- psychische und psychosomatische Erkrankungen
- akute Lendenwirbelsäulenbeschwerden

! **Besonderheiten:** Hauptpunkt (Europäischer Meisterpunkt, Regionaler Meisterpunkt) in akuten Notfällen (adjuvant z. B. bei Schock, Anfall). Kreuzungspunkt mit Dickdarm- und Magen-Meridian.

Praxistipp

Falls Sie in Notfällen wie Ohnmacht, Kreislaufkollaps etc. keine Nadel zur Hand haben, können Sie den Daumennagel hineinpressen.

6.4.4 Chong Mai und Yin Wei Mai

Chong Mai

Synonyme: Durchdringungsgefäß, Penetrationsgefäß. Das Penetrationsgefäß ist eine *Yin-Leitbahn* **(s. Abb. 6.18)**. Die Kreuzungspunkte des Chong Mai sind in der **Tabelle 6.27** wiedergegeben.

- *Beginn:* in der Niere.
- *Verlauf:* am Genitale, durch den Uterus, nach Vereinigung mit dem Konzeptionsgefäß weiter zur unteren Extremität. Der Chong Mai geht über alle Nierenpunkte des Abdomens und hat einen Ast zum Kreuzbein (gynäkologisch mitbedingte Kreuzschmerzen!) sowie einen Ast zur Innenseite des Beines.
- *Endpunkt:* am Punkt Mi 4.

Das Penetrationsgefäß

- gilt als See (Meer) des Blutes mit enger Beziehung zum Uterus und Verbindung Uterus-Herz,
- kontrolliert zusammen mit dem Konzeptionsgefäß bei Frauen den Menstruationszyklus und die Blutung,
- kontrolliert bei Männern die Funktion von Prostata und Hoden,
- transportiert das Blut zum Herzen und bewegt das Herz-Blut,
- verarbeitet Qi- und Blutstagnationen bei Narben in seiner Umgebung.

Die Punkte des Chong Mai werden daher z. B. eingesetzt bei:

- gynäkologischen, andrologischen und urologischen Erkrankungen wie Dysmenorrhö, Prostatitis, Zystitis,
- kardiovaskulären Störungen.

Hauptpathologie nach Maciocia: Stagnation von Qi und Blut sowie rebellierendes Qi.

Acht Außerordentliche Meridiane

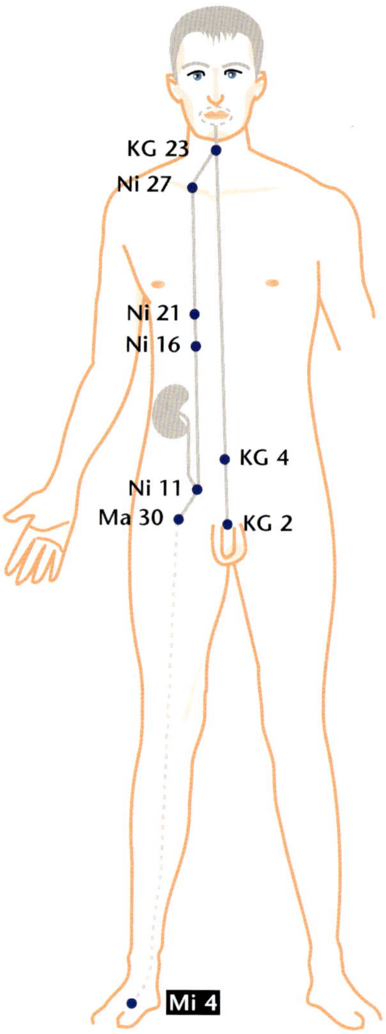

Abb. 6.18: Chong Mai

Kreuzungspunkte KG 1, 7; Ma 30; Ni 11 bis 21
Mi 4: Schlüssel-(Einschalt-)Punkt Pe 6: Ankopplungspunkt

Tabelle 6.27: Die Kreuzungspunkte des Chong Mai

Yin Wei Mai

Synonyme: Yin-Verbindungsgefäß, Bewahrer des Yin. Der Yin Wei Mai ist eine *Yin-Leitbahn* **(s. Abb. 6.19)**. Die Kreuzungspunkte des Yin Wei Mai sind in der **Tabelle 6.28** wiedergegeben.

- *Verlauf*: es verbindet Punkte von Nieren-, Milz- und Lebermeridian sowie des Konzeptionsgefäßes.

Der Yin Wei Mai

- wird nur bei Frauen angewendet,
- verbindet alle Yin-Meridiane miteinander,
- unterstützt und kräftigt Yin und Xue.

Die Punkte des Yin Wei Mai werden daher eingesetzt bei:

- mit Yin-Mangel assoziierten psychischen Beeinträchtigungen wie Schlafstörungen, Albträumen, depressiver Gemütslage, Ängstlichkeit, funktionellen Herzbeschwerden.

Kreuzungspunkte Ni 9; Mi 13, 15; Le 14; KG 22, 23
Pe 6: Schlüssel-(Einschalt-)Punkt Mi 4: Ankopplungspunkt

Tabelle 6.28: Die Kreuzungspunkte des Yin Wei Mai

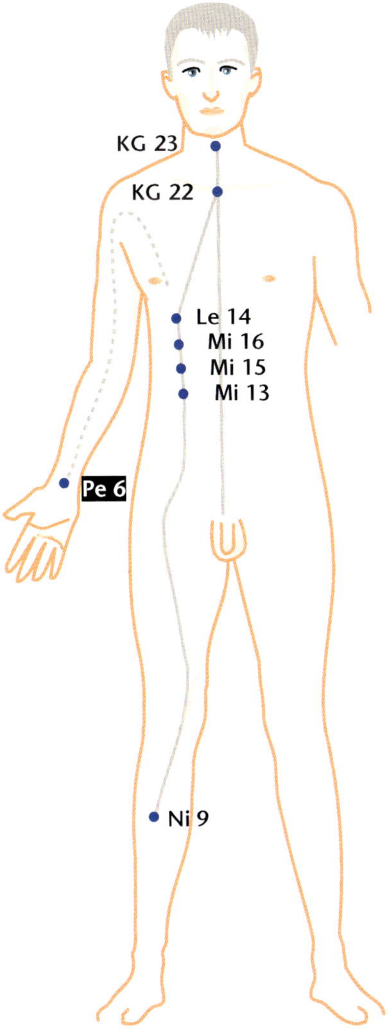

Abb. 6.19: Yin Wei Mai

Acht Außer-ordentliche Meridiane

6.4.5 Lenkergefäß und Yang Qiao Mai

Lenkergefäß

Lenkergefäß s. Kap. 6.4.3, Seite 208 und **Abb. 6.20**

Yang Qiao Mai

Synonym: Yang-Fersengefäß.

Der Yang Qiao Mai ist eine *Yang-Leitbahn* **(s. Abb. 6.21)**. Die Kreuzungspunkte des Yang Qiao Mai sind in der **Tabelle 6.29** wiedergegeben.

- *Beginn:* im Blasenmeridian.
- *Verlauf:* am seitl. Körper, Abzweigung zu Gb 20.
- *Endpunkt:* im medialen Augenwinkel.

Der Yang Qiao Mai

- versorgt die Augen mit Yang und Nieren-Essenz,
- kann Winderkrankungen des Kopfes bearbeiten,
- befreit von Stagnationen und Blockaden (auch traumatisch) in der Wirbelsäule.

Die Punkte des Yang Qiao Mai werden eingesetzt bei:

- Augenschmerzen,
- Gesichtsneuralgien,
- Parästhesien und Gliederschmerzen,
- Bewegungsstörungen,
- psychovegetativer Erschöpfung.

Kreuzungspunkte Bl 1, 59, 60, 61; Gb 20, 29; Dü 10; Di 15, 16; Ma 3, 4; LG 16
Bl 62: Schlüssel-(Einschalt-)Punkt Dü 3: Ankopplungspunkt

Tabelle 6.29: Die Kreuzungspunkte des Yang Qiao Mai

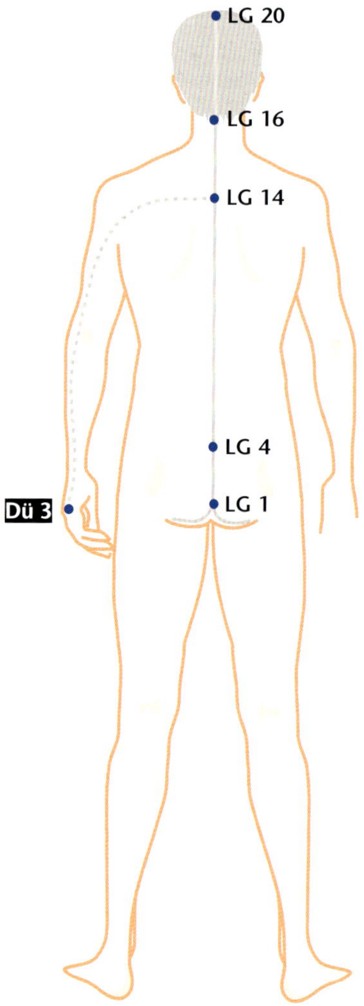

Abb. 6.20: Lenkergefäß (Du Mai)

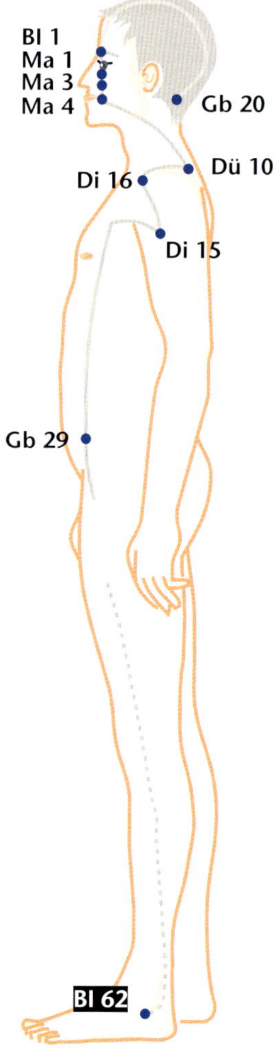

Abb. 6.21: Yang Qiao Mai

6.4.6 Dai Mai und Yang Wei Mai

Dai Mai

Synonym: Gürtelgefäß.
Der Dai Mai ist eine *Yang-Leitbahn* (**s. Abb. 6.22**). Die Kreuzungspunkte des Dai Mai sind in der **Tabelle 6.30** wiedergegeben.

- *Beginn:* am Punkt Gb 26.
- *Verlauf:* gürtelförmig.
- *Endpunkt:* ebenfalls am Punkt Gb 26.

Der Dai Mai

- verbindet obere und untere Körperhälfte,
- kontrolliert den Fluss der ihn durchquerenden Beinmeridiane (außer Leber- und Gallenblasenmeridian).

Die Punkte des Dai Mai werden daher eingesetzt bei:

- gynäkologischen und urologischen Erkrankungen (unterer Erwärmer),
- Fülle in Leber und Gallenblase,
- Parästhesien, Paresen der unteren Extremität,
- zum Ausgleich zwischen oberer und unterer Körperhälfte.

Kreuzungspunkte Le 13; Gb 26, 27, 28
Gb 41: Schlüssel-(Einschalt-)Punkt 3E 5: Ankopplungspunkt

Tabelle 6.30: Die Kreuzungspunkte des Dai Mai

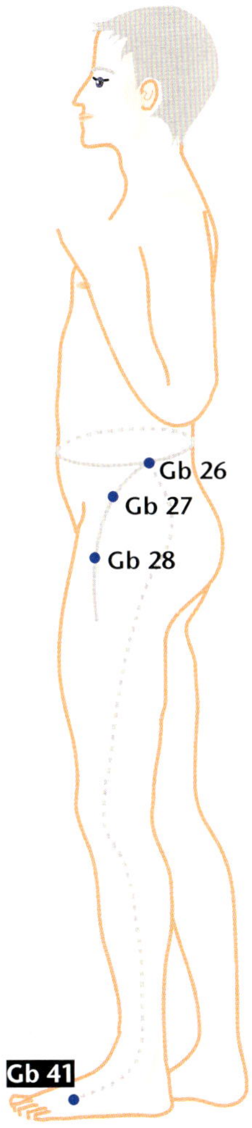

Abb. 6.22: Dai Mai

Acht Außerordentliche Meridiane

Yang Wei Mai

Synonym: Yang-Verbindungsgefäß

Der Yang Wei Mai ist eine *Yang-Leitbahn* **(s. Abb. 6.23)**. Die Kreuzungspunkte des Yang Wei Mai sind in der **Tabelle 6.31** wiedergegeben.

- *Beginn:* am Punkt Bl 63.
- *Verlauf:* als Verbindungsmeridian zwischen Punkten der einzelnen Yang-Meridiane.

Der Yang Wei Mai

- verbindet alle Yang-Meridiane,
- harmonisiert das Nähr- und das Abwehr-Qi, leitet äußere Wind-Kälte aus.

Die Punkte des Yang Wei Mai werden daher eingesetzt bei:

- Fieber, Schüttelfrost,
- Neuralgien, Schmerzen in Schultern und Armen.

Kreuzungspunkte Gb 13 bis 21, 35; Dü 10; Bl 63; 3E 15; LG 15, 16
3E 5: Schlüssel-(Einschalt-)Punkt Gb 41: Ankopplungspunkt

Tabelle 6.31: Die Kreuzungspunkte des Yang Wei Mai

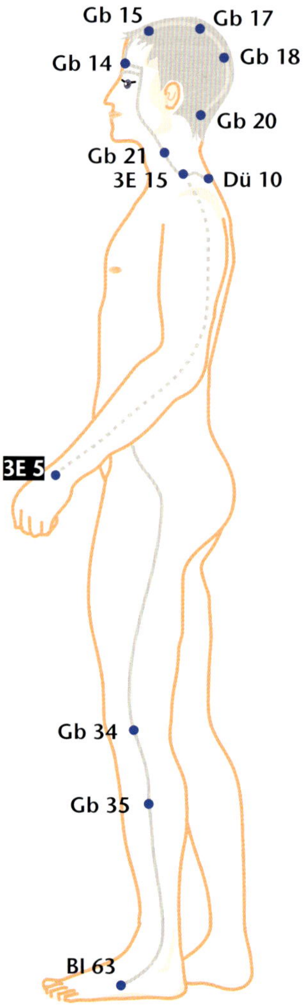

Abb. 6.23: Yang Wei Mai

6.4.7 Konzeptionsgefäß und Yin Qiao Mai

Konzeptionsgefäß

Konzeptionsgefäß s. Kap. 6.4.2, Seite 198 und **Abb. 6.24**

Yin Qiao Mai

Synonym: Yin-Fersengefäß

Der Yin Qiao Mai ist eine *Yin-Leitbahn* **(s. Abb. 6.25)**. Die Kreuzungspunkte des Yin Qiao Mai sind in der **Tabelle 6.32** wiedergegeben.

- *Beginn:* am Punkt Ni 2.
- *Verlauf:* über die mediale Vorderfläche des Beines von Ni 2, über Ni 6 hin zu KG 2, über das Abdomen zu Ma 12 und weiter zu Bl 1.

Der Yin Qiao Mai

- versorgt die Augen mit Nieren-Essenz Jing und Yin,
- kontrolliert den Beinmuskeltonus.

Die Punkte des Yin Qiao Mai werden eingesetzt bei:

- Stagnationen und Feuchtigkeit im unteren Erwärmer, besonders bei Frauen,
- trockenen Augen,
- Schlafstörungen,
- spastisch erhöhtem Muskeltonus der Beine, Wadenkrämpfen,
- Unterleibsentzündungen.

Kreuzungspunkte Ni 2, 6, 8; Ma 12; Bl 1
Ni 6: Schlüssel-(Einschalt-)Punkt Lu 7: Ankopplungspunkt

Tabelle 6.32: Die Kreuzungspunkte des Yin Qiao Mai

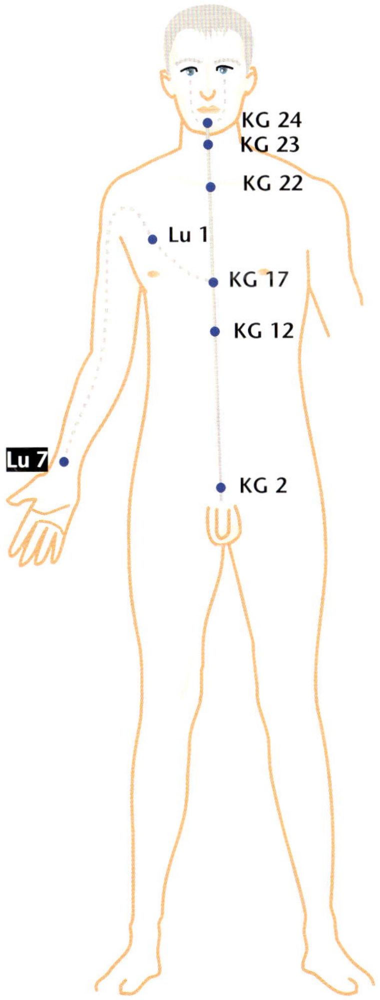

Abb. 6.24: Konzeptionsgefäß (Ren Mai)

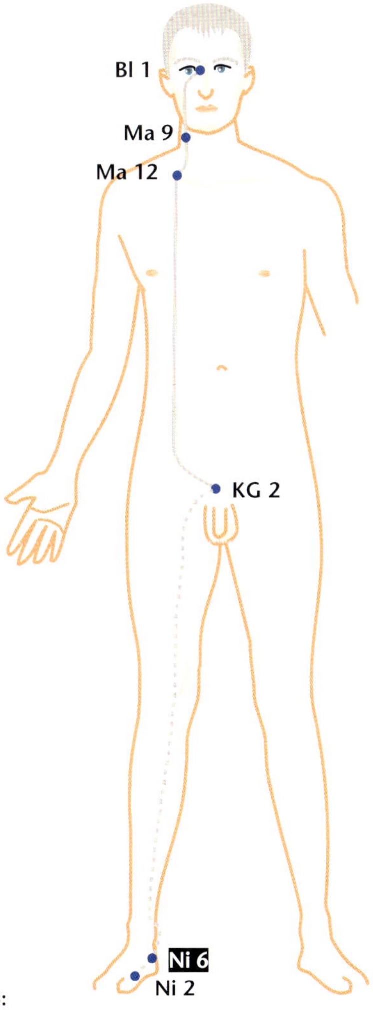

Abb. 6.25: Yin Qiao Mai

Memo-Check – Überprüfen Sie Ihr Wissen

1. Wofür setzen Sie die Acht außerordentlichen Meridiane ein?
2. Was müssen Sie beim Einsatz der „Wundermeridiane" beachten?
3. Nennen Sie die Acht außerordentlichen Meridiane und den für jeden Meridian charakteristischen Schlüssel-(Einschalt-)Punkt.

6.5 Tendino-muskuläre Meridiane (Jing Jing)

Bei den zwölf tendino-muskulären Meridianen handelt es sich um streifenförmige Areale entlang der zwölf Hauptmeridiane. Sie werden deshalb auch nach diesen benannt und besitzen keine eigenen Punkte. Sie verlaufen an der Körperoberfläche (in Haut, Unterhautfettgewebe und Muskulatur) vom distalen Jing-(Brunnen-)Punkt nach proximal zu den Vereinigungspunkten **(s. Tabelle 6.33)**.

Funktion, Aufgabe und Pathologie

Die tendino-muskulären Meridiane schützen mithilfe der Abwehr-Energie Wei Qi vor äußeren pathogenen Einflüssen wie Wind, Kälte, Feuchtigkeit und Hitze, damit diese nicht tiefer ins Innere eindringen können.

Störungen der tendino-muskulären Meridiane äußern sich in den äußeren Körperschichten Haut, Unterhautfettgewebe und Muskulatur:

- Schmerzen und Erkrankungen des Bewegungsapparats,
- Parästhesien, lokale Paresen,
- Neuralgien.

Therapie

Therapeutisch werden deshalb genadelt:

- lokale Schmerzpunkte,
- der Jing-(Brunnen-)Punkt des jeweiligen Meridians zur Tonisierung der meridianeigenen Abwehr-Energie,
- der Tonisierungspunkt des zugehörigen Hauptmeridians.

Die betroffenen Funktionskreise werden mitbehandelt.

Vereinigungspunkte der tendino-muskulären Meridiane		
Gb 22	Yin-Meridiane der Hand	He/Pe/Lu
Gb 13	Yang-Meridiane der Hand	Di/Dü/3E
KG 23	Yin-Meridiane des Fußes	Le/Ni/MP
Dü 18	Yang-Meridiane des Fußes	Ma/Bl/Gb

Tabelle 6.33: Vereinigungspunkte

Memo-Check – Überprüfen Sie Ihr Wissen

1. Wie viele tendino-muskuläre Meridiane gibt es und wie verlaufen sie?
2. Wann setzen Sie die tendino-muskulären Meridiane ein?

6.6 Sondermeridiane Jing Bie Xun Xing

Zur Unterstützung der Hauptmeridiane gibt es sechs Sondermeridianpaare **(s. Tabelle 6.34)**. Sie ziehen zum Herzen, weiter kranialwärts und vereinigen sich im oberen Vereinigungspunkt; eigene Punkte besitzen sie nicht.

Funktion, Aufgabe und Pathologie

Die Sondermeridiane versorgen den Kopf mit Yin-Energien und unterstützen die Hauptmeridiane durch zusätzliche Vernetzungen.
Störungen zeigen sich in

- Fülle-Syndromen des Kopfes, wie Neuralgie, Migräne, Kopfdruck,
- Yin-Leere-Symptomatik, wie Schlafstörungen, Sehstörungen,
- psychosomatischen Störungen,
- unregelmäßig wiederkehrenden Schmerzen.

Therapie

Genadelt werden dann

- lokale Punkte,
- unterer und oberer Vereinigungspunkt der Sondermeridiane,
- Tonisierungspunkte,
- Spalten-Xi-Punkt des Herzens He 6 und der betroffenen Organe.

? Memo-Check – Überprüfen Sie Ihr Wissen

Welche Aufgabe haben die Sondermeridiane?

Sondermeridiane Jing-Bie-Xun-Xing						
oberer Vereinigungspunkt	Di 18	Bl 1	Bl 1	**Bl 10**	3E 16	Gb 1
Sondermeridianpaar	Di – Lu	Ma – Mi	He – Dü	Bl – Ni	3E – Pe	Gb – Le
unterer Vereinigungspunkt	Gb 22	Ma 30	Gb 22	**Bl 40**	Gb 22	KG 2

Tabelle 6.34: Sondermeridiane

6.7 Extrapunkte

6.7.1 Übersicht

Extrapunkte sind neben den klassischen Akupunkturpunkten neu hinzugekommene Punkte, die meist außerhalb der Meridiane liegen. Ihre Nomenklatur war lange Zeit uneinheitlich, wonach zunächst die chinesischen Namen verwendet wurden, dann nach Schulen orientierte Namen (NP = Neupunkte, ZP = Zusatzpunkte oder PaM = Punkte außerhalb der Meridiane).

Heute existiert eine von der VR China offiziell autorisierte Standardbezeichnung, welche zur Sicherheit noch mit den chinesischen Bezeichnungen gekoppelt wird **(s. Tabelle 6.35)**.

Therapie. Die Extrapunkte werden oft zur Wirkverstärkung klassischer Punkte oder sogar alternativ zu ihnen eingesetzt, wenn sie stärkere Wirkung zeigen.

Extrapunkt für die Region	Offizielle Nomenklatur VR China	Deutsche Bezeichnung
Head and Neck (Kopf und Hals)	Ex-HN	Ex-KH
Chest and Abdomen (Brust und Bauch)	Ex-CA	Ex-BB
Back (Rücken)	Ex-B	Ex-R
Upper Extremities (Arm und Hand)	Ex-UE	Ex-AH
Lower Extremities (Bein und Fuß)	Ex-LE	Ex-BF

Tabelle 6.35: Nomenklatur der Extrapunkte

6.7.2 Kopf und Hals

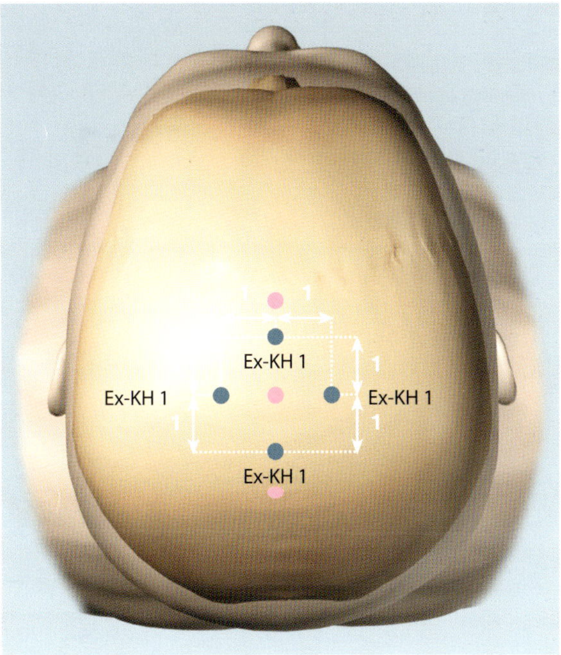

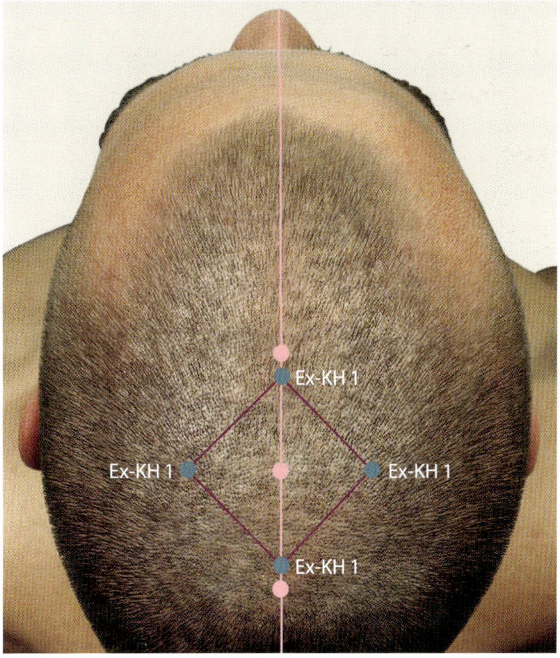

Ex-KH 1 Si Shen Cong – Vier zur Schärfung der Geisteskraft oder vier Weise, die den Geist erhellen

Lokalisation: Insgesamt vier Punkte im Scheitelbereich, jeweils ein Cun lateral, frontal und okzipital von LG 20.

Stichtechnik: *Stichrichtung* subkutan auf LG 20 zu, *Stichtiefe* 0,5 bis 0,8 Cun.

Wirkung: Beruhigt das Herz und den Geist, schärft das Gehör, erhellt die Augen.

Indikationsbeispiele:

- Kopfschmerzen, Schwindelgefühl; Apoplex
- psychosomatische und psychische Störungen, Schlafstörungen, Krampfanfälle

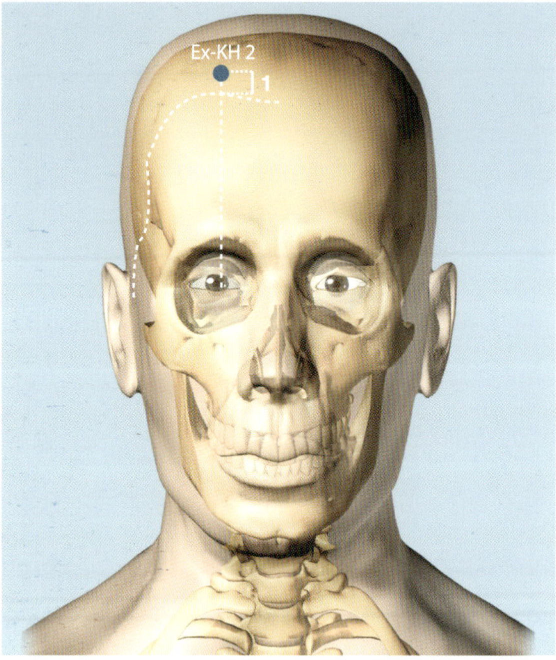

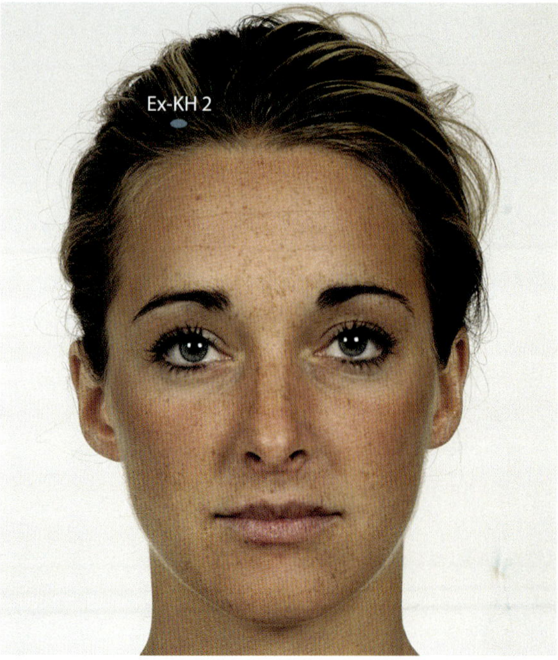

Ex-KH 2 Dang Yang – Dem Yang entgegen

Lokalisation: Bei Geradeausblick in der Pupillarlinie, ein Cun oberhalb der idealen vorderen Haargrenze.

Stichtechnik: *Stichrichtung* subkutan, *Stichtiefe* 0,5 bis 0,8 Cun. Zur Moxibustion geeignet.

Wirkung: Klärt Hitze, treibt Wind aus, erhellt die Augen, vermindert eingetrübtes Sehen.

Indikationsbeispiele:

- Augenerkrankungen
- Erkältung, Virusgrippe

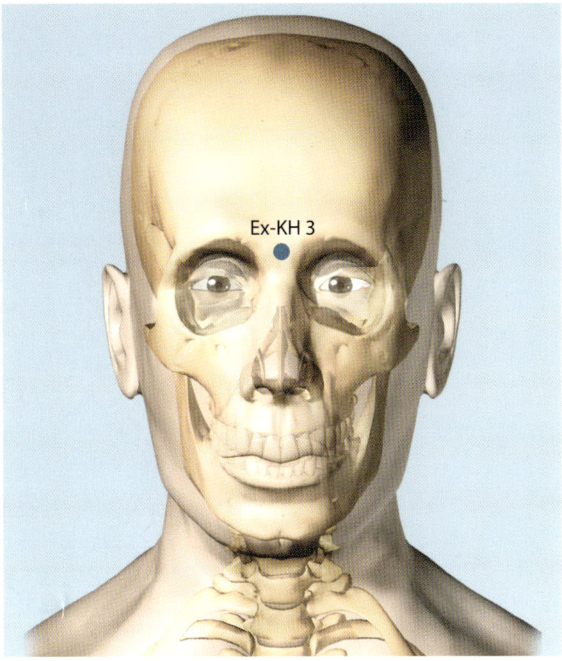

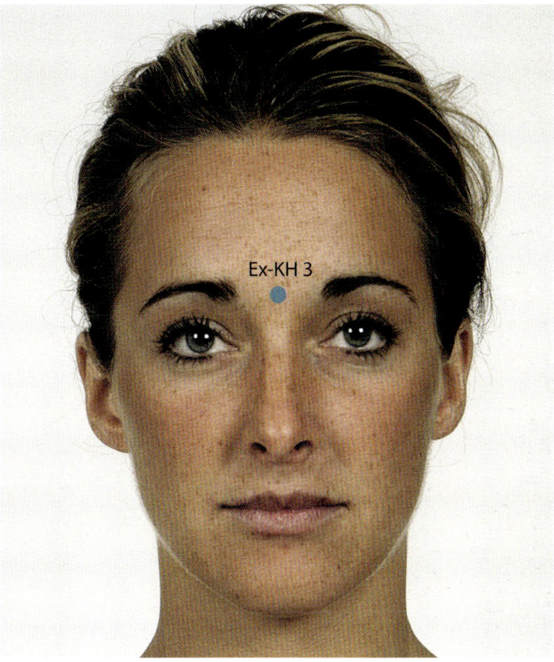

Ex-KH 3 Yin Tang – Siegel-Halle

Lokalisation: Zwischen den Augenbrauen, auf der Nasenwurzel, direkt auf der Mittellinie (Lenkergefäß).

Stichtechnik: *Stichrichtung* subkutan, *Stichtiefe* 0,3 bis 0,5 Cun. Zur Moxibustion geeignet.

Wirkung: Macht die oberen Körperöffnungen frei, treibt Wind aus, erhellt die Augen, wirkt schmerzstillend.

Indikationsbeispiele:

- Kopfschmerzen, Benommenheit, Schwindelgefühl
- Erkrankungen der Nase z. B. allergischer Schnupfen, Nasennebenhöhlenentzündung
- Erkrankungen der Augen

Praxistipp

Ex-KH 3 ist zusammen mit Bl 2, Ex-KH 4 und Gb 14 hoch wirksam bei Augenleiden.

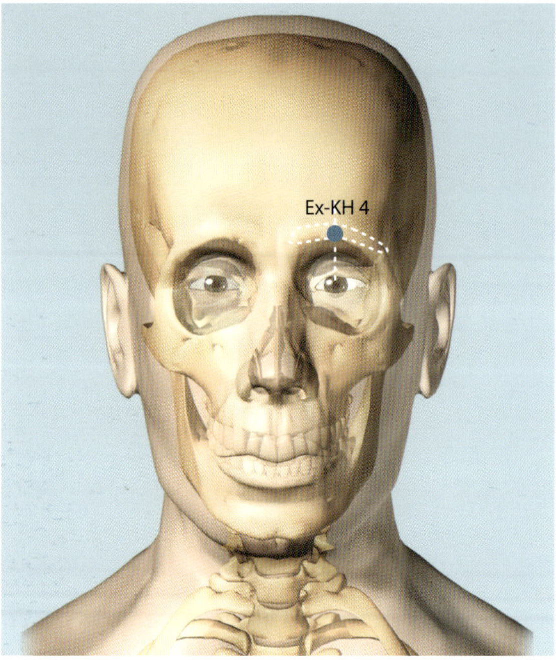

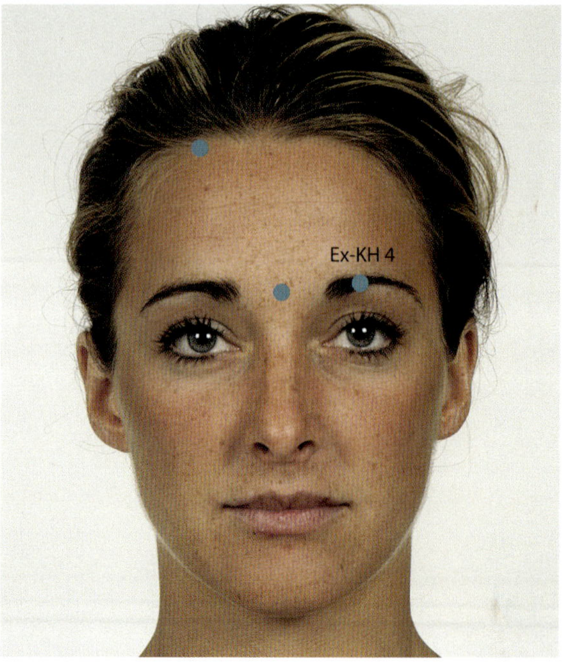

Ex-KH 4 Yu Yao – Fisch-Rücken

Lokalisation: Bei Geradeausblick kranial auf der Pupillarlinie in der Augenbraue.

Stichtechnik: *Stichrichtung* subkutan, *Stichtiefe* 0,3 bis 0,5 Cun.

Wirkung: Belebt die Netzgefäße, entspannt die Sehnen, lässt Ödeme abschwellen, erhellt die Augen.

Indikationsbeispiele:

- Erkrankungen der Augen; Tics im Augenbereich; Lähmung des Nervus oculomotorius

Praxistipp

Ex-KH 4 ist zusammen mit Bl 2, Ex-KH 3 und Gb 14 hoch wirksam bei Augenleiden.

Extrapunkte
Ex-KH

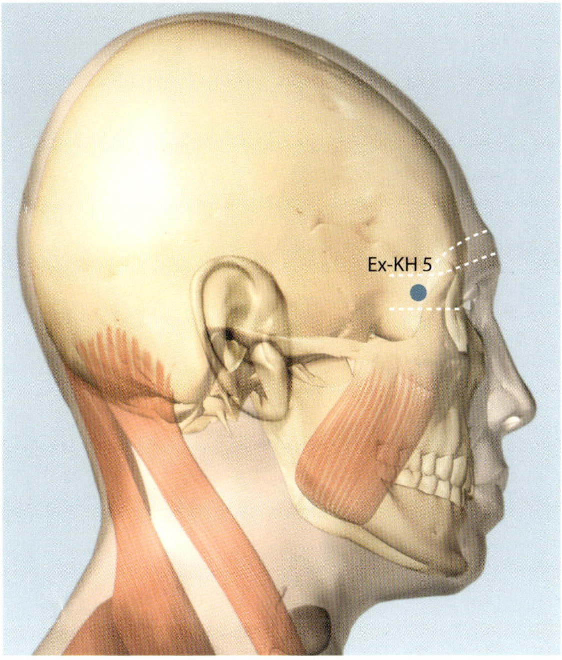

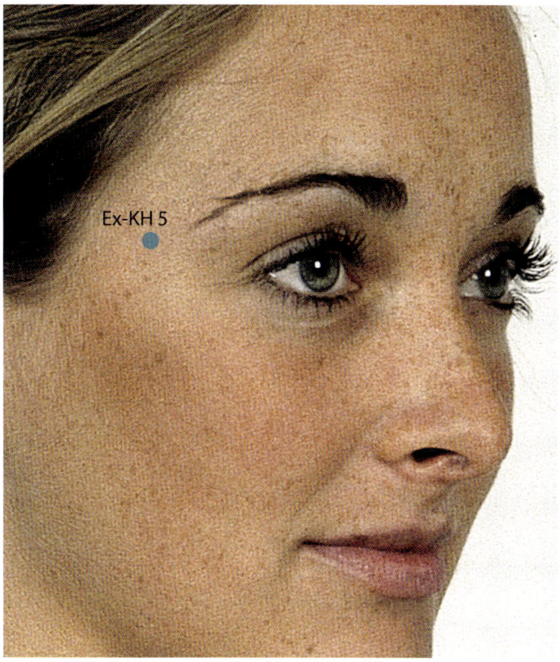

Ex-KH 5 Tai Yang – Großes Yang

Lokalisation: Als Vertiefung im Schläfenbereich, 1 Cun lateral der Kreuzungslinie aus Augenbrauen-Ende und Augen-Außencanthus.

Stichtechnik: *Stichrichtung* senkrecht oder schräg, *Stichtiefe* 0,3 bis 0,5 Cun. Evtl. Mikroaderlass.

Wirkung: Klärt Hitze, lässt Ödeme abschwellen, entspannt die Netzgefäße, wirkt schmerzstillend.

Indikationsbeispiele:

- alle Arten von Kopfschmerzen, Trigeminusneuralgie
- akute Entzündungen der Augen
- Fazialisparese

Praxistipp

- Ex-HN 5 ist ein bekannter Akupressurpunkt bei Migräne. Kühlendes Menthol verstärkt die Wirkung.
- Auch hilfreich zur abendlichen Akupressur bei nächtlichem Zähneknirschen.

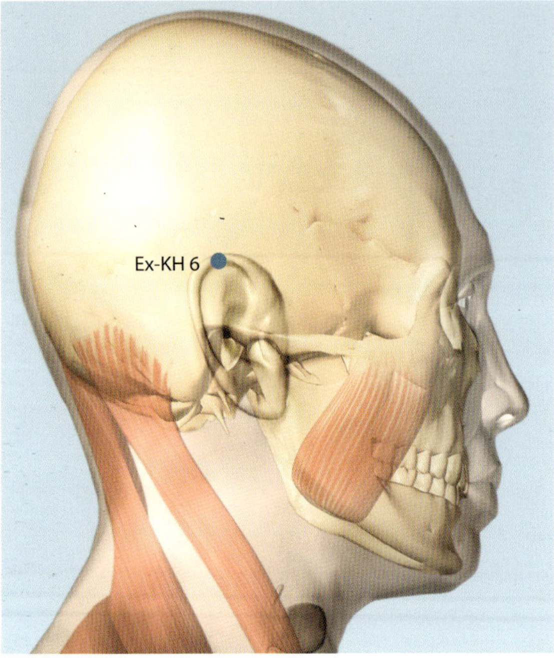

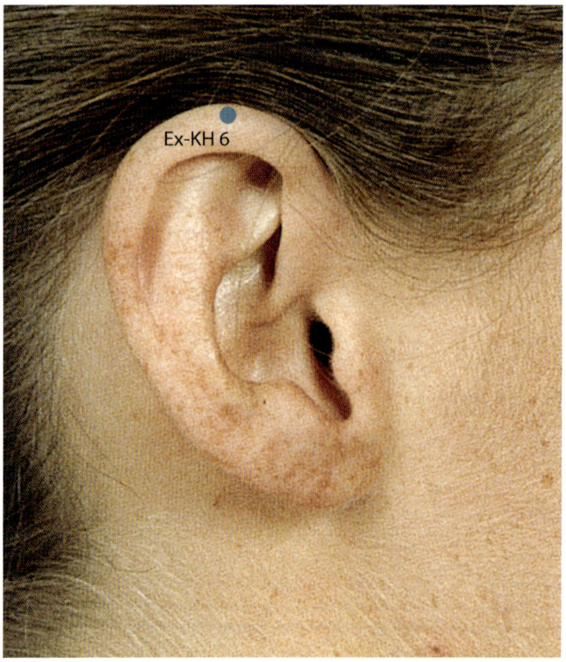

Ex-KH 6 Er Jian – Ohr-Spitze

Lokalisation: An der Ohrmuschelspitze.

Stichtechnik: Mikroaderlass. Zur Moxibustion geeignet. Keine Akupunktur.

Wirkung: Lässt Ödeme abschwellen, klärt Hitze, wirkt schmerzstillend, erhellt die Augen.

Indikationsbeispiele:

- alle Arten von Kopfschmerzen
- akute Entzündungen der Augen
- Mumps

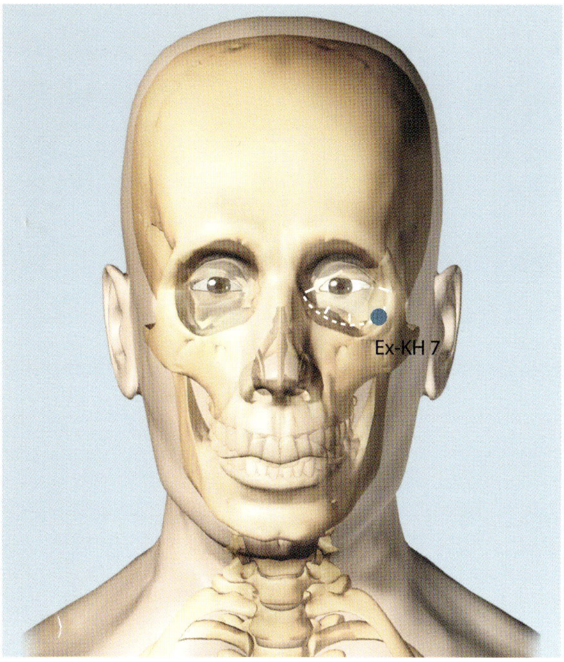

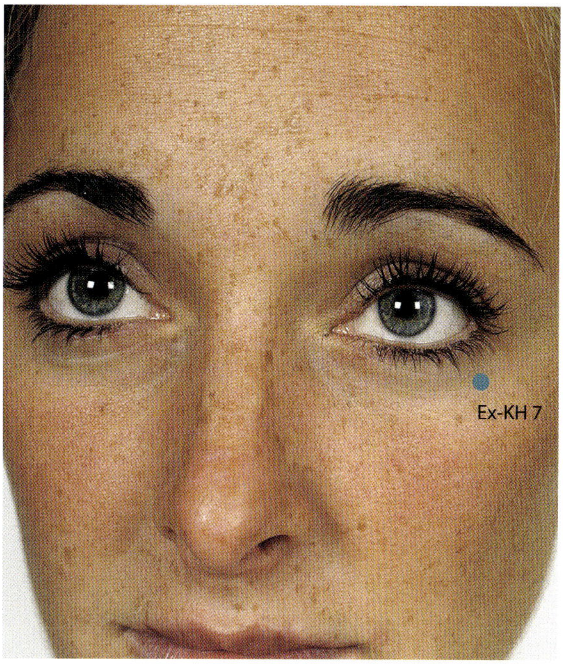

Ex-KH 7 Qiu Hou – Hinter dem Bulbus

Lokalisation: Bei einer gedachten Zweiteilung des Orbitaunterrandes liegt der Punkt genau in der Mitte der lateralen Hälfte.

Stichtechnik: *Stichrichtung* senkrecht unterhalb des Bulbus am Orbitarand, *Stichtiefe* 0,5–1,0 Cun. Keine Nadel manipulation!

Wirkung: Erhellt die Augen, vermindert eingetrübtes Sehen.

Indikationsbeispiele:

- Erkrankungen der Augen

[!] **Besonderheiten:** Keimverschleppung in die Augenhöhle durch unsachgemäße Nadelung vermeiden, Hämatombildung möglich. Alternativ Ex-KH 5 oder Bl 2, da weniger gefährlich.

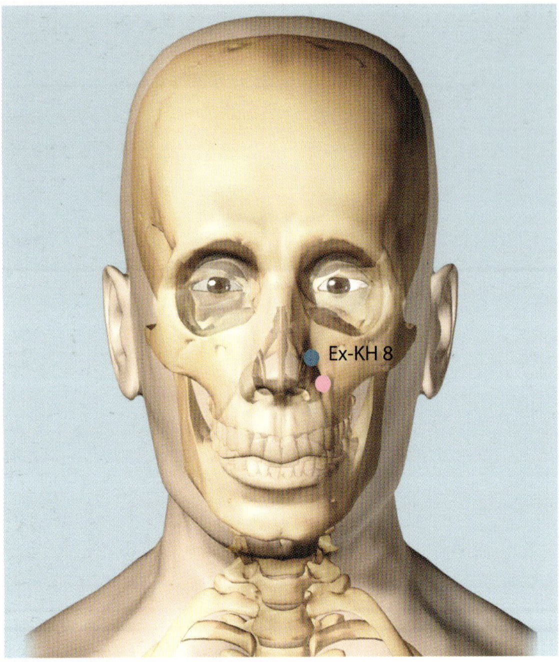

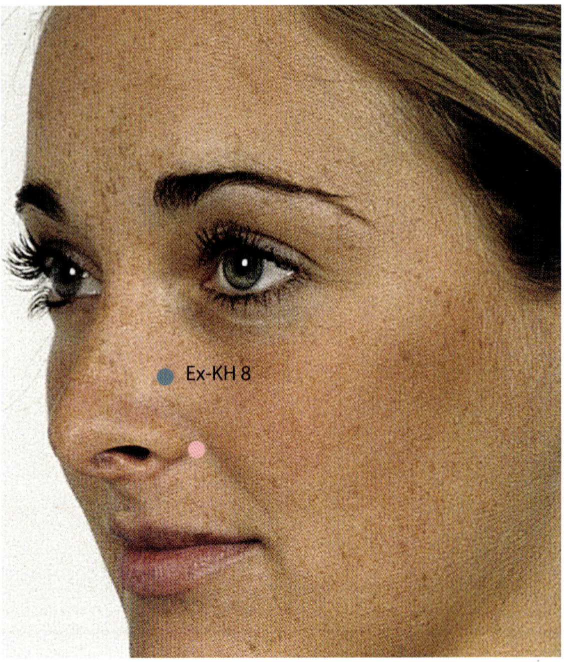

Ex-KH 8 Shang Ying Xiang oder Bi Tong – Oberer Di 20 oder Durchgängige Nase

Lokalisation: Oberhalb von Di 20 im weiteren Verlauf der Nasolabialfalte, am Knorpel-Knochen-Übergang der Nase.

Stichtechnik: *Stichrichtung* subkutan nach oben und medial, *Stichtiefe* 0,3 bis 0,5 Cun.

Wirkung: Klärt Hitze, macht die oberen Körperöffnungen frei, treibt Wind aus, erhellt die Augen.

Indikationsbeispiele:

- Erkrankungen der Augen z. B. Gerstenkorn, Konjunktivitis
- Erkrankungen der Nase

Praxistipp

Ex-KH 8 können Sie zusammen mit Di 20 akupunktieren, er macht die Nase frei.

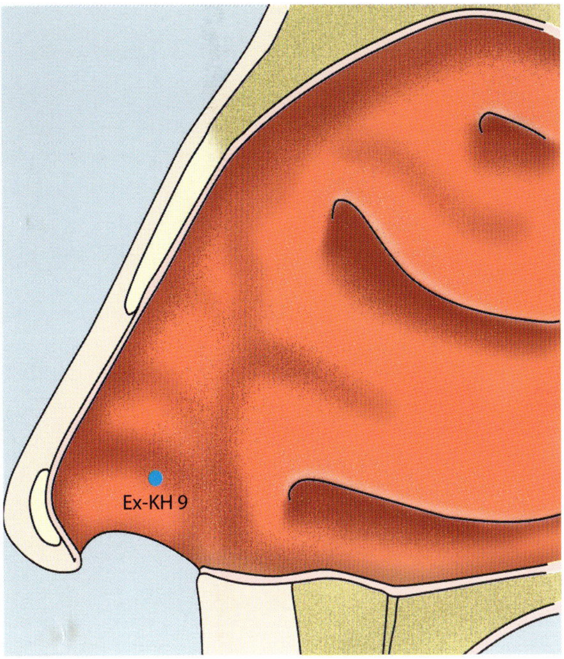

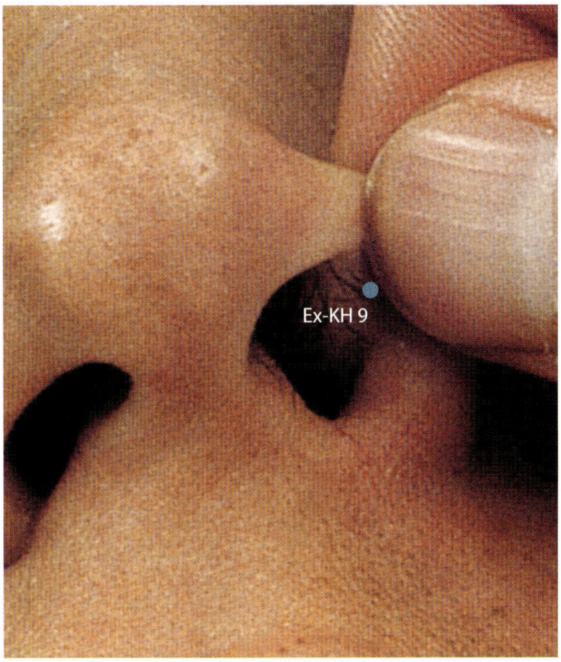

Ex-KH 9 Nei Ying Xiang – Innerer Di 20 oder Freie Nase

Lokalisation: In der Nasenschleimhaut, genau gegenüber von Ex-KH 8 am Knorpel-Knochen-Übergang.
Stichtechnik: Mikroaderlass. Keine Akupunktur.
Wirkung: Klärt Hitze, Sinne und Hirn, treibt Wind aus.

Indikationsbeispiele:
- plötzlicher Bewusstseinsverlust; Notfallmaßnahme oder adjuvant
- plötzliche Kopfschmerzen

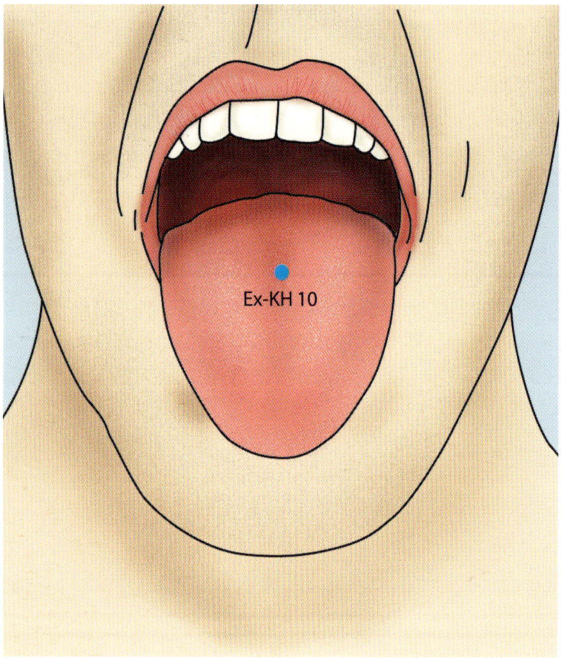

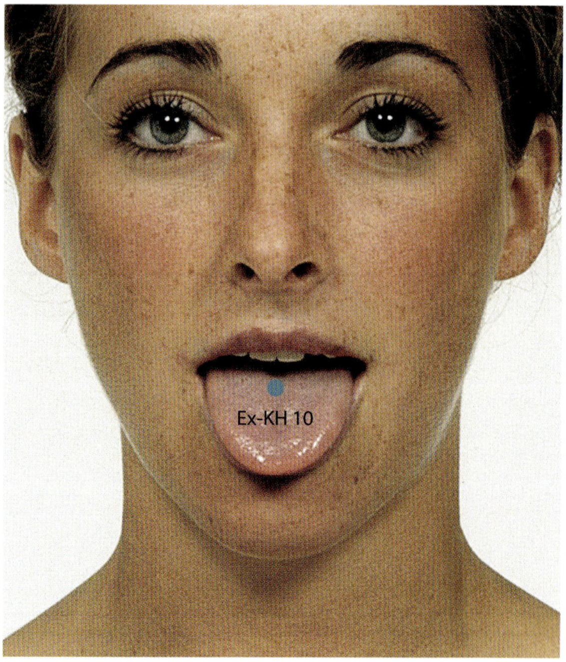

Ex-KH 10 Ju Quan – Sammlungs-Quelle

Lokalisation: Bei ganz herausgestreckter Zunge auf dem Zungenrücken in der Mitte der Mittellinie.

Stichtechnik: *Stichrichtung* senkrecht, *Stichtiefe* 0,1 bis 0,2 Cun.

Wirkung: Klärt Hitze, besänftigt Atemnot, wirkt hustenstillend, mobilisiert Körpersäfte.

Indikationsbeispiele:

- Diabetes mellitus
- Erkrankungen der unteren Atemwege z. B. Bronchitis, Asthma bronchiale
- Lähmung der Zunge

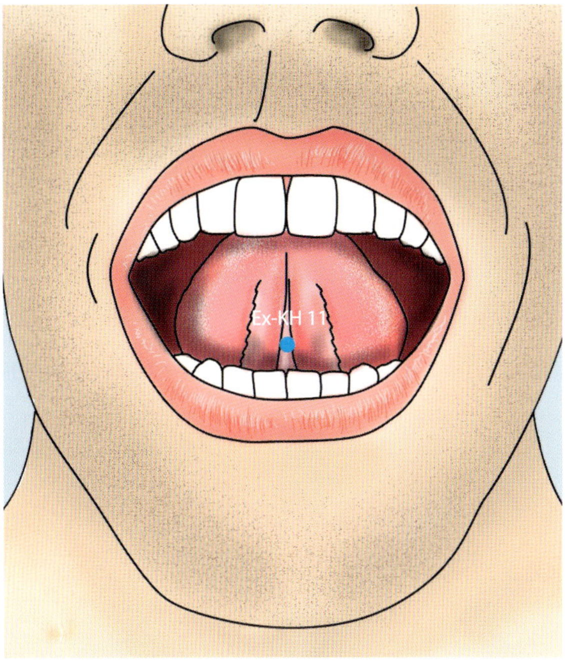

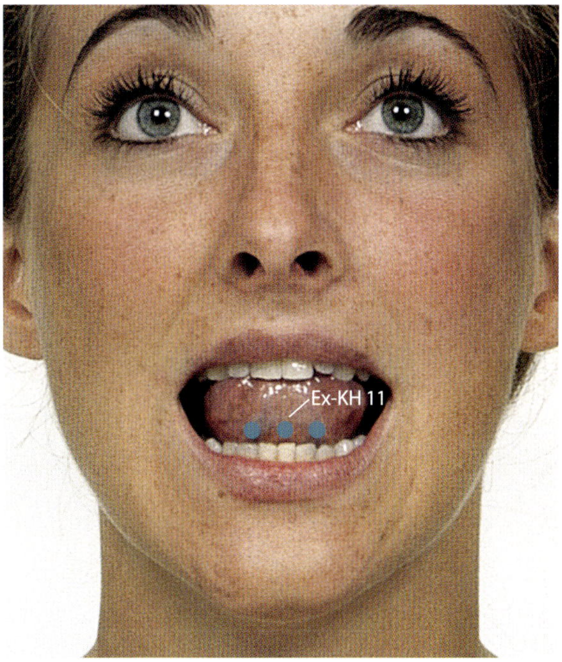

Ex-KH 11 Hai Quan – Meeres-Quelle

Lokalisation: Im Zentrum des Zungenbändchens.

Stichtechnik: Mikroaderlass. Keine Akupunktur.

Wirkung: Klärt Hitze, lässt Ödeme abschwellen, wirkt durststillend, mobilisiert die Körpersäfte.

Indikationsbeispiele:

- Diabetes mellitus
- Entzündungen im Mundhöhlenbereich

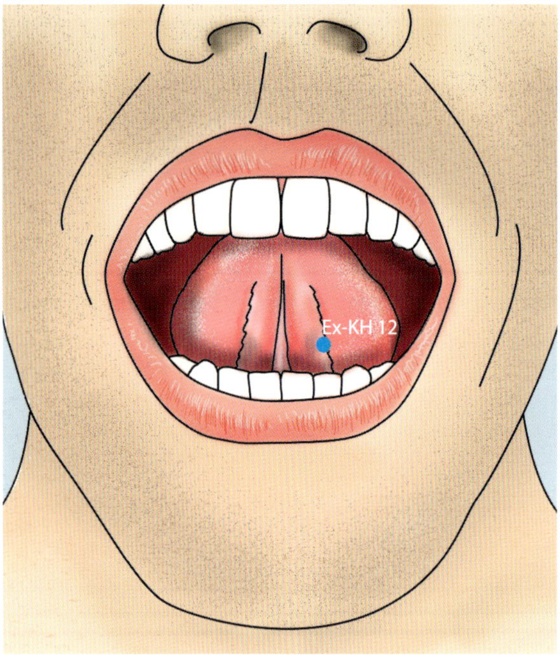

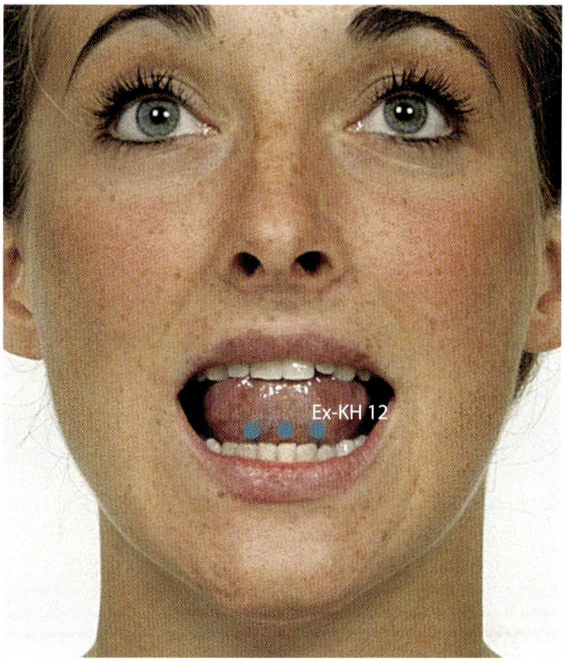

Ex-KH 12 Jin Jin – Goldene Flüssigkeiten

Lokalisation: An der Zungenunterseite links vom Zungenbändchen, direkt auf der großen Vene.

Stichtechnik: Mikroaderlass. Keine Akupunktur.

Wirkung: Klärt Hitze, lässt Ödeme abschwellen, zerstreut pathogenen Wind, öffnet die Sinne, durchbricht Stummheit.

Indikationsbeispiele:

- Entzündungen der Mundschleimhäute (Stomatitis, Ödeme, Ulzerationen) und der Tonsillen
- motorische Aphasie
- Erbrechen

! **Besonderheiten:** Bei Blutungsstörungen kontraindiziert.

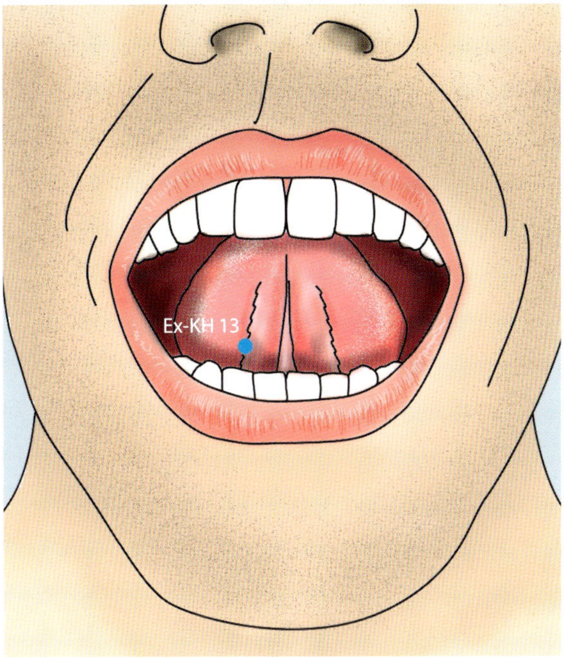

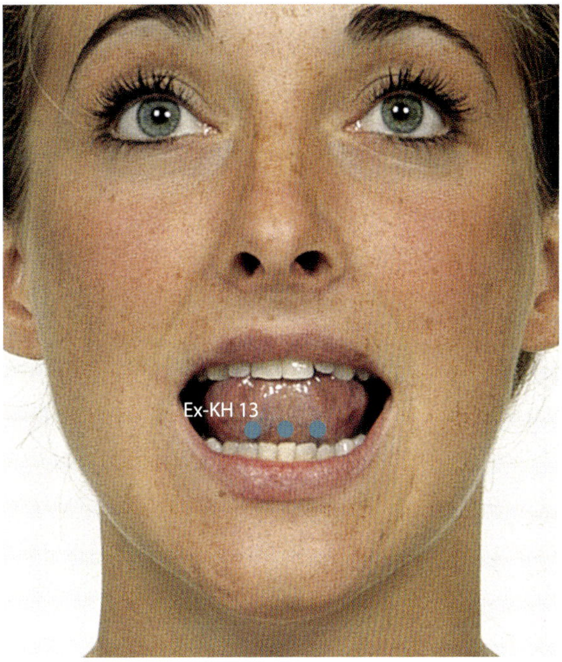

Ex-KH 13 Yu Ye – Jade-Säfte

Lokalisation: An der Zungenunterseite rechts vom Zungenbändchen, direkt auf der großen Vene.

Stichtechnik: Mikroaderlass. Keine Akupunktur.

Wirkung: Klärt Hitze, lässt Ödeme abschwellen, zerstreut pathogenen Wind, öffnet die Sinne, durchbricht Stummheit.

Indikationsbeispiele:

- Entzündungen der Mundschleimhäute (Stomatitis, Ödeme, Ulzerationen) und der Tonsillen
- motorische Aphasie
- Erbrechen

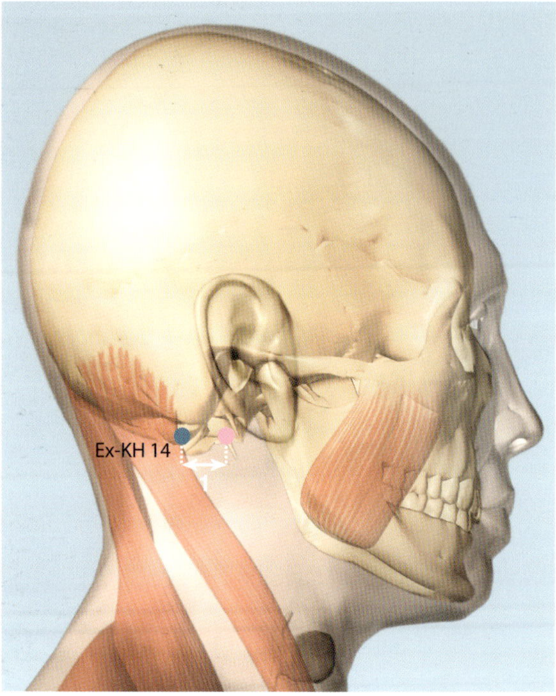

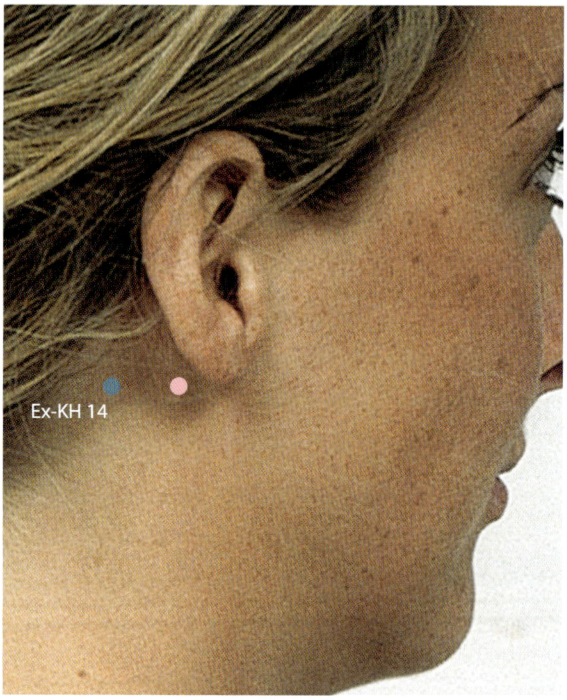

Ex-KH 14 Yi Ming – Augentrübung (wieder) hell

Lokalisation: Hinter dem Ohrläppchen, ein Cun dorsal von 3E 17, am Unterrand des Processus mastoideus.

Stichtechnik: *Stichrichtung* senkrecht, *Stichtiefe* 0,5 bis 1,0 Cun.

Wirkung: Erhellt die Augen, löscht Wind aus.

Indikationsbeispiele:

- Erkrankungen der Augen
- Erkrankungen der Ohren

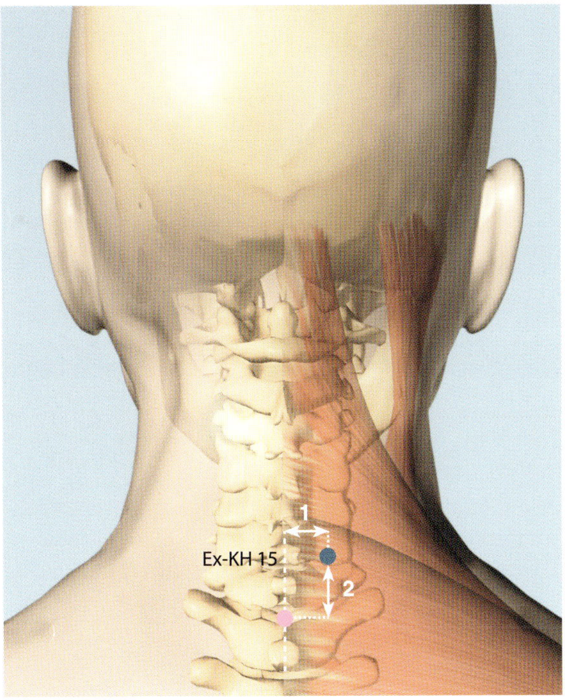

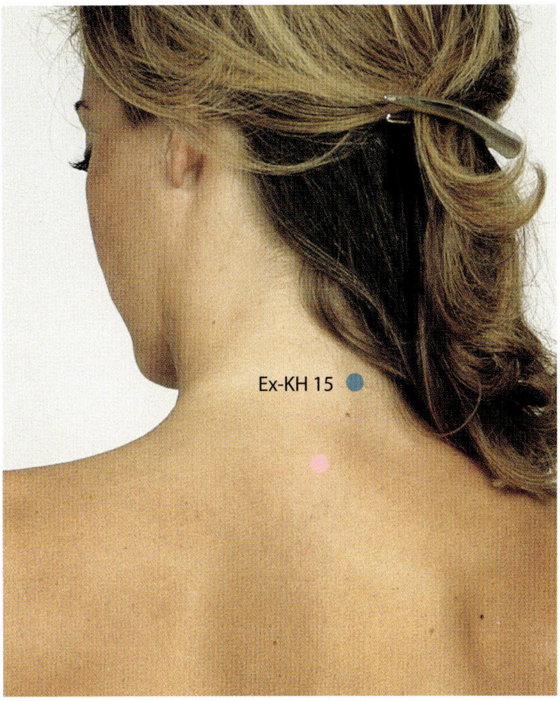

Ex-KH 15 Jing Bai Lao – Hals-Schwindsucht

Lokalisation: 2 Cun oberhalb und ein Cun seitlich von LG 14.

Stichtechnik: *Stichrichtung* senkrecht, *Stichtiefe* 0,4 bis 0,8 Cun. Zur Moxibustion geeignet.

Wirkung: Besänftigt Atemnot, wirkt hustenstillend, macht Leitbahnen und Netzgefäße durchgängig, wandelt Schleim um, vertreibt Wind und Feuchtigkeit.

Indikationsbeispiele:

- Erkrankungen der unteren Atemwege z. B. Husten, Bronchitis, Asthma bronchiale
- Halslymphknoten- und Lungentuberkulose mit Lymphabflussstörungen im Halsbereich
- Spannungskopfschmerz, Migräne, Verspannungen im Nackenbereich

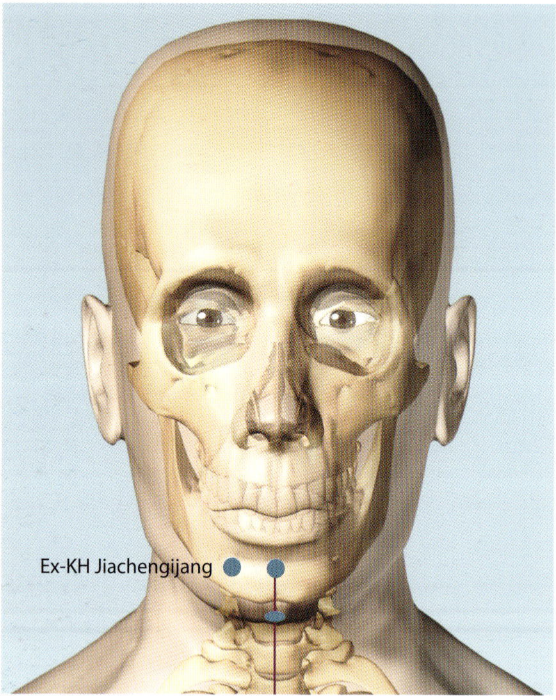

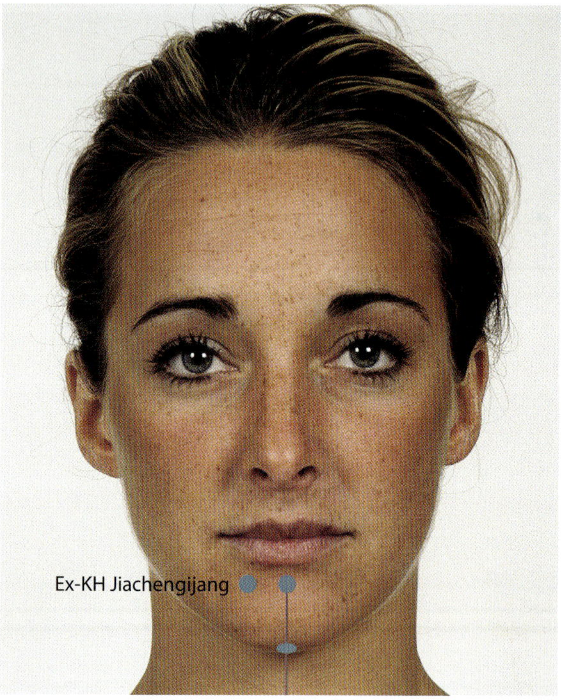

Ex-KH Jiachengijang

Lokalisation: 1 Cun lateral von KG 24, etwas medial des Foramen mentale.

Stichtechnik: *Stichrichtung* subkutan auf KG 24 zu, *Stichtiefe* 0,5 bis 0,8 Cun.

Wirkung: Wirkt schmerzstillend, leitet Wind aus, klärt Hitze.

Indikationsbeispiele:

- Fazialisparese
- Trigeminusneuralgie des Ramus mandibularis
- Tics der mimischen Muskulatur
- Aphthosis

6.7.3 Brust und Bauch

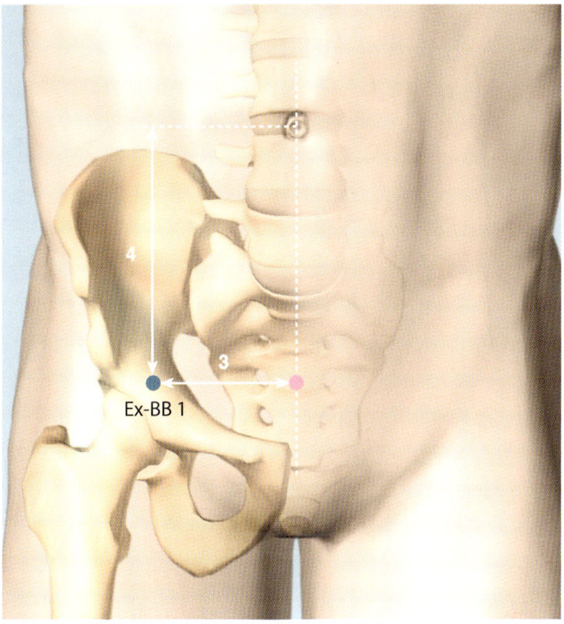

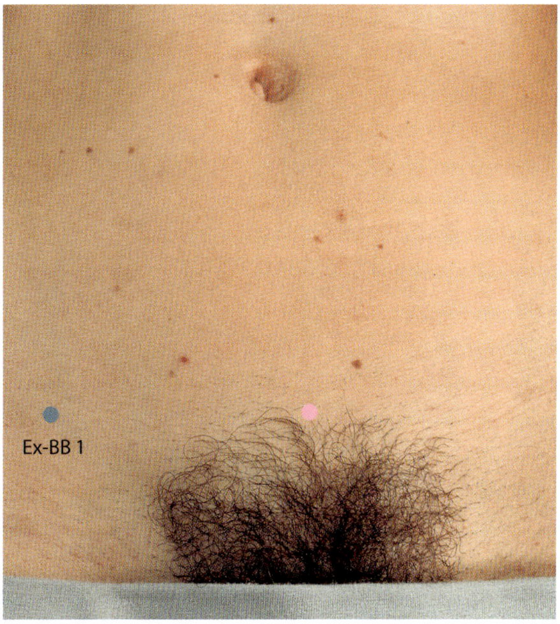

Ex-BB 1 Zi Gong – Uterus

Lokalisation: 3 Cun lateral von KG 3, 4 Cun kaudal der Nabelhöhe.

Stichtechnik: *Stichrichtung* senkrecht, *Stichtiefe* 0,8 bis 1,2 Cun.

Wirkung: Reguliert den Monatsfluss, begünstigt die Empfängnis.

Indikationsbeispiele:

- gynäkologische Erkrankungen und Beschwerden z. B. Zyklusstörungen, wie Dysmenorrhö, Fertilitätsstörungen, Uterusprolaps

! **Besonderheiten:** Vgl. auch Praxistipp/Lokalisationshinweise zum Konzeptionsgefäß in Kap. 6.4.2., Seite 192.

! **Cave:** In der Schwangerschaft sollte dieser Punkt nicht genadelt werden! Verletzungsgefahr des Kindes!

6.7.4 Rücken

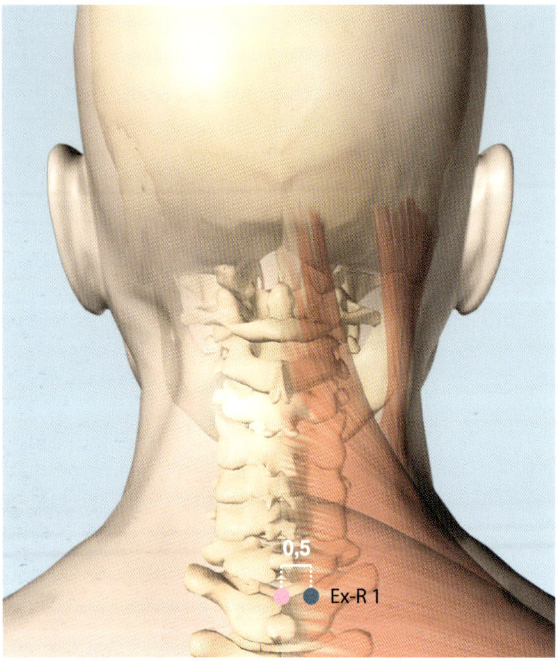

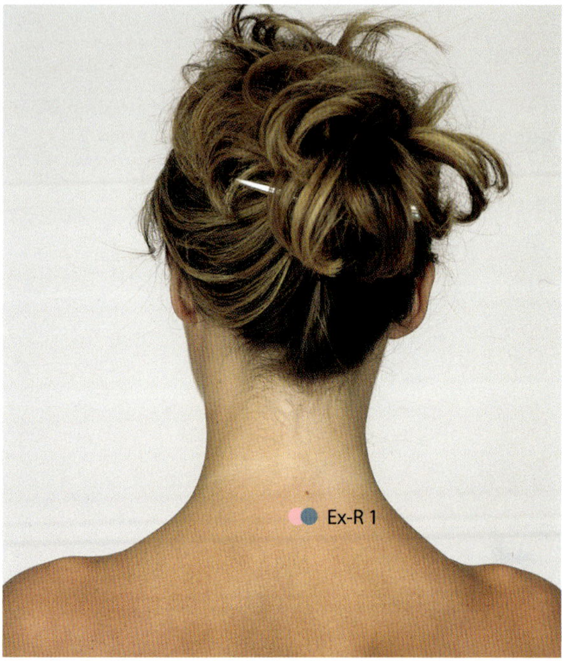

Ex-R 1 Ding Chuan – Besänftigung der Atemnot

Lokalisation: 0,5 Cun lateral der Vertiefung unter dem Dornfortsatz C7, bzw. 0,5 Cun lateral von LG 14.

Stichtechnik: *Stichrichtung* senkrecht, *Stichtiefe* 0,5 bis 0,8 Cun.

Wirkung: Besänftigt Atemnot, wirkt hustenstillend.

Indikationsbeispiele:

- Erkrankungen der unteren Atemwege z. B. Bronchitis, Asthma bronchiale

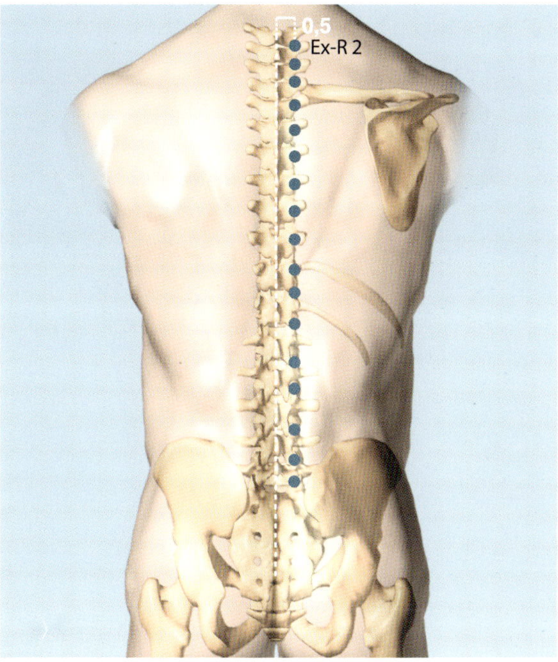

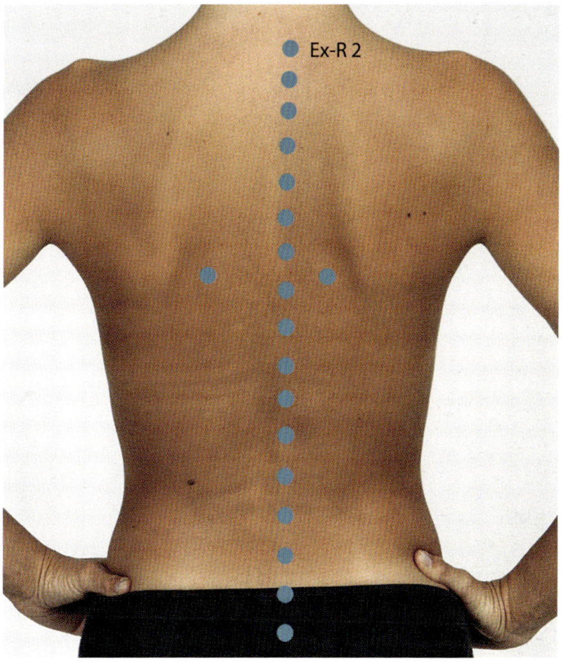

Ex-R 2 Jia Ji oder Hua Tuo Jia Ji – Beidseits der Wirbelsäule

Lokalisation: 17 Punktpaare, jeweils 0,5 Cun lateral der Vertiefungen unterhalb der Dornfortsätze von T1 bis L5.

Stichtechnik: *Stichrichtung* senkrecht, *Stichtiefe* 0,5 bis 1,0 Cun. Zur Moxibustion geeignet.

Wirkung: Reguliert (klärt oder stärkt) Zang-(Speicher-) Organe und Fu-(Hohl-)Organe.

Indikationsbeispiele:

- je nach Störung, Nadelung in den verschiedenen Segmenten:
  - T1–4: Lunge, Arme
  - T4–7: Herz
  - T7–10: Leber, Gallenblase
  - L1–2: Nieren
  - L3–5: Dünndarm, Dickdarm, Blase, Beine
- Wirbelsäulenerkrankungen

! Cave: Bei thorakalen Punkten Pneumothorax vermeiden! Bei lumbalen Punkten Vorsicht in der Schwangerschaft!

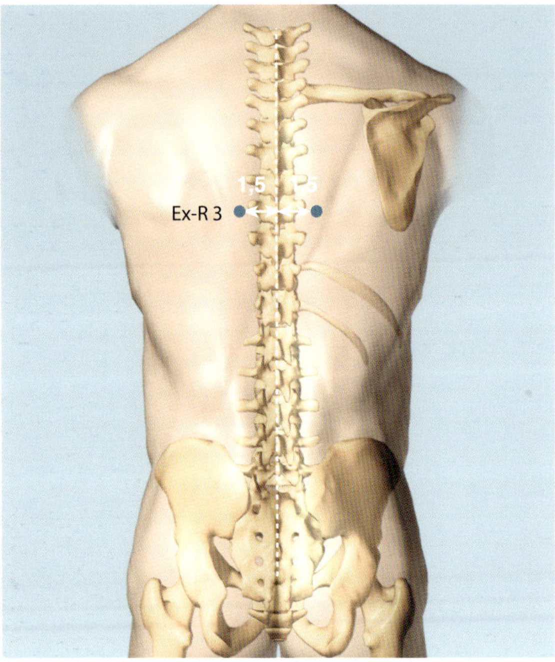

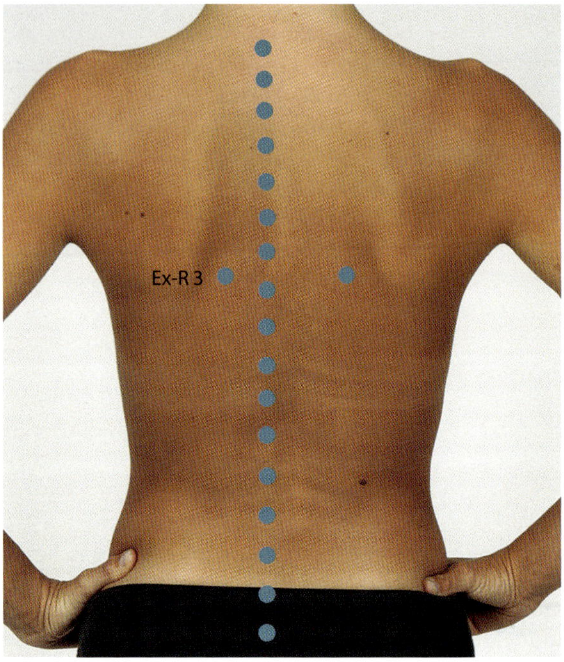

Ex-R 3 Wei Wan Xia Shu – Unterer Transportpunkt der Magengrube

Lokalisation: Punktpaar beidseits 1,5 Cun lateral der Vertiefung unterhalb des Dornfortsatzes von T8.

Stichtechnik: *Stichrichtung* senkrecht oder schräg nach medial, *Stichtiefe* 0,3 bis 0,5 Cun. Zur Moxibustion geeignet.

Wirkung: Harmonisiert den Qi-Fluss, mobilisiert Körpersäfte, wirkt durst- und schmerzstillend, macht Leitbahnen durchgängig.

Indikationsbeispiele:

- Diabetes mellitus
- Durst; Trockenheit von Mund und Rachen
- Magen- und Pankreaserkrankungen z. B. Pankreatitis

! **Besonderheiten:** Evtl. mit dem Punkt unterhalb des Dornfortsatzes von T8 kombinieren.

! **Cave:** Pneumothorax vermeiden!

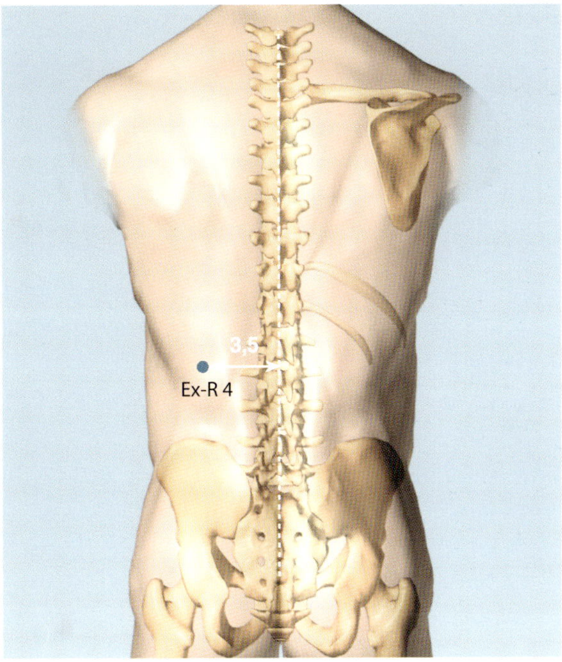

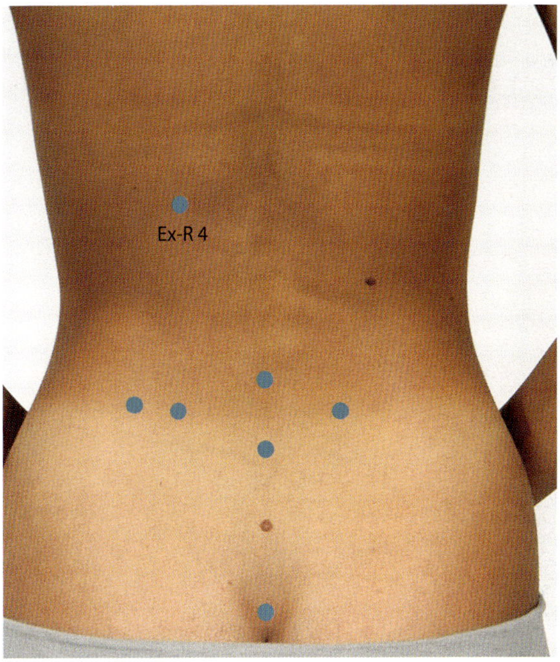

Ex-R 4 Pi Gen – Wurzel abdomineller Schwellungen

Lokalisation: 3,5 Cun lateral der Vertiefung unterhalb des Dornfortsatzes von L1.

Stichtechnik: *Stichrichtung* senkrecht, *Stichtiefe* 0,8 bis 1,2 Cun. Zur Moxibustion geeignet.

Wirkung: Zerstreut Ansammlungen, Geschwülste und Völlegefühl.

Indikationsbeispiele:

- Völlegefühl in Abdomen und Thorax, Übelkeit
- Leber- und Milzvergrößerung, gutartige Abdominaltumoren

! **Cave:** Pneumothorax vermeiden!

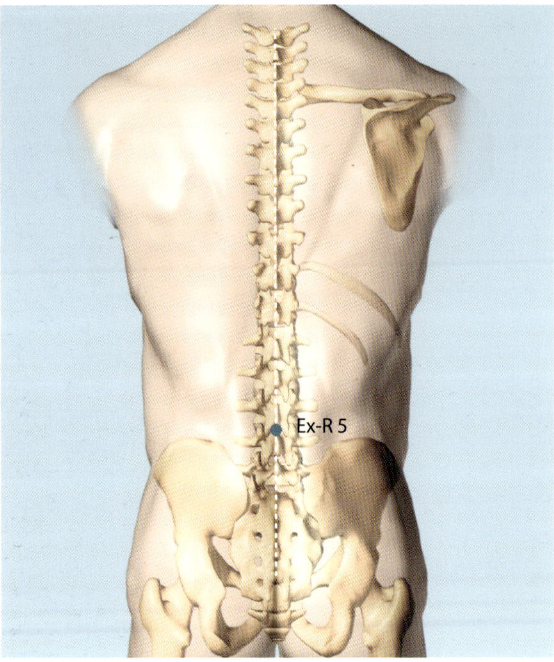

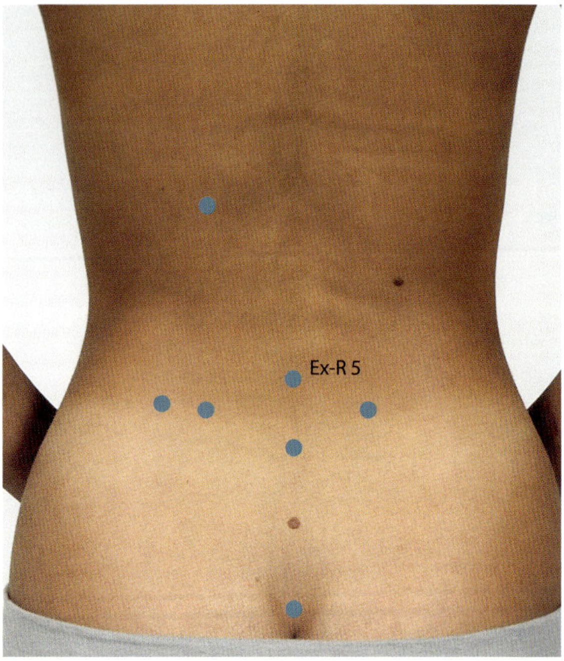

Ex-R 5 Xia Ji Shu – Transportpunkt des unteren Pols

Lokalisation: Auf der Mittellinie, in der Vertiefung unterhalb des Dornfortsatzes von L3.

Stichtechnik: *Stichrichtung* schräg nach oben, *Stichtiefe* 0,5 bis 1,0 Cun. Zur Moxibustion geeignet.

Wirkung: Stärkt Milz und Nieren.

Indikationsbeispiele:

- Schmerzen im Lumbalbereich
- Enteritis mit Abdominalschmerzen
- Erkrankungen der Harnorgane z. B. Inkontinenz, Harnverhalt
- Störungen der männlichen Sexualfunktion z. B. Impotenz

! **Cave:** Dieser Punkt sollte in der Schwangerschaft nicht genadelt werden!

Praxistipp

Ex-R 5-9 können selbst gut mit Wärmezufuhr nachtherapiert werden, z. B. mit Rotlicht, Wärmflasche, ABC-Pflaster.

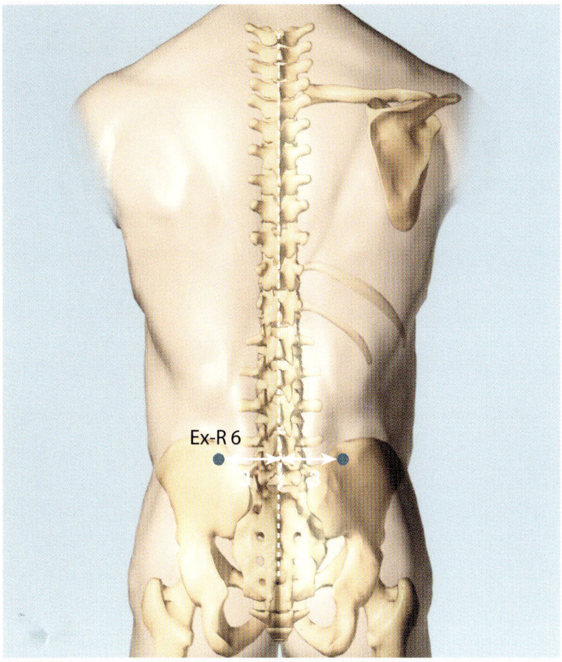

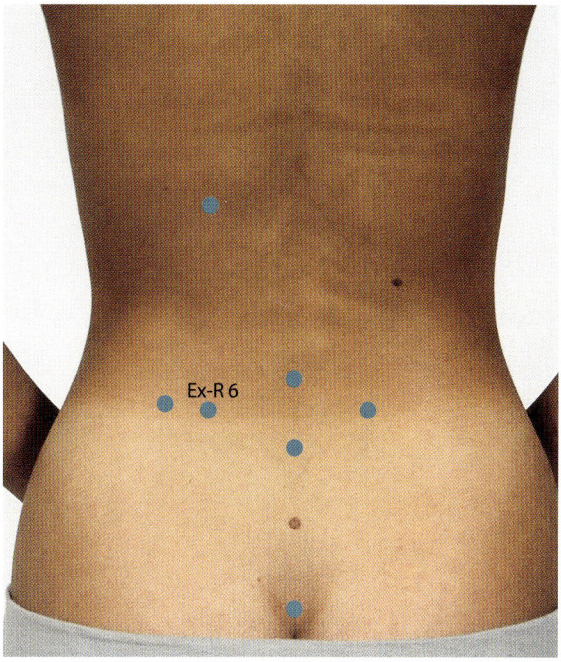

Ex-R 6 Yao Yi – Dem Lendenbereich dienlich

Lokalisation: Punktpaar beidseits 3 Cun lateral der Vertiefung unterhalb des Dornfortsatzes von L4.

Stichtechnik: *Stichrichtung* senkrecht bzw. subkutan, *Stichtiefe* 0,6 bis 0,9 Cun bzw. 0,3 Cun. Zur Moxibustion geeignet.

Wirkung: Entspannt Muskeln, wirkt schmerz- und blutstillend.

Indikationsbeispiele:

- Schmerzen im Lumbalbereich
- gynäkologische Störungen z. B. dysfunktionelle und/oder anovulatorische Blutungen

! **Besonderheiten:** Evtl. mit LG 3 kombinieren.

! **Cave:** In der Schwangerschaft sollte dieser Punkt nicht genadelt werden!

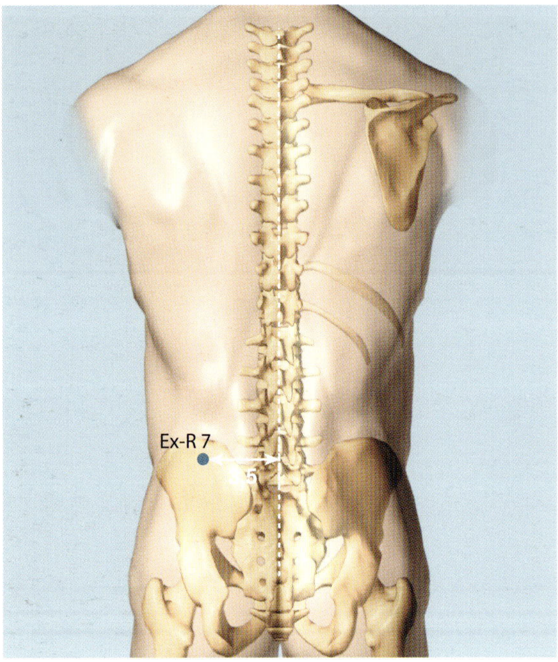

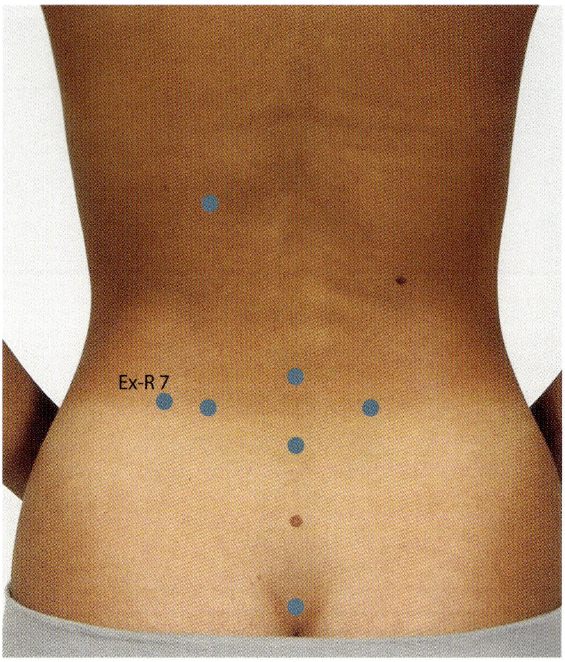

Ex-R 7 Yao Yan – Augen des Lendenbereichs

Lokalisation: 3,5 Cun lateral der Vertiefung unterhalb des Dornfortsatzes von L4.

Stichtechnik: *Stichrichtung* senkrecht, *Stichtiefe* 0,5 bis 1,0 Cun. Zur Moxibustion geeignet.

Wirkung: Stärkt die Niere, aktiviert die Blut- und Qi-Zirkulation, entspannt Muskeln, wirkt schmerzstillend.

Indikationsbeispiele:

- Schmerzen und Überlastung im Lumbalbereich und im Bereich des Sakroiliakalgelenks
- Schwächezustände
- chronische Erkrankungen der Harnwege
- Schmerzen infolge Knochenmetastasen

! **Cave:** In der Schwangerschaft sollte dieser Punkt nicht genadelt werden.

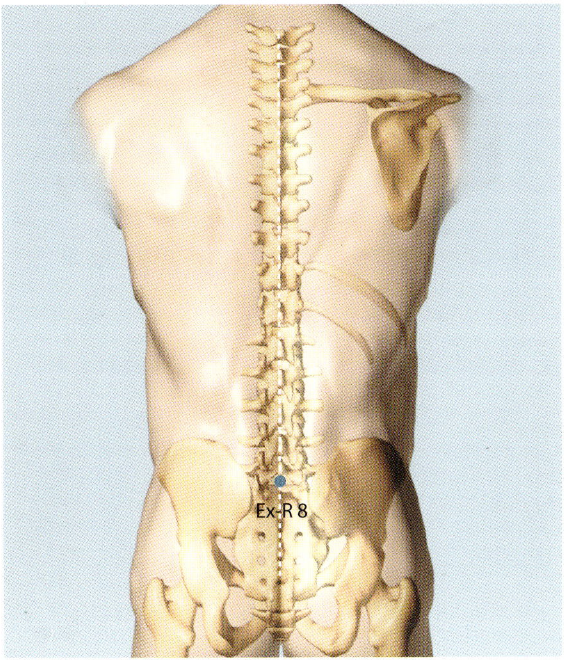

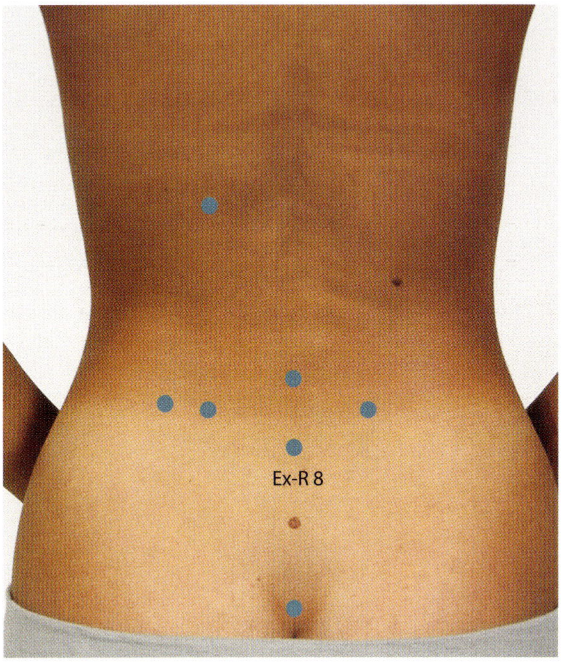

Ex-R 8 Shi Qi Zhui – Siebzehnter Wirbel

Lokalisation: Auf der Mittellinie, in der Vertiefung unterhalb des Dornfortsatzes von L5.

Stichtechnik: *Stichrichtung* schräg nach oben, *Stichtiefe* 0,5 bis 1,0 Cun.

Wirkung: Stärkt die Niere, mobilisiert Harn und leitet ihn aus, wirkt schmerzlindernd, entspannt die Muskeln.

Indikationsbeispiele:

- Schmerzen im Lumbalbereich, Ischialgien
- gynäkologische Beschwerden z. B. Dysmenorrhö, Blutungsstörungen
- Erkrankungen der Harnorgane z. B. Harnverhalt, Einnässen

! Cave: In der Schwangerschaft sollte dieser Punkt nicht genadelt werden! Nadelung kann Wehen auslösen!

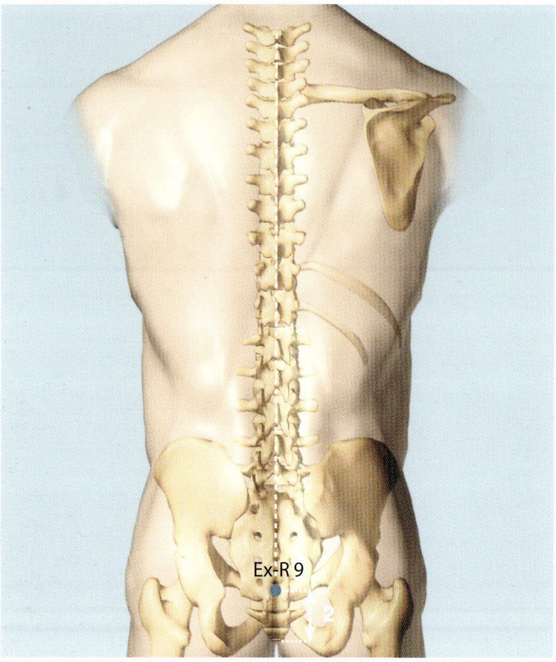

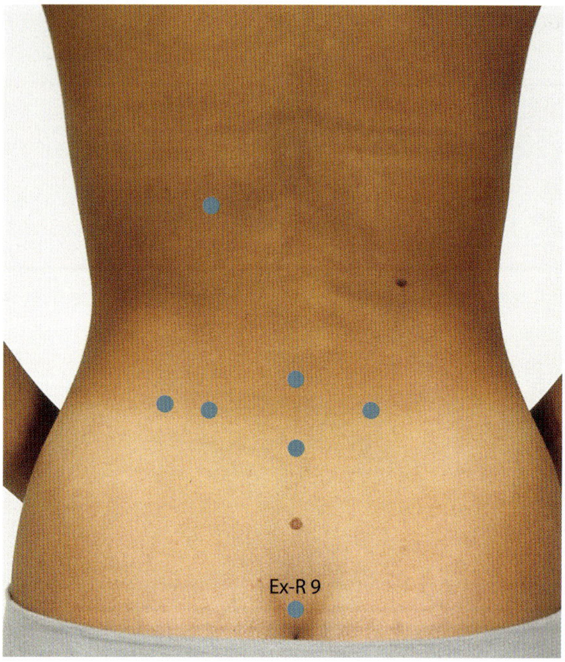

Ex-R 9 Yao Qi – Sonderheit des Lendenbereichs

Lokalisation: Auf der Mittellinie, in der Vertiefung zwischen den Cornua sacralia, 2 Cun oberhalb der Steißbeinspitze.

Stichtechnik: *Stichrichtung* schräg nach oben, *Stichtiefe* 1,5 bis 2,0 Cun. Zur Moxibustion geeignet.

Wirkung: Beruhigt den Geist, wirkt krampflösend.

Indikationsbeispiele:

- Kopfschmerzen, Krampfanfälle, Epilepsie

Extrapunkte
Ex-R

6.7.5 Arm und Hand

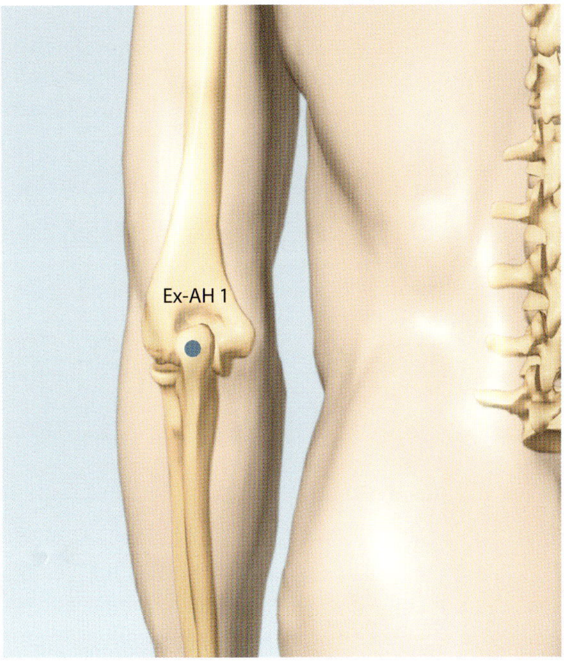

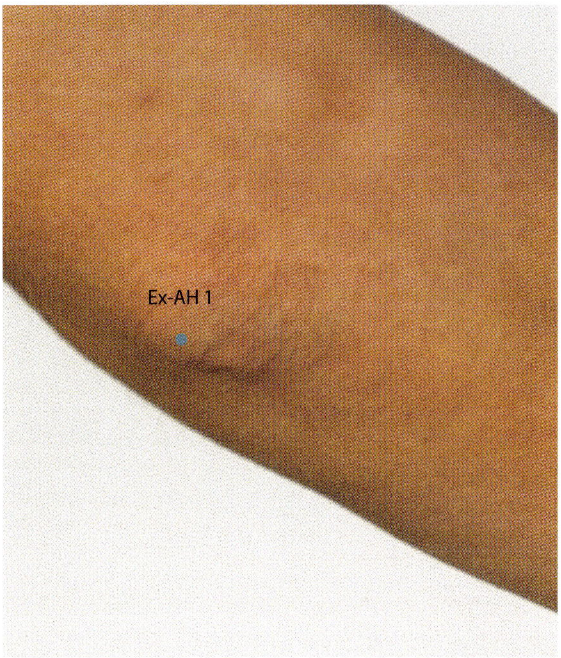

Ex-AH 1 Zhou Jian – Ellenbogenspitze

Lokalisation: Auf der Spitze des Olekranons bei rechtwinklig gebeugtem Arm.

Stichtechnik: *Stichrichtung* senkrecht bzw. subkutan, *Stichtiefe* 0,1 Cun bzw. 0,5 Cun. Ggf. nur Moxibustion.

Wirkung: Lässt Ödeme abschwellen, wirkt lokal schmerzlindernd, wandelt Schleim um.

Indikationsbeispiele:

- Lymphabflussstörungen im Hals-/Achselhöhlenbereich z. B. infolge Lymphadenitis tuberculosa
- Bursitis olecrani
- akute Appendizitis

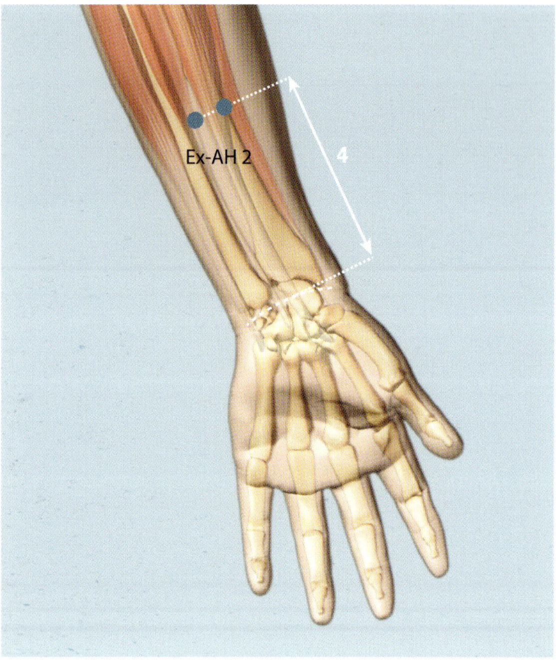

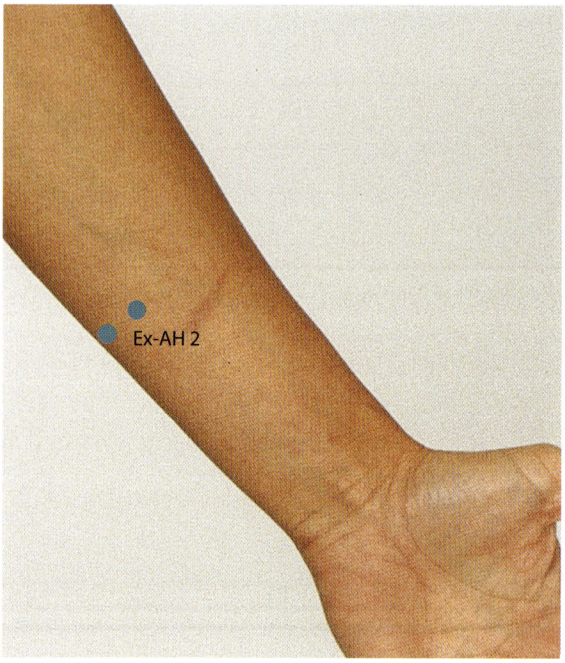

Ex-AH 2 Er Bai – Zwei Weiße

Lokalisation: Zwei Punkte radial und ulnar der Sehne des Musculus flexor carpi radialis, 4 Cun oberhalb der Handgelenksbeugefalte.

Stichtechnik: *Stichrichtung* angedeutet schräg nach proximal, *Stichtiefe* 0,5 bis 1,0 Cun.

Wirkung: Festigt Senkungen/Vorfälle, wirkt schmerzlindernd.

Indikationsbeispiele:

- Hämorrhoiden, Anal- und Rektumvorfall
- Schmerzen lokal oder im Oberbauchbereich

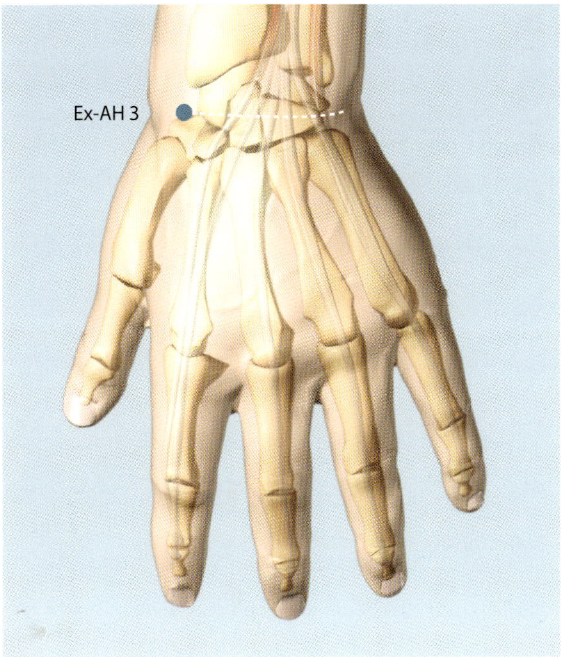

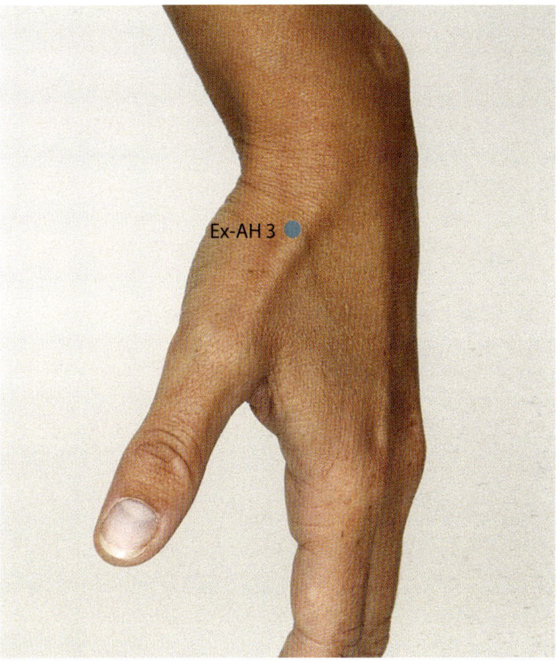

Ex-AH 3 Zhong Quan – Dorsale Quelle

Lokalisation: In der Vertiefung radial der Sehne des Musculus extensor digitorum communis, auf der dorsalen Handgelenksfalte.

Stichtechnik: *Stichrichtung* angedeutet schräg nach proximal, *Stichtiefe* 0,2 bis 0,3 Cun. Zur Moxibustion geeignet.

Wirkung: Senkt das Qi ab, wirkt schmerzstillend.

Indikationsbeispiele:

- Schmerzen im Thoraxbereich; Erkrankungen der unteren Atemwege z. B. Husten, Atemnot, Asthma bronchiale
- Schmerzen und Völlegefühl im (oberen) Abdomen; Magenbeschwerden, Übelkeit, Erbrechen

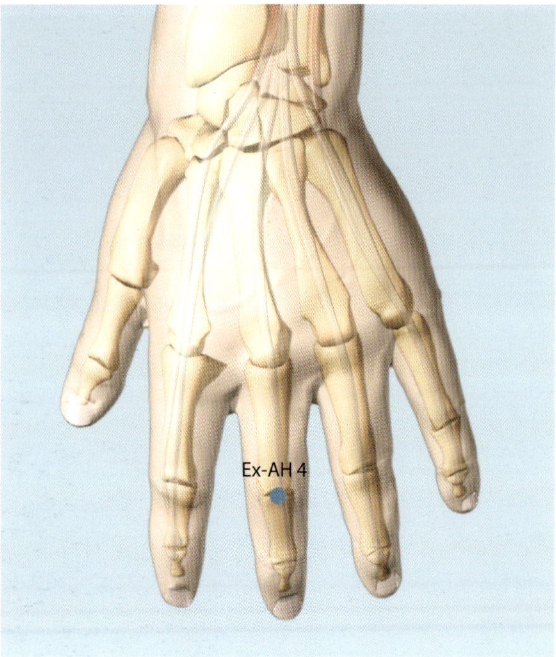

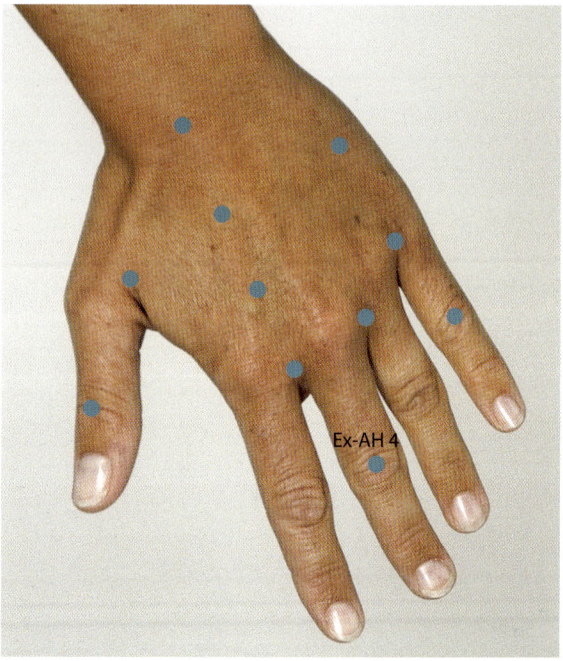

Ex-AH 4 Zhong Kui – Rädelsführer in der Mitte

Lokalisation: Über der Mitte des proximalen Interphalangealgelenks auf der Streckseite des Mittelfingers.

Stichtechnik: *Stichrichtung* senkrecht, *Stichtiefe* 0,2 bis 0,3 Cun. Zur Moxibustion geeignet.

Wirkung: Harmonisiert den Magen, senkt gegenläufiges Qi ab.

Indikationsbeispiele:

- Übelkeit, Erbrechen, Schluckauf; Entzündungen von Speiseröhre und Magen; Zahnschmerzen
- Nasenbluten

! **Cave:** Keimverschleppung ins Gelenk durch unsachgemäße Nadelung vermeiden!

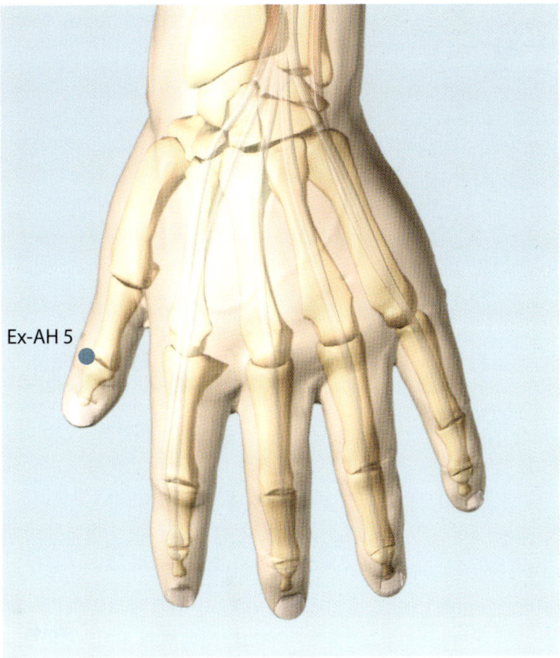

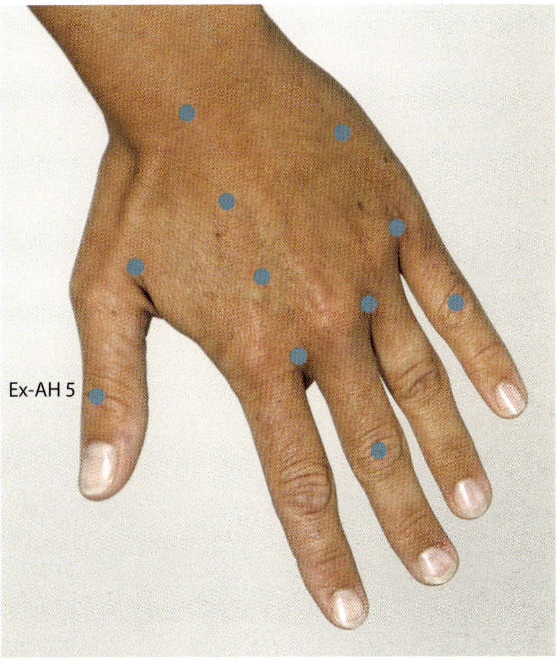

Ex-AH 5 Da Gu Kong – Gelenk des großen Fingers

Lokalisation: Streckseitig über der Mitte des Interphalangealgelenks des Daumens.

Stichtechnik: Moxibustion.

Wirkung: Erhellt die Augen, vermindert eingetrübtes Sehen.

Indikationsbeispiele:

- Erkrankungen der Augen z. B. Konjunktivitis, Schmerzen
- Durchfall, Erbrechen
- Nasenbluten

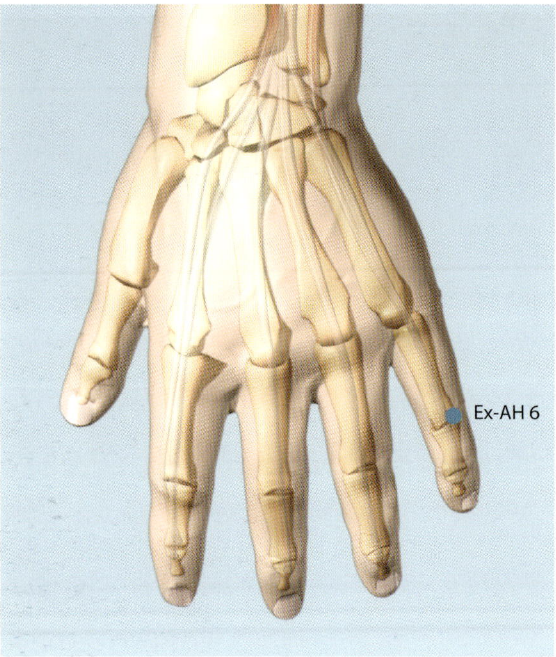

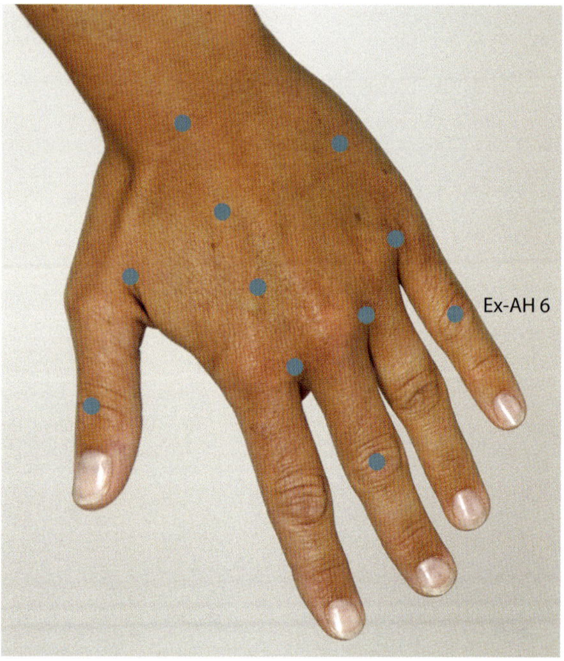

Ex-AH 6 Xiao Gu Kong – Gelenk des kleinen Fingers

Lokalisation: Auf der Streckseite des kleinen Fingers, über der Mitte des proximalen Interphalangealgelenks.

Stichtechnik: Moxibustion.

Wirkung: Erhellt die Augen, vermindert eingetrübtes Sehen.

Indikationsbeispiele:

- Erkrankungen der Augen

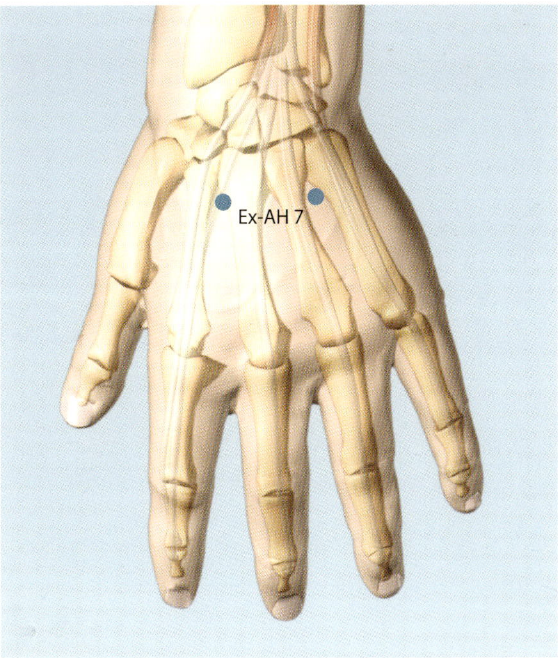

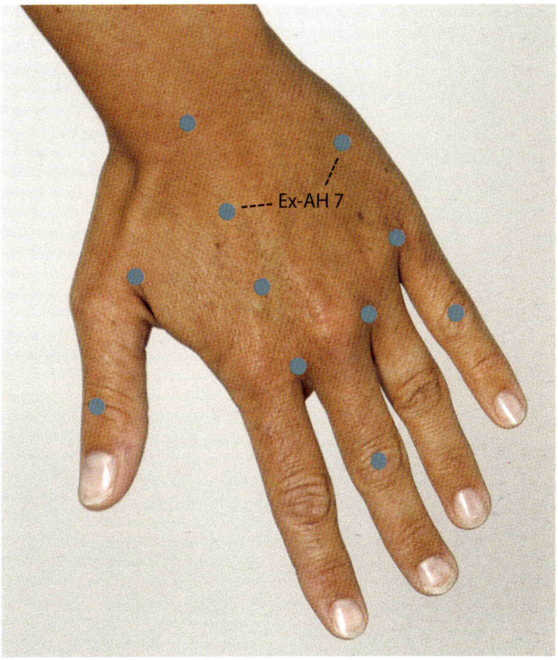

Ex-AH 7 Yao Tong Dian – Lumbago-Punkte

Lokalisation: Zwei Punkte am Handrücken, zwischen 2. und 3. sowie zwischen 4. und 5. Metakarpalknochen, jeweils im proximalen Winkel; genau in der Mitte einer gedachten Linie zwischen Metakarpophalangealgelenken und dorsaler Handgelenksfalte.

Stichtechnik: *Stichrichtung* senkrecht, *Stichtiefe* 0,3 bis 0,5 Cun.

Wirkung: Harmonisiert Blut- und Qi-Fluss, wirkt schmerzstillend, macht die Leitbahnen durchgängig.

Indikationsbeispiele:

- Schmerzen im Lumbalbereich, Lumbalsyndrom

Praxistipp

Ex-AH 7 können Sie, wenn in Rückenlage akupunktiert wird, bei Lumbo-Ischialgie mit Bl 60 und Gb 34 kombinieren, um die Wirkung zu verstärken.

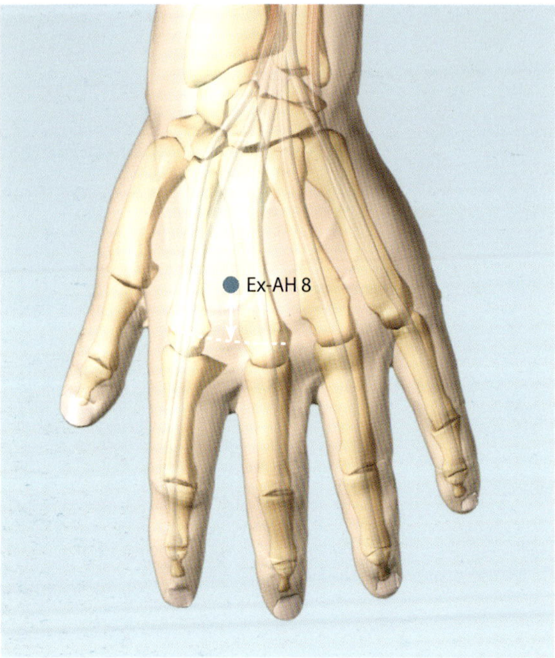

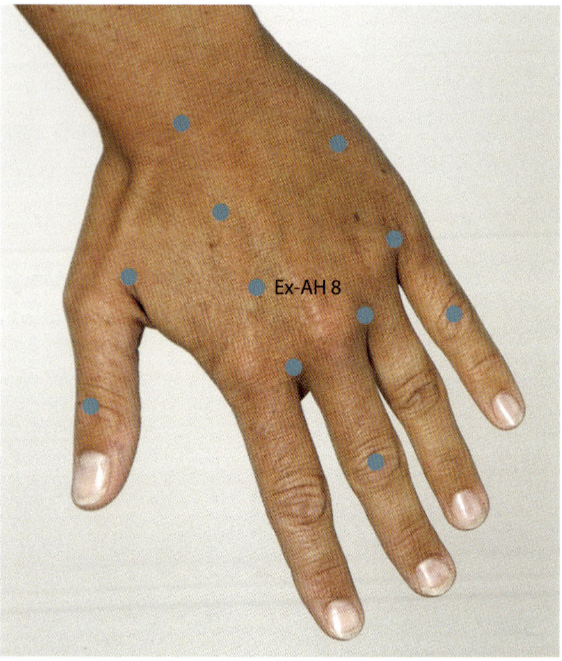

Ex-AH 8 Wai Lao Gong oder Lao Zhen – Äußerer Pe 8 oder Steifer Nacken

Lokalisation: Am Handrücken zwischen 2. und 3. Metakarpalknochen, 0,5 Cun oberhalb der Metakarpophalangealgelenke.

Stichtechnik: *Stichrichtung* senkrecht oder schräg, *Stichtiefe* 0,5 bis 0,8 Cun. Zur Moxibustion geeignet.

Wirkung: Lässt Ödeme abschwellen, harmonisiert Blut- und Qi-Fluss, wirkt schmerzstillend.

Indikationsbeispiele:

- akute Schmerzen im Nacken- und Schulterbereich, Nackenversteifung
- Schmerzen im Handrückenbereich
- Gastritis

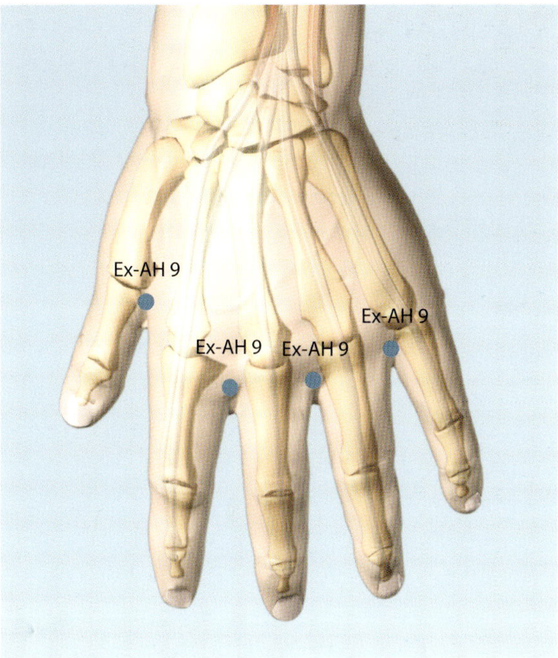

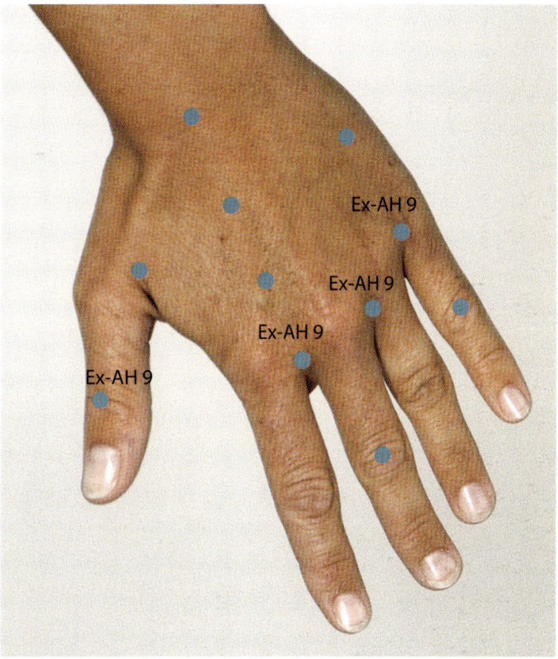

Ex-AH 9 Ba Xie – Acht Punkte gegen schädigende Einflüsse

Lokalisation: Vier Punkte am Handrücken, jeweils mittig zwischen den Metakarpophalangealgelenken an der Grenze vom roten zum weißen Fleisch, am Rand der Interdigitalfalten.

Stichtechnik: *Stichrichtung* schräg zur Handflächenmitte, *Stichtiefe* 0,5 bis 0,8 Cun. Zur Moxibustion geeignet. Evtl. Mikroaderlass.

Wirkung: Stärkt das Abwehr-Qi, entstaut und öffnet Leitbahnen und Netzgefäße, vertreibt die äußeren pathogenen Faktoren.

Indikationsbeispiele:

- Schmerzen, Bewegungsstörungen und Parästhesien im Handbereich z. B. Arthrose, Arthritis der Finger
- fieberhafte Erkältungen, Halsschmerzen, Zahnschmerzen
- Konjunktivitis

Praxistipp

Bei Ex-AH 9 reichen kurze Nädelchen.

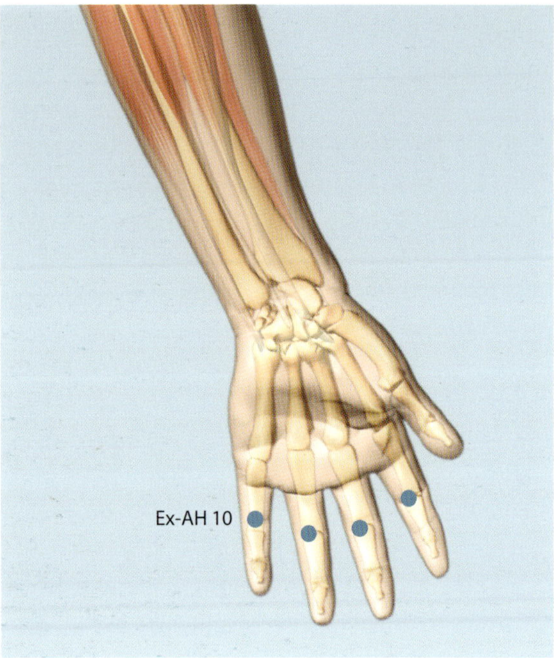

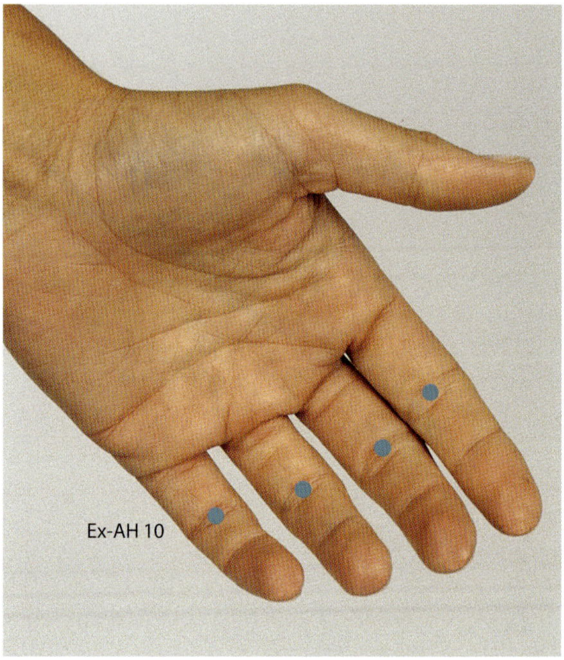

Ex-AH 10 Si Feng – Vier (auf der) Ritze

Lokalisation: Vier Punkte an den Fingerbeugeseiten, jeweils mittig an den proximalen Interphalangealgelenken des 2. bis 5. Fingers.

Stichtechnik: *Stichrichtung* subkutan, *Stichtiefe* 0,1 bis 0,2 Cun. Evtl. Flüssigkeit oder Blut austreten lassen (wenig!).

Wirkung: Stärkt die Milz, entfernt Ansammlungen.

Indikationsbeispiele:

- Nahrungsunverträglichkeiten, Appetitlosigkeit, Verdauungsstörungen v. a. bei Kindern, Durchfälle
- Affektionen der Atemwege z. B. Pseudokrupp, Husten, Keuchhusten, Asthma bronchiale

! **Cave:** Keimverschleppung in die Gelenke durch unsachgemäße Nadelung vermeiden!

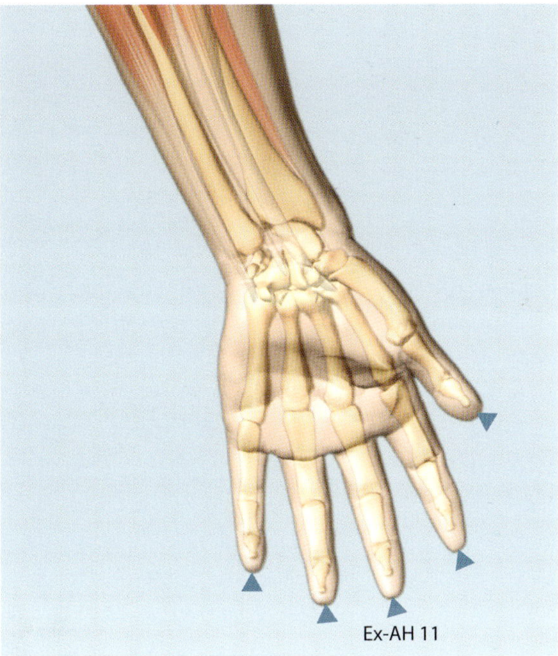

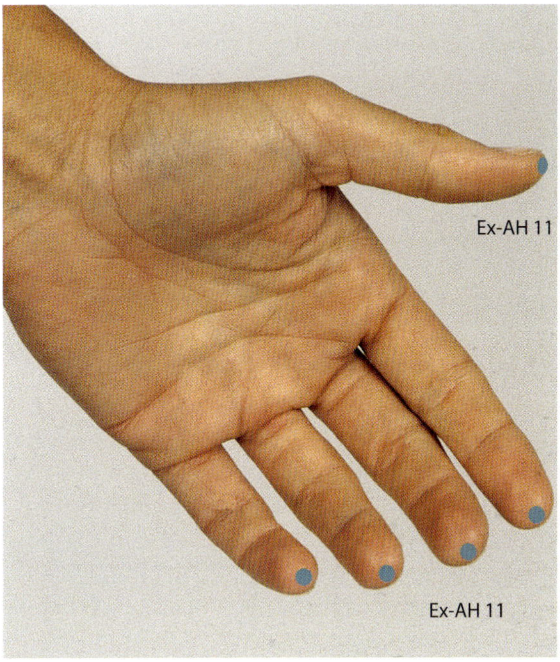

Ex-AH 11 Shi Xuan – Zehn Ableiter

Lokalisation: Fünf Punkte, jeweils mitten auf der Fingerkuppe mit 0,1 Cun Abstand zum freien Nagelrand.

Stichtechnik: *Stichrichtung* subkutan, *Stichtiefe* 0,1 bis 0,2 Cun. Evtl. Mikroaderlass.

Wirkung: Öffnet und klärt Sinne und Hirn, vertreibt äußere pathogene Faktoren, leitet Hitze aus.

Indikationsbeispiele:

- plötzlicher Bewusstseinsverlust (Notfallmaßnahme oder adjuvant), Koma
- hohes Fieber, Fieberkrampf, epileptischer Anfall, Sonnenstich
- Durchblutungsstörungen und Parästhesien der Fingerspitzen

6.7.6 Bein und Fuß

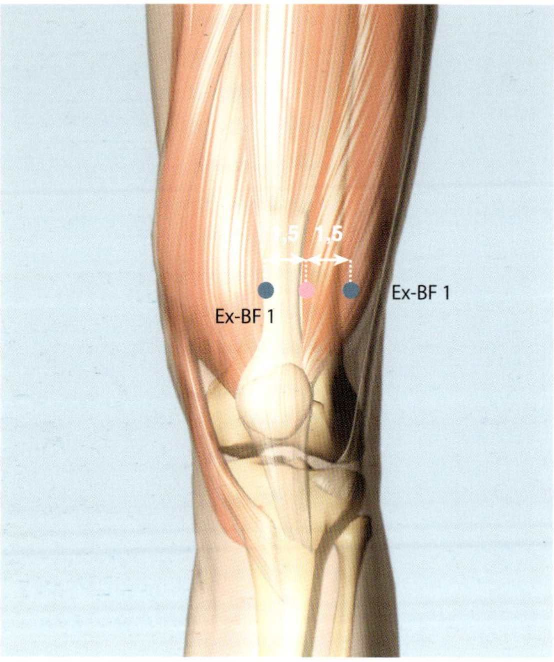

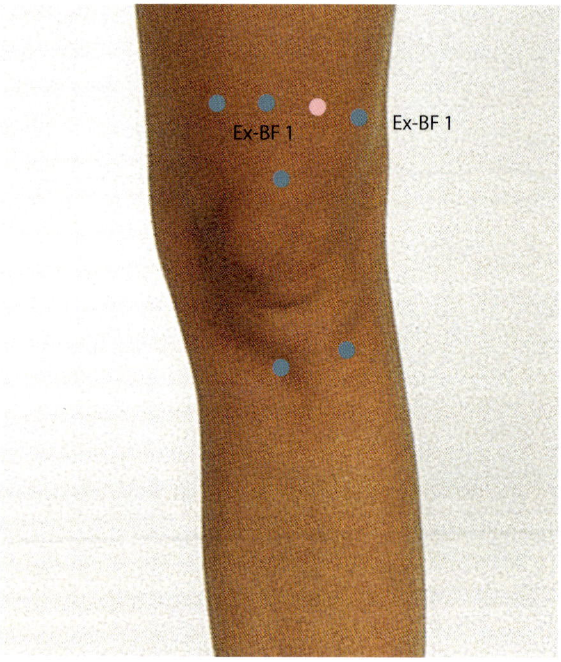

Ex-BF 1 Kuan Gu – Hüftknochen

Lokalisation: Zwei Punkte 2 Cun proximal des Patellaoberrandes, jeweils 1,5 Cun lateral und medial von Ma 34.

Stichtechnik: *Stichrichtung* senkrecht, *Stichtiefe* 0,5 bis 0,8 Cun. Zur Moxibustion geeignet.

Wirkung: Entspannen die Sehnen, wirken schmerzstillend, machen die Leitbahnen durchgängig.

Indikationsbeispiele:

- Schmerzen in Hüfte und Bein

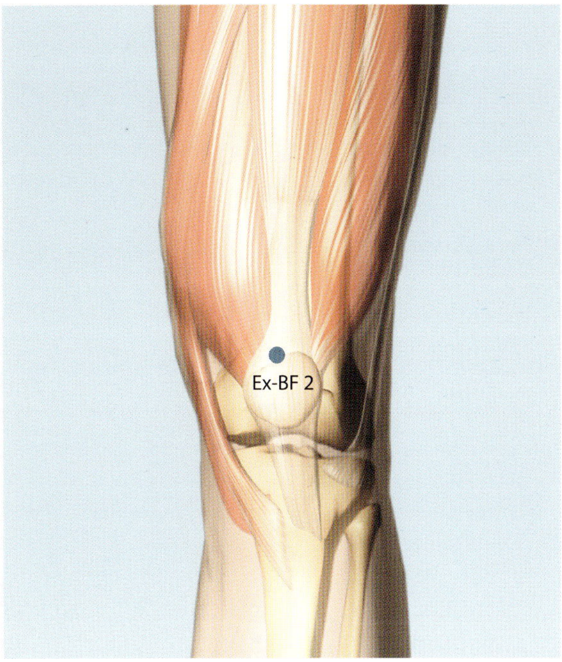

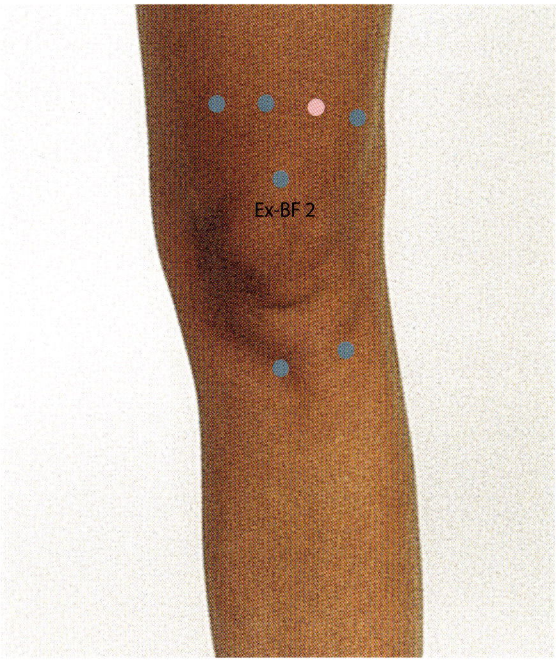

Ex-BF 2 He Ding – Kranich-Scheitel/Kniespitze

Lokalisation: Bei leicht gebeugtem Knie am Oberrand der Kniescheibe in der Mitte als Vertiefung zu tasten.

Stichtechnik: *Stichrichtung* senkrecht, *Stichtiefe* 0,3 bis 0,5 Cun. Zur Moxibustion geeignet.

Wirkung: Macht die Netzgefäße durchgängig, wirkt schmerzstillend.

Indikationsbeispiele:

- Schmerzen in Knie und Bein
- Bewegungsstörungen des Beins

❗ **Cave:** Keimverschleppung ins Gelenk durch unsachgemäße Nadelung vermeiden!

Extrapunkte
Ex-BF

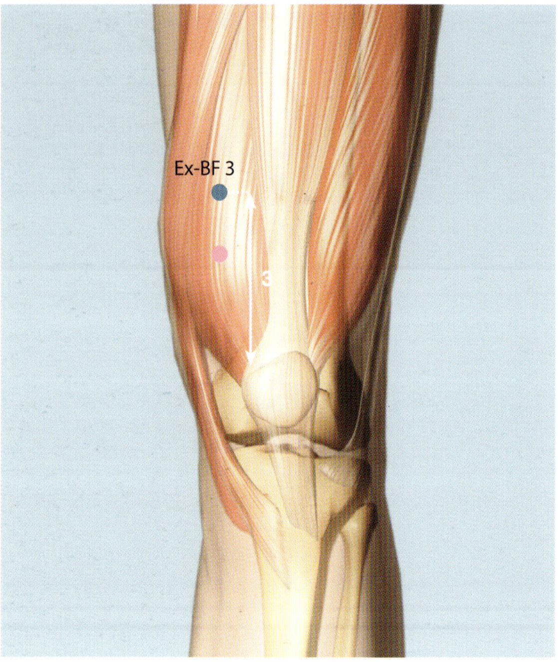

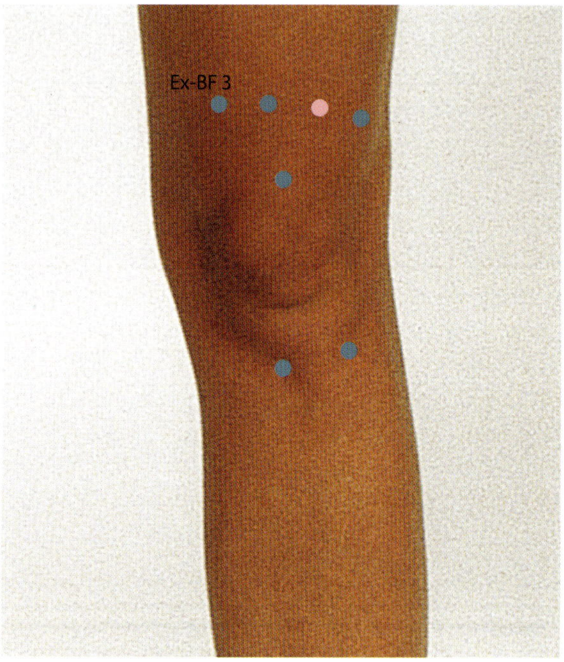

Ex-BF 3 Bai Chong Wo – Insektennest

Lokalisation: Ein Cun proximal von Mi 10 bzw. 3 Cun proximal der medialen Patellaoberkante bei gebeugtem Knie.

Stichtechnik: *Stichrichtung* senkrecht, *Stichtiefe* 0,5 bis 1,2 Cun. Zur Moxibustion geeignet.

Wirkung: Klärt Hitze, kühlt das Blut, beseitigt Wind und Feuchtigkeit.

Indikationsbeispiele:

- (juckende) Hauterkrankungen z. B. Urtikaria, Röteln, allgemeiner Juckreiz; Dermatitis

Praxistipp

- Ex-BF 3 ist eine wertvolle Unterstützung z. B. bei juckender Neurodermitis
- Ex-BF 3 können Sie den Patienten zur Selbstakupressur zeigen.

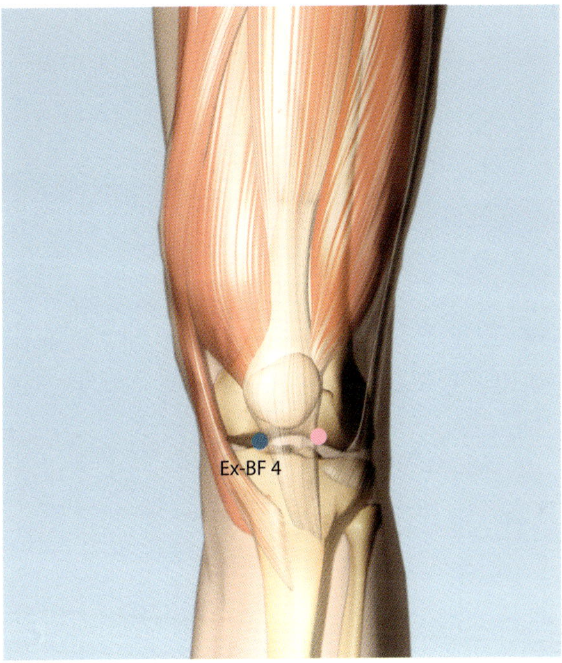

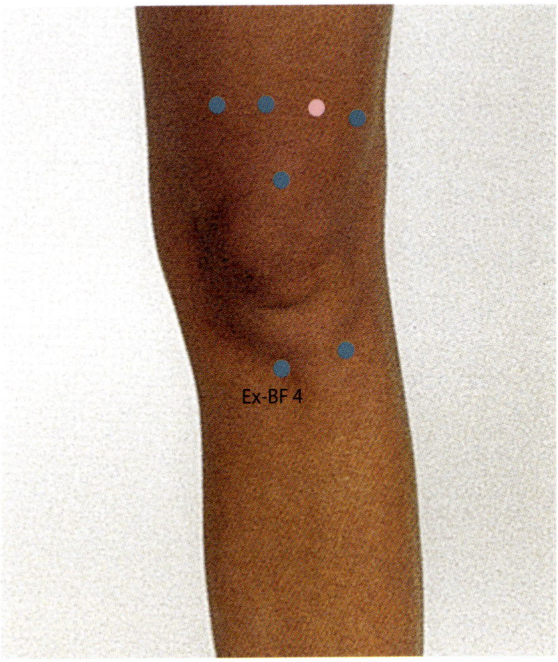

Ex-BF 4 Nei Xi Yan – Inneres Knie-Auge

Lokalisation: Bei gebeugtem Knie in der Vertiefung medial des Ligamentum patellae.

Stichtechnik: *Stichrichtung* schräg in Richtung Kniegelenksmitte, *Stichtiefe* 0,5 bis 1,0 Cun. Zur Moxibustion geeignet.

Wirkung: Entspannt die Sehnen, wirkt schmerzstillend.

Indikationsbeispiele:

- Schmerzen und Beschwerden im Kniegelenk

Cave: Keimverschleppung ins Gelenk vermeiden!

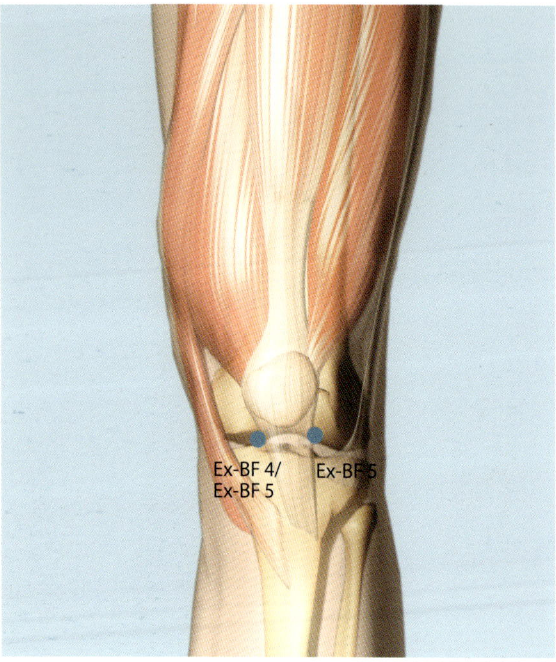

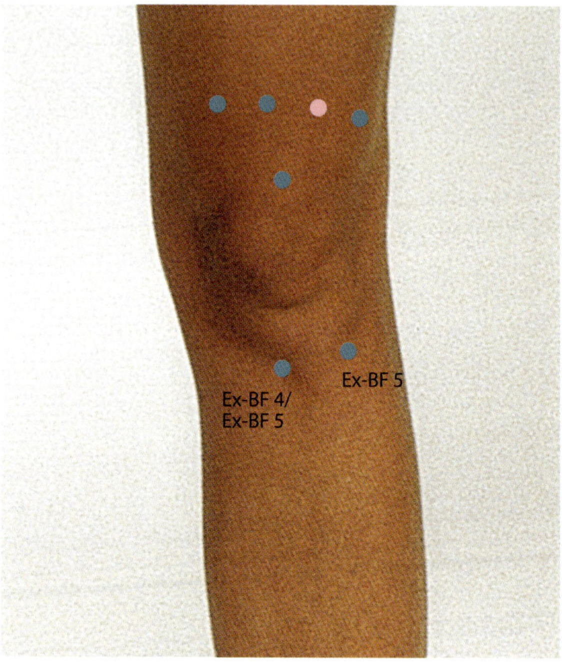

Ex-BF 5 Xi Yan – „Knieaugen"

Lokalisation: Bei gebeugtem Knie zwei Punkte, jeweils in der Vertiefung lateral (= Ma 35) und medial (= Ex-BF 4) des Ligamentum patellae.

Stichtechnik: *Stichrichtung* schräg in Richtung Kniegelenksmitte, *Stichtiefe* 0,5 bis 1,0 Cun. Zur Moxibustion geeignet.

Wirkung: Entspannt die Sehnen, wirkt schmerzstillend.

Indikationsbeispiele:

- Schmerzen und Beschwerden im Kniegelenk

! **Cave:** Keimverschleppung ins Gelenk durch unsachgemäße Nadelung vermeiden.

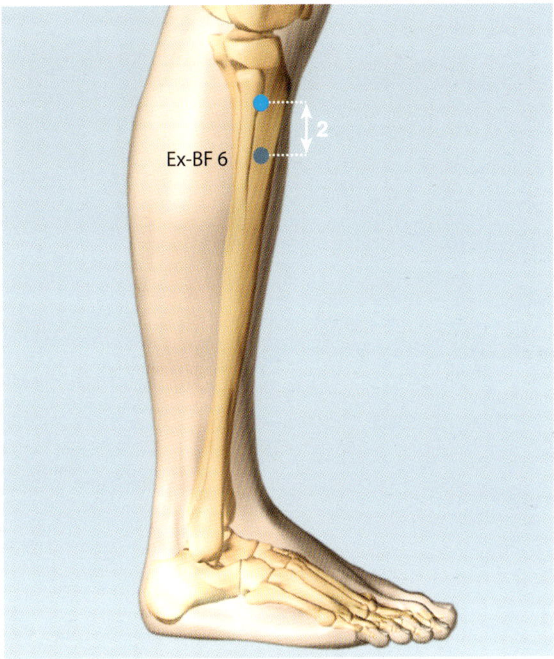

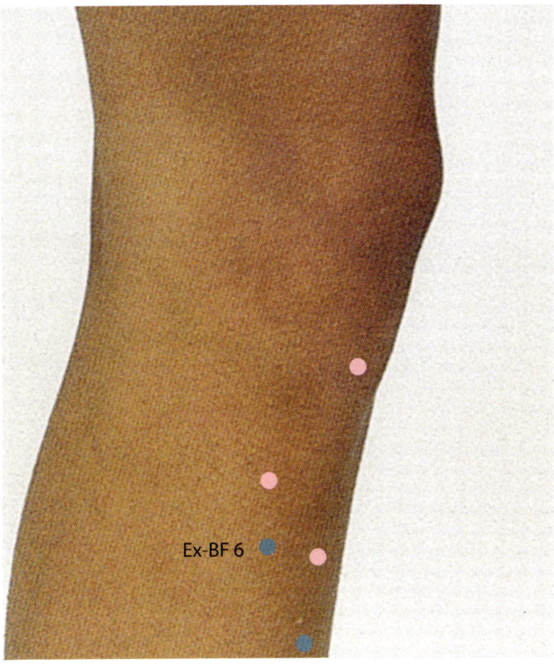

Ex-BF 6 Dan Nang – Gallenblase

Lokalisation: 2 Cun unterhalb von Gb 34 im Verlauf des Gallenblasen-Meridians.

Stichtechnik: *Stichrichtung* senkrecht, *Stichtiefe* 0,8 bis 1,2 Cun

Wirkung: Klärt Hitze, fördert den Gallefluss.

Indikationsbeispiele:

- akute und chronische Gallenblasenerkrankungen; Schmerzen nach Cholezystektomie
- Erkrankungen der Leber

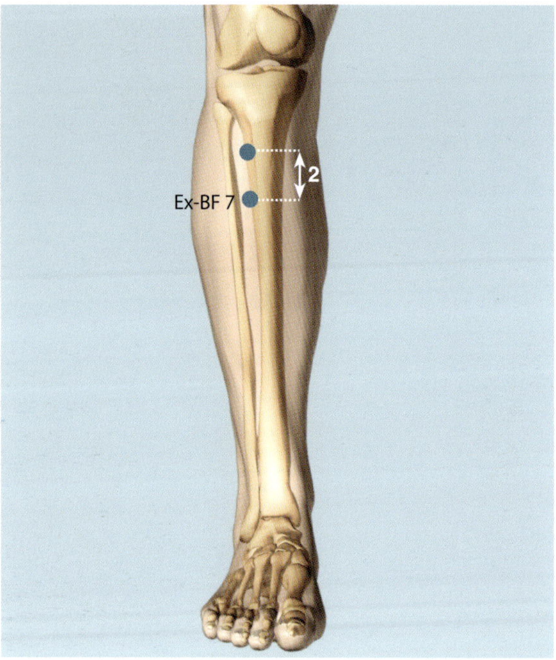

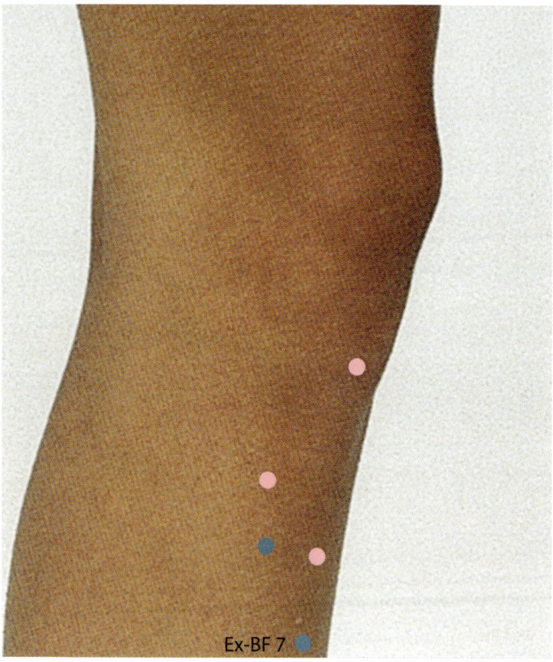

Ex-BF 7 Lan Wei – Appendix

Lokalisation: 2 Cun unterhalb von Ma 36 im Verlauf der Magenleitbahn. Cave: Die Lokalisation ist evtl. zwischen Ma 36 und Ma 37 variabel, der schmerzhafteste Punkt ist zu nadeln.

Stichtechnik: *Stichrichtung* senkrecht, *Stichtiefe* 0,5 bis 1,5 Cun. Zur Moxibustion geeignet.

Wirkung: Klärt Hitze, wirkt schmerzstillend.

Indikationsbeispiele:

- Appendizitis akut und chronisch; Schmerzen nach Appendektomie
- Magenbeschwerden, Gastritis

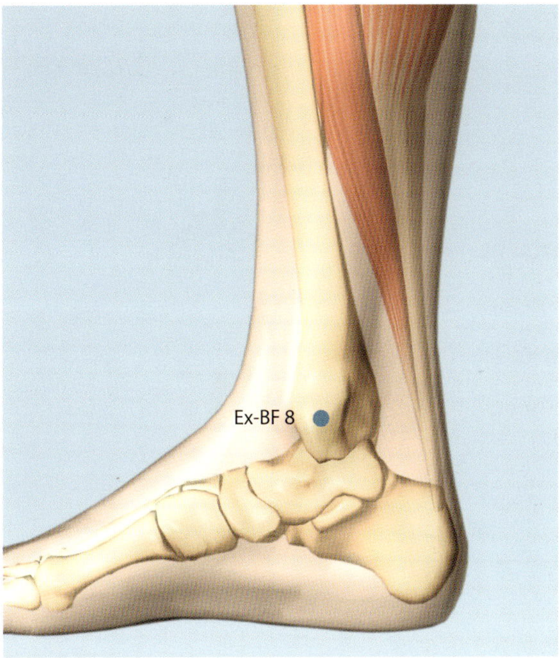

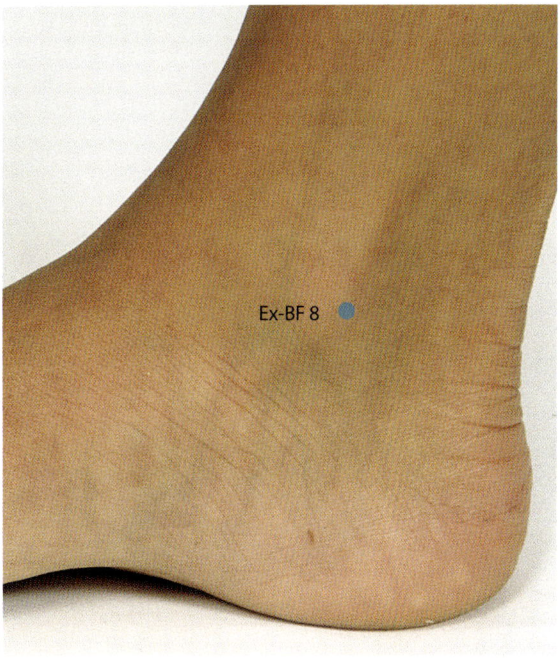

Ex-BF 8 Nei Huai Jian – Innenknöchelspitze

Lokalisation: Auf dem höchsten Punkt des Innenknöchels.

Stichtechnik: Mikroaderlass. Zur Moxibustion geeignet. Keine Akupunktur.

Wirkung: Macht die Netzgefäße durchgängig, wirkt schmerzstillend.

Indikationsbeispiele:

- Hals- und Zahnschmerzen
- Wadenkrämpfe

Praxistipp

Ex-BF 8 und 9 können gut zur Selbstakupressur bei Wadenkrämpfen angewandt werden.

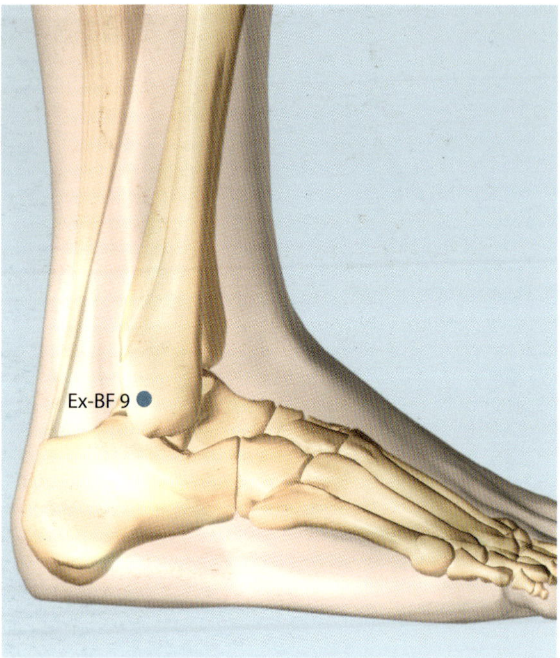

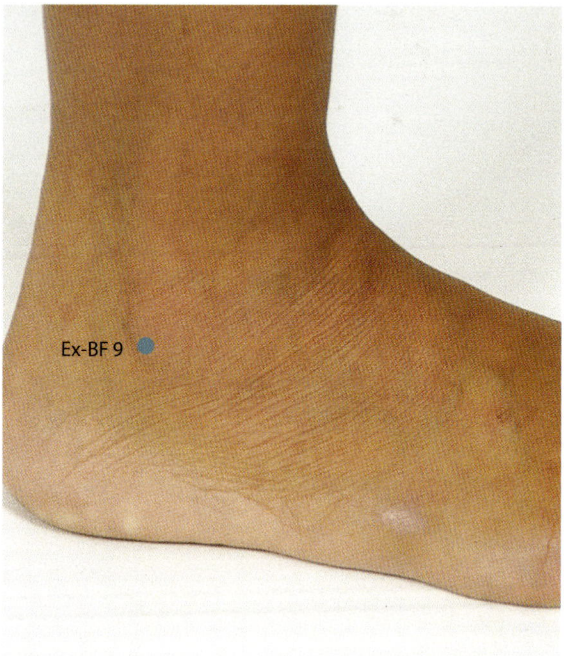

Ex-BF 9 Wai Huai Jian – Außenknöchelspitze

Lokalisation: Auf dem höchsten Punkt des Außenknöchels.

Stichtechnik: Mikroaderlass. Zur Moxibustion geeignet. Keine Akupunktur.

Wirkung: Klärt Hitze, öffnet den Harnleiter, mobilisiert Harn und leitet ihn aus, wirkt schmerzstillend.

Indikationsbeispiele:

- akute Harnwegsinfekte
- Hals- und Zahnschmerzen
- Wadenkrämpfe, Muskelkrämpfe im lateralen Fußbereich

Praxistipp

Ex-BF 9 und 8 können gut zur Selbstakupressur bei Wadenkrämpfen angewandt werden.

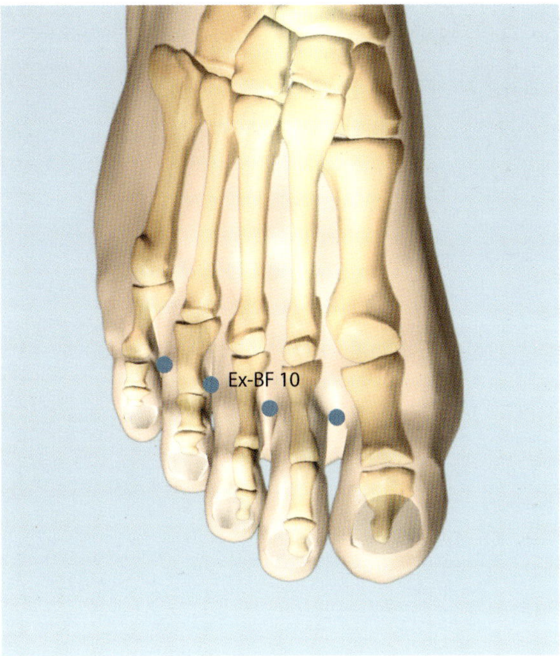

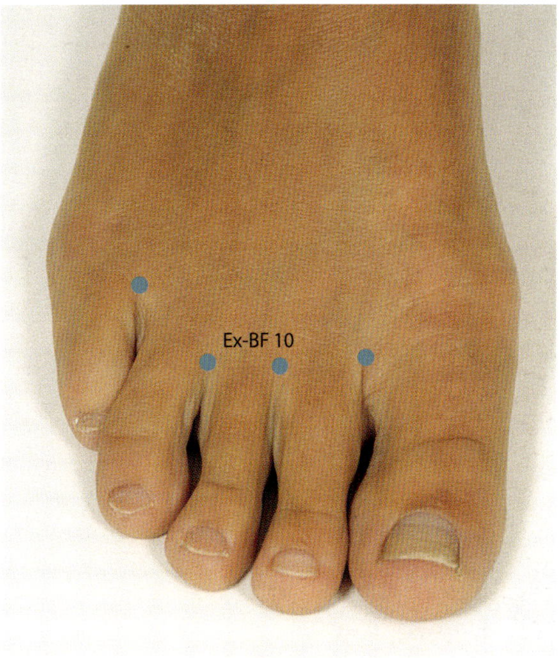

Ex-BF 10 Ba Feng – Acht Punkte gegen den Wind

Lokalisation: Vier Punkte am Fußrücken, jeweils mittig zwischen den Metatarsophalangealgelenken an der Grenze vom roten zum weißen Fleisch, an den Rändern der Interdigitalfalten.

Stichtechnik: *Stichrichtung* schräg Richtung Fußsohlenmitte, *Stichtiefe* 0,5 bis 0,8 Cun. Zur Moxibustion geeignet.

Wirkung: Aktiviert die Blut-Zirkulation, wirkt schmerzlindernd, macht die Leitbahnen und Netzgefäße durchgängig, vertreibt äußeren Wind.

Indikationsbeispiele:

- Entzündung und Schmerzen im Bereich der Zehen und des Fußes z. B. Arthrose, Arthritis, Durchblutungsstörungen; Paresen der Fußmuskeln
- Bewegungsstörungen und Parästhesien von Bein und Fuß

Praxistipp

Die vier Punkte Ex-BF 10 sind eine wertvolle Unterstützung beim Restless Legs-Syndrom. Sie können mit eingezogener Kugelschreibermine vom Patienten selbst akupressiert werden.

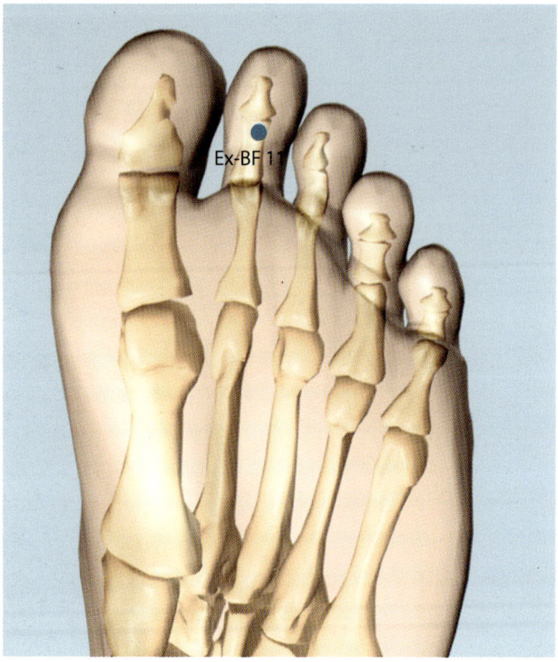

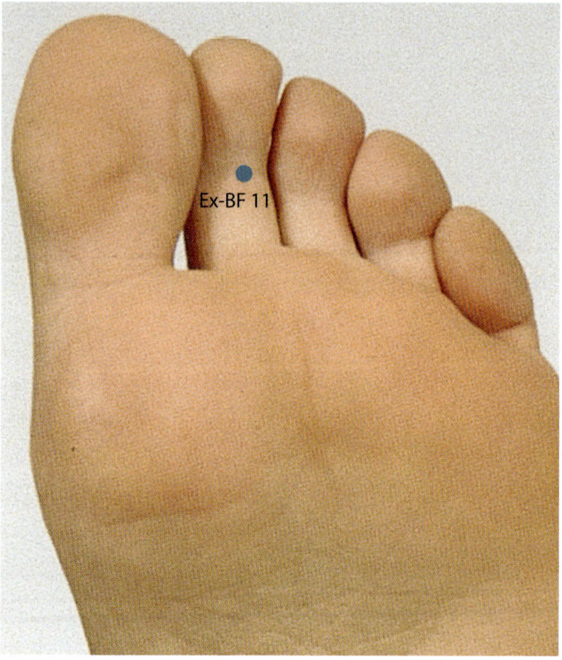

Ex-BF 11 Du Yin – Einzigartiges Yin

Lokalisation: In der Mitte und auf der Beugeseite des distalen Interphalangealgelenks der zweiten Zehe.

Stichtechnik: *Stichrichtung* senkrecht, *Stichtiefe* 0,1 bis 0,2 Cun. Zur Moxibustion geeignet.

Wirkung: Belebt das Blut, reguliert den Monatsfluss.

Indikationsbeispiele:

- gynäkologische und geburtshilfliche Erkrankungen/Störungen (z. B. Dysmenorrhö, Zyklusstörungen, protrahierte Geburt, gestörte Plazentalösung)
- Schmerzen in Thorax und Oberbauch, Übelkeit, Angina-pectoris-Anfall
- Leistenhernie

! **Cave:** Keimverschleppung in das Gelenk durch unsachgemäße Nadelung vermeiden.

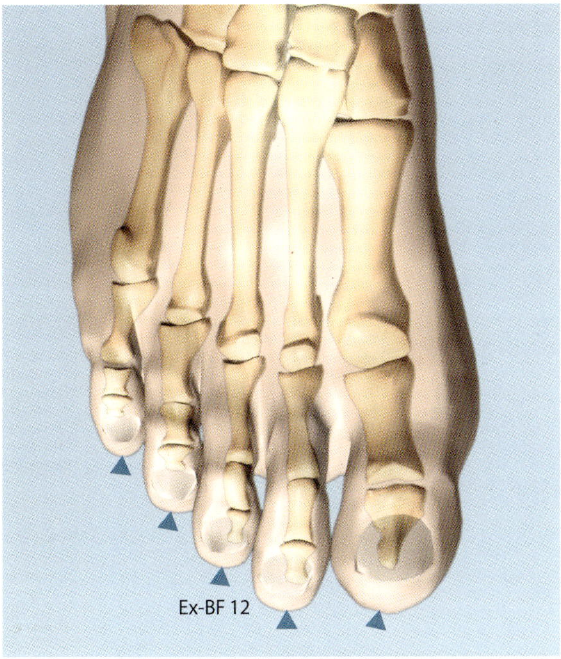

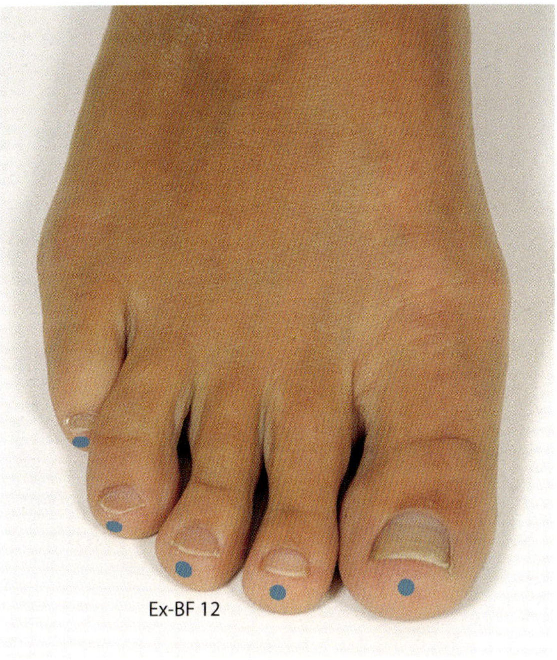

Ex-BF 12 Qi Duan – Qi-Ende

Lokalisation: Fünf Punkte, jeweils mitten auf der Zehenkuppe mit 0,1 Cun Abstand zum freien Nagelrand.

Stichtechnik: *Stichrichtung* senkrecht, *Stichtiefe* 0,1 bis 0,2 Cun. Zur Moxibustion geeignet.

Wirkung: Fördert die Zirkulation des Qi, entspannt die Sehnen, wirkt schmerzlindernd, vermindert Feuchtigkeit, macht die Netzgefäße durchgängig.

Indikationsbeispiele:

- Schmerzen, Parästhesien und/oder Ödeme im Zehen-/Fußbereich
- Abdominalschmerzen (akut)
- Synkope

7 Ohrakupunktur

7.1 Einführung

Die Ohrakupunktur ist eine Sonderform der Akupunktur. Die Ohrmuschel stellt ein *Somatotop* (Mikrosystem) dar, also eine Teilstruktur des Körpers, auf die sich der gesamte Organismus – hier im Sinne von Reflexzonen – projiziert und über die der Gesamtorganismus beeinflusst werden kann. Umgekehrt stellen sich Störungen im Körper reflektorisch als Überempfindlichkeit der korrespondierenden Punkte oder Zonen im Bereich der Ohrmuschel dar. Erklärungsmodell für die Korrespondenz von Ohr und Körper sind die neuronalen Verschaltungen der trigemino- und spinothalamischen Bahnen sowie die deszendierende Schmerzhemmung.

Erste Hinweise auf die Behandlung über die Ohrmuschel bzw. die reflektorischen Zusammenhänge finden sich etwa 200 v. Chr. in der chinesischen Literatur. Im Huang Di Nei Jing werden in einfachen Zügen reflektorische Zusammenhänge zwischen Arealen der Ohrmuschel und Körperregionen dargestellt. Während der Tang-Dynastie (618–907 n. Chr.) wurden etwa 20 Punkte auf der Vorder- und Rückseite der Ohrmuschel beschrieben. Im antiken Griechenland fanden sich Berichte von Kauterisationen des Ohres bei Lumboischialgien. Auch auf andere Kulturen Asiens, Indiens und Afrikas breitete sich das Wissen über diese Behandlungsmethode aus. In Europa finden sich etwa seit dem 17. Jahrhundert Zeichen von Kenntnissen dieser Beziehungen und deren therapeutische Nutzung. Mehr oder weniger unabhängig davon entwickelte der französische Arzt Dr. Paul Nogier ab 1950 eine eigene Systematik, die er Aurikulotherapie nannte. In der Folge setzte auch in China eine Rückbesinnung auf alte Erkenntnisse ein und eigene systematische Forschungen wurden durchgeführt. Deren Ergebnisse wurden bei uns zuerst von König und Wancura publiziert und gelehrt. Heute existieren diese beiden Schulen gleichermaßen erfolgreich nebeneinander mit größtenteils identischen oder vergleichbaren Punktlokalisationen und Repräsentationszonen, teils sich ergänzenden Konzepten, aber auch mit Widersprüchen.

7.2 Indikationen und Kontraindikationen

Die Ohrakupunktur wird gerade in Deutschland häufig allein eingesetzt, kann aber auch als ergänzende Maßnahme mit der Körperakupunktur kombiniert werden. Wichtige *Indikationen* sind:

- akute und chronische schmerzhafte Erkrankungen des Bewegungssystems z. B. Wirbelsäulensyndrome, Lumboischialgie, Arthrose, Schulter-Arm-Syndrom,
- Kopfschmerzen, Migräne,
- funktionelle Erkrankungen z. B. des Gastrointestinal- und Urogenitaltraktes,
- neurologische Störungen z. B. Neuralgien, Schwindel,
- psychovegetativ beeinflusste Beschwerden z. B. Schlaflosigkeit,
- allergische Erkrankungen z. B. Allergisches Asthma bronchiale, Rhinitis allergica, Conjunctivitis allergica,
- Suchterkrankungen,
- Unterstützung endokriner Funktionen z. B. bei Infertiliät, in der Menopause.

Die *absoluten Kontraindikationen* entsprechen denen der Körperakupunktur:

- lebensbedrohliche Erkrankungen,
- Schmerzsyndrome mit Operationsindikation,
- schwere Infektionskrankheiten,
- Entzündungen im Punktionsareal.

Hinzu kommen *relative Kontraindikationen*:

- Schmerzzustände, die keiner eindeutigen Diagnose zugeordnet werden können,
- ausgeprägte Schwäche- bzw. Erschöpfungszustände,
- Einnahme bestimmter Medikamente vor der Behandlung z. B. Beruhigungsmittel, Opiate, Neuroleptika,
- übermäßige Schmerzhaftigkeit einzelner Akupunkturpunkte.

In der *Schwangerschaft* sollten, wegen möglicher Wehenauslösung, bestimmte Punkte bzw. Zonen *nur bei fachärztlich bestätigter, stabiler Schwangerschaft und strenger Indikationsstellung* genadelt werden:

- Hypothalamuszone,
- Genitalzone,
- Punkt 58 (Uterus),
- Punkt 23 (Ovar),
- andere „endokrine" Punkte.

7.3 Aufklärung, Nebenwirkungen, Komplikationen

Aufklärung

Inhalt des Aufklärungsgesprächs sollten das Behandlungsprinzip und das konkrete therapeutische Vorgehen sein. Ebenso ist über den zu erwartenden Therapieverlauf, typische und unangenehme Begleiterscheinungen und die möglicherweise auftretenden Nebenwirkungen und Komplikationen aufzuklären.

Mögliche Nebenwirkungen und Komplikationen

- Kreislaufreaktion („Nadelkollaps"): Eine vagovasale Reaktion ist bei empfindlichen Patienten möglich, wenn Punkte im Bereich um den Gehörgang genadelt werden, da die Haut hier besonders stark vom Nervus vagus innerviert wird. Deshalb ist es sinnvoll, grundsätzlich im Liegen zu punktieren.
- Infektion: Bei der Ohrakupunktur ist eine sachgemäße Desinfektion wegen der Gefahr einer Perichondritis obligat. Das Infektionsrisiko ist bei unsachgemäßem Vorgehen sowie bei Applikation von Dauernadeln erhöht.
- Erstverschlimmerung: Tritt gelegentlich auf, lässt in aller Regel schnell wieder nach und spricht am ehesten für einen zu starken Reiz am richtig gewählten Applikationsort. Patienten sind über die Möglichkeit einer Erstverschlimmerung aufzuklären.

7.4 Methoden der Punktbehandlung

Für die Behandlung an der Ohrmuschel können verschiedene Materialien und Techniken zur Anwendung kommen.

Nadeln und „Seeds": In aller Regel werden für die Ohrakupunktur sterile Stahl-Einmalnadeln benutzt, sie sind dünner (0,2–0,3 mm Durchmesser) und kürzer als die Nadeln für die Körperakupunktur. Die Verwendung von wiedersterilisierbaren Gold- und Silbernadeln bringen keine Vorteile, Infektions- und Verletzungsrisiko sind bei ihnen eher erhöht.

Gelegentlich werden auch Dauernadeln, die es in verschiedenen Ausführungen gibt, oder alternativ kleine Stahlkügelchen oder Samenkörner („Seeds") appliziert und mit Pflastern fixiert, um eine Dauerreizung des Punktes zu bewirken. Bei der Kugel- oder Samenpflastermethode wird der Reiz durch gelegentliche Manipulationen durch den Patienten noch verstärkt.

! Cave: Die Indikation für Dauernadeln ist streng zu stellen, da das Infektionsrisiko erhöht ist. Dem erhöhten Risiko steht kein belegbarer besserer Effekt gegenüber!

Mikroaderlass: Hier wird die für die Ohrakupunktur übliche Stahlnadel benutzt, um den Punkt kurz anzustechen, sie gleich wieder zu entfernen und es ggf. leicht nachbluten zu lassen. Eine Blutung wirkt reizverstärkend. Wegen unangemessener Traumatisierung sollten weder Lanzetten noch Kanülen zur Durchführung eines Mikroaderlasses an der Ohrmuschel verwendet werden.

Akupressur: Dies ist eine sanft reizende Methode, bei der die empfindlichen Punkte an der Ohrmuschel z. B. mit einer Knopfsonde kreisend und mit leichtem Druck stimuliert werden. Die Gegenhand fixiert die Ohrmuschel und dient als Widerlager. Dadurch wird eine gleichmäßige Druckausübung möglich.

Die Akupressur sollte je nach Indikation zweimal täglich bis einmal alle zwei Wochen für ca. 10–60 Sekunden durchgeführt werden.

Soft-Laser-Therapie: Nichttraumatisierende und vor allem schmerzfreie Alternative zur Akupunktur, die für Kinder sowie sehr empfindliche und/oder ängstliche Patienten geeignet ist. Damit keine Streustrahlung in die Augen gerät, müssen Patient und Behandler Schutzbrillen tragen.

Dosierung	Behandlung(en) pro Woche	Behandlungsdauer pro Punkt [Sekunden]	Energie Pro Punkt [mJ] (1 mJ = 1 mWatt x 1 Sekunde)
Akute Erkrankungen	4–7	1–20	10–100
Chronische Erkrankungen	2–3	1–20	10–100

Tabelle 7.1: Dosierung der Soft-Laser-Therapie

Es werden für die Ohrakupunktur Soft-Laser mit Leistungen im Bereich von 5–100 mW verwendet:

- Helium-Neon-Laser: Wellenlänge ca. 632 nm,
- Infrarot-Laser: Wellenlänge 820–904 nm

Die Irritationspunkte werden aufgesucht und markiert. Der Laser wird direkt senkrecht auf die empfindliche Zone aufgesetzt. Manche Geräte bieten als Zubehör einen Behandlungskopf, um am Ohr mittels einer Fiberglasoptik gezielter behandeln zu können. Zur Dosierung der Soft-Laser-Therapie **s. Tabelle 7.1.**

PuTENS: Eine weitere nichtinvasive Behandlungsmethode für sehr ängstliche und/oder empfindliche Patienten ist die **pu**nktförmige **t**ranskutane **e**lektrische **N**erven**s**timulation: Über eine punktförmige Elektrode werden die empfindlichen Punkte elektrisch gereizt, was als Kribbeln oder Wärme empfunden wird.

- Akute Erkrankungen: Frequenz 2–10 Hz, Intensität stark aber nicht schmerzhaft, kürzere Stimulationszeit von 5–30 Sekunden, eine Behandlung täglich.
- Chronische Erkrankungen: Frequenz 10–20 Hz und höher, geringe Intensität, längere Stimulationszeit von 30–90 Sekunden, 1–2 Behandlungen pro Woche.

! Cave: Nicht bei Herzschrittmacher-Patienten anwenden!

7.5 Punktauswahl und Lateralität

Basis des Behandlungskonzepts und der Punktauswahl am Ohr sind die sorgfältige Anamnese und die klinische Untersuchung des Patienten. Pro Sitzung und Ohr sollten nicht mehr als 5–7 Punkte genadelt werden. Ist darüber hinaus die Behandlung weiterer Punkte indiziert, so können diese bei der darauf folgenden Sitzung und anschließend immer alternierend mit der ersten Punktauswahl behandelt werden. Prinzipiell ist aber dem Motto: „So wenige Punkte wie möglich, so viele wie nötig" zu folgen.

Für die *Seitenwahl* gilt, dass diejenige Ohrmuschel behandelt wird, auf der empfindliche Punkte gefunden werden. Folgende Empfehlungen haben sich bewährt:

- *ipsilateral* bei akuten Störungen in einer Körperhälfte,
- *kontralateral* bei chronischen Störungen in einer Körperhälfte (ggf. auch *beidseits,* wenn auf beiden Ohrmuscheln empfindliche Punkte gefunden werden),
- *beidseits* bei Störungen, deren Lateralität unklar ist, und die auf beiden Seiten empfindliche Punkte hervorbringen,
- *ipsilateral der führenden Seite* (Rechtshänder rechts, Linkshänder links) bei Störungen, die keiner Seite zugeordnet werden können z. B. Blasenentzündung,
- *kontralateral der führenden Seite* bei psychovegetativen Störungen.

! Cave: Bei der Trigeminusneuralgie am Anfang stets kontralateral behandeln, da bei ipsilateraler Behandlung ein Anfall ausgelöst werden kann!

Die endgültige Auswahl der Punkte hängt von der Diagnose ab und schließt die folgenden Strategien ein. Die Punkte sollten in der Reihenfolge der hier aufgeführten Punktkategorien untersucht und behandelt werden.

Organ- bzw. Korrespondenzpunkte

Es werden aktive Punkte behandelt, die mit der erkrankten Körperregion bzw. dem erkrankten Organ korrespondieren. Zu ihnen gehören beispielsweise die

Praxistipp

Der Behandlungsstrahl wird gebildet, indem man in der vegetativen Rinne einen aktiven Punkt aufsucht, der das gestörte Segment bezeichnet und von diesem Punkt aus eine gedachte Linie zum Nullpunkt zieht. Im Bereich dieser Linie (= Behandlungsstrahl) finden sich oft weitere aktive Punkte, die mitbehandelt werden.

Korrespondenzpunkte und -areale innerer Organe wie Magen oder Hämorrhoidalpunkt oder Gelenkpunkte wie Ellenbogen und Knie.

Dazu gehören auch Punkte im gestörten Segment (= Segmenttherapie). Dabei werden aktive Punkte und ein so genannter Behandlungsstrahl behandelt, die einem gestörten Körpersegment zugeordnet werden können. Dies ist sinnvoll z. B. bei Neuralgien, Affektionen des Bewegungssystems oder segmental lokalisierbaren Störungen.

Analgetisch bzw. antiphlogistisch wirkende Punkte

Diese Punkte werden zusätzlich bei schmerzhaften Erkrankungen behandelt. Dies sind unter anderen die Punkte Shen Men (55), Thalamus (26a) oder Analgesicpunkt.

Psychotrope bzw. vegetativ-ausgleichend wirkende Punkte

Diese Punkte werden unter der Annahme behandelt, dass viele Beschwerden/Erkrankungen von psychovegetativen Einflüssen begleitet sind. Sie wirken ausgleichend und psychisch stabilisierend. Ihre adjuvante Behandlung ist auch bei vielen Suchterkrankungen indiziert. Beispiele hierfür sind die Punkte mit entsprechenden Namen (psychotrope Punkte I–IV, Vegetativum I und II), aber auch Punkte wie Point de Jérôme (29b) und die Omegapunkte.

Modalitätsspezifische bzw. ergänzende Punkte

Die Behandlung dieser Punkte berücksichtigt die auslösenden Faktoren der Beschwerden z. B. Wetterumschwung (Wetterpunkt), hormonelle Umstellung der Frau (Uterus, Ovar sowie aus Sicht der TCM auch Niere).

7.6 Ohrakupunktur Schritt für Schritt

7.6.1 Indikationsstellung

Nach erfolgter Anamnese und klinischer Untersuchung muss geklärt sein, dass das vorliegende Beschwerdebild eine potenziell mit Ohrakupunktur behandelbare Störung darstellt. Aus den gewonnenen Erkenntnissen lassen sich entscheidende Hinweise für die Therapie ableiten.

7.6.2 Therapiekonzept

Die Hinweise sollten in ein fundiertes Behandlungskonzept umgesetzt werden. Dies beinhaltet die Überlegung, welche der oben genannten Punktkategorien im vorliegenden Fall sinnvoll eingesetzt werden können. Damit wird eine Vorauswahl von in Frage kommenden Punkten getroffen.

7.6.3 Vorbereitung, Lagerung

Der Patient sollte

- über das Vorgehen aufgeklärt werden,
- keinen Ohrschmuck tragen,
- vor der Punktion und bis vier Stunden danach möglichst auf größere Anstrengung verzichten,
- nach Behandlungsende möglichst noch ca. 30 Minuten ruhen,
- einen Tag vor sowie während der gesamten Behandlungsphase auf narkotisierende (Arznei-) Mittel verzichten z. B. Alkohol, sedierende Medikamente, Drogen.

Die Behandlung wird in entspannter Rückenlage oder im Sitzen durchgeführt.

7.6.4 Punktsuche

Wichtig ist die *genaue* Lokalisation der Ohrakupunkturpunkte, um den gewünschten Effekt zu erzielen. Verschiedene Methoden sind möglich, um die „aktiv", also empfindlich gewordenen oder in ihrem Hautwiderstand veränderten Punkte zu finden. Ein systematisches Vorgehen – grundsätzlich an beiden Ohren – bei der Punktsuche ist empfehlenswert.

Inspektion: Sie dient der allgemeinen Orientierung und dem Ausschluss von Kontraindikationen z. B. Entzündungen. Unter guten Beleuchtungsverhältnissen wird nach Hautveränderungen wie punktförmigen Rötungen, Schwellungen, Schuppungen, Gefäßzeichnungen, Narben oder Ekzemen gesucht. Auf gute Sichtverhältnisse ist zu achten, ggf. kann eine Lupe verwendet werden. Gefundene Abweichungen von der Norm sollten dokumentiert werden.

Praxistipp

- Veränderungen der Ohrmuschel können Hinweise auf Störungen zu korrespondierenden Körperzonen oder Organen geben. Jedoch sollte keine vorschnelle „Diagnose" auf Grund von Auffälligkeiten ohne eine weiterführende klinische Diagnostik gestellt werden.
- Entzündlich veränderte Bezirke sollten nicht genadelt, sondern die Veränderungen solcher Areale über den Behandlungsverlauf beobachtet werden.
- Erarbeiten Sie eine Systematik für ein Untersuchungsschema mit einem Vorgehen von außen nach innen oder von oben nach unten.
- Untersuchen Sie nach diesem Schema zu Übungszwecken mehrere Ohren.
- Protokollieren Sie die Befunde anhand des erarbeiteten Schemas.
- Lassen Sie sich einen Stempel mit einem Ohrschema anfertigen. So können Sie Veränderungen und behandelte Punkte auf diesem Schema in Ihren Karteikarten direkt und einfach protokollieren und die Behandlung dokumentieren.

Tastuntersuchung: Mechanische Methode der Punktsuche, die eine aktive Mitarbeit des Patienten erfordert. Unter gleich bleibend leichtem Druck tastet der Untersucher mit einer Knopfsonde, einem Kugelstopfer oder einem Teleskopdrucktaster die Ohrmuschel ab. Aktive Punkte werden als schmerzhaft empfunden und vom Patienten angegeben (s. Praxistipp, Seite 270 rechts).

Praxistipp

- Das sanfte Entlangtupfen mit der Akupunkturnadel wird an nicht aktiven Stellen ebenfalls nicht als schmerzhaft empfunden, erspart den „Werkzeugwechsel" und ermöglicht das sofortige Nadeln an der lokalisierten Stelle.
- Die Schmerzhaftigkeit eines aktiven Punktes kann der Patient verbal äußern, meist ist ein leichtes Zucken der mimischen Muskulatur sichtbar („Grimassenphänomen").
- Die zu untersuchende Ohrmuschel wird mit dem Daumen und dem Zeigefinger der Gegenhand fixiert. Der Zeigefinger dient als Widerlager zum Tastinstrument. So kann ein gleichmäßiger Druck ausgeübt werden.
- Bei der Untersuchung des Ohres muss darauf geachtet werden, dass keine falsch positiven Ergebnisse erzeugt werden, indem an verdächtigen Stellen auf Grund einer Erwartungshaltung der Druck erhöht wird.
- Zu starke Drucktastung an normalerweise unauffälligen Stellen kann zu einer Irritation dieser Punkte führen. Diese können bei einer nachfolgenden elektrischen oder mechanischen Detektion dann im Sinne eines Irritationspunktes (falsch) positiv werden.
- Bei der Fixation des Ohres darf kein starker Zug ausgeübt werden, da es sonst zu einer tangentialen Verschiebung zwischen Haut und Knorpel kommt und die Lage der detektierten Punkte nicht mit der Lage der später behandelten Punkte übereinstimmt.

Hautwiderstandsmessung: Anhand des verminderten Hautwiderstandes an aktiven Akupunkturpunkten kann der Akupunkturpunkt mit Gerätehilfe identifiziert werden (s. Praxistipp, Seite 271 oben).

Praxistipp

- Wenn das Punktsuchgerät nicht auf den individuellen Hautwiderstand des Patienten geeicht wird, kommen falsche Messungen zustande.
- Eventuell muß bei längerer Untersuchung am Ohr das Gerät nachgeeicht werden, da sich durch die mechanisch bedingte Hyperämie der individuelle Hautwiderstand ändert.
- An verschiedenen Zonen der Ohrmuschel kann der Hautwiderstand unterschiedlich sein z. B. zwischen Concha und Lobulus. Im lokalen Areal des vermuteten Punktes sollte daher nochmals abgeglichen werden.
- Der Stromkreis zwischen Patient und Behandler muss geschlossen sein. Bei Punktsuchgeräten mit Erdelektrode muss der Patient diese in die Hand nehmen. Bei Geräten ohne Erdelektrode muss der Behandler den Patienten berühren, um den Stromkreis zu schließen.
- Die Punktsuche wird von peripher nach zentralwärts auf die vermutete Zone hin durchgeführt. Dies ist vergleichbar mit einem „vorsichtigen Herantasten" an einen Irritationspunkt.
- Bei der Fixation des Ohres darf kein starker Zug ausgeübt werdem, da es dann zu einer tangentialen Verschiebung zwischen Haut und Knorpel kommt und die Lage der detektierten Punkte nicht mit der Lage der später behandelten Punkte übereinstimmt.
- Die Hautwiderstandsmessung ist eine elegante Methode, die aber auf Grund der verwinkelten Dreidimensionalität des Ohres nicht an allen Punkten suffizient durchgeführt werden kann. An schwer zugänglichen Punkten ist eine andere Lokalisationsmethoden zu überlegen.

Very-Point-Technik. Von J. Gleditsch begründete Technik, bei der die aktiven Punkte (Irritationspunkte, Very Points) direkt mit der Punktionsnadel gesucht werden. Er beobachtete an den Irritationspunkten am Ohr neben der erhöhten Schmerzempfindlichkeit einen verminderten Hautturgor. Die Nadel scheint in das Gewebe „hineinzufallen", sie wird dabei „wie von selbst" im aktiven Punkt festgehalten. Diese Methode kann bei eingeschränkter Wahrnehmung der Schmerzempfindlichkeit oder deren unzuverlässiger Äußerung auch ohne aktive Mithilfe des Patienten angewandt werden. Sie erfordert jedoch einige Übung und die genaue Kenntnis der Lage der einzelnen Punkte.

Praxistipp

Bei dieser Art der Punktsuche empfiehlt es sich, sehr systematisch vorzugehen. Der Bezirk, in dem der irritierte Punkt erwartet wird, muss vollständig und mit gleichmäßigem Druck abgetastet werden. Die Nadel darf nicht vorschnell eingestochen werden.

Ohrakupunktur

! Quick-Memo

Punktsuche	Vorteile	Nachteile
Tastuntersuchung stumpf (Knopfsonde etc.) spitz (Akupunkturnadel)	besonders für Anfänger geeignet atraumatisch geht schnell	subjektiv, von Mitarbeit des Patienten abhängig etwas umständlich erst für fortgeschrittene Anwender
Hautwiderstandsmessung	elegant, objektiv	oft nicht gut möglich
Very-Point	unabhängig von den Aussagen des Patienten	nur für Geübte

7.6.5 Desinfektion, Stichtechnik, Manipulation

Wichtig ist die sorgfältige Hautdesinfektion, um Infektionen zu vermeiden. Geeignet sind die handelsüblichen Desinfektionsmittel.

Der Nadeleinstich sollte zügig und unter leichter Drehung senkrecht zur Hautoberfläche erfolgen. Nur geringe Stichtiefe, sodass die Nadelspitze gerade noch im Knorpel fixiert ist! Nicht im oder direkt am Gehörgang punktieren, um vagovasale Reaktionen zu vermeiden.

Bei der Ohrakupunktur wird die Nadel nicht manipuliert, um eine unnötige Traumatisierung und damit ein erhöhtes Infektionsrisiko zu vermeiden.

Praxistipp

- Nicht mit einer Sprühdesinfektion ins Ohr sprühen, sondern einen getränkten Tupfer benutzen! Die Hautdesinfektion sollte nach der Inspektion erfolgen, damit keine „wichtigen Spuren" verwischt werden, aber vor der Tastuntersuchung mit der Nadel oder der Very-Point-Technik. Nach der Desinfektion ist die Punktsuche mit elektrischer Hautwiderstandsmessung bis zur vollkommenen Abtrocknung des Alkohols nicht sinnvoll.
- Bei unsachgemäßer Technik besteht die Gefahr einer Perichondritis mit Zerstörung des Knorpelgewebes. Dieses Risiko ist bei vorheriger Desinfektion und sachgemäßer Durchführung gering.
- Die Haut um den Gehörgang wird vom N. vagus innerviert. Nadelungen in diesem Gebiet können zu einem vagovasalen Kollaps führen. Daher sollte direkt am und im Gehörgang nicht genadelt werden.
- Prinzipiell sollte die Ohrakupunktur am entspannt liegenden Patienten durchgeführt werden.
- Die Schmerzen der Akupunktur werden weniger intensiv wahrgenommen, wenn der Einstich während der Ausatmung erfolgt.

7.6.6 Nadelverweildauer

Die Verweildauer der Nadel orientiert sich an der Diagnose (akute oder chronische Beschwerden?) und an der Konstitution des Patienten. Üblich ist eine Nadelverweildauer von 15–45 Minuten, bei geschwächten und älteren Patienten 5–15 Minuten.

7.6.7 Behandlungsfrequenz und -häufigkeit

Behandlungsfrequenz und -dauer hängen von der Akuität der Beschwerden ab. Akute Erkrankungen werden häufiger (2- bis 4-mal pro Woche), chronische seltener (wöchentlich oder zweiwöchentlich) behandelt. Je nach Besserung können die Intervalle verlängert werden, um das Behandlungsergebnis zu stabilisieren. Eine Behandlungsserie umfasst in aller Regel 6–10 Akupunktursitzungen.

7.7 Anatomie der Ohrmuschel, Repräsentationszonen

7.7.1 Topographische Anatomie der Ohrmuschel

Ihre charakteristische Form erhält die Ohrmuschel durch den elastischen Ohrknorpel **(siehe Abb. 7.1)**. Die äußere Ohrmuschel wird von der Krempe (Helix) begrenzt. Diese unterteilt sich in Helixwurzel, Helixfuß, Helixkörper, das kraniookzipital liegende Tuberculum Darwini und den in das Ohrläppchen (Lobulus auriculae) auslaufenden Helixschwanz. Gegenüber der Helix befindet sich die Anthelix. Sie unterteilt sich kranial in zwei Schenkel (Crus superius et Crus inferius anthelicis). Die beiden Schenkel begrenzen die Fossa triangularis. Kaudal geht die Anthelix in den Antitragus über **(siehe Abb. 7.1)**. Am Übergang der Anthelix in den Antitragus befindet sich der Anfang der postantitragalen Furche. Helix und Anthelix bilden eine kahnartige Vertiefung, die Scapha. Gegenüber dem Antitragus liegt, getrennt durch die Incisura intertragica, der Tragus. Die tiefste Wölbung der Ohres (Concha) wird durch die Helixwurzel und den Helixfuß in einen oberen Anteil (Hemiconcha superior) und in einen unteren Anteil (Hemiconcha inferior) unterteilt. Die äußere Öffnung des Gehörganges liegt nasal der Hemiconcha inferior.

Ohrakupunktur

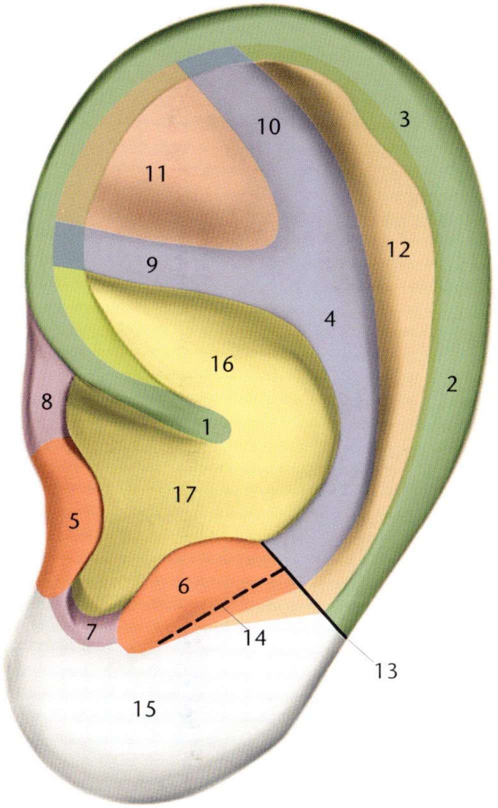

Abb. 7.1: Anatomische Topographie der Ohrmuschel – laterale Ansicht

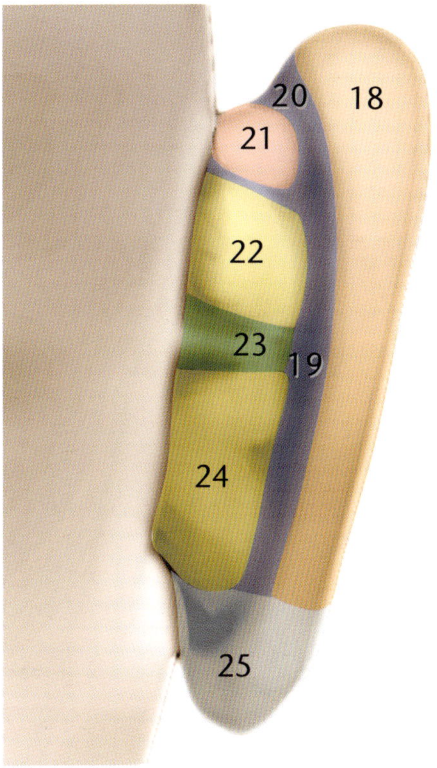

Abb. 7.2: Anatomische Topographie der Ohrmuschel – Ohr-Rückseite

1: Helixwurzel
2: Helix
3: Tuberculum Darwini
4: Anthelix
5: Tragus
6: Antitragus
7: Incisura intertragica
8: Incisura supratragica
9: Crus inferius anthelicis
10: Crus superius anthelicis
11: Fossa triangularis
12: Scapha
13: Postantitragale Furche
14: Sensorielle Linie
15: Lobulus auriculae
16: Hemiconcha superior
17: Hemiconcha inferior

18: Eminentia scaphae
19: Sulcus anthelicis
20: Sulcus cruris superioris anthelicis
21: Eminentia fossae triangularis
22: Eminentia hemiconchae superioris
23: Sulcus posterior centralis
24: Eminentia hemiconchae inferioris
25: Fovea retrolobularis

7.7.2 Innervation der Ohrmuschel

Im Wesentlichen lassen sich am Ohr drei Innervationszonen abgrenzen **(siehe Abb. 7.3a und Abb. 7.3b)**:

1. N. auriculotemporalis als Ast des N. mandibularis aus dem N. trigeminus: Tragus, Antitragus, Anthelix, Scapha, aufsteigende Helixkrempe einschließlich des Tuberculum Darwini.
2. Rr. auriculares der Nn. vagus, facialis und glossopharyngeus: Trommelfell, Gehörgang und Concha.
3. N. auricularis magnus und N. occipitalis minor des Plexus cervicalis: Helixkrempe unter dem Tuberculum Darwini, Lobulus auriculae und der größte Teil der Ohrrückseite.

Die Zonen überlappen sich teilweise und können individuelle Unterschiede aufweisen.

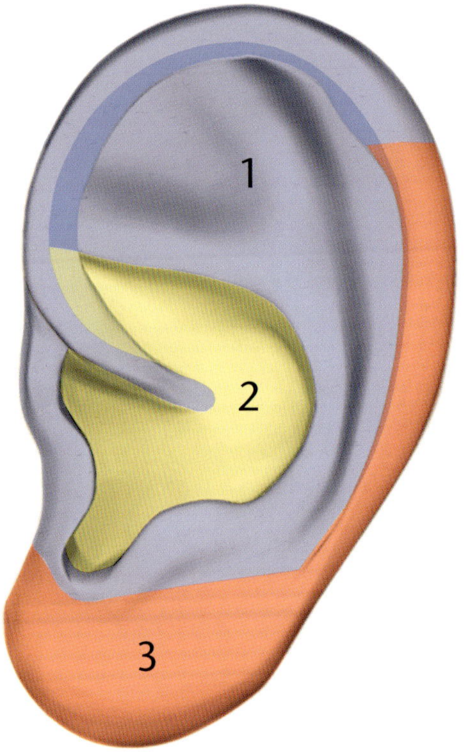

Abb. 7.3a: Innervation der Ohrmuschel

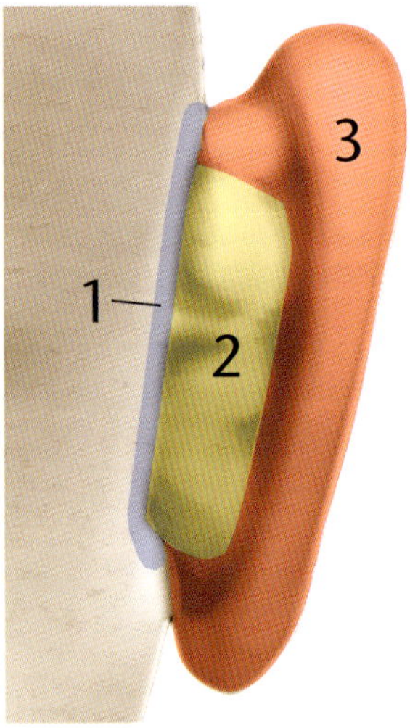

Abb. 7.3b: Innervation auf der Rückseite des Ohres

7.7.3 Repräsentationszonen an der Ohrmuschel

Nach P. Nogier repräsentiert sich der Körper in Fetalhaltung auf der Ohrmuschel, wobei sich der Kopf unten befindet **(s. Abb. 7.4)**.
Ausgehend von dieser Gesamtprojektion lassen sich die Körperstrukturen einzelnen Repräsentationszonen zuordnen **(s. Abb. 7.5–7.7)**.

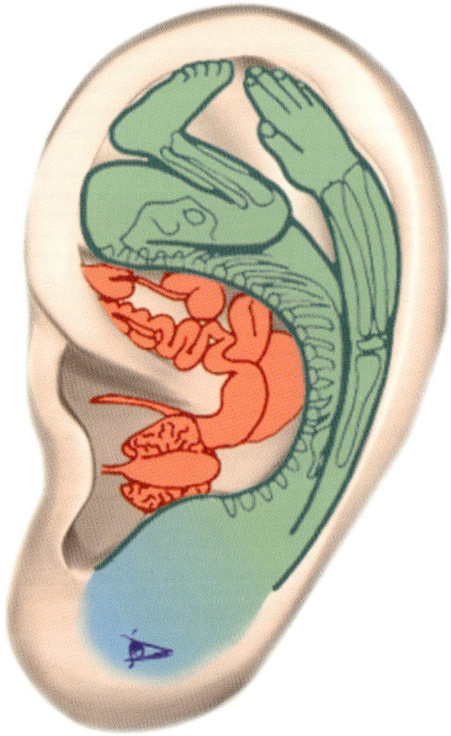

Abb. 7.4: Embryo-Modell nach Nogier

Ohrakupunktur

Zuordnung der Repräsentationszonen zu den Arealen der Ohrmuschel

1: Kuppe der Anthelix – Wirbelsäule
2: Innenseite der Anthelix – Bandscheiben
3: Anthelixwand, unterhalb der Bandscheibenzone – Steuerungspunkte der endokrinen Drüsen
4: Anthelixwand, zwischen den Steuerungspunkten der endokrinen Drüsen und dem Cavum conchae – sympathische Ganglien bzw. Grenzstrang
5: Innenseite der Incisura intertragica – endokrine Zone
6: Außenseite der Helix (dorsaler Bereich der Helix) – Medulla spinalis, sensible Bahnen
7: zwischen Helix und Anthelix sowie um die Anthelix – paravertebrale Muskeln und Bänder (A = HWS; B = BWS; C = LWS; D = Sakrum)
8: segmental auf der Innenseite der Helix („vegetative Rinne") – sympathische Kerngebiete
9: im Scapha-Bereich – obere Extremität
10: im Bereich der Fossa triangularis und des Crus superius anthelicis – untere Extremität
11: Antitragus – Schädel
12: Ohrläppchen (Lobulus auriculae) – Sinnesorgane
13: im Bereich um die Helixwurzel herum auf dem Boden der Concha – Magen-Darm-Trakt
14: im oberen Bereich der Hemiconcha superior – Urogenitaltrakt
15: kranial und okzipital der Helixwurzel auf dem Boden der Concha– übrige Abdominalorgane
16: im Bereich der Hemiconcha inferior – Thoraxorgane.

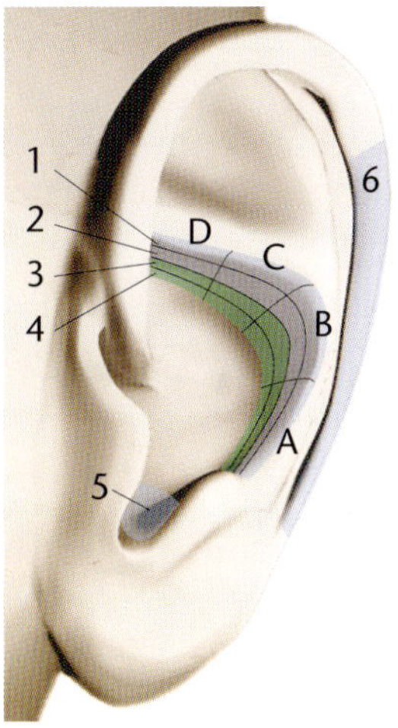

Abb. 7.5: Endokrine Repräsentationszonen

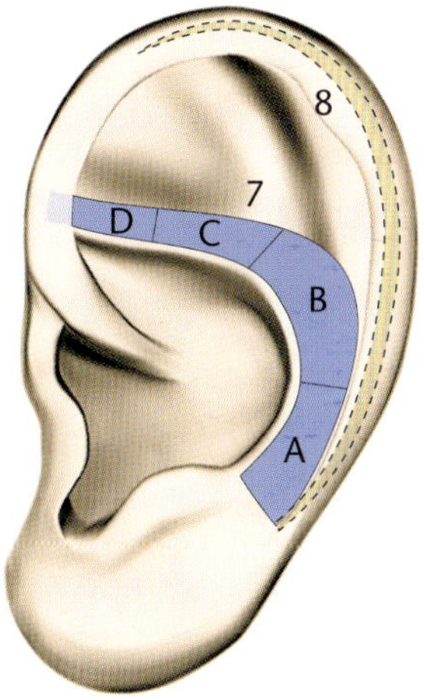

Abb. 7.6: Paravertebrale Repräsentationszonen

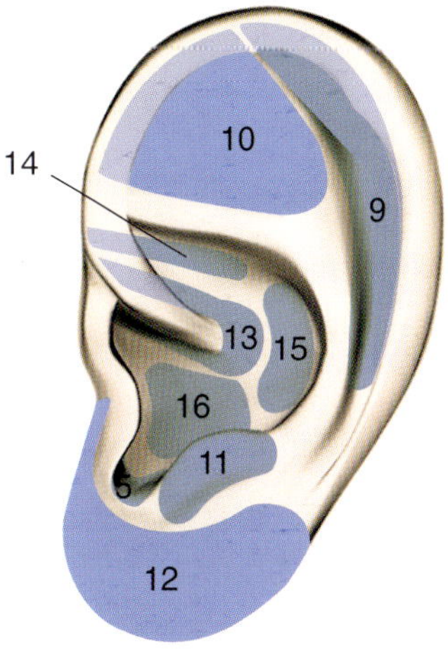

Abb. 7.7: Repräsentationszonen – Thoraxorgane

Ohrakupunktur

7.8 Systematik der Ohrpunkte

Im folgenden Verzeichnis der bekannten Ohrakupunkturpunkte werden die Punkte der französischen und der chinesischen Schule nebeneinander dargestellt. Die Punkte werden entsprechend der französischen Nomenklatur mit Namen bzw. Eigennamen und entsprechend der chinesischen Nomenklatur mit Zahlen bezeichnet. Sie werden aus praktischen Gründen im Verzeichnis nach Punktkategorien **(vgl. auch Abb. 7.8)** sortiert und innerhalb dieser, der Übersichtlichkeit halber, nach Regionen unterteilt aufgelistet.
Punkte, die auf Grund ihres Wirkungsspektrums in mehr als eine Kategorie passen, sind entsprechend mehrfach genannt.
Eine für die Autorin praxisrelevante Punktauswahl wird bei den entsprechenden Krankheitsbildern im Indikationsteil dargestellt.

7.8.1 Organ- bzw. Korrespondenzpunkte

Innere Organe und Sinnesorgane (s. Abb. 7.9, Seite 277)

Lobulus

Zunge (4)
Lokalisation: In der Mitte des kranialen Lobulus.
Indikation/Wirkung: Glossitis, Geschmacksstörungen, Stomatitis, Pharyngitis, Glossopharyngeusneuralgie.

Auge (8)
Lokalisation: In der Mitte des Lobulus.
Indikation/Wirkung: Augenerkrankungen, Migräne, Zephalgie, insbesondere bei Ausstrahlung in oder um das Auge.

Innenohr (9)
Lokalisation: Vor dem okzipitalen Lobulusrand, in Höhe des Punktes Auge (8).
Indikation/Wirkung: M. Menière, Schwindel, Schwerhörigkeit, Tinnitus.

Tragus/Incisura supratragica

Äußere Nase (14)
Lokalisation: Auf dem Tragus, am Übergang zur Gesichtshaut.
Indikation/Wirkung: Erkrankungen der äußeren Nase.

Larynx/Pharynx (15)
Lokalisation: Auf der Tragusinnenseite, in der Höhe des Tragusgipfels.
Indikation/Wirkung: Laryngitis, Pharyngitis, Sinusitis, Tonsillitis, Aphonie, Stomatitis aphthosa.
! Cave: Kollapsgefahr auf Grund der Nähe zum Meatus acusticus externus!

Innere Nase (16)
Lokalisation: Im unteren Drittel der Tragusinnenseite.
Indikation/Wirkung: Sinusitis, allergische Rhinitis, Epistaxis.

Äußeres Ohr (20)
Lokalisation: Am oberen Rand der Incisura supratragica, knapp unter der aufsteigenden Helixkrempe, am Übergang zur Gesichtshaut. Entspricht dem Punkt 3E 21 der Körperakupunktur.
Indikation/Wirkung: Erkrankungen der Ohrmuschel und des äußeren Gehörgangs wie Entzündungen oder Verletzungen/Prellungen.

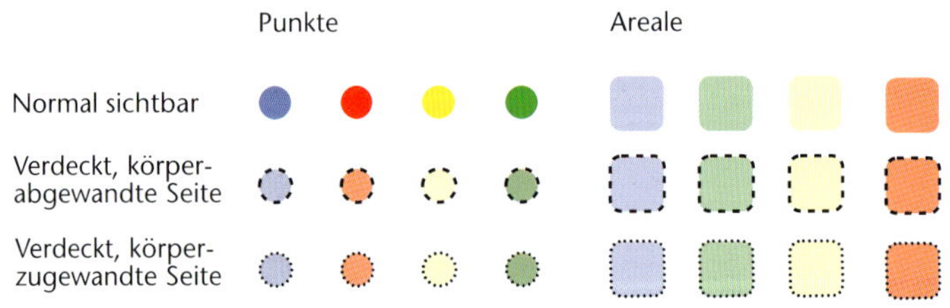

Abb. 7.8: Legende zur Darstellung der Punkte in den folgenden Abbildungen

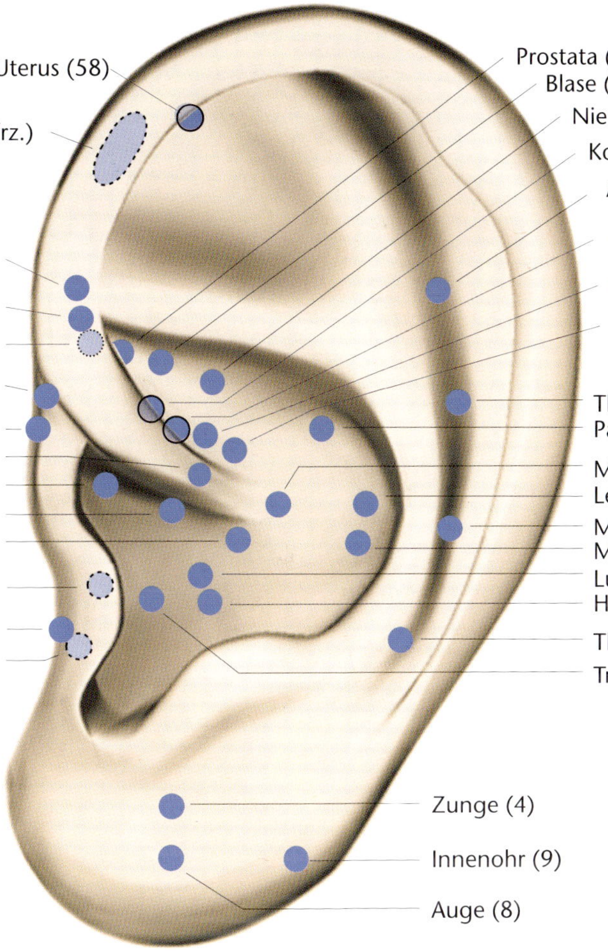

Abb. 7.9: Organ- bzw. Korrespondenzpunkte der Inneren Organe und Sinnesorgane

Herzpunkt (21)

Lokalisation: In der Incisura supratragica, etwa 3–4 mm kaudal des Punktes Äußeres Ohr (20).

Indikation/Wirkung: Funktionelle Herzbeschwerden, vegetativ bedingte Rhythmusstörungen. Ähnlich dem Punkt Herz (100).

Concha

Mund (84)

Lokalisation: Kaudal unter der aufsteigenden Helix in der Hemiconcha inferior, okzipital des Gehörgangs.

Indikation/Wirkung: Erkrankungen in Mund- und Oropharynx, Suchterkrankungen.

Ösophagus (85)

Lokalisation: Kaudal der aufsteigenden Helix in der Hemiconcha inferior, okzipital von Mund (84).

Indikation/Wirkung: Ösophagusspasmen, Hyperemesis, Dysphagie, Reflux-Ösophagitis.

Kardia (86)

Lokalisation: In der Hemiconcha inferior, direkt kaudal des Helixfußes, zwischen Ösophagus (85) und Magen (87).

Indikation/Wirkung: funktionelle Beschwerden im Oberbauch, Unwohlsein, Übelkeit, Völlegefühl, Kardiospasmus.

Magen (87)
Lokalisation: Am Boden der Concha, um den Helixfuß herum.
Indikation/Wirkung: Akute und chronische Gastritis, Neurasthenie, Essstörungen, Übelkeit.

Duodenum (88)
Lokalisation: Kranial der Helixwurzel in der Hemiconcha superior, dem Magenareal (87) nasal anschließend.
Indikation/Wirkung: Erkrankungen des Duodenums und benachbarter Organe (z. B. chronische Cholezystitis, Roemheld-Syndrom).

Jejunum/Ileum (89)
Lokalisation: In der Hemiconcha superior, im weiteren Verlauf des Oberrandes der Helixwurzel nasal an Duodenum (88) anschließend.
Indikation/Wirkung: Zur Unterstützung bei Erkrankungen des Dünndarms wie Morbus Crohn, Sprue, Diarrhö und funktioneller Dyspepsie.

Appendix IV chin.(90)
Lokalisation: In der Hemiconcha superior, im weiteren Verlauf des Oberrandes des Helixfußes zwischen Jejunum/Ileum (89) und Kolon (91) gelegen.
Indikation/Wirkung: entspricht im Wesentlichen den Indikationsbereichen der beiden benachbarten Areale Jejunum/Ileum (89) und Kolon (91), siehe dort.

Kolon (91)
Lokalisation: Kranial der aufsteigenden Helix am Boden der Hemiconcha superior bis nasal unter die Helixkrempe ziehend.
Indikation/Wirkung: Colon irritabile, chronische Obstipation, Diarrhö, Kolitis, Meteorismus.

Urethra (franz.)
Lokalisation: Am nasalen Ende des Urogenitaltraktes, in der kranialen Hälfte und auf dem Boden der Hemiconcha superior.
Indikation/Wirkung: Urethritis, Vegetatives Urogenitalsyndrom.

Blase (92)
Lokalisation: Nasal in der kranialen Hälfte der Hemiconcha superior, okzipital an Urethra (franz.) anschließend.
Indikation/Wirkung: Schmerzen und Erkrankungen der Blase, der Prostata und der ableitenden Harnwege.

Prostata (93)
Lokalisation: Auf dem Boden der kranialen Hälfte der Hemiconcha superior zwischen aufsteigender Helix und Blase (92).
Indikation/Wirkung: Prostatitis, Vegetatives Urogenitalsyndrom, Fertilitätsstörungen.

Niere (95)
Lokalisation: Auf dem Boden der kranialen Hälfte der Hemiconcha superior, etwa in der Mitte.
Indikation/Wirkung: Schwächen, Schmerzen und Erkrankungen der Niere und der Nebenniere (auch im Sinne der TCM), Lumbalgien, Fertilitätsstörungen, Menstruationsstörungen, Erkrankungen des Ohres.

Pankreas/Gallenblase (96)
Lokalisation: Am Boden der Hemiconcha superior zwischen Niere (95) und Leber (97), kranial des Magenareals (87).
Indikation/Wirkung: Verdauungsstörungen, Funktionsstörungen von Pankreas, Cholezystitis.

Leber (97)
Lokalisation: Auf dem Boden der Concha, okzipital des Helixfußes und des Magenareales (87).
Indikation/Wirkung: Hepatopathien, Meteorismus, Dyspepsien, hämatologische Erkrankungen, Suchterkrankungen, ggf. Augenerkrankungen; unterstützend bei allen plötzlichen, wechselnden und kolikartigen Erkrankungen im Sinne der TCM z. B. Allergien, Koliken, akute Neuralgien.

Milz (98)
Lokalisation: Auf der Höhe des Gehörgangs am okzipitalen Ende der Hemiconcha inferior.
Indikation/Wirkung: Erkrankungen der Milz im Sinne der TCM z. B. Verdauungsstörungen, hämatologische Erkrankungen, Dysmenorrhö, Dyspepsie.

Herz (100)
Lokalisation: An der tiefsten (nicht kaudalsten) Stelle der Hemiconcha inferior.
Indikation/Wirkung: „Vegetativer Herzpunkt", psychische Befindlichkeitsstörungen, Neurasthenie, Schlafstörungen, Prüfungsangst, vegetative Herzrhythmusstörungen, Hypotonie, Hypertonie.

Lunge (101)
Lokalisation: Zentral in der Hemiconcha inferior, um den Herzpunkt (100) gelegen.
Indikation/Wirkung: Lungenerkrankungen (auch im Sinne der TCM), Nikotinsucht, Hauterkrankungen.

Trachea (103)
Lokalisation: Zwischen dem tiefsten Punkt der Hemiconcha inferior (Herz 100) und dem Rand des Meatus acusticus externus.
Indikation/Wirkung: Atemwegserkrankungen, Reizhusten, ggf. Raucherentwöhnung, Tracheobronchitis.

Helix

Genitalien, äußere (chin.) (79)
Lokalisation: Auf der Helixkrempe in Höhe des Crus inferius anthelicis.
Indikation/Wirkung: Genitalerkrankungen.

Urethra (chin.) (80)
Lokalisation: Auf der Helixkrempe etwas unterhalb des Crus inferius anthelicis. Der Punkt wird nur selten verwendet.
Indikation/Wirkung: Urethritis, Harnverhalt.

Nullpunkt (82)
Lokalisation: In einer kleinen tastbaren Vertiefung oberhalb des Helixfußes am Crus helicis.
Indikation/Wirkung: Singultus, „Zwerchfellpunkt", Ausgangspunkt der Behandlungslinien (n. Nogier), Abgleichpunkt für die Hautwiderstandsmessung, spasmolytisch.

Nierenparenchym (franz.)
Lokalisation: Auf der Innenseite der Helixkrempe in Höhe der Mitte der Fossa triangularis.
Indikation/Wirkung: Zur Unterstützung bei Erkrankungen des Nierenparenchyms.

Fossa triangularis

Uterus (58)
Lokalisation: Im kranialen Drittel des von der Helixkrempe überragten Anteils der Fossa triangularis.
Indikation/Wirkung: Bei Frauen Dysmenorrhoe, Metrorrhagie sowie unterstützend zur Tokolyse; bei Männern Impotenz; allgemein bei psychosomatischen Beschwerden des Bewegungsapparates.

Scapha

Thorax (42)
Lokalisation: Am Übergang der Anthelix zur Scapha in Höhe der unteren BWS-Segmente.
Indikation/Wirkung: Thorakale Beschwerden wie Beklemmungsgefühl, Mastitis, Herpes zoster, Interkostalneuralgie oder Sternokostalsyndrom.

Abdomen (43)
Lokalisation: Am Übergang der Anthelix zur Scapha in Höhe der oberen LWS-Segmente.
Indikation/Wirkung: Beschwerden im Bauchraum.

Mamma (44)
Lokalisation: Am Übergang der Anthelix zur Scapha in Höhe der oberen BWS-Segmente.
Indikation/Wirkung: Mastodynie, Laktationsschwäche, Mastitis, Interkostalneuralgie mit Ausstrahlung in die Mamma.

Thyreoidea (45)
Lokalisation: Am Übergang der Anthelix zur Scapha in Höhe der oberen HWS-Segmente.
Indikation/Wirkung: Schilddrüsendysfunktion und radikuläre Irritationen der oberen Zervikalsegmente.

Bewegungsapparat und Kopf

Anthelix

Becken (56)
Lokalisation: Etwas okzipital der Spitze der Crura anthelices, etwas nasokranial von Hüfte (57).
Indikation/Wirkung: Schmerzen und Entzündungen im Bereich des Beckens.

Ischiaszone (52)
Lokalisation: Auf dem Crus inferius anthelicis, in Höhe von LWK 2/3.
Indikation/Wirkung: Lumboischialgien, Schmerzen im Versorgungsgebiet des N. ischiadicus.

Gesäß (53)
Lokalisation: auf dem Crus inferius anthelicis zwischen Ischiaszone (52) und Becken (56).
Indikation/Wirkung: Lumboischialgien, Schmerzen im Versorgungsgebiet des N. ischiadicus.

Fossa triangularis

Hüfte (57)
Lokalisation: An der auslaufenden Spitze der Fossa triangularis.
Indikation/Wirkung: Schmerzen und Erkrankungen im Hüftgelenksbereich.

Kniegelenk (chin.) (49a)
Lokalisation: In der Mitte des Crus superius anthelicis.
Indikation/Wirkung: Schmerzen und Erkrankungen des Kniegelenks, besonders des Knochens und des Knorpels.

Kniegelenk (franz.) (49b)
Lokalisation: In der Mitte der Fossa triangularis.
Indikation/Wirkung: Schmerzen und Erkrankungen des Kniegelenks, besonders der Muskeln und Bänder.

Sprunggelenk
Lokalisation: Am unteren Rand der Fossa triangularis unter der Helixkrempe.
Indikation/Wirkung: Schmerzen und Erkrankungen des Sprunggelenks verschiedener Genese.

Calcaneus (47)
Lokalisation: Im nasokaudalen Winkel auf dem Boden der Fossa triangularis unter der Helixkrempe.
Indikation/Wirkung: Calcaneodynie, Achillodynie, Fersensporn.

Zehen (46)
Lokalisation: Unter der Helixkrempe am Übergang der Fossa triangularis zum Crus superius anthelicis; der kleine Fußzeh liegt nasokranial in der Fossa triangularis und der große Fußzeh liegt auf dem Crus superius anthelicis.
Indikation/Wirkung: Akute und chronische Beschwerden im Bereich der Zehen.

Scapha

Schultergelenk (64)
Lokalisation: In der Mitte der Scapha in Höhe C6–T1.
Indikation/Wirkung: Schmerzen und Erkrankungen des Schultergelenks und der umgebenden Muskulatur.

Schulter (65)
Lokalisation: In der Mitte der Scapha, in der Höhe der Incisura supratragica.
Indikation/Wirkung: Schmerzen und Erkrankungen des Schultergelenks und der umgebenden Muskulatur.

Oberarm
Lokalisation: Region in der Scapha zwischen den Punkten Schulter (65) und Ellenbogen (66).
Indikation/Wirkung: Zur Unterstützung von Beschwerden in den benachbarten Gelenken und im Oberarm.

Ellenbogengelenk (66)
Lokalisation: In der Mitte der Scapha, in der Verlängerung des Crus inferius anthelicis.
Indikation/Wirkung: Schmerzen und Erkrankungen im Ellenbogenbereich.

Unterarm
Lokalisation: Region in der Scapha zwischen den Punkten Ellenbogen (66) und Handgelenk (67).
Indikation/Wirkung: Tendovaginitis, Epikondylitis, unterstützend bei Schulter-Arm-Syndrom.

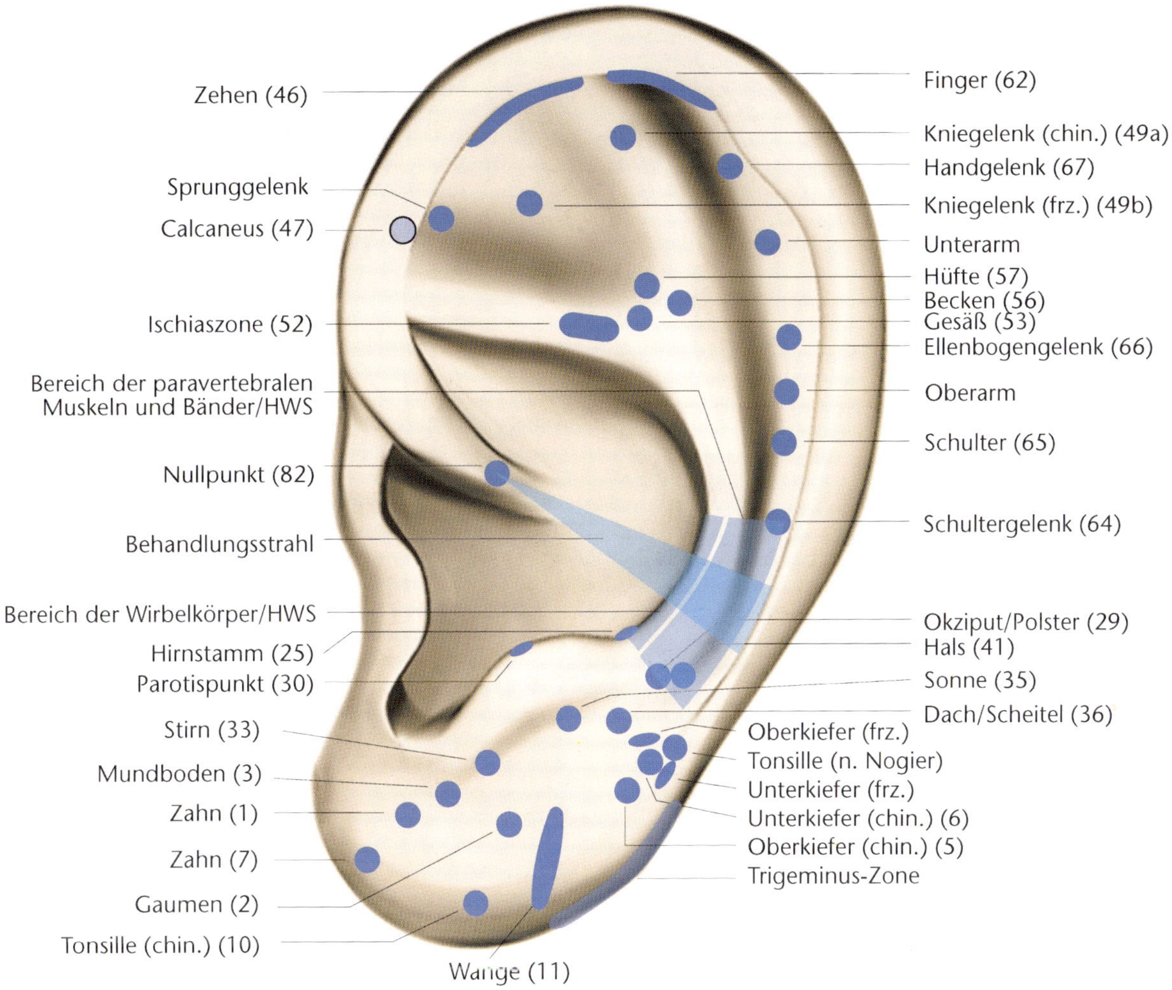

Abb. 7.10: Organ- bzw. Korrespondenzpunkte des Bewegungsapparates und des Kopfes

Handgelenk (67)

Lokalisation: In der Mitte der Scapha etwas nasokranial des Tuberculum Darwini.

Indikation/Wirkung: Beschwerden im Bereich des Handgelenks und der Handwurzelknochen z. B. Karpaltunnelsyndrom, rezidivierende Tendinitis, Kontusion.

Finger (62)

Lokalisation: In der kranialen Scapha bis an die Helixkrempe ragend; der kleine Finger liegt okzipital, der Daumen liegt nasal.

Indikation/Wirkung: Akute und chronische Beschwerden im Bereich der Finger und der entsprechenden Fingergelenke.

Antitragus/postantitragale Furche

Hirnstamm (25)

Lokalisation: Auf der Kuppe der postantitragalen Furche zwischen Antitragus und Anthelix.

Indikation/Wirkung: Meningeale Reizzustände, postspinaler Kopfschmerz, neurologische und psychische Erkrankungen.

Okziput/Polster (29)

Lokalisation: Auf dem Schnittpunkt der sensoriellen Linie und der postantitragalen Furche.

Indikation/Wirkung: Okzipitaler Kopfschmerz, Schwindel, Hypotonie; wirkt analgetisch, allgemein beruhigend, ausgleichend.

Ohrakupunktur

Parotispunkt (30)
Lokalisation: Auf dem Gipfel des Antitragus. Stichrichtung: von nasal senkrecht in den Gipfel.
Indikation/Wirkung: Erkrankungen der Parotis, Seitenstrangangina; wirkt immunstimulierend und juckreizstillend.

Scheitel/Dach (36)
Lokalisation: Dorsal der sensoriellen Linie, bildet mit den Punkten Polster (29) und Sonne (35) ein gleichschenkliges Dreieck.
Indikation/Wirkung: Neuralgien und neuralgiforme Schmerzen im Bereich des Kopfes und des Nackens, Interkostalneuralgien; ist gut mit dem sensoriellen Punkt kombinierbar.

Stirn (33)
Lokalisation: Am nasokaudalen Anfang der sensoriellen Linie an der Basis des Antitragus.
Indikation/Wirkung: Frontaler Kopfschmerz, Sinusitis, Commotio, Neuralgien, ggf. Schwindelzustände und Schlafstörungen.

Sonne (35)
Lokalisation: Etwa in der Mitte der sensoriellen Linie an der Basis des Antitragus.
Indikation/Wirkung: Parietaler Kopfschmerz, Migräne, ggf. Schwindelzustände und Schlafstörungen.

Lobulus

Zahn (1)
Lokalisation: 6–8 mm kaudal der Incisura intertragica auf dem Lobulus.
Indikation/Wirkung: Zahnschmerzen, Analgesie bei Zahnextraktionen, vor allem im Unterkieferbereich.

Gaumen (2)
Lokalisation: Etwas okzipital im Bereich des kranialen mittleren Lobulus.
Indikation/Wirkung: Zahnschmerzen, Stomatitis, Glossopharyngeus- und Trigeminusneuralgie.

Mundboden (3)
Lokalisation: Etwas nasal im Bereich des kranialen mittleren Lobulus.
Indikation/Wirkung: Zahnschmerzen, Stomatitis, Parodontose, Pharyngitis, Neuralgien.

Oberkiefer (chin.) (5)
Lokalisation: Okzipital auf dem kranialen Teil des Lobulus.
Indikation/Wirkung: Trigeminusneuralgie, Beschwerden im Oberkieferbereich (Zähne) und des Kiefergelenks.

Oberkiefer (franz.)
Lokalisation: Am Übergang der Scapha zum Lobulus, direkt kranial von Unterkiefer (chin.) (6).
Indikation/Wirkung: Schmerzen im Kiefergelenk.

Unterkiefer (chin.) (6)
Lokalisation: Okzipital auf dem kranialen Teil des Lobulus.
Indikation/Wirkung: Trigeminusneuralgie, Beschwerden im Unterkieferbereich, besonders der Zähne.

Unterkiefer (franz.)
Lokalisation: Okzipital auf dem kranialen Teil des Lobulus, direkt dorsokaudal von Unterkiefer (chin.) (6).
Indikation/Wirkung: Schmerzen und Entzündungen im Bereich des Unterkiefers, besonders des Knochens und der Gelenke.

Zahn (7)
Lokalisation: Nasal der Mitte des Lobulus.
Indikation/Wirkung: Zahnschmerzen, Analgesie bei Zahnextraktionen, vor allem im Oberkieferbereich.

Tonsille (chin.) (10)
Lokalisation: Zwischen dem Punkt Auge (8) und dem kaudalen Lobulusrand.
Indikation/Wirkung: Akute und chronische Tonsillitis und Pharyngitis.

Tonsille (n. Nogier)
Lokalisation: Auf dem Übergang Scapha zum Lobulus, mittig zwischen Point de Jérôme (29b) und Anti-Depression (PT3).

Indikation/Wirkung: Akute und chronische Tonsillitis und Pharyngitis.

Wange (11)
Lokalisation: Größeres längsovales Areal zwischen dem Punkt Auge (8) in der Lobulusmitte und dem dorsalen Lobulusrand.
Indikation/Wirkung: Trigeminusneuralgie, Fazialisparese, myofasziales Syndrom.

Trigeminus-Zone
Lokalisation: Am okzipitalen Lobulusrand.
Technik: Stichelung oder Siebtechnik, Stichrichtung von okzipital senkrecht auf den Lobulusrand, gegebenenfalls bluten lassen.
Indikation/Wirkung: Trigeminusneuralgie, Gesichtsneuropathien, myofasziales Syndrom.

7.8.2 Segmenttherapie

Die aus der Embryonalentwicklung stammende segmentale Einteilung des menschlichen Organismus bleibt im Rumpfbereich am deutlichsten bestehen. Insbesondere die Repräsentation des Achsenskeletts in Form von Wirbelsäule und Bandscheiben sowie der paravertebralen Muskulatur am Ohr zeugen davon. Aber auch Nerven, Vegetativum und endokrine Organe unterliegen der segmentalen Gliederung, die sich am Ohr widerspiegeln – Repräsentationszone **(s. Abb. 7.11)**.
Die in der Anthelixwand unterhalb der Zone der Bandscheiben gelegenen Repräsentationszonen mit segmentalem Bezug finden Sie in der Schrägansicht des Ohres im Abschnitt 7.8.5, Seite 291.

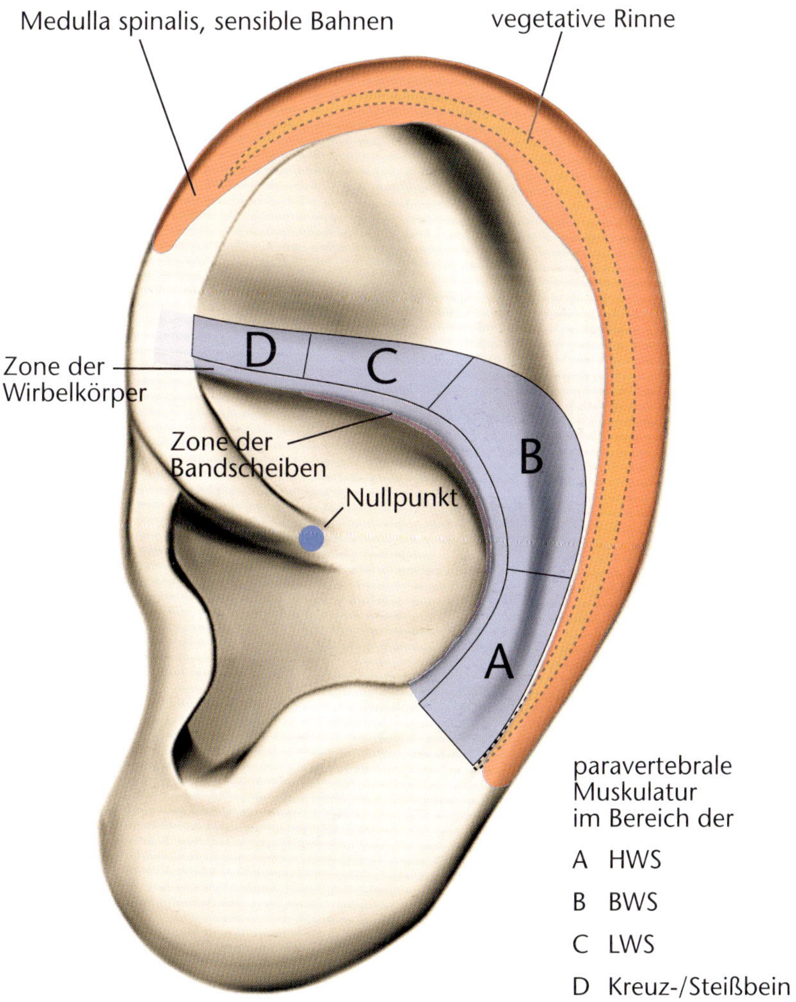

Abb. 7.11: Spiegelbild der segmentalen Gliederung des menschlichen Organismus

7.8.3 Analgetisch bzw. antiphlogistisch wirkende Punkte (s. Abb. 7.12)

ACTH (Nebenniere) (13)
Lokalisation: Am Übergang der Incisura intertragica zum Tragus, auf der Kante.
Stichrichtung von okzipital senkrecht auf die Kante.
Indikation/Wirkung: Besonders bei schweren und chronischen Erkrankungen wie rheumatoider Arthritis oder Asthma bronchiale wirksam. Stimuliert die Funktion der Nebenniere, deshalb bei chronischer Erschöpfung (Glukokortikoidmangel) einsetzbar. Der Punkt wirkt allgemein antiphlogistisch, analgetisch und antiallergisch.

Analgesiepunkt
Lokalisation: Am nasokaudalen Ohrläppchenrand.
Stichrichtung von nasal senkrecht auf den Ohrläppchenrand.
Indikation/Wirkung: Wirkt analgetisch, wird bei starken Schmerzen eingesetzt.

Interferonpunkt
Lokalisation: Am conchawärts gelegenen Rand der Incisura supratragica, direkt unterhalb der aufsteigenden Helix.
Indikation/Wirkung: Immunstimulierend, antiallergisch, antiphlogistisch (insbesondere bei chronischen Erkrankungen).

Polster (29)
Lokalisation: Auf dem Schnittpunkt der sensoriellen Linie mit der postantitragalen Furche.
Indikation/Wirkung: Okzipitaler Kopfschmerz, Schwindel, Hypotonie; wirkt analgetisch, allgemein beruhigend, ausgleichend.

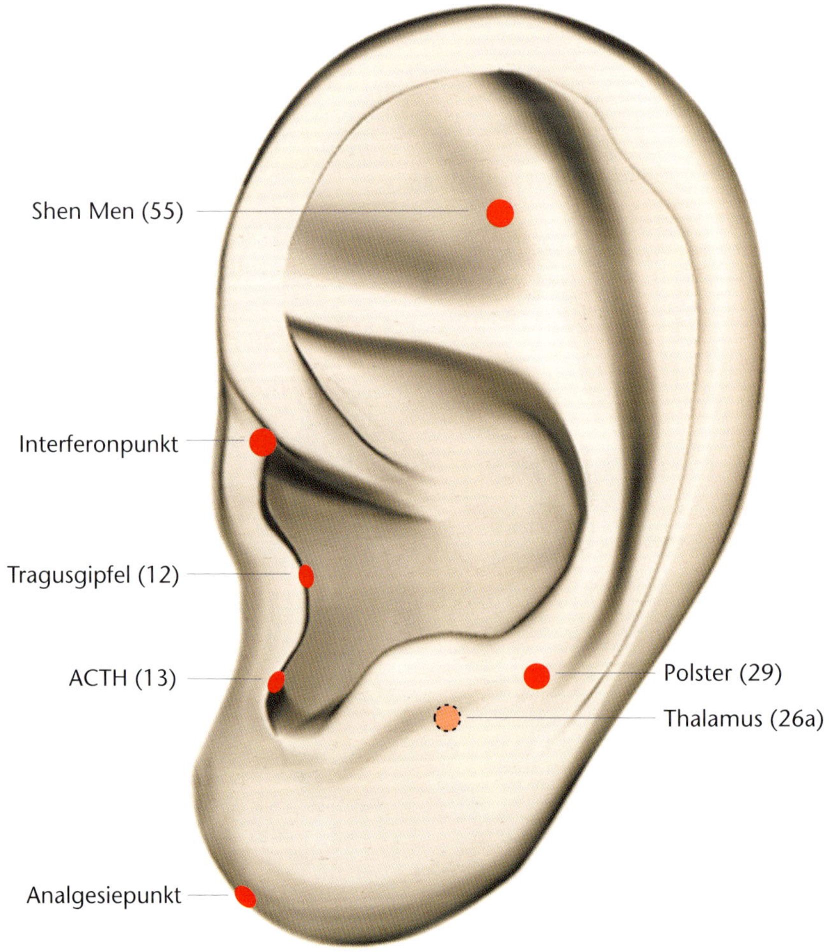

Abb. 7.12: Analgetisch bzw. antiphlogistisch wirkende Punkte

Shen Men (55)
Lokalisation: Am Übergang der okzipitalen Fossa triangularis zum Crus superius anthelicis, zwischen kaudalem und mittlerem Drittel.
Indikation/Wirkung: „Tor der Götter"; wirkt analgetisch, antiphlogistisch, antiallergisch, beruhigend.

Thalamus (26a)
Lokalisation: An der Basis und in der Mitte der Antitragusinnenseite, gegenüber dem außen gelegenen Punkt Sonne (35).
Indikation/Wirkung: Allgemeiner Analgesiepunkt, besonders bei akuten und starken Schmerzen.

Tragusgipfel (12)
Lokalisation: Auf dem Grat des Tragus, bei eingipfligem Tragus etwas kranial des Gipfels, bei zweigipfligem Tragus auf dem kranialen Gipfel.
Indikation/Wirkung: Antiphlogistisch, analgetisch, fiebersenkend.

7.8.4 Psychotrope bzw. vegetativ-ausgleichend wirkende Punkte (s. Abb. 7.13, Seite 286)

Lobulus

Anti-Aggression (PT 1)
Lokalisation: 2–4 mm nasokaudal der Incisura intertragica auf dem Lobulus.
Indikation/Wirkung: Psychotroper Punkt 1 (n. Rubach), aggressives Verhalten, zur Suchttherapie, autoaggressive Zustände im Rahmen chronischer Erkrankungen.

Angst-Sorge (PT 2)
Lokalisation: 6–8 mm nasokaudal der Incisura intertragica auf dem Lobulus.
Indikation/Wirkung: Psychotroper Punkt 2 (n. Rubach), reale oder irreale Angstzustände, Sorge.

Anti-Depression (PT 3)
Lokalisation: Etwas nasokaudal des Point de Jérôme (29b).
Indikation/Wirkung: Depressive Begleiterkrankungen.

Kummer (PT 4)
Lokalisation: In der Verlängerung der vegetativen Rinne auf dem Lobulus, in der Höhe des Angstpunktes (PT 2).
Indikation/Wirkung: Psychotroper Punkt 4 (n. Rubach), Kummer, verminderte Lebensfreude, Antriebslosigkeit.

Omega (Ω)-Hauptpunkt
Lokalisation: Auf dem nasokaudalen Lobulus.
Indikation/Wirkung: Psychotroper Punkt, psychisch-geistiger Ausgleich bei chronischen Erkrankungen (n. Rubach).

Antitragus/postantitragale Furche

Vegetativum II (34) (Graue Substanz) (Subcortex)
Lokalisation: Auf der Antitragusinnenseite, zwischen Thalamus (26a) und dem Ovarpunkt (23).
Indikation/Wirkung: Bei vegetativ und psychovegetativ bedingten Erkrankungen; wirkt antiphlogistisch, analgetisch, beruhigend, ausgleichend.

„Point de Jérôme" (Entspannungspunkt) (29b)
Lokalisation: Am Schnittpunkt der postantitragalen Furche mit der Scapha bzw. der vegetativen Rinne, direkt am Übergang zum Lobulus.
Indikation/Wirkung: Muskulärer und psychischer Entspannungspunkt; wirkt vegetativ ausgleichend.

Punkt der Begierde (29c)
Lokalisation: Am dorsalen Ende der postantitragalen Furche, direkt auf dem Rand des Ohres am dem auslaufenden Helixschwanz.
Stichrichtung senkrecht von okzipital in den Ohrrand, in Verlängerung der postantitragalen Furche.
Indikation/Wirkung: Suchtbehandlung, Raucherentwöhnung, Gewichtsreduktion.

Helix

Punkt der Beklommenheit
Lokalisation: auf dem Helixfuß, bildet das dorsale Ende der Plexus-solaris-Zone, dorsal des Nullpunktes (82).
Indikation/Wirkung: Funktionelle Magenbeschwerden wie Gastritis oder Reizmagen sowie deren nervöse Ursachen wie Prüfungsangst oder Erwartungs-

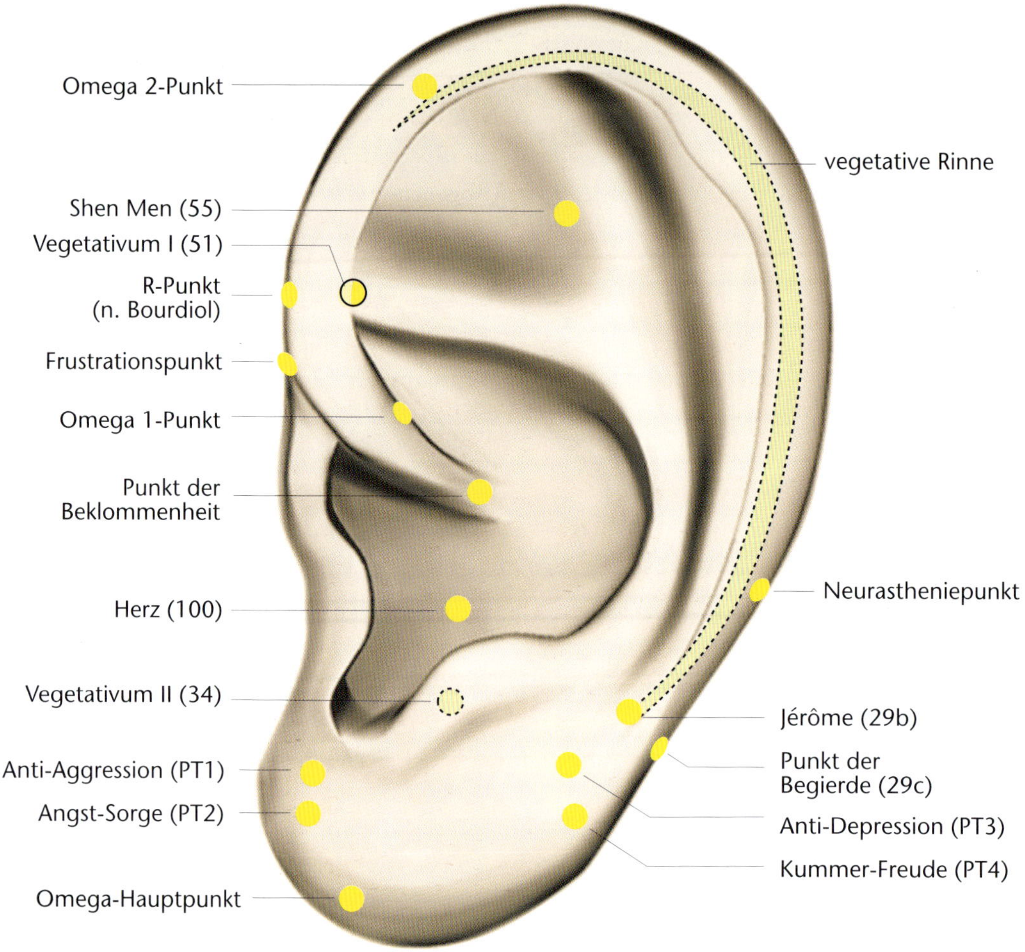

Abb. 7.13: Psychotrope bzw. vegetativ-ausgleichend wirkende Punkte

spannung (Lampenfieber); laut chinesischer Literatur bei Enuresis wirksam.

Omega (Ω) 1-Punkt
Lokalisation: Am kranialen Rand der aufsteigenden Helix, in das Dünn- bzw. Dickdarmareal übergehend.
Indikation/Wirkung: Psychotroper Punkt, bei psychovegetativen Störungen des Intestinums, Stoffwechsel- u. Verhaltensstörungen (n. Rubach).

Frustrationspunkt
Lokalisation: Ca. 4–6 mm nasokranial der Incisura supratragica, am Übergang der Helixkrempe zur Gesichtshaut.
Indikation/Wirkung: Raucherentwöhnung, Gewichtsreduktion, Frustration, psychische Belastung bei chronischen Erkrankungen.

R-Punkt (n. Bourdiol)
Lokalisation: Am Übergang der Helix zur Gesichtshaut in Höhe des Crus inferior anthelicis.
Indikation/Wirkung: „Hilfspunkt der Psychoanalyse", psychosomatische Erkrankungen.

Omega (Ω) 2-Punkt
Lokalisation: Auf der Helixkrempe nasal der Ohrspitze.
Indikation/Wirkung: Psychotroper Punkt, ausgleichend bei gestörter Mensch-Umwelt-Beziehung (n. Rubach).

Vegetative Rinne (Sympathische Ursprungskerne)
Lokalisation: Unter der Helixkrempe, segmental den Wirbelkörpern zuordenbar (bis ungefähr zum Tuberculum darwini, dann verschwimmt die Zuordenbarkeit).

Indikation/Wirkung: Vegetative Reaktionen des Organismus bei akuten und chronischen Erkrankungen (Behandlungsstrahl).

Neurasthenie-Punkt
Lokalisation: Auf der Helixkrempe in der Höhe von Segment C5/6.
Indikation/Wirkung: Neurasthenie, Abgeschlagenheit, „Burn-out-Syndrom", Müdigkeitssyndrom (Chronic Fatigue Syndrome).

Concha

Herz (100)
Lokalisation: An der tiefsten, nicht kaudalsten, Stelle der Hemiconcha inferior.
Indikation/Wirkung: „Vegetativer Herzpunkt", psychische Befindlichkeitsstörungen, Neurasthenie, Schlafstörungen, Prüfungsangst, vegetative Herzrhythmusstörungen, Hypotonie, Hypertonie.

Anthelix

Shen Men (55)
Lokalisation: Am Übergang der dorsalen Fossa triangularis zum Crus superius anthelicis, zwischen kaudalem und mittlerem Drittel.
Indikation/Wirkung: „Tor der Götter"; wirkt analgetisch, antiphlogistisch, antiallergisch, beruhigend.

Vegetativum I (51)
Lokalisation: Auf dem nasalen Ende des Crus inferius anthelicis, bis unter die Helixkrempe ragend.
Indikation/Wirkung: Bei vegetativ bedingten Erkrankungen; wirkt spasmolytisch, entspannend, ausgleichend.

7.8.5 Modalitätsspezifische bzw. ergänzende Punkte (s. Abb. 7.14, Seite 289 und 7.15, Seite 291)

Frontale Ansicht des Ohres

Helix

Plexus solaris
Lokalisation: Auf dem Helixfuß, umfasst als Zone den Nullpunkt (82) und den Punkt der Beklommenheit (83).
Indikation/Wirkung: Gastritis, Oberbauchbeschwerden, Prüfungsangst.

Nullpunkt (82)
Lokalisation: In einer kleinen tastbaren Vertiefung oberhalb des Helixfußes am Crus helicis.
Indikation/Wirkung: Singultus, „Zwerchfellpunkt", Ausgangspunkt der Behandlungslinien (n. Nogier), Abgleichpunkt für die Hautwiderstandsmessung; wirkt spasmolytisch.

Hoden/Ovar (franz.)
Lokalisation: Auf der Innenseite der Helixkrempe etwas unterhalb des gegenüberliegenden Wetterpunktes.
Indikation/Wirkung: Infertilität, Oligomenorrhoe.

Wetterpunkt
Lokalisation: Mitten auf der Helixkrempe, kranial der Incisura supratragica.
Indikation/Wirkung: Wetterfühligkeit, Beschwerdeverschlechterung bei Wetterwechsel und saisonal abhängigen Beschwerden z. B. Migräne, Narbenschmerzen, Zephalgie, Neuralgien.

Point Bosch (n. Nogier), Genitalregion
Lokalisation: am nasalen Rand der Helixkrempe, kranial der Incisura supratragica, direkt nasal des Wetterpunktes.
Indikation/Wirkung: Funktionelle Sexualstörungen wie Impotenz und Dyspareunie, Sexualneurosen; auch bei Migräne. Offensichtlich war die libidosteigernde Wirkung dieses Punktes schon im 17. Jahrhundert bekannt, da dieser Punkt auf dem Gemälde „Der Garten der Lüste" des niederländischen Malers Hieronymus Bosch (daher der Name) markiert ist.

Prostata/Uterus (franz.)
Lokalisation: Auf der Innenseite der Helixkrempe kaudal der Verlängerung des Crus inferius anthelicis.
Indikation/Wirkung: Genitalerkrankungen, Impotenz, Prostatitis, Menstruationsstörungen.

Allergiepunkt (78)
Lokalisation: An der Ohrspitze; kann von innen oder von außen genadelt werden.
Indikation/Wirkung: Allergien, Urtikaria.

Darwin-Punkt
Lokalisation: In der Mitte des Tuberculum darwini.
Indikation/Wirkung: Arthrotische Gelenkbeschwerden der Extremitäten.

Antitragus/postantitragale Furche

Nausea (29a)
Lokalisation: In der postantitragalen Furche zwischen Anthelixkuppe und Polster (29).
Indikation/Wirkung: Zephalgie, Schwindelzustände, Zervikalsyndrom, Zervikookzipitalneuralgie; wirkt antiemetisch.

Hustenreizstillender Punkt (31a)
Lokalisation: Zwischen der mittleren Kuppe des Antitragus und dem kaudalen Ende der Anthelix.
Indikation/Wirkung: Akuter und chronischer Reizhusten.

Asthma-Punkt (31)
Lokalisation: In der Mitte der Antitragusaußenseite.
Indikation/Wirkung: Asthma, Hustenreiz, Dyspnoe.

Antitragus-Siebtechnik
Lokalisation: Mehrere nicht näher definierte Punkte auf dem Antitragus, rund um den Punkt Asthma (31) herum gelegen.
Indikation/Wirkung: Wirkungsverstärkung des Punktes Asthma (31).

Sensorieller Punkt
Lokalisation: Etwas dorsal der sensoriellen Linie, bildet mit den Punkten Sonne (35) und Stirn (33) ein fast gleichschenkliges Dreieck.
Indikation/Wirkung: Neuralgien und neuralgiforme Schmerzen im Bereich des Kopfes und Nackens. Ist gut mit dem Punkt Scheitel (36) kombinierbar.

Incisura intertragica

Auge (24a) Zusatzpunkt
Lokalisation: 2–3 mm nasal der Incisura intertragica.
Indikation/Wirkung: Adjuvant bei Optikusatrophie und Makuladegeneration.

Auge (24b) Zusatzpunkt
Lokalisation: 2–3 mm okzipital der Incisura intertragica.
Indikation/Wirkung: Adjuvant bei Optikusatrophie und Makuladegeneration.

Endokrinium (22)
Lokalisation: Am Boden der Incisura intertragica.
Indikation/Wirkung: Endokrinologische Störungen und dadurch hervorgerufene Auswirkungen auf den gesamten Organismus z. B. Dysmenorrhoe, klimakterische Beschwerden, Schilddrüsendysfunktionen.

Ovar (Gonadotropin-Punkt) (23)
Lokalisation: Am Übergang der Incisura intertragica zum Antitragus, etwas nach außen gelegen.
Indikation/Wirkung: Gynäkologische Erkrankungen, hormonell gesteuerte Erkrankungen, Infertilität, Impotenz, Frigidität.

TSH-Punkt (Schilddrüse)
Lokalisation: Kaudal in der Incisura intertragica, direkt auf der Kante liegend.
Indikation/Wirkung: Endokrine Störungen, schilddrüsenspezifische Erkrankungen, gynäkologische Erkrankungen.

Anti-Hypertonie-Punkt (19)
Lokalisation: vermutlich identisch mit dem Punkt ACTH (Nebenniere) (13).
Indikation/Wirkung: Vegetativ bedingte Blutdruckschwankungen, vor allem nach oben.

3Erwärmer-Zone (104)
Lokalisation: auf dem Boden (Hemiconcha inferior) in der Incisura intertragica.
Indikation/Wirkung: aus chinesisch-theoretischer Sicht analog zur Wirkung des 3Erwärmers der TCM; praktisch von untergeordneter Bedeutung.

Tragus/Incisura supratragica

Hungerpunkt (18)
Lokalisation: In der Mitte zwischen Tragusgrat und Übergang zur Gesichtshaut, am Übergang vom kaudalen zum mittleren Drittel des Tragus.
Indikation/Wirkung: Bei stoffwechsel- und dyspeptisch bedingten Störungen des Appetits, jedoch nicht zur Behandlung der Adipositas geeignet.

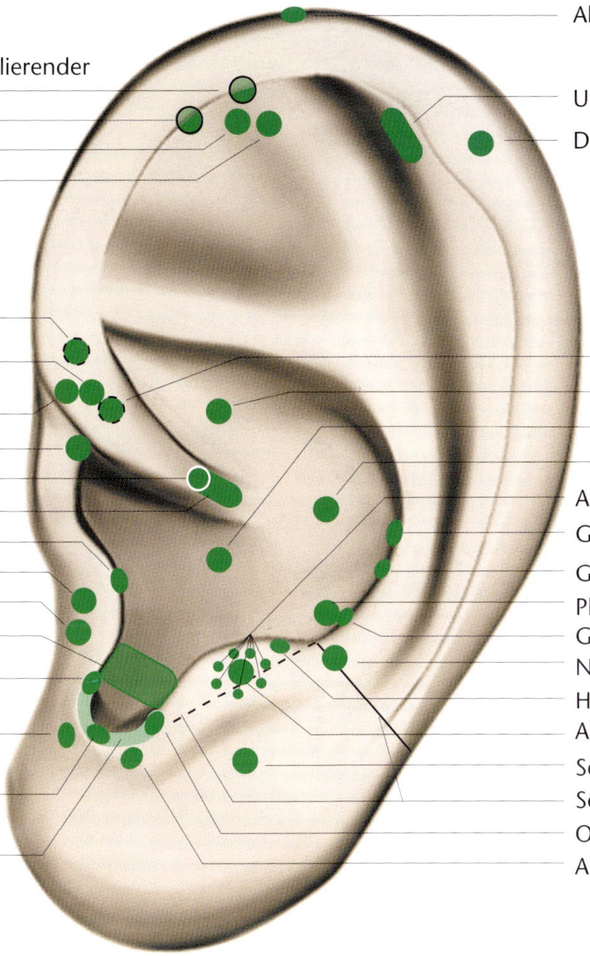

Abb. 7.14: Modalitätsspezifische bzw. ergänzende Punkte in der Lateralansicht

Durstpunkt (17)

Lokalisation: In der Mitte zwischen Tragusgrat und Übergang zur Gesichtshaut, etwas kaudal der Tragusmitte.

Indikation/Wirkung: Mundtrockenheit.

Tragusgipfel (12)

Lokalisation: Auf dem Grat des Tragus, bei eingipfligem Tragus etwas kranial des Gipfels, bei zweigipfligem Tragus auf dem kranialen Gipfel.

Indikation/Wirkung: Antiphlogistisch, analgetisch, fiebersenkend.

Interferonpunkt

Lokalisation: In bzw. nasal der Incisura supratragica.

Indikation/Wirkung: Immunstimulierend, antiallergisch, antiphlogistisch (insbesondere bei chronischen Erkrankungen).

Anthelix

Ganglion cervicale superius

Lokalisation: Zone des sympathischen Grenzstrangs (paravertebrale sympathische Ganglienkette) in der Wand der Anthelix, etwas oberhalb des Conchabodens, in der Höhe der Segmente C1/2.

Indikation/Wirkung: Wirkung auf das Ggl. cervicale superius z. B. bei Gesichtsneuralgien, Durchblutungsstörungen.

Ganglion cervicale medius

Lokalisation: Zone des sympathischen Grenzstrangs (paravertebrale sympathische Ganglienkette) in der Wand der Anthelix, etwas oberhalb des Conchabodens, in der Höhe der Segmente C5/6.

Indikation/Wirkung: Wirkung auf das Ggl. cervicale medius z. B. zur Blutdruckregulation, bei Durchblutungsstörungen im Gesicht, evtl. bei Oberbauchbeschwerden.

Ganglion stellatum

Lokalisation: Zone des sympathischen Grenzstrangs (paravertebrale sympathische Ganglienkette) in der Wand der Anthelix, etwas oberhalb des Conchabodens, in der Höhe der Segmente C6–T2.

Indikation/Wirkung: Wirkung auf das Ggl. stellatum z. B. bei Neuralgien und Durchblutungsstörungen im okzipitalen, zervikalen, thorakalen und brachialen sympathischen Versorgungsgebiet; Zephalgie, Migräne.

Concha

Plexus bronchopulmonalis

Lokalisation: Zwischen Herz (100) und Kardia (86) in der Hemiconcha inferior.

Indikation/Wirkung: Erkrankungen der Atmungsorgane, besonders spastischer Genese.

Plexus cardiacus (n. Nogier)

Lokalisation: In der Hemiconcha inferior am Übergang zur Anthelixwand in der Höhe des Segments C3.

Indikation/Wirkung: Vegetative Hypersensibilität und -reagibilität.

Plexus hypogastricus (= Plexus urogenitalis)

Lokalisation: In der Mitte der Hemiconcha superior.

Indikation/Wirkung: Koliken und Funktionsstörungen im unteren Verdauungs- und Urogenitaltrakt.

Punkt des Essverlangens

Lokalisation: Am Übergang der Hemiconcha superior in die Hemiconcha inferior zwischen Magen (87) und Leber (97).

Indikation/Wirkung: Gewichtsreduktion, Völlegefühl.

Scapha

Thymus

Lokalisation: Zone der Steuerungspunkte der endokrinen Drüsen, unterhalb der Bandscheibenregion in der Wand der Anthelix, in der Höhe der Segmente T1–3.

Indikation/Wirkung: Immunstimulierend, antiallergisch.

Urticaria-Zone (71)

Lokalisation: In der kranialen Scapha zwischen Tuberculum darwini und dem Crus superius anthelicis.

Indikation/Wirkung: Urtikaria, Pruritus; wirkt antiallergisch. Ist gut mit den Parotis-Punkten (chin. und franz.) kombinierbar.

Fossa triangularis

Uterus (58)

Lokalisation: Am nasokranialen Rand der Fossa triangularis unter der Helixkrempe.

Indikation/Wirkung: Gynäkologische Erkrankungen, hormonell gesteuerte Erkrankungen.

Blutdruckregulierender Punkt (59)

Lokalisation: Am Schnittpunkt des Crus superius anthelicis mit der überragenden Helixkrempe, etwas zur Fossa triangularis.

Indikation/Wirkung: Zur Unterstützung bei arterieller Hypertonie. Ist gut mit Anti-Hypertonie-Punkt (19) = ACTH (Nebenniere) (13) oder Thalamus (26a) zu kombinieren.

Dyspnoepunkt (60)

Lokalisation: In der Fossa triangularis fast am Übergang zum Crus anthelicis superioris auf gleicher Höhe wie Uterus (58).

Indikation/Wirkung: Zur Unterstützung bei obstruktiven Atemwegserkrankungen wie Asthma bronchiale und chronisch obstruktiver Bronchitis. Ist gut mit den Punkten Asthma (31), Plexus bronchopulmonalis, ACTH (13) sowie vegetativ ausgleichenden Punkten kombinierbar.

Hepatitispunkt

Lokalisation: In der Fossa triangularis am Übergang zum Crus anthelicis superioris, auf gleicher Höhe wie Uterus (58) und Dyspnoepunkt (60).

Indikation/Wirkung: Zur Unterstützung bei Erkrankungen der Leber und Gallenwege. Ist gut mit Leber-Punkt (97) kombinierbar.

Schrägansicht des Ohres von vorne

Ganglion cervicale superius

Lokalisation: Zone des sympathischen Grenzstrangs (paravertebrale sympathische Ganglienkette) in der Wand der Anthelix, etwas oberhalb des Conchabodens, in der Höhe der Segemente C1/2.

Indikation/Wirkung: Wirkung auf das Ggl. cervicale superius z. B. bei Gesichtsneuralgien und Durchblutungsstörungen.

Ganglion cervicale medius

Lokalisation: Zone des sympathischen Grenzstrangs (paravertebrale sympathische Ganglienkette) in der Wand der Anthelix, etwas oberhalb des Conchabodens, in der Höhe der Segmente C5/6.

Indikation/Wirkung: Wirkung auf das Ggl. cervicale medius z. B. zur Blutdruckregulation, bei Durchblutungsstörungen im Gesicht, evtl. bei Oberbauchbeschwerden.

Ganglion stellatum

Lokalisation: Zone des sympathischen Grenzstrangs (paravertebrale sympathische Ganglienkette) in der Wand der Anthelix, etwas oberhalb des Conchabodens, in der Höhe der Segmente C6–T2.

Indikation/Wirkung: Wirkung auf das Ggl. stellatum z. B. bei Neuralgien und Durchblutungsstörungen im okzipitalen, zervikalen, thorakalen und brachialen sympathischen Versorgungsgebiet, Zephalgie, Migräne.

Mamma Steuerungspunkt

Lokalisation: Zone der Steuerungspunkte der endokrinen Drüsen, unterhalb der Bandscheibenregion in der Wand der Anthelix, in der Höhe des Segments T5.

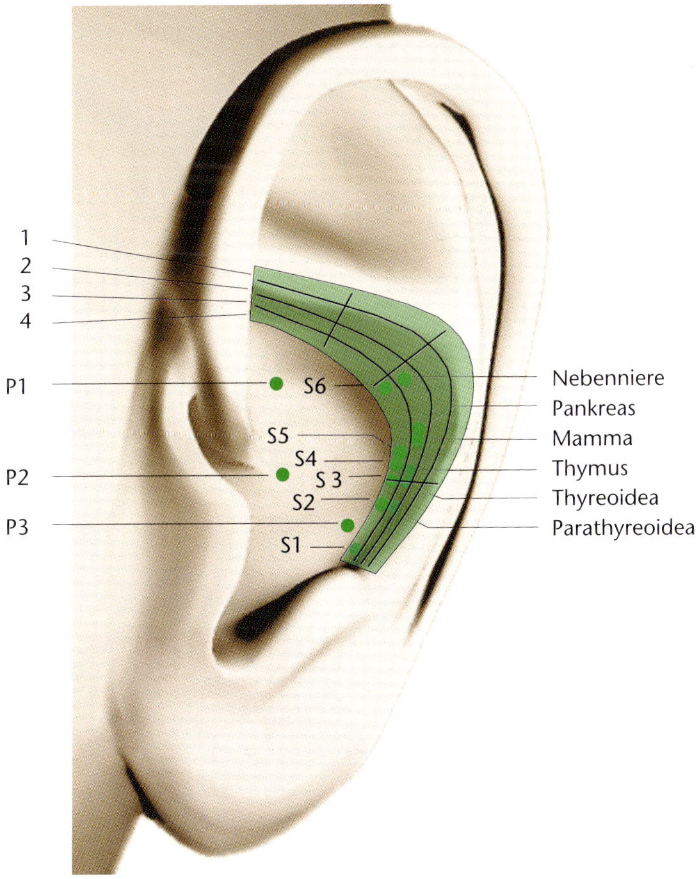

1: Zone der Wirbelkörper
2: Zone der Bandscheiben
3: Zone der Stuerungspunkte endokriner Drüsen
4: Zone des sympathischen Grenzstranges

S1: Ganglion cervicale superius
S2: Ganglion cervicale medius
S3: Ganglion stellatum (Point de merveille)
S4: Plexus thyreoideus
S5: Plexus thymus
S6: Plexus der Nebenniere

P1: Plexus hypogastricus (= Pl. urogenitalis)
P2: Plexus bronchopulmonalis
P3: Plexus cardiacus

Abb. 7.15: Modalitätsspezifische bzw. ergänzende Punkte in der Anthelixwand

Indikation/Wirkung: Laktationsstörungen (ggf. auch post partum), prämenstruelle Mastopathien.

Nebenniere Steuerungspunkt
Lokalisation: Zone der Steuerungspunkte der endokrinen Drüsen, unterhalb der Bandscheibenregion in der Wand der Anthelix, in der Höhe des Segments T12.
Indikation/Wirkung: psychische und physische Erschöpfungszustände, chronische Entzündungen, Hypotonie sowie paroxysmale Schwankungen des Blutzuckerspiegels.

Pankreas Steuerungspunkt
Lokalisation: Zone der Steuerungspunkte der endokrinen Drüsen, unterhalb der Bandscheibenregion in der Wand der Anthelix, in der Höhe des Segments T6.
Indikation/Wirkung: zur Unterstützung bei nicht insulinpflichtigem Diabetes mellitus sowie paroxysmalen Schwankungen des Blutzuckerspiegels.

Parathyreoidea, Steuerungspunkt
Lokalisation: Zone der Steuerungspunkte der endokrinen Drüsen, unterhalb der Bandscheibenregion in der Wand der Anthelix, in der Höhe der Segmente C5/6.
Indikation/Wirkung: Zur Unterstützung bei Sekundärem Hyperparathyreoidismus, Hypoparathyreoidismus und bei Zustand nach Strumektomie.

Plexus bronchopulmonalis
Lokalisation: Zwischen Herz (100) und Kardia (86) in der Hemiconcha inferior.
Indikation/Wirkung: Erkrankungen der Atmungsorgane, besonders spastischer Genese.

Plexus cardiacus (n. Nogier)
Lokalisation: In der Hemiconcha inferior am Übergang zur Anthelixwand in der Höhe des Segments C3.
Indikation/Wirkung: Vegetative Hypersensibilität und -reagibilität.

Plexus hypogastricus (=Plexus urogenitalis)
Lokalisation: In der Mitte der Hemiconcha superior.
Indikation/Wirkung: Koliken und Funktionsstörungen im unteren Verdauungs- und Urogenitaltrakt.

Plexus der Nebenniere
Lokalisation: Zone des sympathischen Grenzstrangs (paravertebrale sympathische Ganglienkette) in der Wand der Anthelix, etwas oberhalb des Conchabodens, in der Höhe des Segments T12.
Indikation/Wirkung: Erkrankungen mit Beteiligung des sympathischen Grenzstranges z. B. Störungen der Vasomotorik oder abdominellen Neuralgien.

Plexus thymus
Lokalisation: Zone des sympathischen Grenzstrangs (paravertebrale sympathische Ganglienkette) in der Wand der Anthelix, etwas oberhalb des Conchabodens, in der Höhe der Segmente T1–3.
Indikation/Wirkung: Immunstimulierend, antiallergisch.

Plexus thyreoideus
Lokalisation: Zone des sympathischen Grenzstrangs (paravertebrale sympathische Ganglienkette) in der Wand der Anthelix, etwas oberhalb des Conchabodens, in der Höhe des Segments T1.
Indikation/Wirkung: Unterstützend bei Dysfunktion der Schilddrüse.

Thymus Steuerungspunkt
Lokalisation: Zone der Steuerungspunkte der endokrinen Drüsen, unterhalb der Bandscheibenregion in der Wand der Anthelix, in der Höhe der Segmente T1–3.
Indikation/Wirkung: Immunstimulierend, antiallergisch.

Thyreoidea Steuerungspunkt
Lokalisation: Zone der Steuerungspunkte der endokrinen Drüsen, unterhalb der Bandscheibenregion in der Wand der Anthelix, in der Höhe der Segmente C6–T1.
Indikation/Wirkung: Zur Unterstützung bei Dysfunktion der Schilddrüse und hormonell gesteuerten Erkrankungen.

7.8.6 Ohrrückseite

Während die Vorderseite der Ohrmuschel ein mehr oder weniger vollständiges – wenn auch verzerrtes – Abbild des Menschen und seiner Organe liefert, ist dies auf der Rückseite nicht der Fall. Dies dürfte einer der Gründe sein, warum die Ohrmuschelrückseite bei der Erstellung eines Behandlungskonzeptes häufig vernachlässigt wird. Weitere Hindernisse sind der schwierigere Zugang und die größere Schmerzhaftigkeit für den Patienten sowie nicht selten die Unkenntnis der Projektionszonen der Rückseite des Ohres.

Da sich zum einen das Relief der Vorderseite in einer Art Negativ auf der Rückseite wiederfindet, zum anderen sich die Projektionsfelder meist relativ einfach auf die genau gegenüberliegende Stelle übertragen lassen, ist es nicht allzu schwer, sich zu orientieren (**s. Abb. 7.16**). Da die nasalen Teile der Ohrrückseite aufgrund der Tatsache, dass das Ohr angewachsen ist, nicht zugänglich sind, entfallen auch die Projektionszonen des Tragus, der Incisurae supra- et intertragica, des Helixfußes sowie der nasalen Anteile der Concha, des Crus anthelicis inferioris und der Fossa triangularis.

Besonders deutlich stellen sich die Anteile des Bewegungsapparates auf der Ohrrückseite dar. Dort werden besonders die motorischen Anteile der Medulla spinalis repräsentiert, während die Vorderseite mehr die sensiblen und autonomen Anteile widerspiegelt. Insofern ist es nur logisch, dass die Hauptindikationen zum Einsatz von Punkten der Ohrrückseite im Bereich von Beschwerden der Gelenke und Muskeln liegen.

Für die Punkte der Ohrrückseite sind nur dann Angaben zu Indikationen und Wirkungen eingefügt, wenn diese von den korrespondierenden Punkten der Ohrvorderseite abweichen. **Abb. 7.16** zeigt die Punkte der Ohrrückseite.

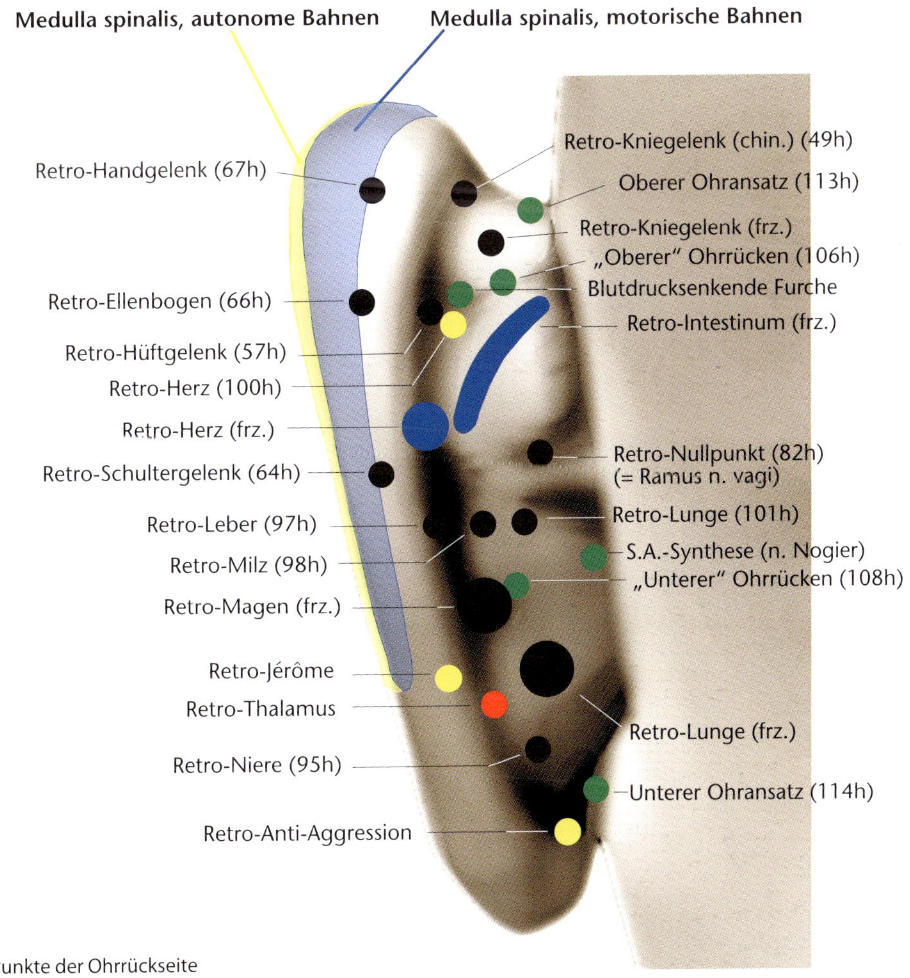

Abb. 7.16: Punkte der Ohrrückseite

Ohrakupunktur

Organ- bzw. Korrespondenzpunkte – Bewegungsapparat

Retro-Schultergelenk (64h)
Lokalisation: Auf der Eminentia scaphae, etwa in der Höhe des Sulcus posterior centralis.

Retro-Ellenbogengelenk (66h)
Lokalisation: Auf der Eminentia scaphae, etwa in der Höhe der Aufspaltung des Sulcus anthelicis.

Retro-Handgelenk (67h)
Lokalisation: Auf der Eminentia scaphae, etwa in der Höhe des kranialen Endes des Sulcus cruris superioris.

Retro-Hüftgelenk (57h)
Lokalisation: Auf der Spitze der Eminentia fossae triangularis, die von der Aufteilung der Sulci crures superioris et inferioris eingeschlossen wird.

Retro-Kniegelenk (chin.) (49h)
Lokalisation: Auf der Mitte der Eminentia fossae triangularis.

Retro-Kniegelenk (franz.)
Lokalisation: Im kranialen Drittel des Sulcus cruris superioris.

Projektionszone der Wirbelsäule
Lokalisation: In der Höhe der Mitte der Eminentia hemiconchae inferioris entlang des Sulcus anthelicis, über die Aufteilung weiter in den Sulcus cruris inferioris.

„Oberer" Ohrrücken (106h)
Lokalisation: Am kranialen Rand der Eminentia hemiconchae superioris, etwa in der Höhe der kaudalen Spitze der Eminentia fossae triangularis, markiert durch einen kleinen knorpeligen Vorsprung.
Indikation/Wirkung: Rückenschmerzen, insbesondere im LWS-Bereich. Nach chinesischer Vorstellung Hauterkrankungen aus Sicht der TCM.

„Unterer" Ohrrücken (108h)
Lokalisation: Mittig zwischen Sulcus anthelicis und Anwachsungslinie des Ohres auf der Eminentia hemiconchae inferioris, etwa am Übergang vom kranialen zum mittleren Drittel.
Indikation/Wirkung: Rückenschmerzen, insbesondere im HWS- und BWS-Bereich sowie Schulterschmerzen.

Organ- bzw. Korrespondenzpunkte – Innere Organe

Retro-Herz (franz.)
Lokalisation: Größeres Areal segmental im Bereich der mittleren BWS im Sulcus anthelicis und auf der Eminentia scaphae.

Retro-Intestinum
Lokalisation: Längliches Areal von lateral-kaudal nach medial-kranial über die Eminentia hemiconchae superioris ziehend.

Retro-Leber (97h)
Lokalisation: Im Sulcus anthelicis, etwa in der Höhe des Oberrandes der Eminentia hemiconchae inferioris.

Retro-Lunge (101h)
Lokalisation: Auf einer Waagerechten in Höhe des Oberrandes der Eminentia hemiconchae inferioris, am Übergang vom medialen zum mittleren Drittel der Strecke zwischen Sulcus anthelicis und Anwachsungslinie des Ohres.
Indikation/Wirkung: Asthma bronchiale, nach TCM-Theorie auch Hauterkrankungen.

Retro-Lunge (frz.)
Lokalisation: Größeres Areal zentral auf der Eminentia hemiconchae inferioris.

Retro-Magen
Lokalisation: Größeres Areal lateral des Sulcus posterior centralis, zwischen den Eminentiae hemiconchae superiores et inferiores.

Retro-Milz (98h)
Lokalisation: Auf einer Waagerechten in der Höhe des Oberrandes der Eminentia hemiconchae inferioris, am Übergang vom lateralen zum mittleren Drittel der Strecke zwischen Sulcus anthelicis und Anwachsungslinie des Ohres.

Retro-Niere (95h)
Lokalisation: Am kaudalen Rand der Eminentia hemiconchae inferioris, am Übergang zur Fossa retrolobularis.

Analgetisch/antiphlogistisch, vegetativ und psychotrop wirksame oder modalitätsspezifische Punkte der Ohrrückseite

Retro-Nullpunkt
Lokalisation: In der Mitte des Sulcus posterior centralis. Entspricht dem Punkt Ramus nervi vagi (112h) der chinesischen Schule.
Indikation/Wirkung: Verstärkung der spasmolytischen Wirkung des Nullpunktes der Vorderseite.

Retro-Anti-Aggression
Lokalisation: Im nasalen Anteil der Fossa retrolobularis, genau gegenüber dem Punkt der Vorderseite.

Retro-Herz (100h)
Lokalisation: Am Übergang der Eminentia hemiconchae superioris zum Sulcus anthelicis in der Höhe der Aufgabelung.

Retro-Jérôme
Lokalisation: Auf dem kaudalen Teil der Eminentia scaphae, genau auf der Rückseite des korrespondierenden Punktes der Vorderseite in der postantitragalen Furche.
Indikation/Wirkung: Hauptsächlich bei Durchschlafstörungen. Jérôme wirkt dagegen mehr bei Einschlafstörungen.

Retro-Thalamus
Lokalisation: Am Übergang der Eminentia hemiconchae inferioris zum Sulcus anthelicis, gegenüber dem Thalamus-Punkt (26a) der Vorderseite.

Blutdrucksenkende Furche (105h)
Lokalisation: Längliches Areal am Beginn des Sulcus cruris inferioris, direkt nach der Aufgabelung des Sulcus anthelicis.
Indikation/Wirkung: Zur Unterstützung bei arterieller Hypertonie, Mikroaderlass!

S.A.-Synthese-Punkt (n. Nogier)
Lokalisation: In der Furche zwischen Eminentia hemiconchae inferioris und Schädel, die sich deutlicher ausbildet, wenn man das Ohr behutsam nach vorne zieht, etwas unterhalb des Sulcus posterior centralis.
Indikation/Wirkung: Allgemein zur Stärkung der Konstitution; die Wirksamkeit ist jedoch fraglich.

Oberer Ohransatz (113h)
Lokalisation: Auf der rückseitigen Anwachsungslinie des Ohres, auf der Höhe des kranialen Endes des Sulcus cruris superioris.
Indikation/Wirkung: Funktionelle Bauchschmerzen, Kopfschmerzen, zur Unterstützung bei Paresen und Asthma bronchiale.

Unterer Ohransatz (114h)
Lokalisation: Auf der rückseitigen Anwachsungslinie des Ohres, am Übergang von der Fossa retrolobularis zum Schädelknochen, etwas unterhalb der Eminentia hemiconchae inferioris.
Indikation/Wirkung: Funktionelle Bauchschmerzen, Kopfschmerzen, zur Unterstützung bei Paresen und Asthma bronchiale.

? Memo-Check – Überprüfen Sie Ihr Wissen

1. Welche Methoden der Punktsuche kennen Sie, welche Vor- und Nachteile sind zu beachten?
2. Welche absoluten, welche relativen Kontraindikationen gelten für die Ohrakupunktur?
3. Über welche möglichen Nebenwirkungen sollte vor einer Behandlung aufgeklärt werden?
4. Welchen Stellenwert besitzt die Desinfektion bei der Ohrakupunktur?
5. Welche Punktekategorien lassen sich unterscheiden?

8 Neue Schädelakupunktur nach Yamamoto (YNSA)

8.1 Einführung

Die YNSA ist eine relativ neue Sonderform der Akupunktur. Ähnlich wie in der Ohrakupunktur die Ohrmuschel, stellen bei der YNSA bestimmte Areale jeweils frontal und okzipital am seitlichen Schädel ein Somatotop, also eine Abbildung des Körpers auf einen Teil von sich selbst, dar. Diese wurden von dem japanischen Arzt Dr. Toshikatsu Yamamoto entdeckt. Er entwickelte daraus seit den 60er Jahren in jahrzehntelanger, klinisch-forschender Tätigkeit seine Methode der Schädelakupunktur. In diesem Buch ist der derzeitige Erkenntnisstand der sich nach wie vor weiterentwickelnden Methode wiedergegeben.

Da die YNSA seit vielen Jahren in Deutschland von Dr. Yamamoto selbst, aber auch von seinen Schülern wie Frau Dr. Marić-Oehler und Dr. Ogal gelehrt wird, ist sie hierzulande die wichtigste Somatotop-Akupunkturform nach der Ohrakupunktur geworden. Sie ist vor allem bei akuten und chronischen Erkrankungen des Bewegungssystems, bei funktionellen Störungen aller Organe und bei neurologischen Störungen, insbesondere Lähmungen unterschiedlicher Genese, erfolgreich. Besonders beeindruckend – sowohl für den Patienten als auch für den Behandler – ist die regelmäßig zu beobachtende Sofortwirkung.

Die Somatotope des Schädels weisen wichtige Besonderheiten auf. So ist einerseits der Organismus *anatomisch* über die *Basis-Punkte- bzw. -Zonen* repräsentiert, andererseits auch das Meridiansystem der klassischen Akupunktur im Sinne der Funktionskreise der chinesischen Medizin über die *Ypsilon-Punkte*. Insofern bietet dieses Mikrosystem sowohl dem westlichen Mediziner als auch dem TCM-Arzt gleichermaßen Ansatzpunkte.

Eine weitere Besonderheit der Methode stellen die beiden von Yamamoto (weiter-)entwickelten Untersuchungstechniken der Bauchdecken- und der Halsdiagnostik dar. Mit ihrer Hilfe lässt sich ein Überblick über gestörte Meridiane und/oder Funktionskreise des Patienten gewinnen. Diese Art der Diagnostik gibt eventuell zusätzliche Hinweise, die sich anamnestisch erhärten lassen. Des Weiteren bietet diese Technik eine direkte Kontrolle, ob die Therapie erfolgreich ist.

Da die Zahl der Repräsentationszonen bei der YNSA im Vergleich zu anderen Akupunkturformen sehr klein ist, kann diese Methode relativ leicht erlernt und schnell angewandt werden. Aufgrund ihrer Effizienz ist sie für jeden Akupunkteur eine wertvolle Bereicherung seines therapeutischen Repertoires.

8.2 Indikationen und Kontraindikationen

Die Schädelakupunktur nach Yamamoto kann allein, aber auch als ergänzende Maßnahme zu anderen Therapien eingesetzt werden. Sie kann zusammen mit der Körper- oder Ohrakupunktur, der Neuraltherapie, der physikalischen Therapie, ausleitenden Verfahren, der Homöopathie, der Phytotherapie u. a. kombiniert eingesetzt werden.

Wichtige *Indikationen* sind

- akute und chronische schmerzhafte Erkrankungen des Bewegungssystems, z.B. Wirbelsäulensyndrome, Lumbo-Ischialgien,
- Lähmungen verschiedener Genese,
- funktionelle Beschwerden (reversibel) z. B. Kopfschmerzsyndrome, Migräne, Oberbauchbeschwerden, Störungen der inneren Organe im Sinne der TCM,
- Erkrankungen der Sinnesorgane z. B. Augenerkrankungen, Riechstörungen, Nasen- und Nasennebenhöhlenaffektionen, Störungen an Lippen, Mund, Zahnfleisch und Zähnen, Erkrankungen mit Hör- und Gleichgewichtsstörungen.

Die *absoluten Kontraindikationen* entsprechen denen der Körperakupunktur:

- lebensbedrohliche Erkrankungen,
- Schmerzsyndrome mit Operationsindikation,
- schwere Infektionskrankheiten,
- Entzündungen im Punktionsareal.

Hinzu kommen *relative Kontraindikationen*:

- Schmerzzustände, die keiner eindeutigen Diagnose zugeordnet werden können,

YNSA

- ausgeprägte Schwäche- bzw. Erschöpfungszustände,
- übermäßige Schmerzhaftigkeit einzelner Akupunkturpunkte; diese könnte sich noch verschlimmern (Kollapsgefahr).

Vorsicht ist in der *Schwangerschaft* geboten, da in dieser Zeit die Kollapsneigung erhöht ist. Bestimmte Repräsentationszonen, die in der Schwangerschaft kontraindiziert sind, gibt es nicht.

8.3 Aufklärung, Nebenwirkungen, Komplikationen

Aufklärung

Inhalt des Aufklärungsgesprächs sollten einerseits das Behandlungsprinzip und das konkrete therapeutische Vorgehen sein, andererseits der zu erwartende Therapieverlauf, typische (unangenehme) Begleiterscheinungen und die möglicherweise auftretenden Nebenwirkungen und Komplikationen.

Mögliche Nebenwirkungen und Komplikationen

- **Verträglichkeit:** In aller Regel gut. Eventuell wird der Patient nach der Behandlung müde.
- **Kreislaufreaktion („Nadelkollaps"):** Eine vagovasale Reaktion ist bei empfindlichen Patienten möglich, daher sollte im Liegen punktiert werden.
- **Infektion:** Sehr selten. Grundsätzlich soll das Punktionsareal vor der Behandlung desinfiziert werden.
- **Erstverschlimmerung:** Tritt gelegentlich auf, lässt in aller Regel aber schnell wieder nach. Diese Reaktion spricht am ehesten für einen zu starken Reiz am richtig gewählten Applikationsort. Die Patienten sind über die Möglichkeit einer Erstverschlimmerung aufzuklären.
- **Therapieversager:** Kommen vor z. B. bei falscher Punktwahl, falscher Akupunkturtechnik, Erschöpfung, Störfeldern (nach Huneke, 1983) und nach neurochirurgischen Operationen am ZNS.

8.4 Methoden der Punktbehandlung

Für die Behandlung der aktiven Schädelpunkte kommen verschiedene Materialien und Techniken in Frage.

Nadeln: In aller Regel werden für die Schädelakupunktur sterile Stahl-Einmalnadeln benutzt. Bewährt haben sich Nadeln mit einem Durchmesser von 0,2–0,3 mm und einer Länge von 3 cm.

Elektrostimulation: Wirkt reizverstärkend. Ein geringer Strom wird über kleine Klemmelektroden auf die liegende Nadel und damit auf den aktiven Punkt übertragen. Die Dosis sollte so gewählt werden, dass der Patient nicht mehr als ein Kribbeln verspürt. Während der ca. 30-minütigen Behandlung muss sie evtl. erhöht werden, um das Kribbelempfinden zu erhalten (Gewöhnungseffekt).

Akupressur: Sanft reizende Methode, mit der sehr empfindliche Punkte unter leichten, kreisenden Bewegungen und geringem Druck mit der Fingerkuppe über 5–20 Minuten stimuliert werden. Der Patient kann diese Technik auch selbst erlernen.

Soft-Laser-Therapie: Nichttraumatisierende und vor allem schmerzfreie Alternative zur Akupunktur, die für Kinder und sehr empfindliche und/oder ängstliche Patienten geeignet ist. Damit keine Streustrahlung in die Augen gerät, müssen Patient und Behandler Schutzbrillen tragen.

Es werden für die YNSA Soft-Laser mit Leistungen im Bereich von 5–100 mW verwendet:

- Helium-Neon-Laser: Wellenlänge ca. 632 nm,
- Infrarot-Laser: Wellenlänge 820–904 nm.

Dosierung	Behandlung(en) pro Woche	Behandlungsdauer pro Punkt [Sekunden]	Energie pro Punkt [mJ] (1 mJ = 1 mW x 1 Sekunde)
Akute Erkrankungen	4–7	1–50	10–250
Chronische Erkrankungen	2–3	1–50	10–250

Tabelle 8.1: Dosierung in der Soft-Laser-Therapie

YNSA

Die Irritationspunkte werden aufgesucht und markiert. Der Laser wird direkt senkrecht auf die empfindliche Zone aufgesetzt. Ein Behandlungskopf, wie er am Ohr verwendet wird um gezielter behandeln zu können, ist nicht erforderlich. Zur Dosierung der Soft-Laser-Therapie **s. Tabelle 8.1, Seite 297.**

PuTENS: Die **pu**nktförmige **t**ranskutane **e**lektrische **N**erven**s**timulation ist eine weitere, nichtinvasive Behandlungsmethode für sehr ängstliche und/oder empfindliche Patienten: Über eine punktförmige Elektrode werden die aktiven Punkte elektrisch gereizt, was als Kribbeln oder Wärme empfunden wird.

- Akute Erkrankungen: Frequenz 2–10 Hz, Intensität stark (nicht schmerzhaft), Stimulationszeit 30 Sekunden bis 5 Minuten, ein bis zwei Behandlungen täglich.
- Chronische Erkrankungen: Frequenz 10–20 Hz und höher, geringe Intensität, Stimulationszeit 30 Sekunden bis 5 Minuten, ein bis zwei Behandlungen pro Woche.

! Cave: Nicht bei Herzschrittmacher-Patienten anwenden!

8.5 Punktauswahl und Lateralität

Basis des Behandlungskonzepts und der Punktauswahl am Schädel sind die sorgfältige Anamnese und die klinische Untersuchung des Patienten. Letztere gibt schon konkrete Anhaltspunkte, welche Zonen punktiert werden müssen. Pro Sitzung sollten so wenige Punkte wie möglich genadelt werden, unter Umständen reicht ein einziger aus.

Für die *Seitenwahl* gilt, dass dort behandelt wird, wo aktive Punkte bzw. Areale gefunden werden. In aller Regel trifft folgendes Schema zu:

- *ipsilateral* bei akuten Störungen auf einer Körperseite (Ausnahme: Trigeminusneuralgie) sowie bei Punktauswahl mithilfe der Halsdiagnostik (Ypsilon-Punkte),
- *kontralateral* bei zentralen Lähmungen mit einseitigen Beschwerden,
- Seitenwahl in Anlehnung an die Schmerzhaftigkeit der Punkte *Di 4 (Oberkörper)* und *Ma 36 (Unterkörper)*, wenn Erkrankungen der inneren Organe im Sinne der TCM vorliegen (Ypsilon-Punkte),
- *beidseits* bei Störungen, deren Lateralität unklar ist und die auf beiden Seiten empfindliche Punkte hervorbringen. Hierbei sollten beide Schädelseiten nach vorherigem Bauchdecken- oder Halsdiagnostikbefund behandelt werden.

8.6 Neue Schädelakupunktur nach Yamamoto Schritt für Schritt

8.6.1 Indikationsstellung

Nach erfolgter Anamnese und klinischer Untersuchung muss geklärt sein, dass das vorliegende Beschwerdebild eine potenziell mit der Neuen Schädelakupunktur nach Yamamoto behandelbare Störung darstellt. Aus den gewonnenen Erkenntnissen lassen sich entscheidende Hinweise für die Therapie ableiten.

8.6.2 Therapiekonzept

Diese Hinweise sollten in ein fundiertes Behandlungskonzept umgesetzt werden. Dies beinhaltet die Überlegung, welche der Repräsentationszonen im vorliegenden Fall sinnvoll eingesetzt werden können. Damit wird eine Vorauswahl von in Frage kommenden Punkten getroffen.

8.6.3 Vorbereitung, Lagerung

Der Patient sollte

- über das Vorgehen aufgeklärt werden,
- vor der Punktion und bis vier Stunden danach möglichst auf größere Anstrengung verzichten,
- nach Behandlungsende, wenn möglich, noch ca. 30 Minuten in der Praxis oder anschließend zu Hause ruhen,
- einen Tag vor sowie während der gesamten Behandlungsphase auf narkotisierende (Arznei-) Mittel verzichten z. B. Alkohol, sedierende Medikamente, Drogen.

Die Behandlung wird in entspannter Rückenlage oder im Sitzen durchgeführt.

8.6.4 Punktsuche

Die „aktiv", also empfindlich gewordenen Punkte werden palpatorisch ermittelt. Dazu tastet der Untersucher mit der Daumen- oder Zeigefingerkuppe den verdächtigen Bezirk mit streichenden oder kreisenden Bewegungen unter leichtem Druck ab.
Basis-Punkte bzw. -Zonen: Die Basis-Punkte- bzw. -zonen werden aktiv, d. h. verändern sich, sobald Störungen im jeweils korrespondierenden Bereich des Bewegungsapparats, der Sinnesorgane oder des ZNS auftreten. Palpatorisch imponiert diese Reaktion als Hautschwellung und/oder als derbe Resistenz (Gelose) im Subkutan-, Muskel- oder Periostalgewebe. Der Patient empfindet die Palpation meist als schmerzhaft, besonders am Very Point (= Punctum maximum). Wegen der individuellen Punktelokalisation im jeweiligen Areal ist es notwendig, die Basis-Punkte bzw. -Zonen vor jeder Behandlung neu zu bestimmen.
Ypsilon-Punkte: Bei Erkrankungen der inneren Organe (nach TCM) verändern sich die Ypsilon-Punkte in gleicher Weise wie die Basis-Punkte bzw. -Zonen (s. o.). Auch sie müssen vor jeder Behandlung neu bestimmt werden. Dies geschieht über die Hals- und/oder Bauchdeckendiagnostik, d. h. über die Palpation bestimmter Testzonen im Abdominal- und seitlichen Halsbereich **(s. Abb. 8.7 und 8.8, Seite 302)**, die mit den zwölf Hauptmeridianen und ihren Funktionskreisen korrespondieren.

8.6.5 Desinfektion, Stichtechnik

Um Infektionen zu vermeiden, sollte die Haut im Einstichgebiet desinfiziert werden. Geeignet sind handelsübliche Desinfektionsmittel.
Die Stichtechnik ist für Basis- und Ypsilon-Punkte gleich: Nach dem Ertasten der Resistenz bzw. des empfindlichen Punktes durch streichende oder kreisende Bewegungen, wird diese(r) von der Fingerkuppe/dem Fingernagel fixiert. Man sticht die Nadel etwa 3–4 Millimeter davon entfernt schräg ein und schiebt sie in das Zentrum der Resistenz vor, u. U. bis zum Periost. Sinnvoll ist es, den Patienten tief einatmen zu lassen und dann bei tiefer Ausatmung zu stechen. Das Erreichen des Punctum maximum (Very Point) wird häufig spontan vom Patienten angegeben.

8.6.6 Nadelverweildauer

Die Verweildauer der Nadel orientiert sich an der Diagnose (akute oder chronische Beschwerden) und an der Konstitution des Patienten. Üblich ist eine Nadelverweildauer von 15–45 Minuten, bei geschwächten und älteren Patienten 5–15 Minuten.

8.6.7 Behandlungsfrequenz und -häufigkeit

Behandlungsfrequenz und -häufigkeit hängen von der Akuität der Beschwerden ab. Akute Erkrankungen werden häufiger (2-mal pro Tag bis einmal alle zwei Tage), chronische seltener (wöchentlich oder zweiwöchentlich) behandelt. Je nach Besserung können die Intervalle verlängert werden, um das Behandlungsergebnis zu stabilisieren. Eine Behandlungsserie umfasst in aller Regel 6–10 Akupunktursitzungen. Häufigere Behandlungen können die anschließende beschwerdefreie Zeit verlängern.

8.7 Repräsentationszonen am Schädel

8.7.1 Basis-Punkte bzw. -Zonen

Die Basis-Punkte bzw. -Zonen stellen – beidseits frontal und okzipital gelegen – ein *strukturell-anatomisches* Somatotop von Bewegungsapparat, ZNS und Sinnesorganen dar **(s. Abb. 8.1–8.3, Seite 300)**. Sie werden bei Erkrankungen in ihrem jeweils korrespondierenden Bereich „aktiv", also empfindlich, und können gezielt behandelt werden. Primär werden die frontalen Punkte behandelt, bei chronischen Beschwerden und/oder nicht ausreichendem Ansprechen auf die frontale Behandlung werden auch die okzipitalen Punkte einbezogen.

Frontales Somatotop (s. Abb. 8.1 und 8.3, Seite 306)

- A-Zone: repräsentiert Kopf und Halswirbelsäule
- B-Zone: repräsentiert Halswirbelsäule und Schulter
- C-Zone: repräsentiert Schulter und Arm
- D-Zone: repräsentiert Lendenwirbelsäule, Becken und Bein

YNSA

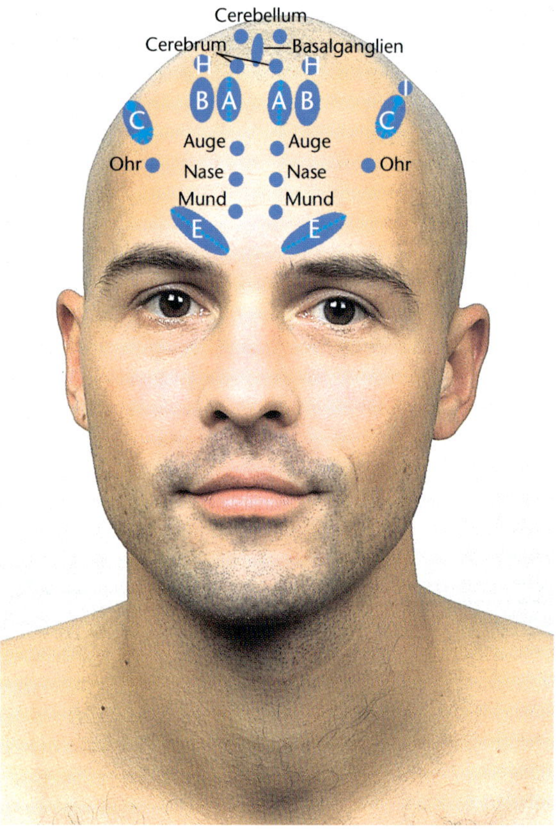

Abb. 8.1: Frontale Basis-Punkte bzw. -Zonen

- D-Punkte (D_1–D_5): repräsentieren zusätzlich die Lendenwirbelsäule (Lumbalsegmente 1–5)
- E-Zone: repräsentiert Thorax, Brustwirbelsäule, Abdomen
- H-Zone: repräsentiert LWS
- I-Zone: repräsentiert LWS und Versorgungsbereich des N. ischiadicus

- Augen-Punkt
- Nasen-Punkt
- Mund-Punkt
- Ohr-Punkt

- Cerebrum-Punkt: repräsentiert das Großhirn
- Cerebellum-Punkt: repräsentiert das Kleinhirn
- Basalganglien-Zone: repräsentiert die Stammhirnregion

Okzipitales Somatotop

Wie frontal, außerdem:
- F-Punkt: repräsentiert den Nervus ischiadicus
- G-Punkte: repräsentieren das Kniegelenk (G_1 medial, G_2 dorsal, G_3 lateral)

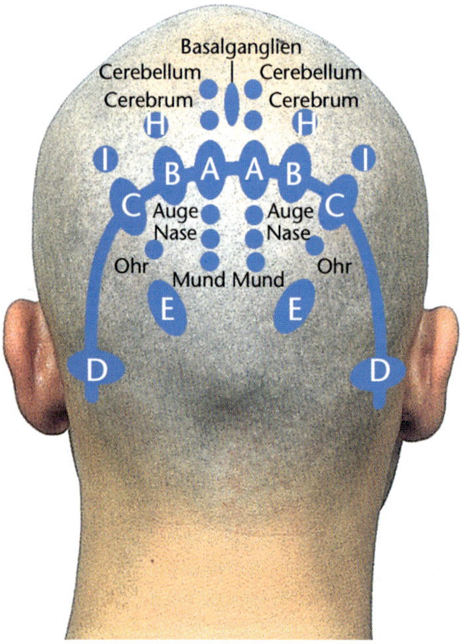

Abb. 8.2: Okzipitale Basis-Punkte bzw. -Zonen

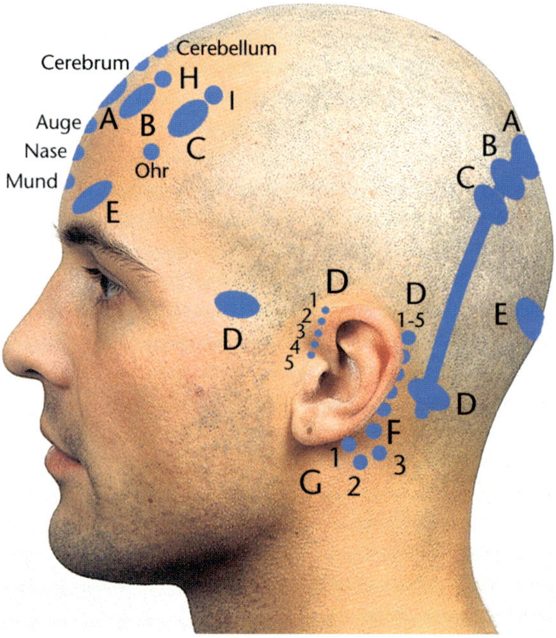

Abb. 8.3: Frontale und okzipitale Basis-Punkte bzw. -Zonen am seitlichen Schädel

8.7.2 Ypsilon-Punkte bzw. -Zonen

Die Ypsilon-Punkte bzw.-Zonen stellen – ebenfalls beidseits je frontal und okzipital gelegen – ein *funktionelles* Somatotop der inneren Organe im Sinne der TCM dar **(siehe Abb. 8.4 -8.6)**. Die zwölf Punkte korrespondieren mit den zwölf Hauptmeridianen der klassischen Akupunktur und werden auch nach diesen benannt. Wie bei den Basis-Punkten ist das frontale Somatotop primär zu behandeln.

Die zu behandelnden Ypsilon-Punkte werden durch eine Palpation bestimmter Testzonen an der Bauchdecke **(s. Abb. 8.7, Seite 302)** bzw. im seitlichen Halsbereich bestimmt **(s. Abb. 8.8, Seite 302)**. Diese Testzonen sind den zwölf Hauptmeridianen und den Funktionskreisen im Sinne der TCM zugeordnet. Bei Störungen im korrespondierenden Meridian/Funktionskreis werden auch die Zonen der Bauchdecke oder im lateralen Halsdreieck druckschmerzhaft und weisen evtl. Verhärtungen auf.

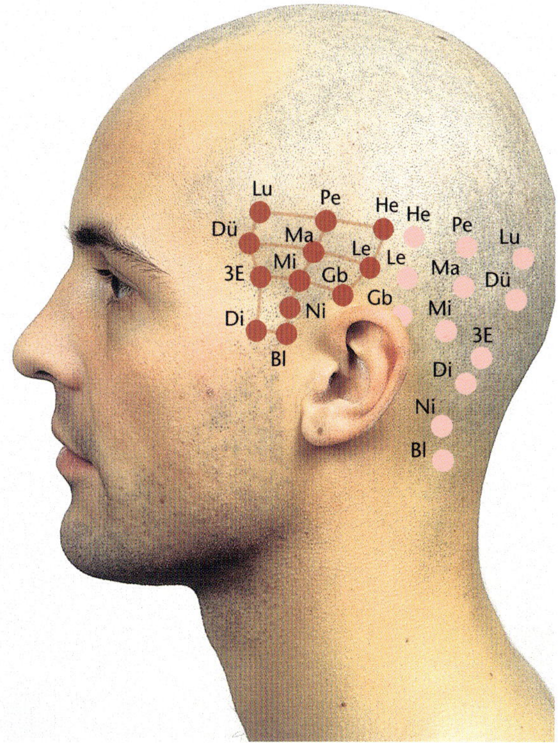

Abb. 8.5: Übersicht frontale und okzipitale Ypsilon-Punkte am seitlichen Schädel

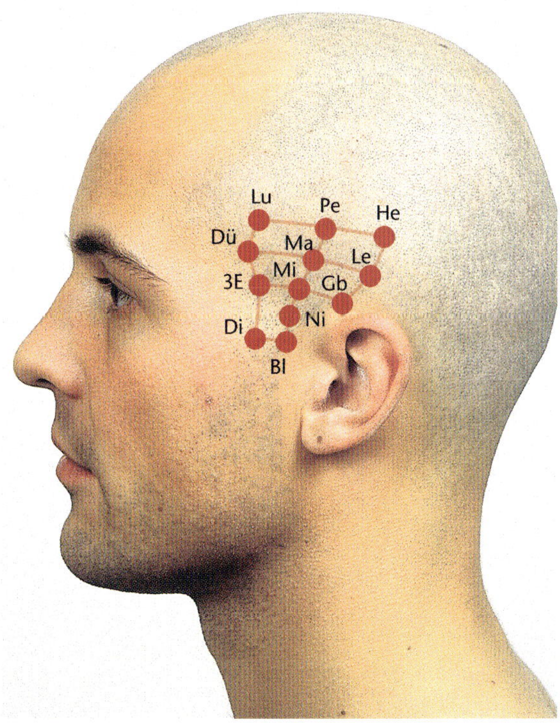

Abb. 8.4: Frontale Ypsilon-Punkte am seitlichen Schädel

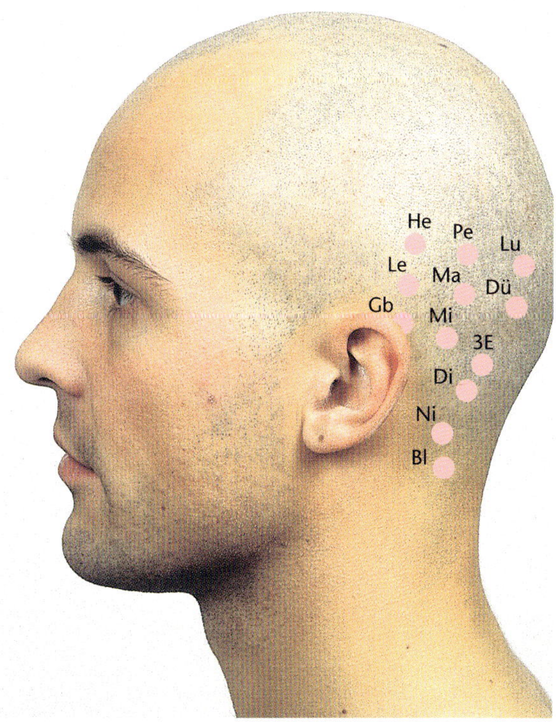

Abb. 8.6: Okzipitale Ypsilon-Punkte am seitlichen Schädel

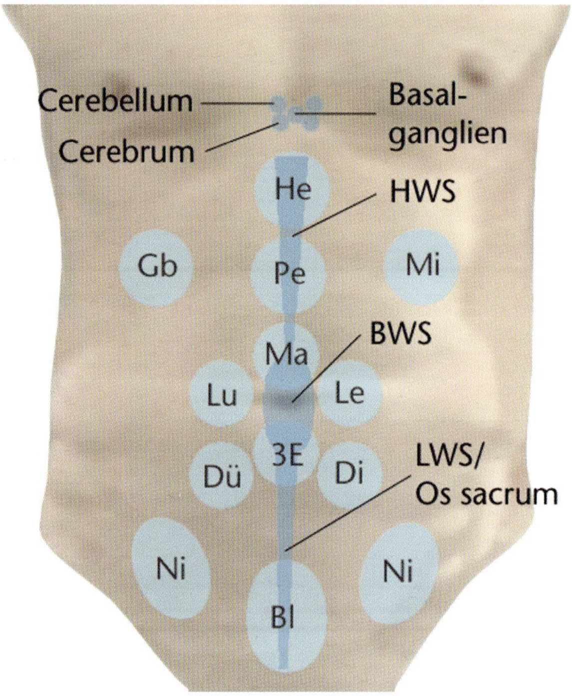

Abb. 8.7: Testzonen der Bauchdeckendiagnostik

Nicht mit abgebildet sind die Testzonen für die Wirbelsäule, die sich in der Mittellinie vom Xiphoid-Unterrand bis zur Symphyse erstrecken. Die Brustwirbelsäule projiziert sich auf die Nabelgegend, die Halswirbelsäule darüber, die Lendenwirbelsäule und das Kreuzbein darunter.

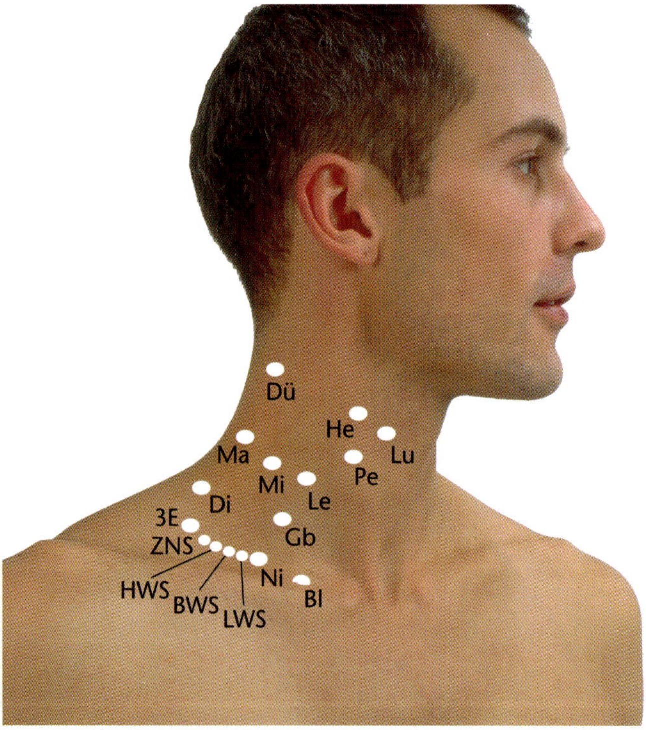

Abb. 8.8: Testzonen der Halsdiagnostik

? Memo-Check – Überprüfen Sie Ihr Wissen

1. Was bedeutet YNSA?
2. Welche Besonderheit im Vergleich zu anderen Somatotopen bieten die Repräsentationszonen am Schädel?
3. Mit welchen Therapieverfahren lässt sich YNSA kombinieren?
4. Welche Möglichkeiten der Punktstimulation bieten sich an?
5. Bei welchen Indikationen hat die YNSA Vorteile gegenüber anderen Akupunktursystemen?

9 Aus der Praxis für die Praxis: Punkte-ABC

Dieses Kapitel ist eine Zusammenstellung der wichtigsten und wirksamsten Praxispunkte für einige häufig auftretenden Erkrankungen (siehe auch Punktekategorien Kap. 3 und Punktwahl Kap. 5.4) Zur möglichst ausführlichen Darstellung wird an dieser Stelle auch die Pathophysiologie in Stichworten wiederholt. Die detaillierte Punktebeschreibung und Pathophysiologie findet sich jedoch im Funktionskreiskapitel (Kap. 6).

Andrologie

Physiologie/Pathophysiologie:

- Nierenfunktionskreis und Lenker-/Konzeptionsgefäße: zuständig für„Lebensfeuer und Lebensbatterie, Energiespeicher"; gestört durch mangelnde Regeneration, Erschöpfung.
- Leberfunktionskreis: zuständig für geschmeidigen Fluss des Qi; gestört durch Stress.
- Mittenfunktionskreise: zuständig für somatische und psychische Verdauung; gestört durch falsche Ernährung, zu viel Konzentrationsarbeit **(s. Tabelle 9.1)**.

Potenzstörungen	Bl 23, LG 4, Bl 52, Le 3, KG 4, 3, 6, Ma 36

Tabelle 9.1: Praxispunkte in der Andrologie

Atemwege

Physiologie/Pathopysiologie:

- Lungenfunktionskreis: zuständig für Energiegewinnung aus Atmung; gestört durch pathogene Faktoren wie Wind, Kälte und Trockenheit; Stau im Lungenfunktionskreis, wenn pathogene Faktoren eindringen und überhand nehmen; Leere bei chronischer Schwäche, oft mit Lungen-Yin-Mangel verbunden; zusätzlich Nieren-Qi-Mangel **(s. Tabelle 9.2)**.

Asthma akut (Fülle im Lungenfunktionskreis und Wind, plötzlich)	Bl 13, Lu 5, KG 22, Ma 40, KG 12, 17, Mi 9
Asthma chronisch (Schwäche des Lungen-Qi, Lungen-Yin und Nieren-Qi)	Bl 23, KG 4, 6, 17, LG 4, Ma 36, Pe 6, Mi 6, Ni 3, LG 20, Bl 13, Lu 7, 9
Erkältung akut	3E 5, Di 4, 11, 20, Gb 20, Lu 7
Halsschmerzen	Di 11, 4, Lu 7, Ma 44, 3E 5, Gb 20
Nebenhöhlen	Di 20, 4,11, Le 2, Ma 2, Gb 20, Bl 2, Ma 44, Lu 7

Tabelle 9.2: Praxispunkte bei Erkrankungen der Atemwege

Augen

Physiologie/Pathophysiologie:

- Leberfunktionskreis: zuständig für geschmeidigen Qi-Fluss und Blutspeicherung; gestörter Qi-Fluss bei Stress und Anspannung.
- Mittenfunktionskreise: zuständig z. B. für Blutbildung aus adäquater Ernährung; Blutmangel bei inadäquater Ernährung **(s. Tabelle 9.3)**.

Kurzsichtigkeit	Bl 1, 2, Gb 1, Gb 20, 37, Di 4, Le 3, Bl 62, Ni 6
Konjunktivitis	Di 4, 11, Gb 1,2, 8, 14, 20, 37, Bl 1, 2, 3E 23, Le 3
Glaukom	Di 4, Gb 14, 20, 37, Le 3, Bl 2, 18, LG 20

Tabelle 9.3: Praxispunkte bei Erkrankungen des Auges

Bewegungsapparat

Physiologie/Pathophysiologie:

- Pathogene Faktoren von außen sind Wind, Kälte, Feuchtigkeit.
- Leberfunktionskreis: assoziiert sind die kontraktilen Elemente mit Spannung wie Sehnen und Muskeln; bei Störung kommt es zu Verspannung.
- Nierenfunktionskreis ist die „Lebensbatterie"; bei Erschöpfung werden Knochen beeinträchtigt **(s. Tabelle 9.4, Seite 305)**.

Ellenbogen	Di 4, 10, 13, 14, 11, Lu 5, 3E 5, 10, Dü 3, 8
Fuß	Mi 3, Le 3, Bl 60, Ni 4, Ma 41, 44
Hand	Di 4, 3E 5, Lu 9, Pe 7, Dü 3, 4
Knie	Bl 40, Ma 36, Le 8, 9, Gb 34, Pe 9, 10, Gb 33, 34, 35, Ni 10
Nacken, Halswirbelsäule	Gb 20, 21, Bl 10, 11, 60, Dü 3, 6, 3E 5, Gb 39, Bl 60, LG 14, Ma 40
Hüfte	Gb 29–31, 34, 39, Bl 37, 40, 60
Lumbalregion, Lendenwirbelsäule	Bl 40, 60, 37, Gb 34, 30, Mi 6, Le 3, Sakrallöcher Bl 31–34, bei seitlicher Ausstrahlung Gb 30, 31, 34, 39
Schulter	Di 11, 15, 4, Lu 5, 7, 9, Gb 21, Bl 10, Dü 3, 9–15, 3E 5, 14, Ma 38

Tabelle 9.4: Praxispunkte bei Erkrankungen des Bewegungsapparates

Blut

Physiologie/Pathophysiologie:

- Milz/Pankreas-Funktionskreis: zuständig für Blutbildung durch gute Ernährung; bei inadäquater Ernährung Blutmangel.
- Herz und Leberfunktionskreise: zuständig für Blutbewegung; bei Störung kommt es zur Stagnation (**s. Tabelle 9.5**).

Blut bilden und stärken	Bl 17, Bl 20, 21, Mi 10, KG 4, Mi 6
Blut bewegen	Lu 9, Ma 36, Bl 17, Le 3
Blut kühlen	Di 11, Le 2, Mi 6,10, Bl 40

Tabelle 9.5: Praxispunkte bei Erkrankungen des Blutes

Frauenheilkunde

Physiologie/Pathophysiologie:

- Nierenfunktionskreis: ist die Lebensbatterie, Hormonachse, Fruchtbarkeit, Libido, Menstruationsblut; Störung in den entsprechende Bereichen.
- Milz/Pankreas-Funktionskreis: bringt Nährstoffe, ist mitbeteiligt an der Blutbildung; bei Störungen Blutmangel.

Amenorrhö	Mi 4, 6, 10, Bl 20, 21, 23, KG 6, LG 4, Lu 7, Bl 17
Dysmenorrhö	Le 3, Ma 29, KG 4, LG 4, 20, Mi 4, 6, Ni 3, Di 4, Lu 7
Prämenstruelles Syndrom	Le 3, Pe 6, Mi 4, 6, LG 20, Di 4, Ma 36, Gb 34
Menopausensyndrom	He 7, Le 2, 3, Ni 3, 6, 7, Mi 6, 9, Bl 23, LG 4, 20, Ohrpunkte Endokrinum, Vegetativum, Shen Men
Fluor vaginalis, weiß (Schwäche)	Mi 6, 9, KG 3,4, Bl 23, 20, Ma 36
Fluor akut, gelb (Fülle)	Di 11, KG 3, Le 3, 5, Bl 18, 32, Gb 26, Ma 29, 44
Geburtsvorbereitung ab 36. SSW	Gb 34, Ma 36, Mi 6, LG 20
Geburtserleichterung	LG 20, Mi 6, Di 4, Neima, Weima, Ma 36, Ohrpunkt Shen Men
Plazentalösungsstörung	Ni 16, Mi 6, KG 4, 6, Ohrpunkt Uterus
Laktationsstörungen im Wochenbett	KG 17, Ma 16, 18, Di 4, Le 3, LG 20, Pe 6, Ma 36, Dü 3

Tabelle 9.6: Praxispunkte in der Frauenheilkunde

- Leberfunktionskreis: hält Qi und Blut in geschmeidigem Fluss, speichert Blut; emotionsanfällig vor allem bei Stress und Frust.
- Konzeptionsgefäß und Chong Mai als übergeordnetes Yin; anfällig für Störungen im gesamten weiblichen Urogenitaltrakt (**s. Tabelle 9.6**).

Hals-Nasen-Ohren

Physiologie/Pathophysiologie:

- Lungenfunktionskreis: zuständig für Atemwege, Abwehr; dementsprechend Störungen in Atemwegen und Immunabwehr.
- Leberfunktionkreis: zuständig für geschmeidigen Qi-Fluss; bei Spannung und Stress kommt es zu Störungen.
- Nierenfunktionskreis: ist die Lebensbatterie, assoziiertes Sinnesorgan Gehör; bei Erschöpfung Hörstörungen (**s. Tabelle 9.7, Seite 306**).

Allergische Rhinitis	Di 11, 4, 20, Gb 20, Ex-KH 3 Yin Tang
Anosmie	Di 20, 4, LG 23, Bl 3, Gb 20
Sinusitis	Bl 2, 10, Di 20, 4, 11, Ex-KH 3 Yin Tang, zusätzlich Bl 60 bei eingedrungener Kälte und Gb 20 bei Windursache
Tinnitus akut (Stress)	Le 3, 14, Bl 18, Gb 39, 20, 43, Dü 19, 3E 3, LG 20
Tinnitus schleichend (Leere)	Bl 23, Ni 3, 2, Pe 6, LG 4, KG 6

Tabelle 9.7: Praxispunkte bei Erkrankungen im Hals-Nasen-Ohrenbereich

Harnblase

Physiologie/Pathophysiologie:

- ausführendes Organ der Nieren- und Blasenfunktionskreise, gefährdet bei Kälte, Erschöpfung **(s. Tabelle 9.8)**.

akute Zystitis/Dysurie	Di 11, Mi 6, 9, Bl 28, KG 3
Inkontinenz	Bl 23, 28, Ni 3, KG 3, 4, 6, LG 4, 20
Reizblase	KG 3, He 7, LG 20, Bl 23, 28
chronische Prostatitis	Mi 9, Di 11, Bl 23, 60, 28, Ni 3, LG 4, Bl 52

Tabelle 9.8: Praxispunkte bei Erkrankungen der Harnblase

Haut und Hautanhangsgebilde

Physiologie/Pathophysiologie:

- Lungen- und Dickdarmfunktionskreise mit assoziiertem Gewebe Haut; bei Störungen Hautaffektionen.
- Milz/Pankreas-Funktionskreis: zuständig für Energiegewinnung aus der Nahrung; Störungen bei verschleimender und schlechter Ernährung **(s. Tabelle 9.9)**.

Akne	Di 4, 11, Bl 40, Lu 3, LG 10, Gb 20, Bl 20, 21, Mi 6, 10, Ma 36, 44
Ekzem	Di 11, Mi 6, 10, Ma 36, LG 14, Le 3, Mi 9, LG 14, Ni 6, Bl 20, 21
Herpes zoster	Di 11, Mi 10, Ex 21, Bl 40

Tabelle 9.9: Praxispunkte bei Erkrankungen der Haut und der Hautanhangsgebilde

Herz-Kreislauf

Physiologie/Pathophysiologie:

- Der somatische Anteil betrifft eher das Perikard, der Herzfunktionskreis ist mehr für die Psyche zuständig; bei Störungen treten somatische Herzbeschwerden und Gefäßerkrankungen auf **(s. Tabelle 9.10)**.

Hypotonie	LG 26, Mi 6, Ma 36, KG 4, 6, He 7, Pe 9, Bl 23, Di 11, Ni 7
Hypertonie	Le 3, Gb 20, 34, Pe 6, LG 20
Angina pectoris	He 7, Pe 6, 5, 4, Le 3, KG 17, LG 20

Tabelle 9.10: Praxispunkte bei Herz-Kreislauferkrankungen

Kopfschmerzen

Physiologie/Pathophysiologie:

- Leberfunktionskreis: zuständig für geschmeidigen Fluss des Qi; anfällig für Spannung, Stress und „Wind".
- Nierenfunktionskreis: ist die „Lebensbatterie"; anfällig für Erschöpfung.
- Bei Erkrankung der äußeren Körperschichten wie Muskeln und Sehnen Leitbahnverläufe beachten **(s. Tabelle 9.11, Seite 307)**.

Punkte-ABC

Schläfenkopfschmerz (Gallenblasenmeridian)	LG 20, Gb 8, 14, 20, 41, 34, Di 4, 3E 5, Le 3, Ex-KH 5 Tai Yang
Retroorbitalkopfschmerz und Scheitelkopfschmerz (Lebermeridian)	LG 20, Gb 20, Le 3, Pe 6, Di 4
Nick-Kopfschmerz (Blasenmeridian)	Dü 3, Bl 10, 60, 62, 67, 3E 5, LG 20
Migräne	Ex-KH 5 Tai Yang, Gb 44, 41, 39, 3E 2, KG 12, Pe 6, Le 3, Ma 36
Trigeminusneuralgie	LG 20, Ma 44, Le 3
Trigeminusneuralgie – Ramus ophthalmicus	Bl 2,3, Ex-KH 3 Yin Tang, Ex-KH 5 Tai Yang, 3E 5, 23, Ma 8, 44, Gb 1, 14, Le 3
Trigeminusneuralgie – Ramus maxillaris	Ma 2, 3, 6, 7, 44, Ex-KH 5 Tai Yang, Dü 3, 18, 3E 5, 17, Di 20, 4, Le 3
Trigeminusneuralgie – Ramus mandibularis	Ma 4, 5, 6, 7, KG 24, Gb 2, 39, 3E 17, Ex-KH Jiachengjiang

Tabelle 9.11: Praxispunkte bei Kopfschmerzen

Magen-Darm-Trakt

Physiologie/Pathophysiologie:

- Mittenfunktionskreise: zuständig für Energiegewinnung aus adäquater Ernährung; Fülle durch energetisch zu heiße Ernährung; Mitten-Schwäche durch energetisch kalte Ernährung; Erschöpfung, zu viele Sorgen.
- Leber- und Gallenblasenfunktionskreise: zuständig für geschmeidigen Qi-Fluss; anfällig für Stress **(s. Tabelle 9.12)**.

Sodbrennen	Di 11, 4, Le 3, KG 12, Ma 36, 44
Völlegefühl	Ma 36, KG 12, Bl 20, 21, Mi 6, 3, 4
Übelkeit	Pe 6, KG 12, Ma 36
Diarrhö (Leere)	Mi 4, Ma 25, 36, 37, Bl 25, KG 12
Diarrhö (Fülle)	Di 11, Mi 4, 9, Ma 25
Gastritis	KG 12, Di 11, Ma 36, Mi 9, 6, Le 3
Obstipation	Ma 25, Bl 25, Le 3, Di 4, 3E 6
Reizdarm	Ma 25, 37, 36, LG 20, Bl 20, Mi 3, 9, He 7, Ohrpunkt Shen Men
Hämorrhoiden	Mi 6, 10, Bl 17, 20, Mi3, LG 20
Hepatitis	Mi 9, Di 11, Bl 18, Le 3
Gallenblasenbeschwerden	Mi 9, Di 11, Bl 18, Gb 24, 34, Pe 6, Ma 36

Tabelle 9.12: Praxispunkte bei Erkrankungen des Magen-Darm-Traktes

Psychisch- psychosomatische Unterstützung

(s. Tabelle 9.13)

Symptomatische Punkte (akut)

(s. Tabelle 9.14)

Gelassenheit, Beruhigung	LG 20, He 7, Pe 6, Bl 62, Ex-KH 1 Si Shen Cong, Le 3, Ma 36
Nikotinabhängigkeit	LG 20, Ex-KH 1 Si Shen Cong, Ex-KH 3 Yin Tang, LG 14, He 7, Lu 7, Pe 6, Di 4, Le 3, Ohrpunkt Shen Men, Lunge und evtl. Magen und Dickdarm, Ohrpunkte Suchtpunkt, Antiaggression
Alkoholabhängigkeit	LG 20, 26, KG 12, 24, Le 3, 13, 14, He 7, Pe 6, Ma 36, 40, Gb 34, Di 4, Lu 5, Ohrpunkte Shen Men, Mund, Magen, Leber, Niere
Gewichtsreduktion	LG 20, He 7, Pe 6, Di 4, Ma 36, Le 3, Ohrpunkte Shen Men, Magen, Mund, Milz-Pankreas und Vegetativum, Frustrations- und Suchtpunkt

Tabelle 9.13: Praxispunkte zur psychisch-psychosomatischen Unterstützung

Fieber	Di 4, 11, LG 14
Ohnmacht	LG 26
Schlafstörung	He 7, Ni 3, LG 20, Ex-KH Amnian
Nasenbluten	Di 4, Ma 44, Lu 11, Le 3, Ni 3
Wadenkrämpfe	Bl 40, Le 3, Gb 34
Juckreiz	Di 11, Mi 6, 10
Obstipation	Ma 25, Di 4, 3E 6
Schluckauf	Pe 6, Bl 17, Ma 36
Zahnschmerzen	Di 4, Ma 44, Gb 20, Di 1, Ma 6, 7

Tabelle 9.14: Praxispunkte bei akuten Erkrankungen

Auswahl an weiterführender Literatur

Die exakten bibliographischen Angaben zu den unten aufgeführten Titeln finden sich im Literatur- und Quellenverzeichnis dieses Buches.

Chinesische Ernährungslehre

Chinesische Diätetik von U. Engelhardt im Urban & Fischer Verlag, München 2006.

Ernährung nach den 5 Elementen von B. Temelie im Joy Verlag, 1999.

Propädeutik der Chinesischen Diätetik von J. Kastner im Hippokrates Verlag, 2003.

Chinesische Pharmakologie

Chinesische Arzneimittelrezepte und Behandlungsstrategien von D. Bensky im Verlag für ganzheitliche Medizin, Kötzting 1996.

Klinische Chinesische Pharmakologie von M. Porkert im Phainon Verlag, 1994.

42 Rezepturen aus der chinesischen Materia medica von G. Macocia im Hippokrates Verlag, Stuttgart 2000.

Klinische Chinesische Pharmakologie von M. Porkert im Phainon Verlag, Dinkelscherben 1994.

70 grundlegende Rezepte der Chinesischen Arzneimittellehre von B. Flaws im Verlag für ganzheitliche Medizin, Kötzting 1997.

Materia Medica der Chinesischen Arzneimitteltherapie von J. Geng im Verlag für ganzheitliche Medizin, Kötzting 1992.

Leitfaden Chinesische Phytotherapie von C.-H. Hempen und T. Fischer im Urban & Fischer Verlag, 2001.

Grundlagen, Nachschlagewerke, Diagnostik und Klinik

Die Grundlagen der Chinesischen Medizin von G. Macocia im Verlag für ganzheitliche Medizin, Kötzting 1997.

Leitfaden Traditionelle Chinesische Medizin von C. Focks und N. Hillenbrand im Urban & Fischer Verlag, 2005.

Chinesische Syndrome verstehen und verwenden von G. Kubiena im Verlag Wilhelm Maudrich Wien-München-Bern, 2000.

Die Praxis der Chinesischen Medizin von G. Macocia im Verlag für ganzheitliche Medizin, Kötzting 1994.

In diesem Buch erwähnte Spezialdisziplinen

Kopf- und Gesichtsschmerz von H. P. Ogal, K. H. Elies, H. Hergert im KVM-Verlag, Marburg 2008.

Neue Schädelakupunktur von T. Yamamoto und W. Marić-Oehler im Chun-Jo-Verlag, Freiburg i. Br. 1991.

Ohrakupunktur – Grundlagen, Praxis, Indikationen von H. P. Ogal und B. Kolster im Hippokrates Verlag, 2003.

10 Chinesische Diätetik: Kurzübersicht

Ist er Koch oder Arzt?
Ist dies eine Apotheke oder ein Restaurant?
Fisch, Fleisch, Gemüse, Frühlingszwiebel und Porree;
köstliche Gerichte verbannen Tabletten und Pillen,
nahrhafte Speisen sind das Mittel gegen alle Leiden

(Chinesisches Gedicht, Autor unbekannt, aus B. Temelie: Ernährung nach den Fünf Elementen)

Dieses Kapitel soll eine prägnante Einführung in die Chinesische Ernährungslehre geben, ohne in dieser Kürze Anspruch auf Vollständigkeit zu erheben. Es möchte vielmehr Interesse auch an diesem wichtigen Bestandteil der TCM wecken. Für ein intensiveres Studium und zur konkreten Einbindung der Diätetik in die tägliche TCM-Praxis sei auf die einschlägige Literatur sowie auf weiterführende TCM-Kurse verwiesen (siehe Literaturverzeichnis).

Empfehlung Grundlagen-Literatur, (Quellenangabe alphabetisch):

Engelhardt U: Chinesische Diätetik, 3. Aufl. Urban & Fischer Verlag, München 2006.

Kastner J.: Propädeutik der Chinesischen Diätetik, 2. Aufl. Hippokrates, Stuttgart 2003.

Temelie B.: Ernährung nach den fünf Elementen. Joy Verlag, Sulzberg 2006.

10.1 Status der Diätetik innerhalb der Traditionellen Chinesischen Medizin

Die Stellung der Ernährungslehre innerhalb der Chinesischen Medizin als erstes und wichtigstes Standbein fasst der berühmte Arzt Sun Si Miao (Tang Dynastie, 618–907 n. Chr.) sehr treffend zusammen: „Ohne das Wissen um eine richtige Ernährung ist es kaum möglich, sich einer guten Gesundheit zu erfreuen. Wenn man eine Krankheit behandelt, sollte zuerst eine Ernährungstherapie erfolgen; erst wenn dies nicht hilft, muss man es mit Drogen versuchen" (aus J. Kastner: Propädeutik der Chinesischen Diätetik).

Die Ernährungslehre wurde in China von jeher als allgemeines Volkswissen im Sinne der ursprünglichen Bedeutung des Wortes Diät (diaita, gr.): „Lebensweisheit, Lebenspflege" angewendet und dient(e) in der weniger begüterten, bäuerlichen Landbevölkerung mangels engerem ärztlichen Versorgungsnetz der aktiven Erhaltung der Gesundheit. Dies gilt ebenso für die Heilkräuterkunde.
In der chinesischen Medizingeschichte nahmen die Diätärzte (Shi Yi) dementsprechend den höchsten Rang unter den Ärzten ein und hatten vor allem durch präventive Beratung für die Vorbeugung von Erkrankungen zu sorgen.
Die Chinesische Diätetik weist gegenüber herkömmlichen, vor allem westlichen Ernährungslehren zwei Besonderheiten auf:

- ihre Ernährungsempfehlungen sind individuell auf den Gesundheitszustand, die Bedürfnisse und die Konstitution des Einzelnen zugeschnitten,
- sie hat eine einzigartige, energetische Klassifizierung der einzelnen Nahrungsmittel erarbeitet, wie sie annäherungsweise lediglich in der ayurvedischen und der Hildegard-Medizin zu finden ist.

Die Chinesische Diätetik stellt sich bei jedem Patienten folgende Fragen:

- wie bekömmlich ist das einzelne Nahrungsmittel für den Betroffenen/die Betroffene?
- wie hochwertig ist das einzelne Nahrungsmittel: gibt es Kraft (Qi), Wärme (Yang) und Säfte (Xue) oder ist es minderwertig und wirkt nur verschlackend und verschleimend?
- was bewirkt das einzelne Nahrungsmittel im Körper z. B. kühlt oder wärmt es, regt es an oder beruhigt es (s. Seite 310)?

Diese Fragen leiten direkt zum Chinesischen Klassifizierungssystem der Nahrungsmittel über.

10.2 Chinesische Klassifizierung von Nahrungsmitteln

Hinweis: Die Angaben zur Nahrungsmittelklassifikation differiert in den einzelnen Fachbüchern zur Chinesischen Diätetik etwas, die Grundtendenz jedoch stimmt überein.

10.2.1 Inneres Temperaturverhalten

Die erste und grundlegende Klassifizierung beschreibt das Temperaturverhalten, welches das einzelne Nahrungsmittel im Körper auslöst (also nicht die äußerlich fühlbare Temperatur einer eisgekühlten Cola oder eines dampfend heißen Glühweines).
Hierbei sind fünf Qualitäten möglich:
- kalt
- kühl (erfrischend)
- neutral
- warm
- heiß

Innerlich wärmende Speisen

- sind Yang, d. h. sie wirken auf den Organismus wärmend, dynamisierend und trocknend (Beispiel: Kaffee),
- bewegen sich im Körper eher nach oben und außen (Beispiel: Pfeffer, Alkohol – führt zu Schwitzen, Wärmeentwicklung),
- ihre überhöhte Zufuhr führt zu einem Zuviel an Funktion, Wärme und Austrocknung (Beispiel: Hypertonie und Nervosität bei überhöhtem Kaffeekonsum; gesteigerte Aggressivität bei den legendären „Beef-Eatern", deren Kampfgeist durch erhöhten Fleischverzehr gesteigert wurde).

Innerlich kühlende Speisen

- sind Yin, d. h. befeuchtend, abkühlend (Beispiel: Obst, saftiges Gemüse, Milch, Weizenbier),
- bewegen sich im Körper eher nach innen und unten,
- ihre überhöhte Zufuhr führt zu einer „Säfte-Überladung", d. h. Feuchtigkeitsbelastung bis zur Verschlackung (Beispiel: Zellulitis, tibiale Präödeme, Fluor vaginalis).

Im Temperaturverhalten neutrale Nahrungsmittel

- können sowohl Yin als auch Yang liefern und aufbauen,
- sind mild und ausgleichend in der Wirkung (Beispiel: Hirse, Möhren, Nüsse),
- stellen die Grundnahrungsmittel dar, mit welchen der Mensch über lange Zeit gesehen weder Mangelerscheinungen noch Überladung erleidet (Beispiel: weltweite Grundnahrungsmittel wie Getreide und Hülsenfrüchte).

10.2.2 Geschmack

Mit der zweiten Klassifizierung sind primär nicht (nur) die gustatorisch wahrnehmbaren Geschmacksempfindungen süß-sauer-salzig-scharf-bitter gemeint, sondern sie umfasst die Zuordnung zu den einzelnen Wandlungsphasen (s. Kap. 2.2.2) und beschreibt damit die Wirkungen/Wirkrichtungen der Nahrungsmittel **(s. Tabelle 10.1, Seite 311)**.

10.2.3 Funktionskreisbezug

Zusätzlich zur Wandlungsphasen-Zuordnung der einzelnen Geschmacksrichtungen gibt es Nahrungsmittel, die eine weitergehende, spezielle Wirkung auf die einzelnen Funktionskreise aufweisen **(s. Tabelle 10.2, Seite 311)** und dementsprechend bei pathologischen Veränderungen eingesetzt werden, vor allem bei Mangel/Leere-Zuständen (vgl. weiterführende Fachliteratur wie Engelhardt/Hempen sowie Therapiebeispiele).

10.2.4 Wirkrichtung

Die Wirkrichtung gibt an, in welchem Bereich des Körpers die Nahrungsmittel wirken, wie sie Qi-Richtungen beeinflussen und krankhaft veränderte Qi-Richtungen korrigieren können.
Vier Wirkrichtungen sind möglich:
- aufsteigend
- schwebend
- absteigend, sinkend
- fallend

	sauer	bitter	süß	scharf	salzig
Wandlungsphase	Holz (Unreifes im Frühling)	Feuer (bitter Verbranntes im Sommer)	Erde (süßes Getreide, süßes Obst im Spätsommer)	Metall (scharfes, reifes Gemüse im Herbst)	Wasser (Gepökeltes, Eingesalzenes im Winter)
Wirkung auf Funktionskreis	Leber/Gallenblase	Herz/Dünndarm	„Mitte" Milz-Pankreas/Magen	Lunge/Dickdarm	Niere/Blase
wirkt ...	zusammenziehend, hält Säfte zusammen	durch Diurese trocknend	harmonisierend, ernährend, befeuchtend	zerstreuend durch Schweißanregung und bewegend	erweichend, auflösend, hinabtreibend
indiziert ...	zur Stützung des Yin, z. B. bei Hyperhidrosis, Diarrhö	bei Ödemen	bei Schwächezuständen, zur seelischen Stabilisierung und zur Befeuchtung	zum Vertreiben äußerer pathogener Faktoren, z. B. Kälte	zum Auflösen von Schlacken
kontraindiziert ...	• bei akuter Erkältung • bei Qi-Stagnation • vor Heilkräutereinnahme	• bei Yin-Mangel	zu viel führt zur Verschlackung	• bei Hauterkrankungen • bei Allergien • bei Stagnation mit Leber-Feuer	zu viel schwächt den Nierenfunktionskreis
Beispiele	Tomate, Apfel, Zitrone, Essig, Mungobohne, Kefir, Huhn, Dinkel	Kaffee, Löwenzahn, Tabak, Bier, Schwarztee, Kakao, Chicorée, Radicchio, Schaf, Rosenkohl, Rotwein	Fenchel, Kastanie, Rind, Möhre, Kartoffel, Kürbis, Feige, Butter, Mandel, Aprikose, Kokosnuss, Banane, viele Nüsse, Kaki	Zwiebel, Ingwer, Chili, Hafer, Reis, Rettich, Kresse	Salz, Sojasoße, Alge, Krabbe, Auster, Schinken, Salami, Linse, viele Fischsorten, Mineralwasser

Tabelle 10.1: Geschmackszuordnung zu den Wandlungsphasen: Wirkungen und Wirkrichtungen

Funktionskreis	Beispiele für funktionsunterstützende Nahrungsmittel*
Leber	Essig, Pfefferminztee, Chicorée, Knoblauch, Staudensellerie, Garnele, Krebs, Leber, Rosmarin, Safran, Olivenöl
Gallenblase	Pfirsich, Mungobohne, Chicorée, Roggen, Löwenzahn, Krebs, Gurke, Buchweizen
Herz	Kaffee, Alkohol, Schwarztee, Birne, Grüntee, Chili, Wassermelone, Weizen, Safran
Dünndarm	Spinat, grüner Salat, Schnecke, Pilz
Milz/Pankreas	Reis, Hirse, Hafer, Gerste, Weizen, Huhn, Rind, Lachs, Karotten, Rote Beete, Kartoffel, Weintraube, Feige, Honig, Kastanie, Mandel, Kümmel, Anis, Ingwer
Magen	Reis, Gerste, Krabbe, Lachs, Huhn, Rind, Rote Beete, Erbse, Kartoffel, Wassermelone, Fenchel, Petersilie, Ingwer, Tofu, Kastanie, Pfeffer, Essig
Lunge	Radieschen, Brunnenkresse, Weintraube, Erdnuss, Sesam, Karpfen, Aprikose, Mandarine, Honig, Anis, Thymian, Rosmarin
Dickdarm	Spinat, Tofu, Weizenkleie, Mais, Buchweizen, Gurke, Pilz, Banane, Kamillentee, Pfeffer, Salz
Niere	Weizen, Hirse, Schwein, Huhn, Shrimps, Auster, Spargel, Weintraube, Hirsch, Pflaume, Walnuss, Nelke, Zimt, Salz
Blase	Wassermelone, Petersilie, Fenchel, Schnecke, Tintenfisch

* Differenzierung nach vorliegender Pathologie; s. weiterführende Literatur

Tabelle 10.2: Speziellere Funktionskreis-Zuordnung der Nahrungsmittel

Aufsteigend

Aufsteigend wirkende Nahrungsmittel

- heben das Yang nach oben,
- sind meist von süßem und scharfem Geschmack,
- zeigen meist ein neutrales oder warmes inneres Temperaturverhalten.

Indikation: zu stark nach unten gerichtete Aktionen wie Diarrhö, Prolaps, vorzeitige Wehen.
Beispiele: Alkohol (nicht in der Schwangerschaft), Knoblauch, Huhn, schwarzer Sesam, Frühlingszwiebel.

Schwebend

Schwebend wirkende Nahrungsmittel

- bewegen das Qi nach oben und außen, zur Körperoberfläche – vertreiben äußere pathogene Faktoren
- wirken schweißtreibend,
- sind meist süß und scharf im Geschmack,
- zeigen meist ein heißes inneres Temperaturverhalten.

Indikation: aufkommende Erkältungskrankheiten
Beispiele: Glühwein, Jagertee, Zimt, Pfeffer.

Absteigend, sinkend

Absteigend, sinkend wirkende Nahrungsmittel

- sind nach innen gerichtet,
- können adstringieren,
- unterstützen den Nierenfunktionskreis,
- sind im Geschmack meist sauer, bitter oder salzig,
- zeigen ein kühles inneres Temperaturverhalten.

Indikation: zu stark nach außen und oben gerichtete Aktionen wie aufsteigendes Leber-Yang (Migräne) oder Verlust von Körperflüssigkeiten (Hyperhidrosis).
Beispiele: Zitrone, Joghurt.

Fallend

Fallend wirkende Nahrungsmittel

- bewegen nach unten,
- wirken z. B. laxierend und diuretisch,
- sind im Geschmack meist bitter oder salzig,
- zeigen ein kühles bis kaltes inneres Temperaturverhalten.

Indikation: zu stark aufwärts gerichtete Aktionen wie Erbrechen, Husten und Kopfschmerzen.
Beispiele: Krebse, Glaubersalz.

10.3 Einfluss der Zubereitungsart auf die Nahrungsmittelwirkung

Die Zubereitungsart kann Nahrungsmittel in ihrer Wirkung verändern (**s. Tabelle 10.3**).

Zubereitungsart	Wirkung
Kochen, Schmoren	Zufuhr von Qi und Säften, Stützung der Mitte (fördert damit die Säfte- und Xue-Produktion); generell sind schonend gegarte Speisen besser bekömmlich, leichter verdaulich, z. B. lange eingekochte Eintöpfe und Kraftsuppen
Trocknen, Backen, Räuchern	milde Zufuhr von Yang und Qi, unterstützt innere Wärme
Frittieren, Grillen	starke Zufuhr von Yang, vertreibt Kälte im Körper. **Cave:** führt bei übermäßigem Verzehr zu Yang-Überfülle wie Hypertonie und Aggressivität
Keimen	kühlende und befeuchtende Wirkung
Fermentieren, Pökeln	kühlende und befeuchtende Wirkung. **Cave:** bei übermäßigem Verzehr Feuchtigkeitsüberladung
rohe, d. h. unverarbeitete Kost, gekühlte Speisen, Säfte	kühlende und befeuchtende Wirkung. **Cave:** schwer verdaulich; Belastung und Schwächung der Mitte

Tabelle 10.3: Einfluss der Zubereitungsart auf die Nahrungsmittelwirkung

Ernährungsfehler	Wirkung
zu viel Rohkost	• beeinträchtigt, schwächt die Mitte; diese kann Rohkost nicht verdauen (z. B. Meteorismus, weiche Stühle) • führt bei schwächlicher Konstitution zu Frösteln
zu viel von zu nahrhaften Nahrungsmitteln wie Milch, Käse, Zucker, Schweinefleisch	• wirken verschlackend, verschleimend • sind dem Körper eine zu große Belastung, die er nicht verbrauchen/bewältigen kann; er legt die überflüssigen Stoffe deshalb „auf Halde" (z. B. pastöse Adipositas, Zellulitis) oder verschlackt (z. B. bei Rheuma)
zu spätes Essen	• der Körper legt „auf Halde": Nahrung liegt schwer im Magen und/oder „auf der Hüfte", denn die Hauptverdauungszeit ist morgens bzw. vormittags • ab ca. 18.00 Uhr „schaltet die Verdauung ab"
unregelmäßiges, ggf. hektisches Essen	• führt zu Nahrungsstagnation im Magen, schwächt Milz und Leber (Stress), greift zusätzlich die Milz an (z. B. Völlegefühl, Sodbrennen oder Meteorismus)
zu wenig Essen, Diäten, Fasten	• Mangel an Yang (Wärme), Xue (Blut): der Organismus greift auf die Reserven zurück (Gewichtsabnahme, Frösteln, Adynamie)
zu viel Flüssigkeit zu den Mahlzeiten	• schwächt Milz-Qi (westlich: verdünnt Verdauungssäfte): Völlegefühl, unverdaute Speisereste
zu viel von im Temperaturverhalten heißen und feuchten Speisen, wie Fleischwaren, Alkohol, Fett	• wirken verschlackend und erhitzen den Körper; beeinträchtigen Leber, Gallenblase, Milz

Tabelle 10.4: Häufige Ernährungsfehler

10.4 Die häufigsten Ernährungsfehler – Kurzübersicht

Die häufigsten Ernährungsfehler entstehen meist durch die beiden Extreme „zu viel"/„zu wenig" **(s. Tabelle 10.4)**.

10.5 Durchführung einer diätetischen Therapie

Vor jeder Anwendung der Chinesischen Diätetik steht eine gründliche Chinesische Diagnostik. Bei allen Mangel-/Leerezuständen empfiehlt es sich dringend, sowohl eine Ernährungs- als auch eine Arzneitherapie durchzuführen.

Vorgehen

Um die Wirkungen der einzelnen therapeutischen Anwendungen wie Akupunktur, Diätetik und Arzneitherapie beurteilen zu können (z. B.: Wie stark ist die vegetative Reaktion auf die Akupunktur? Wie wird der Tee vertragen? Wie reagiert der Stuhlgang auf die neue Nahrungsmittelauswahl?) sollte nach einem zeitlichen Stufenschema vorgegangen werden. Der Patient darf keinesfalls mit allem gleichzeitig überfrachtet werden. Beispiel:

- 1. Sitzung: leichte Probeakupunktur → gut vertragen, dann
- 2. Sitzung: normale Akupunktur → gut vertragen, dann
- 3. Sitzung: leichter Testtee → Zubereitung hat geklappt, konnte gut getrunken werden, dann
- 4. Sitzung: normal dosierter Tee → gut vertragen, dann
- 5. Sitzung: Diätetik.

Zur Erhöhung der Compliance empfiehlt es sich, dem Patienten einen schriftlichen Ernährungsplan mitzugeben z. B. auch in Form von Nahrungsmittellisten, aus denen das Temperaturverhalten und der Wandlungsphasenbezug der einzelnen Nahrungsmittel ersichtlich ist.

11 Chinesische Arzneimitteltherapie: Kurzübersicht

Die Chinesische Arzneimitteltherapie hat innerhalb der TCM einen sehr großen Stellenwert und ist in der Kürze dieses Kapitels nicht annähernd darstellbar. Die folgende kleine Einführung hat stattdessen die Intention, Interesse an diesem Gebiet zu wecken und möchte den Leser zu Besuch und Studium entsprechender Kurse und Literatur animieren (s. Literaturempfehlungen am Ende dieses Kapitels).

11.1 Status der Arzneimitteltherapie innerhalb der Traditionellen Chinesischen Medizin

Innerhalb der Traditionellen Chinesischen Medizin ist nicht – wie oft angenommen – die Akupunktur die bedeutendste Therapieform, sondern mit zwei Dritteln der gesamten spezifischen Therapie stellt die Arzneimitteltherapie den größten Anteil innerhalb der TCM dar. Dieser hohe Prozentsatz beruht auf der Tatsache, dass Arzneimittel bei jeder Heilmaßnahme indiziert sind. Naturheilkundliche Reiztherapien dagegen, so auch die Akupunktur, können aber nur dann etwas bewirken, wenn der Organismus noch über ausreichend Kraft für Regulationsvorgänge verfügt.
Zwei Fünftel der gesamten Menschheit werden durch die asiatische Arzneimitteltherapie mit spezifischen Heilmaßnahmen versorgt.

Der Praxisalltag sieht folgendermaßen aus: Entweder haben es Therapeuten mit einem hyperreagiblen Organismus (z. B. bei Allergien) zu tun oder aber mit chronischen, schwächenden Erkrankungen. Vor allem bei Letzteren kommt es immer wieder zu Frustration und Enttäuschung bei Patienten und Therapeuten, wenn versucht wird, im Gesamtenergiepotenzial geschwächte Patienten ausschließlich mit Akupunktur zu heilen. Es liegt in der Natur des reiztherapeutischen Wirkprinzips der Akupunktur, dass solche Versuche zum Scheitern verurteilt sind, weil die wichtigen Kraftreserven fehlen. Deshalb ist in aller Regel eine Arzneimitteltherapie (zumindest als begleitende Behandlung) indiziert und auch wirksamer.

11.2 Geschichtlicher Überblick

- 300 v. Chr. erscheint die erste schriftliche Charakterisierung von 365 Drogen: „Des göttlichen Landmannes Klassiker der Drogenkunde".
- 200 n. Chr. erscheint die erste Beschreibung von 113 Rezepturen und ca. 400 Therapieregeln „Über die verschiedenen durch Kälteschäden hervorgerufene Krankheiten". Zwei Drittel dieser Rezepturen sind auch heute noch als so genannte „klassische Rezepturen" in Gebrauch.
- 500 n. Chr. folgt die ergänzende Beschreibung von 730 Pharmaka.
- 960–1279 n. Chr., in der Sung-Dynastie, erscheint die erste Illustration von 1746 Drogen.
- 1115–1368 n. Chr., in der Jin- und Yuan-Dynastie, erfolgt eine empirische Gegenüberstellung von Krankheitsursachen und Drogen.
- 1368–1912 n. Chr., in der Ming- und Qing-Dynastie, schreibt einer der bedeutendsten Naturforscher Chinas, Li Shi Zhen, die „Nach Monografien und sachlichen Gesichtspunkten gegliederte Drogenkunde" mit 1892 Drogen und 1100 Rezepturen.
- Im 19. und 20. Jahrhundert wird die Chinesische Arzneimitteltherapie fast vom Siegeszug westlicher Therapien und der Sehnsucht nach Neuem und Modernem überrollt, bis Mao Zedong 1958 die TCM zur Universitätsmedizin macht, um die medizinische Versorgung des großen chinesischen Volkes preisgünstig sicherstellen zu können.

11.3 Chinesische Arzneimitteltherapie in der Praxis

Die chinesischen Arzneien sind pflanzlicher, mineralischer und tierischer Herkunft, wobei in neuester Zeit der Artenschutz Eingang in die Auswahl der Einzelbestandteile findet und bestimmte Zutaten nicht mehr verwendet werden dürfen (z. B. Rhinozeros-Horn). In Deutschland liegt der Schwerpunkt auf der Phytotherapie.

Die Chinesische Arzneimitteltherapie unterscheidet sich teilweise grundlegend von der westlichen Naturheilkunde. Die exakt aufeinander abzustimmenden Bestandteile, die besonderen Kriterien zur Rezepturerstellung unterliegen, und die starke Wirksamkeit der Mittel (mit ihrem ebenfalls hohen Potenzial an möglichen Nebenwirkungen) machen es unmöglich, eine Kurzzusammenfassung von Kräutern und Rezepturen aufzuführen.

Zusammensetzung einer Rezeptur

Die Chinesische Arzneimitteltherapie wendet stets komplexe Rezepturen an. Einzelkräuteranwendungen, wie es sie häufig in der westlichen Naturheilkunde gibt, sind dagegen selten.
Die fein abgestimmte Rezeptur soll dabei ein passendes Gegenstück zum exakten, gemäß der chinesischen Diagnostik ermittelten Befund der aktuellen Disharmonie ergeben. Auch soll die Zusammenstellung mehrerer Kräuter eventuelle Nebenwirkungen oder toxische Eigenschaften einzelner Bestandteile aufheben.
Die Basis einer Rezeptur besteht im Regelfall aus vier Bestandteilen (man beachte die soldatische Sprache als Hinweis auf den Einfluss des Konfuzianismus, s. Kap. 1.2):

1. Der „Kaiser" (Jun) ist das wichtigste Heilkraut und gibt die Wirkung vor.
2. Der „Minister" (Chen) unterstützt den Kaiser in der Wirkung.
3. Der „Assistent" (Zuo) unterstützt den Kaiser und den Minister in ihrer Wirkung, gleicht aber zusätzlich deren eventuelle Toxizität bzw. Nebenwirkungen aus.
4. Der „Übermittler" (Shi) bringt die gesamte Rezeptur in diejenige Körperregion bzw. in den Funktionskreis, der von der Erkrankung betroffen ist und harmonisiert zusätzlich die gesamte Rezepturwirkung.

Anwendung und Indikationen

Die Rezepturen werden eingesetzt, um folgende therapeutische Ziele zu erreichen:

- *Schwitzen* (Han Fa) zur Ausleitung äußerer pathogener Faktoren,
- *Erbrechen* (Tu Fa) zur Auflösung von Schleim; bei Vergiftungen,
- *Abführen* (Xia Fa) durch den Darm,
- *Harmonisieren* (He Fa) von Organfunktionen, auch widerstreitender Funktionen,
- *Erwärmen* (Wen Fa) zur Auflösung innerer Kälte und für die Durchgängigkeit der Leitbahnen,
- *Klären* von Hitze und Feuer (Qing Fa) zur Kühlung,
- *Auflösen* (Xiao Fa) zum Beseitigen von Stagnationen, Klumpenbildung,
- *Stärken* (Bu Fa) bei Mangel- und/oder Schwächezuständen.

Kriterien für die Erstellung einer Rezeptur

Folgende Punkte müssen für die Erstellung einer Rezeptur beachtet werden:

- die *Wirkrichtung* des Arzneimittels z. B. nach außen öffnend, schweißtreibend,
- der *Funktionskreisbezug* (Wohin geht das Medikament im Körper?),
- die *Geschmacksrichtung*, einschließlich der damit über die Wandlungsphasen verbundenen Wirktendenz,
- die *Temperaturausstrahlung* d. h. die Temperaturveränderung, die im Organismus hervorgerufen wird,
- die *Toxizität*, welche in der Chinesischen Medizin alle vom Normalzustand abweichenden Empfindungen beinhaltet.

11.4 Vorgehen in der Praxis

Vor jeder Chinesischen Arzneimitteltherapie steht eine gründliche Chinesische Diagnostik. Bei allen Mangel- bzw. Leerezuständen empfiehlt es sich dringend, sowohl eine Ernährungs- als auch eine Arzneimitteltherapie durchzuführen.
Um die Wirkungen der einzelnen therapeutischen Anwendungen wie Akupunktur, Diätetik und Arzneitherapie beurteilen zu können (z. B. Wie stark ist die vegetative Reaktion auf die Akupunktur? Wie wird der Tee vertragen? Wie reagiert der Stuhlgang auf die neue Nahrungsmittelauswahl?) sollte nach einem zeitlichen Stufenschema vorgegangen werden. Der Patient darf keinesfalls mit allem gleichzeitig überfrachtet werden.
Beispiel:

- 1. Sitzung: leichte Probeakupunktur → gut vertragen, dann

- 2. Sitzung: normale Akupunktur → gut vertragen, dann
- 3. Sitzung: leichter Testtee → Zubereitung hat geklappt, konnte gut getrunken werden, dann
- 4. Sitzung: normal dosierter Tee → gut vertragen, dann
- 5. Sitzung: Diätetik.

11.5 Weiterführende Informationen zur Chinesischen Arzneimitteltherapie

Ausbildung in Chinesischer Arzneimitteltherapie

Auswahl an qualifizierten Ausbildungsstätten, speziell für Chinesische Arzneimitteltherapie, alphabetisch, mit Kurzinformation:

- Arbeitsgemeinschaft für Klassische Akupunktur und Traditionelle Chinesische Medizin e. V., Wiesbacher Str. 1, 83435 Bad Reichenhall, Tel.: 0 86 51/69 09 19, Fax: 0 86 51/ 71 06 94, zweijähriger Ausbildungszyklus bei Barbara Kirschbaum, für Heilpraktiker und Ärzte
- Societas Medicinae Sinensis, Internationale Gesellschaft für Chinesische Medizin e. V., Dr. Hempen, Franz-Joseph Str. 38, 80801 München, Tel.: 089/33 56 74, Fax: 33 73 52, einjähriger Ausbildungsgang in Kooperation mit dem Botanischen Garten in München (Anerkennung für Ärzte ist gegeben, weitere Adressen siehe Leitfaden TCM. Urban & Fischer, 2005)

Weiterführende Literatur zur Chinesischen Pharmakotherapie

Dies ist eine Auswahl an Grundlagenliteratur in alphabetischer Reihenfolge, ergänzt durch Kurzkommentare. Die exakten bibliographischen Angaben zu den folgenden Titeln finden sich im Literatur- und Quellverzeichnis dieses Buches.

- Bensky D.: Chinesische Arzneimittelrezepte und Behandlungsstrategien. Verlag für Ganzheitliche Medizin, 1996 („die Bibel" der Arzneimitteltherapie)
- Flaws B.: 70 grundlegende Rezepte der Chinesischen Arzneimitteltherapie. Verlag für Ganzheitliche Medizin, 1997 (Darstellung der wichtigsten und häufigsten Rezepturen und ihrer individuellen Abwandlungen, Grundkenntnisse nötig)
- Focks C., Hillenbrand N.: Leitfaden Traditionelle Chinesische Medizin. Urban & Fischer, 2000 (sehr kompakt, benötigt Vorkenntnisse bzw. Grundausbildung)
- Geng J.: Materia Medica der Chinesischen Arzneimitteltherapie. Verlag für Ganzheitliche Medizin,
(beschreibt die einzelnen Arzneimittel)
- Maciocia G.: Die Praxis der Chinesischen Medizin. Verlag für Ganzheitliche Medizin, 1994 (Therapiebuch mit ausführlicher Erläuterung der gewählten Akupunkturpunkte und Rezepturen, Grundkenntnisse nötig)
- Porkert M.: Klinische chinesische Pharmakologie. Phainon Verlag 1994 (beschreibt die einzelnen Arzneimittel sehr genau, die stark latinisierte Sprache erschwert die Kompatibilität mit der üblichen, eher deutsch-chinesisch gehaltenen oder gar amerikanischen Literatur)
- Xie Z., Laio J.: Traditionelle Chinesische Innere Medizin. Verlag für Ganzheitliche Medizin, 1996 (Auswahl an häufigen internistischen Erkrankungen mit Punkte- und Rezepterklärung, Grundkenntnisse nötig)

Anhang

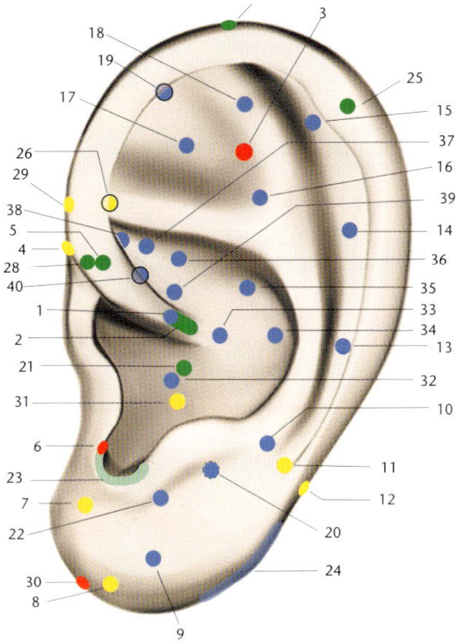

Studienlage und Gesundheitspolitik aktuell: Die „German Acupuncture Trials" – GERAC 2001–2005 319

Chinesische Medizin in China 321

Literatur- und Quellenverzeichnis 323

Index 327

Studienlage und Gesundheitspolitik aktuell: Die „German Acupuncture Trials" - GERAC 2001–2005

Von 2001 bis 2005 liefen die größten deutschen Akupunkturstudien GERAC (German Acupunctur Trials) und ART (Acupuncture Randomized Trials), initiiert von mehreren gesetzlichen Krankenkassen und Ersatzkassen in Zusammenarbeit mit mehreren Universitäten und niedergelassenen Ärzten.

Ziel war es, die bis dato auf Kulanzbasis bezahlte Akupunktur mit den etablierten, anerkannten Leitlinien-Therapien zu vergleichen. Sollte sich die Akupunktur als wirksam erweisen, könnte sie in den Leistungskatalog der Kassen aufgenommen werden.

Die Ergebnisse überraschten alle: die Akupunktur erwies sich teils als doppelt bis dreifach wirksamer als die leitlinienorientierte, schulmedizinische Standardtherapie. Gleichzeitig aber erwies sich Placebo- (Sham-)akupunktur als ebenso stark wie Verum-Akupunktur.

Aufgrund dieser Ergebnisse wurde Akupunktur bei Knie- und Rückenschmerzen in den Leistungskatalog der gesetzlichen Kassen und Ersatzkassen aufgenommen.

Die Ergebnisse werfen Fragen auf und bedürfen einer Erläuterung. Hier eine zusammenfassende Darstellung:

Die GERAC-Studie

1) Erster Schritt war eine einarmige Kohortenstudie (Beobachtungsstudie) zur Erfassung schwerwiegender, unerwünschter medizinischer Ereignisse

Teilnehmer waren 12.617 niedergelassene Kassenärzte mit Grundausbildung Akupunktur (= 140 h), 367646 Patienten, davon 70 % weiblich.

Ergebnis: 7,5 % leichte, unerwünschte Nebenwirkungen (Hämatome an Einstichstellen, temporäre Kreislaufreaktionen, temporäre Symptomverschlechterungen), keine schwerwiegenden Nebenwirkungen durch Akupunktur

2) Es folgten drei randomisierte, dreiarmige Schmerzstudien bei:

a) Migräne

b) Knieschmerz

c) Rückenschmerz

Initiator: einige Gesetzliche Kassen/Ersatzkassen

Studienleitung: Universitäten Bochum, Mainz, Heidelberg, Marburg, Düsseldorf

Studienärzte: niedergelassene Kassenärzte mit Grundausbildung Akupunktur (= 140 h)

2a) GERAC – Studie an Patienten mit Migräne (794 Patienten)

Therapie	Ergebnis
Leitlinien orientierte Standardtherapie, β-Blocker 6 Monate	33 % Verbesserung
Sham-Akupunktur: oberflächlich, falscher Punkt, 6 Wochen!	28 % Verbesserung, 6 Monate anhaltend!
teilstandardisierte Verum-Akupunktur nach TCM, 6 Wochen	38 % Verbesserung, 6 Monate anhaltend!

Ergebnis

Akupunktur erweist sich als gleich gut wie die Leitlinien orientierte Standardtherapie, hat aber ein geringeres Nebenwirkungs-Risiko, eine geringere Belastung des Patienten, weniger Kontraindikationen und eine längere Wirkung. Verum-Akupunktur erweist sich als genauso gut wie Sham-Akupunktur.

2b+c) GERAC – Studie an Patienten mit chronischen Knie- und Rückenschmerzen (2.201 Patienten, 399 Vertragspraxen)

Therapie	Ergebnis
Leitlinien orientierte Standardtherapie mit nichtsteroidalen Antiphlogistika + Physiotherapie	29,1 % Verbesserung
Sham-Akupunktur oberflächlich, falsche Punkte	51,0 % Verbesserung
teilstandardisierte Verum-Akupunktur	53,1 % Verbesserung

Ergebnis

Akupunktur ist besser als die Leitlinien orientierte Standardtherapie, Verum-Akupunktur ist gleich gut wie Sham-Akupunktur.
Follow up (Nachbeobachtung): deutlich reduzierter Analgetika-Verbrauch nach Verum-Akupunktur (177 Dosen) versus 246 Dosen nach Sham-Akupunktur.

Die vereinfachte Zusammenfassung der Ergebnisse, wie sie in den Medien diskutiert werden, lässt sich folgendermaßen darstellen:

Akupunktur ist in ihrer Wirkung gleich gut (aber ohne Nebenwirkungen) wie die Leitlinien orientierte (schulmedizinische) Standardtherapie oder sogar doppelt so gut. Es sei egal, wohin man sticht.

Hier einige Hintergrund-Informationen zur eigenen Beurteilung:

Das anatomische Korrelat eines Akupunkturpunktes konnte bereits in den 70er Jahren vom deutschen Professor Heine nachgewiesen werden **(s. Seite 3)**.
Höher qualifizierte Ärzte mit Fortgeschrittenen-Diplom in der ART-Studie von AOK/DAK/TK erzielten eine signifikante Überlegenheit der Verum-Akupunktur bei Gonarthrose.
In einer aktuellen US-Studie zur Gonarthrose erzielte nur die Verum-Akupunktur eine signifikante Besserung (Ann Intern Med 2004).
„Teilstandardisierung" ist keine TCM-Akupunktur.
Hauptberufliche Akupunktur-Ärzte waren ausgeschlossen, da sie meist als Privatärzte mit TCM arbeiten.
In China ist die Akupunktur Teil eines 5-jährigen TCM-Universitätsstudiums, demgegenüber stehen 140 h Grundausbildung in Deutschland.
Gemäß der größten TCM-Universität Chinas wurden bei den Studien zwei obligate Rückenpunkte (Ni 7, LG 4) nicht einbezogen.
Bereits aus vorausgegangenen Studien war bekannt, dass bis zu 60 % Wirkung an Nicht-Akupunkturpunkten erzielt werden kann, falls die Akupunktur im selben Myotom/in derselben Headschen Zone stattfindet.
Vor GERAC erlebten die meisten Patienten eine „kulante" Kostenübernahme, ab GERAC zahlten die Kassen Akupunktur nur noch bei Kassenärzten in Studien, zusätzlich erhielten die Studienteilnehmer Taxigeld.
Die Randomisierung erschien während der laufenden Studie im Internet, dadurch war die Studie „entblindet", in Sham-Akupunktur eingeteilte Patienten konnten sich „echte" Akupunktur zusätzlich besorgen.

Aktuelle Studienlage zur Frage: „Ist Akupunktur spezifisch oder suggestiv?"

1) Somatosensorisch evozierte Potenziale bei Schmerz

Narkotisierten Patienten wurde ein Schmerzreiz verabreicht, dann erfolgte Akupunktur an traditionellen Schmerzpunkten bei 50 % der Probanden.
Ergebnis: Eine Abflachung der evozierten Potenziale fand sich nur bei Akupunktierten (Uni Jena, Meissner et al. 2004)

2) Drei Studien mit funktionellem Magnetresonanz-Imaging

Es erfolgte eine Darstellung neuronaler Aktivität mittels fMRI (Stoffwechsel, Durchblutung).
Ergebnis: Eine deutliche Veränderung in den zugehörigen Gebieten des Gehirns zeigte sich nur bei Verum-Akupunktur an TCM-Punkten. (Siedentopf et al. 2002, Litscher et al. 2004, Bin Yang et al. 2005)

Chinesische Medizin in China

Impressionen eines Weiterbildungsaufenthaltes von Frau Dr. Bihlmaier

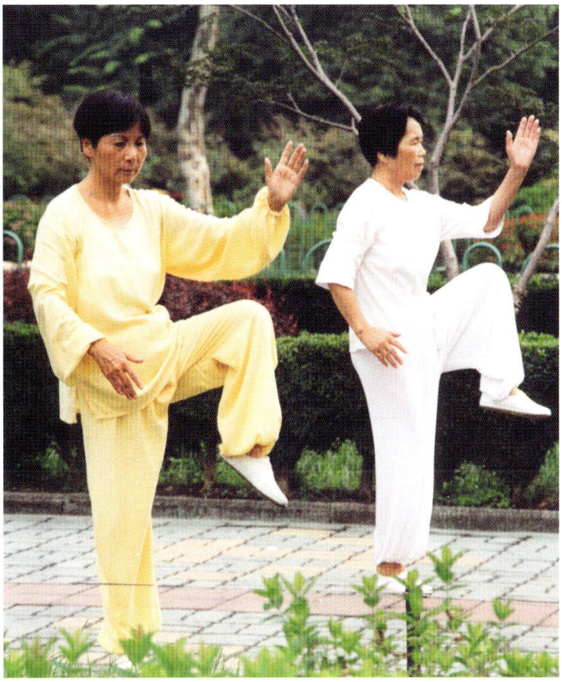

Morgendliches Tai Chi

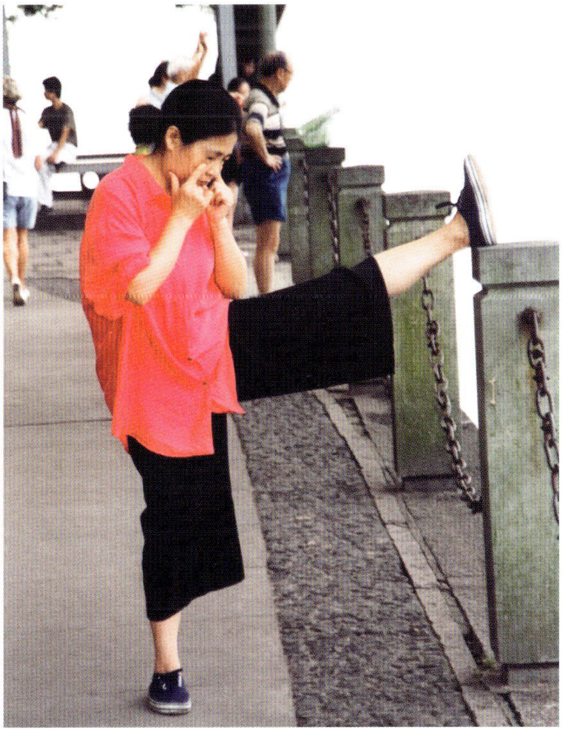

Morgendliche Akupressur und Meridian-Dehnübung am Westsee in Hangzhou

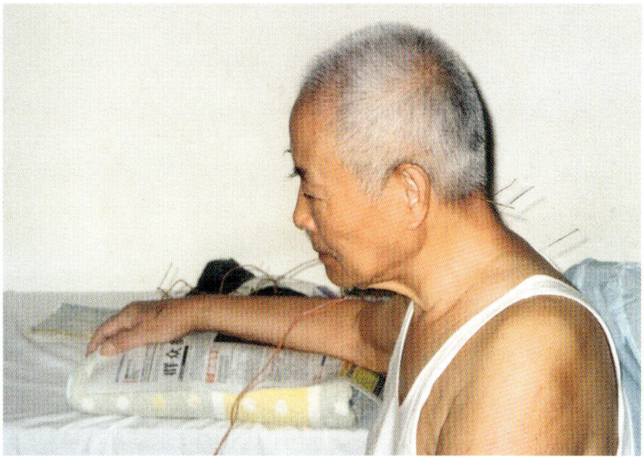

Klassische Akupunktur plus Elektroakupunktur bei Lähmungen nach Schlaganfall

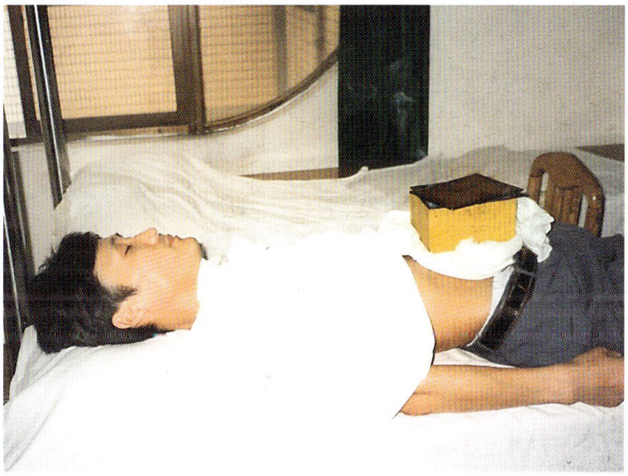

Patient mit Moxakästchen

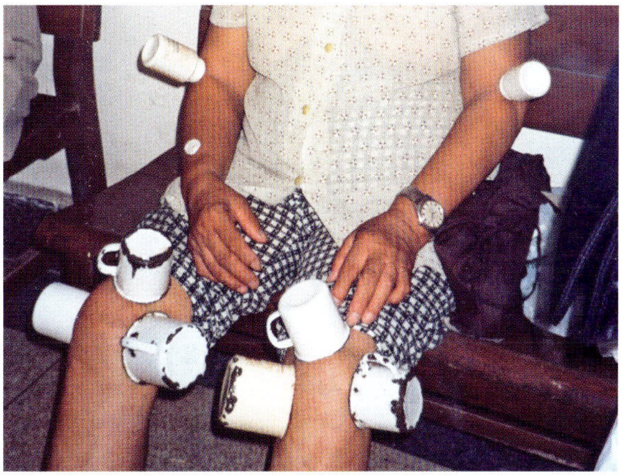

Schröpfen mit Blechtassen ist scherbenfrei

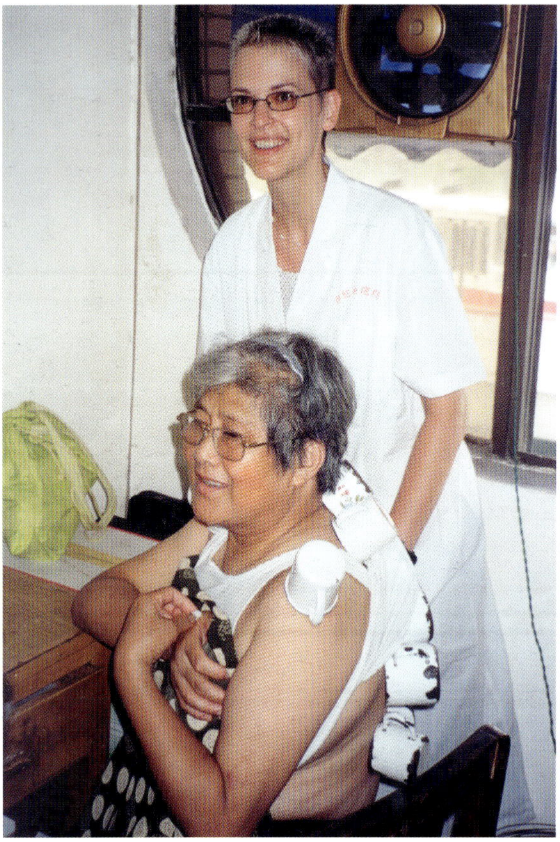

Frau Dr. Bihlmaier beim Schröpfen mit einer Patientin

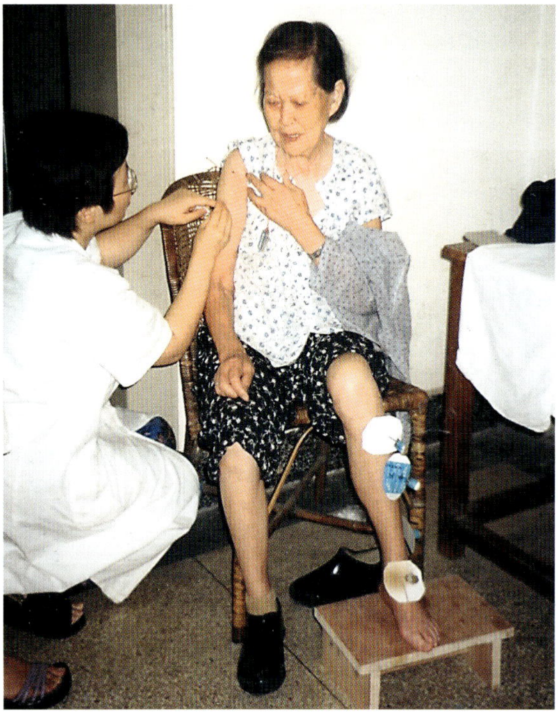

TCM-Ärztin akupunktiert und moxt in der Ambulanz einer TCM-Klinik.

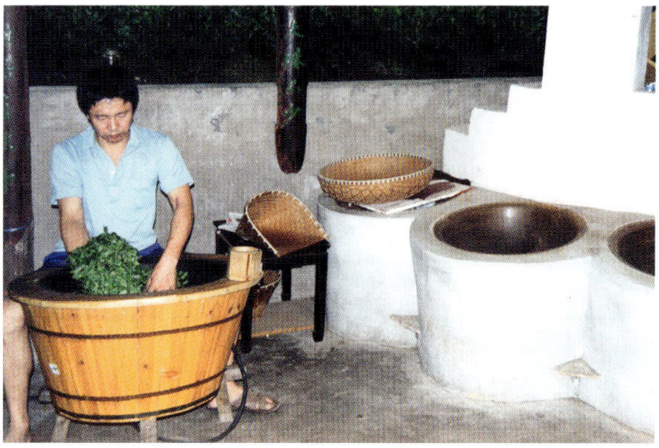

Der berühmte grüne Drachenbrunnentee ist auch heute noch Handarbeit.

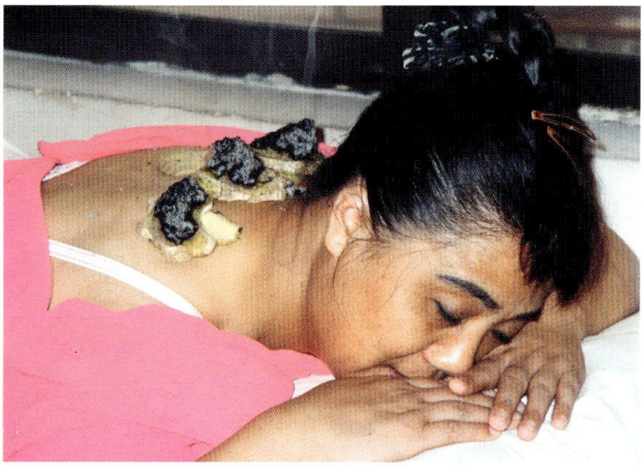

Moxibustion mit losem Beifußkraut auf Ingwerscheibe

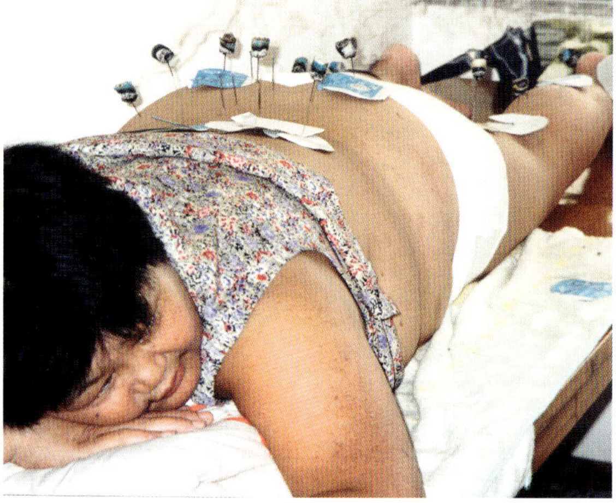

Moxibustion mit Nadeln

Literatur- und Quellenverzeichnis

ABELE H., PIEPER K.-S., HERRMANN M.: Morphological investigations of connective tissue structures in the region of the nervus occipitalis major. Functional Neurology (14) 3, 1999.

Ann Intern Med. 141(12): 901–910, 2004 Dec 21.

BAUST W.: Klinischer Beitrag zur Wirksamkeit der Akupunkturbehandlung. Therapiewoche 28: 9416–9420, 1978.

BAY G.: Kybernetik und homöopathische Medizin. Haug, Heidelberg 1966.

BECKER R.; REICHMANIS M.: Electrophysiological correlates of acupuncture points and meridians. Psychoenergetic systems 1: 195–212, 1976.

BENNET K.-U.: Standort und Perspektiven der Elektroakupunktur nach Voll. BZB 5, 1989.

BENSKY D.: Chinesische Arzneimittelrezepte und Behandlungsstrategien. Verlag für Ganzheitliche Medizin Dr. Erich Wühr GmbH, Kötzting 1996.

BERGSMANN O.: Objektivierung der Akupunktur als Problem der Regulations-Physiologie. Haug, Heidelberg 1974.

BIHLMAIER S.: Chinesische Phytotherapie bei Krebs. Erfahrungsheilkunde 49, 6/2000.

BIHLMAIER S.: Indikationen und Studiendesign zur Akupunkturforschung in Gynäkologie und Geburtshilfe. Wissenschaftspreisdotierte Inauguraldissertation, Ruprecht-Karls-Universität Heidelberg 1998.

BIN YANG ET AL.: Acupoint-specific fMRI patterns in human brain. Neuroscience Letters 383: 236–240, 2005.

BLECHSCHMIDT E.: Beziehungen zwischen oberflächlichen und tiefen Beziehungsvorgängen. Internationaler Kongress über Akupunktur in Praxis und Forschung, Mainz, 9/1981.

BORKOVEC T. D.; NAN S. D.: Credibility of Analogue Therapy Rationales. J Beh Ther Exp Psychiat 3: 257–260, 1972.

CHAN S. H.: What is being stimulated in acupuncture: evaluation of existence of specific substrate. Neurosci Biobehav Rev 8: 25–33, 1984.

CHAN P. L.: Urodynamic Studies in Acupuncture for Women with Frequency, Urgency and Dysuri. J. Urol 140: 563–566.

Das S.: Lehrbuch der Naturheilverfahren Band I. Hippokrates, Stuttgart 1986.

DORFER L. ET AL: A medical report from the stone age („Ötzi"). Lancet Vol 354: 1023.

ECKERT A.: Das Tao der Akupressur und Akupunktur. 3. Auflage. Haug, Heidelberg 2005

ENGELHARD U.: Chinesische Diätetik. 3. Auflage. Urban & Fischer bei Elsevier, München 2006.

ERNST E.; RESCH KL.: Evaluating Specific Effectiveness of Complementary Therapies – A Position Paper. Forsch Komplementärmed 3: 35–38, 1996.

FLAWS B.: 70 grundlegende Rezepte der Chinesischen Arzneimitteltherapie. Verlag für Ganzheitliche Medizin Dr. Erich Wühr GmbH, Kötzting 1997.

FOCKS C.: Leitfaden chinesische Medizin. 5. Auflage. Urban & Fischer bei Elsevier, München 2005.

FOCKS C.: Atlas Akupunktur, 2. Auflage. Urban & Fischer bei Elsevier. München 2006.

FRANK K.-U.: Altchinesische Heilungswege. 7. Auflage. W. Jopp, Zürich 2003.

GENG J.: Materia Medica der Chinesischen Arzneimitteltherapie. Verlag für Ganzheitliche Medizin Dr. Erich Wühr GmbH, Kötzting 1993.

GERAC-STUDIE: www.gerac.de

GERAC-STUDIENKRITIK: www.gerac-kritik.de

GERHARD I.; POSTNEEK F.: Möglichkeiten der Therapie durch Ohrakupunktur bei weiblicher Sterilität. Geburtshilfl. Frauenheilkunde 48: 165–171, 1988.

GERHARD I.: Akupunktur bei weiblichen Fertilitätsstörungen. Arch Gynecol Obstet 254: 566–572, 1993.

GRETEN J.: Kybernetische Physiologie der TCM. Vortrag der DGTCM in Agadir, Marokko, 2/2000.

HAMMES M.; KUSCHIK N.; CHRISTOPH K. H.: Akupunktur kompakt. 4. Auflage. KVM, Marburg 2007.

HASSENSTEIN B.: Biologische Kybernetik. Quelle & Meyer, Heidelberg 1977.

HECKER U.; STEVELING A.; PEUKER E.: Lehrbuch und Repetitorium Akupunktur. 2. Auflage. Hippokrates, Stuttgart 2009.

HEINE H.: Funktionelle Morphologie der Akupunktur. Akupunktur Theorie und Praxis 1988.

HEINE H.: Zur Morphologie der Akupunkturpunkte. Dtsch Z Akupunkt 4: 75, 1987.

HEMPEN C.-H.; FISCHER T.: Leitfaden Chinesische Phytotherapie. 2. Auflage. Urban & Fischer bei Elsevier, München 2007.

HEMPEN C.-H.: Taschenatlas Akupunktur, 2. Auflage. Thieme, Stuttgart New York 1998.

HUBER A.: Das Bauchgehirn. Psychologie heute 8: 52–53, 2000.

HUNEKE F.: Das Sekunden-Phänomen, 5. Auflage. Haug, Heidelberg 1983.

JUNG I.: Akupunktur als Behandlungsmethode bei männlicher Sterilität. Inauguraldissertation, Ruprecht-Karls-Universität Heidelberg 1991.

KAMPIK G.: Propädeutisches Kompendium der Akupunktur. Hippokrates, Stuttgart 2005.

KAPTCHUK T. I.: Das große Buch der chinesischen Medizin, 15. Auflage. Barth, Leipzig 2001.

KAPTCHUK T. I.: The Web that has no Weaver. Congdon & Weed, New York 1983.

KASTNER J.: Propädeutik der chinesischen Diätetik. 2. Auflage. Hippokrates, Stuttgart 2003.

KELLNER G.: Bau und Funktion der Haut. Dtsch Z Akupunkt I: 1–31, 1966.

KIENE H.: Komplementärmedizin – Schulmedizin. In: Der Wissenschaftsstreit am Ende des 20. Jahrhunderts (S. 54–57). Schattauer, Stuttgart New York 1992.

KIRSCHBAUM B.: Atlas und Lehrbuch der Chinesischen Zungendiagnostik, Band 1. 2. Auflage. Wühr, Kötzting 2002.

KIRSCHBAUM B.: Atlas und Lehrbuch der Chinesischen Zungendiagnostik, Band 2. Wühr, Kötzting 2002.

KÖNIG G.; WANCURA I.: Neue Chinesische Akupunktur, 6. Auflage. Maudrich, Wien 1996.

KREMANN, I.: Motivation und Heilerfolg von Patienten einer Akupunkturpraxis. Inauguraldissertation, Medizinische Hochschule Hannover 1988.

KUBIENA G.: Chinesische Syndrome verstehen und verwenden. 3. Auflage. Maudrich, Wien 2009.

KUBIENA G.: Überlegungen zum Plazeboproblem in der Akupunktur. Wiener Klein Wschr. 101: 362–367, 1989.

KUBISTA E.; BOSCHITZSCH E.; SPONA J.: Das Verhalten des LH-Serumspiegels nach Ohrakupunktur bei sekundärer Amenorrhoe. Wien Med Wochenschr 131: 123–126, 1981.

LEE ET AL: Effects of acupuncture on serumcortisol level and dopamin beta-hydroxylase activity in normal Chinese. Am J Chin Med 10: 62–69, 1982.

LEWITH G. T.; MACHIN D.: On the Evaluation on the Clinical Effects of Acupuncture. Pain 16: 111–127, 1983.

LEWITH G. T.: Can we assess the effects of acupuncture. British Med J 288: 1475–1476, 1984.

LIAN Y.-L. ET AL: Bildatlas der Akupunktur. KVM, Marburg 2004.

LIAO ET AL: Effect of acupuncture on adrenocortical hormone production. Am J Chin Med 7: 362–371, 1979.

LIAO Y. Y.; SETO K.; SAITO H.; FUJITA M.; KAWAKAMI M.: Effect of acupuncture on adrenocortical hormone production in rabbits with central lesion. Am J Chin Med 9: 61–73, 1981.

LITSCHER ET AL.: Die schmerzfreie Lasernadelakupunktur moduliert die Gehirnaktivität: Erste Nachweise mit funktioneller transkranieller Dopplersonographie (fTCD) und funktionellem Magnetresonanzimaging (fMRI). Schmerz & Akupunktur 1: 4–11, 2004.

LUNGWU C.; YUZKEN C.: Changes in plasma PGE concentrations among patients under acupuncture anesthesia. Advances in Acupuncture and Acupuncture Anesthesia. Beijing Peoples Medical Publishing House: 498–501, 1980.

MACCARROL G. D.; ROWLEY B. A.: An investigation of the existence of electrically located acupuncture points. JEEE Trans Biomed Eng 26: 177–181, 1979.

MACOCIA G.: Die Grundlagen der chinesischen Medizin. 2. Auflage. Urban & Fischer bei Elsevier, München 2008.

MACOCIA G.: Die Praxis der chinesischen Medizin. Wühr, Kötzting 1997.

MACOCIA G.: Physiologie der TCM, Vortrag in Frankfurt, 3/2001.

MACOCIA G.: 42 Rezepturen aus der chinesischen Materia medica. Hippokrates, Stuttgart 2000.

MASALA A. ET AL: Suppression of electroacupuncture-induced Beta-Endorphine and ACTH release by hydrocortisone. Acta Endrokrinol Copenh. 103: 469–672.

MATTHIESEN P.; ROßLENBROICH B.; SCHMIDT S.: Unkonventionelle medizinische Richtungen – Bestandsaufnahme zur Forschungssituation. Hrsg.: DLR-Projektträgerschaft im Auftrag des Bundesministeriums für Forschung und Technologie, Bonn: 220–222, 1992.

MEISSNER W. ET AL.: Acupuncture Decreases Somatosensory Evoked Potential Amplitudes to Noxious Stimuli in Anesthetized Volunteers, Anesth. Analg. 98: 141–147, 2004.

MO X., LI D., PU Y., XI G., LE X., FU Z.: Clinical studies on the mechanism for acupuncture stimulation of ovulation. J Tradit Chin Med 13: 115–119, 1993.

Ni M.: Der Gelbe Kaiser. Fischer, Frankfurt 2008.

NÖGEL R.: (Praxisunterricht im Rahmen einer Hospitation der Autorin in der Praxis Hempen, SMS, 9/1999).

NOGIER P. M. F.: Praktische Einführung in die Aurikulotherapie. Maisonneuve; Sainte-Ruffine, 1978.

OEPEN I.; WINDELER J.: Kritische Betrachtung unkonventioneller Methoden in der Gynäkologie und Geburtshilfe. Gynäkologe 27: 361–368, 1994.

OGAL H. P.: DVD-Atlas Schädelakupunktur. KVM, Marburg 2007.

OGAL H. P.: DVD-Atlas Ohrakupunktur. KVM, Marburg 2007.

OGAL H. P.: DVD-Atlas Körperakupunktur. KVM, Marburg 2007.

OGAL H. P.; ELIES M. K. H.; HERGET H.: Bildatlas Kopf- und Gesichtsschmerz. 2. Auflage. KVM, Marburg 2008.

OGAL H. P.; KOLSTER B. C.: Neue Schädelakupunktur nach Yamamoto (YNSA) – Grundlagen, Praxis, Indikationen, 2. Auflage. KVM, Marburg 1997.

OGAL H. P.; KOLSTER B. C.: Ohrakupunktur – Grundlagen, Praxis, Indikationen, 2. Auflage. Hypokrates, Stuttgart 2003.

PÁLOS S.: Chinesische Heilkunst. Scherz, Bern München Wien 1984.

POLLMANN A.: Fünf Wandlungsphasen in fünf Streichen. 4. Auflage. Haug, Heidelberg 2004.

POMERANZ B.; CHENG R.: Suppression of noxious response in single neurons of cat spinal cord by electro acupuncture and its reversal by the opiate antagonist naloxone. In: The Endorphins, Advances in Biochemical Psychopharmacology, Vol. 18. Raven press, New York, 351, 1978.

POMERANZ B.: Wissenschaftliche Grundlagen der Akupunktur. In: Stux G, Stiller N, Pomeranz B: Akupunkturlehrbuch und Atlas. Springer, Berlin 1989.

PORKERT M.: Die chinesische Medizin (S. 62). Econ, München 1989.

PORKERT M.: Klinische chinesische Pharmakologie, 2. Auflage. Phainon, Dinkelscherben 1994.

PSCHYREMBEL W.: Klinisches Wörterbuch. 261. Auflage. DeGruyter, Berlin New York 2007.

RAMAKERS F.: Physiologie der TCM, Vortrag 1/2001 an der Gottfried Gutmann Akademie in Hamm.

RANDOLL U. G.: Synergetik, Qualitätsmanagement – eine Chance für Effizienz im Gesundheitssystem und biologische Therapieverfahren. EHK 5/2000, 330–336.

REICHMANIS M.; MARINO A. A.; BECKER O.: Skin conductance variation at acupuncture loci. Am J Chin Med 4: 69–72 1975.

RESCH K. L.; ERNST E.: Wirksamkeitsnachweis komplementärer Therapien. Fortschr Med 5: 113ff, 1995.

RÖMER A.: Akupunktur für Hebammen, Geburtshelfer und Gynäkologen, 4. Auflage. Hippokrates, Stuttgart 2008.

RUBACH A.: Propädeutik der Ohrakupunktur, 3. Auflage. Hippokrates, Stuttgart 2009.

SCHMIDT W. G. A.: Der gelbe Kaiser zur inneren Medizin (CD-ROM). Bacopa, 2001.

SCHMINCKE CH.: Heilen mit Traditioneller Chinesischer Medizin. Weltbild Augsburg 1998.

SCHMINCKE C.: Chinesische Medizin für die westliche Welt. 3. Auflage. Springer, Berlin 2007.

SCHMOOK T.: Der Akupunktur-Leitfaden. Schattauer, Stuttgart New York 2000.

SENELAR R.: Characteristiques morphologiques des points chinois. In: Niboyet J: Nouveau traité d'acupuncture, Vol. 1. Maissonneuve, Metz, 269, 1979.

SHEN-EH S.; TSAI TT.; LAN CH.: Supraspinal participation in the inhibitory effect of acupuncture on viscero-somatic reflex dischanges. Chin Med J 1: 431, 1975.

SIEDENTOPF C. M. ET AL.: Functional magnetic resonance imaging detects activation of the visual association cortex during laser acupuncture of the foot in humans. Neuroscience Letters 327: 53–56, 2002.

SPAGNOLETTI T.; LIOTTO M.: Ear acupuncture and endocrine secretion. Boll Soc Ital Sper 58: 197–199, 1982.

STUX G.: Akupunktur – Einführung. 7. Auflage. Springer, Berlin 2007.

SZCZUDLIK A.; LYPKA A.: Acupuncture induced changes in endorphine and insuline levels in human blood. Pain (Suppl) 4–11, 1981.

TEMELIE B.: Ernährung nach den Fünf Elementen. 34. Auflage. Joy, Sulzberg 2006.

THALMANN H.: Akupunktur und Akupunkturanalgesie aus der Sicht der Neurophysiologie. Akupunkturarzt/Aurikulotherapeut 2: 46, 1977.

UMINO M.; SHIMADA M.; KUBOTA Y.: Effects of acupuncture anesthesia on pituitary gland. Bull Tokyo Med Dent Univ 31: 93–98, 1984.

UNSCHULD P. U.: Chinesische Medizin. Beck´sche Reihe, München 1997.

UNSCHULD P. U.: Medizin in China – Eine Ideengeschichte. Beck, München 1980.

VESTER F.: Leitmotiv vernetztes Denken, 4. Auflage. Heyne, München 1993.

VESTER F.: Neuland des Denkens, 9. Auflage. DTV, München 1995.

VINCENT C. A.; LEWITH GT.: Placebo Controls for Acupuncture Studies. J R Soc Med 88: 199–202, 1995.

VINCENT C. A.; RICHARDSON PH.: The evaluation of Therapeutic Acupuncture, Concepts and Methods. Pain 24: 1–3 (Elsevier Science Publisher B.V.) 1986.

WYON Y.; LINDGREN R.; LUNDEBERG T.; HAMMAR M.: Effects of acupuncture on climacteric vasomotoric symptoms, quality-of-life, and urinary-excretion of neuropeptides among postmenopausal women. J North Am Menopause Soc 2: 3–12 1995.

XIE W. Q: Effect of acupuncture on peripheral blood ACTH activity in adrenalectomized rats. J Acupunct 2: 40, 1966.

XIE Z.; LIAO (LAIO) J.: Traditionelle Chinesische Innere Medizin. Verlag für Ganzheitliche Medizin Dr. Erich Wühr GmbH, Kötzting 1996.

XINNONG C.: Chinese Acupuncture and Moxibustion. Foreign Language Press. Beijing 1987.

YAMAMOTO T.: YNSA – Yamamoto New Scalp Acupuncture. Springer, Berlin 1997.

YAMAMOTO T.; MARIĆ-OEHLER W.: Neue Schädelakupunktur. Chun-Jo, Freiburg 1991.

ZHANG W.; OETLIKER H.: Acupuncture for Pain Control. A Review of Controlled Clinical Trials. In: Schlapbach E, Gerber N. J. (Ed.): Physiotherapy: Controlled Trials and Facts. Karger, Basel 1991.

ZHANG X: Research on Acupuncture and Acupuncture Anesthesia. Springer, Berlin 1986.

Index

3Erwärmer 17, 18, 20, 21, 23, 39, 87, 97, 98, 101, 103, 119, 169, 182, 183

A

Abdomen 166, 213, 216, 237, 245, 300
Abgeschlagenheit 37
Ablatio mammae 27
Abstillen 180
Abwehrsystem 37, 45
Abwehr-Qi 7, 64, 201, 212, 251
Abwehrschwäche 36, 63
Achillessehnenbereich 136
ACTH 4, 290
Adipositas 32, 74, 313
Adrenalin 190
After 38
Aggression 16, 18, 34 f., 39, 165, 295
Agitiertheit 36
Ah-Shi 44
Akne 30, 70, 72, 87, 96, 306
Akupressur 297
Akupunktur 63 f., 69, 73, 88, 96, 106, 138, 272, 296 ff., 301, 313 ff.
- Geschichte 3
- Wirkung 4
Akupunkturstudie 319
akute Erkrankungen 268, 297 ff.
Alarm-Mu-Punkt 4, 22, 24, 44 f., 66, 73, 78, 120, 140, 149, 153, 155, 168, 174 f., 184, 187 f.
Albträume 38
Alkohol 18 f., 88, 106, 138, 181, 189, 298, 310 ff.
Alkoholabhängigkeit 307
Allergie 5, 36, 42
Altersschwerhörigkeit 116
Amenorrhö 4, 305
Analgesiepunkt 92, 94, 184, 189, 193 ff., 202 > Siehe auch Schmerzen
Analprolaps 197
Anämie 5, 34, 106, 125, 127
Anamnese 29 ff., 298
Anfallsleiden 27, 86
Angina pectoris 102, 106, 124 f., 146 f., 150, 152 f., 306
Angst 12, 16, 18, 20, 34 f., 38 f., 41, 45, 103 f., 116 ff., 145, 152
Anosmie 306
Anspannung 9, 12, 22, 32, 34, 36, 127, 165 f., 304
Antike Punkte 24, 26, 28
Anus 116, 118, 201, 206
Aphasie 99, 103, 204, 228 f.
Aphonie 103
Apoplex 34, 69, 180
Appetit 30, 88
Artemisia 2, 50
Arthritis, rheumatoide 40, 251, 263
Arthrose 117, 251, 263
Asthma 19, 35 f., 40, 53 ff., 57, 85, 95, 113, 123 ff., 144, 192, 199, 295, 304
Atem-
- not 124 f., 144, 198 ff., 226, 231
- übungen 7
- wege 58 f., 158, 199, 226, 231, 234, 245, 252, 304 f.
- wegserkrankungen 60 ff., 144, 200, 203
Atmungs-Energie 7
Aufstoßen 38, 165
Auge 12, 36, 38, 40, 51, 146 f., 257, 297, 300, 304
Augenerkrankungen 296. 304
Ausleitung 26, 63, 315
außerordentliche Meridiane 19
A-Zone 290, 299

B

Ba Gang 36, 39, 43 f. > Siehe auch Leitkriterien, diagnostische
Basis-Punkt 296, 299 ff.
Bauchdeckendiagnostik 299, 302
Becken 23, 25, 299
Befeuchtung 6, 10, 17, 311
Beifuß > Siehe Artemisia
Belastungsdyspnoe 63
Beruhigung 8, 22, 26, 40 f., 106, 307
Bewegungsapparat 38, 181, 281, 293 f., 299, 304 f.
Bindegewebe 8, 12, 22, 38, 42, 48, 74 ff.
Bindegewebsschwäche 90
Biokybernetik 10, 12, 14
bitter 12, 30, 09 f., 310 ff.
Blähungen 38, 88, 91, 96, 175
Blase 12, 20, 22 ff., 40, 44, 52, 97, 116 ff., 120, 130, 133, 138 f., 146, 186, 193, 235, 311,
Blasenmeridian 2, 12, 19, 21 f., 26, 80, 210, 307
Blässe 7 f., 36, 38, 88, 189

Blut 6 ff., 10, 17, 22, 24, 26, 28, 30, 32, 36, 38, 40, 42, 44 f., 48 ff., 61, 74, 76, 79, 92, 94 f., 97, 120, 125, 127, 133, 137, 150, 153, 166, 181, 183, 186, 188, 206, 240, 249 ff., 256, 263 f.
- druck 9 f., 27
- gefäße 38, 70, 97 ff.
- stagnation 106, 153, 189
Blutungsneigung 38, 40, 125
Brechreiz 88
Bronchitis 16, 34, 36, 40, 59, 85, 113, 124, 199 f., 203, 226, 231, 234
Brustkrebs 42, 44
Brustwirbelsäule 300, 302
Burn-out-Syndrom 4, 30, 106, 117
Bursitis olecrani 234

C

Calcaneodynie 280
Chemotherapie 10, 27, 153
Cholangitis 126
Cholezystektomie 259
Cholezystitis 126, 187 f., 278
Chong Mai 25, 90, 190 f., 201, 206
Chronic Fatigue Syndrome 167
C-Zone 299

D

Dai Mai 25, 168, 180, 190, 211
Darwin-Punkt 288
Dauernadel 43
Depression 17, 54, 206
De-Qi-Gefühl 48, 50
Dermatitis 256
Descensus uteri 74, 92, 193
Diabetes mellitus 226 f., 236, 292
Diarrhö 55, 73, 87, 129, 307, 311 f. > Siehe auch Durchfall, Stuhlgang, Enteritis
Diätetik 308 ff., 313 ff.
Dickdarm-
- funktionskreis 55
- meridian 12, 16 f., 19 f., 22, 24, 26, 44, 54
Dienergefäß 191 > Siehe auch Ren Mai
Diurese 311
Dreikantnadel 50
Drogen 298, 309, 314
Du Mai 24, 109, 190, 201, 210 > Siehe auch Lenkergefäß
Dünndarmfunktionskreis 99
Durchblutungsstörung 61, 135, 205 ff., 253, 263
Durchfall 26, 30, 40, 69, 74, 90 ff., 96, 187, 197, 247 > Siehe auch Diarrhö, Stuhlgang, Enteritis
Durchgangs-Luo-Punkt 23 f., 28, 56, 60, 66, 78, 85, 91 f., 95, 101, 103, 108, 120, 140, 149, 152, 155, 158, 168, 183
Dysmenorrhö 27, 35, 51, 81, 91, 94, 131, 136, 172, 184 ff., 189, 193 f., 196, 202, 206, 233, 240, 264, 305
Dysregulation, orthostastische 47, 106
Dysurie 133, 138, 185, 193, 306 > Siehe auch Zystitis, Harnwegsinfekt

E

EAV 51 > Siehe auch Elektroakupunktur
Einfluss-He-Punkt 44, 83, 78, 120, 133
Einmalnadel 42
Einnässen 136, 141, 145, 194, 241 > Siehe auch Enuresis
Einschlafstörung 36, 295
Einstichtechnik 46, 48 > Siehe auch Stichtechnik
Ejakulationsstörungen 186
Ekzem, atopisches 94, 306
Elektroakupunktur 69 > Siehe auch EAV
Ellbogengelenk 40, 70, 102
Embryologie 4
Endorphin 3 ff.
Enkephalin 4
Enteritis 87, 91 ff., 128, 130, 133, 175, 197 f., 238 > Siehe auch Diarrhö, Durchfall, Stuhlgang
Entspannung 40 ff., 46 f., 189
Entwicklungsstörung 201
Enuresis 40, 286 > Siehe auch Einnässen
Epilepsie 126, 153, 185, 202 ff., 206 ff., 242 > Siehe auch Krampfanfall
Epistaxis 137
Erb-Energie 6, 38
Erbrechen 38, 69, 74 f., 82, 91, 126 f., 150 ff., 174, 187 f., 192, 312, 315
Erkältung 14 f., 40, 60, 68, 86, 107, 111, 117, 121 ff., 157 f., 201, 203, 218, 251, 304, 311 f.
Ernährungs-
- fehler 18 f., 313
- therapie 2, 309
Erregbarkeit 12, 16, 38, 126, 165 ff.
Erregung 7, 17, 31, 37, 152, 185
Erschöpfung 26, 33, 35, 38, 51, 44, 73, 83, 96, 106, 117 f., 126 f., 141, 145, 166, 181, 190, 194, 196, 210, 297, 304 ff. > Siehe auch Schwächezustand, Leere
Erstverschlimmerung 42, 297
Essenz 6 f., 33, 116, 134, 178, 186, 201 f., 210, 213 > Siehe auch Lebensessenz
Extroversion 11, 98
E-Zone 300

F

Fazialisparese 40, 72, 79, 87, 114 f., 120, 162, 164, 169, 192, 221, 232
Fernpunkt 42, 44, 82, 84, 157, 181
Fertilität 35, 38, 92, 117
Fertilitätsstörung 233
Feuchtigkeit 8 f., 12, 16, 18, 22, 26, 30 ff., 34, 37 ff., 44, 64, 68, 75 f., 81, 83, 91 ff., 127 ff., 134, 161 f., 176, 181, 194, 196, 213, 304, 310, 312

Feuer 6, 10 ff., 14, 16 f., 20 f., 26, 34, 56, 66, 76, 86, 90, 98 f., 101, 108, 120, 136, 140, 146, 149, 153, 155, 159, 168, 183 ff.
Fieber 10, 16, 26, 30, 34, 62 f., 86, 105, 145, 203, 212, 253, 307
Finger-Klopf-Massage 42
Fingermaß 46, 48
Fließschnupfen 64 > Siehe auch Rhinitis
Fluor vaginalis 74, 180, 186, 193, 305, 310
Förderungszyklus 13 f., 16
Fruchtbarkeit > Siehe Fertilität
Frühjahr 12
Frustration 38, 166, 189, 314
Fülle 5, 9 f., 21, 23, 27, 30 ff., 34, 36, 40, 44, 48, 50, 63, 82, 106, 132, 165, 178, 211, 215
Fünf Elemente 10, 12
Fu-Organ 16, 22, 24, 46, 165

G

Gallenblase 12, 14, 22 f., 31, 44, 126, 146, 165 ff., 174, 177, 181 f., 211, 235, 259, 311, 313
- Meridian 17, 20 ff., 24, 31, 44
- Funktionskreis 165 ff., 181, 311
Gallenkolik 27, 166
Ganglion
- stellatum 291
- cervicale medius 291
- cervicale superius 291
Gangrän 117
Gastritis 40, 86, 88, 126 ff., 150, 174, 187, 250, 260, 307
Gastroenteritis 87, 91, 133, 198
Gastrointestinaltrakt 192
Gastroptose 40
Geburtsvorbereitung 305
Gefäß 12, 24, 26, 38, 42, 56, 61, 69, 98, 109, 122
Gefäßerkrankungen 26, 56, 61, 306
Gehör 38, 115, 117, 170, 180, 217, 272, 305
Gelenkbeschwerden 8, 26, 91
Genitalerkrankungen 26, 279, 287
GERAC-Studie 319
Geruchssinn 52
Geschmack 54, 63, 73 ff., 98 f., 117 f., 166 f., 310 ff., 315
Gesicht 25, 30, 35 f., 38, 42, 66 f., 72, 87, 99, 107, 146 f., 201
Gewicht 10, 34, 38, 307
Gingivitis 40
Glaukom 79, 126, 171 f., 304
Gleichgewichtsstörungen 172, 209, 296
Gliederschmerzen 35, 210
Globusgefühl 200
Goldnadel 42
Gonaden 38, 116, 118, 190 > Siehe auch Ovar, Hoden
Grenzstrang 156
Grimassenphänomen 270
Grundsubstanzen 6, 20, 30, 39
Gruppen-Luo-Punkt 24, 26, 28, 90, 92, 149, 152, 155, 160, 168, 178, 181
Gürtelgefäß 190, 211

H

Halbseiten
- kopfschmerz 80
- seitenlähmung 176 ff. 180
Hals
- diagnostik 296, 298, 302
- schmerzen 26, 36, 56, 62, 251, 304
- wirbelsäule 109, 122 f., 172, 178, 203, 299, 302, 305
Hämatom 42, 223
Hämophilie 40
Hämorrhoiden 135, 244, 307
Handgelenk 60 f., 103 f., 107, 148, 151 ff., 157 ff., 244 f., 249, 294
Harn-
- blase 306 > Siehe auch Blase
- inkontinenz 138, 145
- wegsinfekt 130, 134, 141 ff., 184, 186, 262 > Siehe auch Zystitis, Dysurie
Haupt-Analgesie-Punkt 26
Haut-
- erkrankungen 35 f., 51, 70, 72, 133, 256, 294, 311
- widerstandsmessung 271 f.
- zwickmethode 49
Head-Zonen 4
Heiserkeit 103, 200
Helium-Neon-Laser 297
Hepatitis 42, 126, 187 f., 307
Hepatomegalie 187 f.
Herbst 12, 54, 311
Herpes zoster 306
Herz 3, 7, 10, 12, 17, 19 f., 22, 24, 27, 31 f., 34, 38, 42, 51, 89, 97 ff., 100, 102 ff., 106 f., 109, 124 f., 139, 145 ff., 151 ff., 192, 201, 208, 217, 235, 295, 305 f., 311
- beschwerden, funktionelle 38, 106
- funktionskreis 97, 99, 106, 145, 153, 306
- meridian 17, 20, 24, 34, 38
- schrittmacher 44, 151, 180
Hinterkopfschmerz 203 f.
Hitze 7, 9 f., 12, 16, 18, 23, 30 ff., 36 ff., 39, 44, 50, 62, 67 f., 70ff., 79f., 87 f., 96, 98 f., 105, 107, 121 ff., 131, 133 ff., 138, 142, 150, 152, 156 ff., 163 f., 169, 171 ff., 176 ff., 180 f., 193, 203, 207, 214, 218, 221 f., 224 ff., 228 f., 232, 253, 256, 315
Hoden 206 > Siehe auch Gonaden, Ovar
Hohlorgan 16, 22, 24, 26, 75
Holz 9 f., 12, 14, 16 f., 26, 34, 56, 62, 66, 78, 90, 101, 105, 108 f., 120, 140, 149, 155 f., 165 ff., 180, 183, 311
Husten 60 ff., 144, 199 f., 231, 245, 252, 312
HWS-Syndrom 122 f., 162, 181
Hyperämie 36 f., 271
Hyperdynamik 10, 36
Hyperemesis 277 > Siehe auch Übelkeit, Reiseübelkeit
Hyperfunktion 9, 37
Hyperhidrosis 311 f. > Siehe auch Schweiß, Schwitzen
Hypermenorrhö 39, 185 > Siehe auch Zyklusstörung

Hyperparathyreoidismus 292
Hyperthyreoidismus 98
Hyperthyreose 10, 36 f.
Hypertonie 5, 8, 29, 34, 37, 170, 172, 184 f., 295, 306, 310, 312
Hypodynamik 10, 34
Hypofunktion 6, 36
Hypophyse 38, 116, 118, 190
Hypothalamus 4
Hypotonie 4, 34, 36, 70, 106, 306
Hysterie 12, 16, 18, 37, 98

I

Ikterus 126
Ileus 40
Immunabwehr 305
Immunmodulation 26, 40, 44, 70, 94
Impotenz 39, 145, 186, 238
Infektanfälligkeit 62
Infektion 27, 41 f., 272, 296 f., 299
Infertilität 92, 128, 141, 186, 193 f., 196, 202 > Siehe auch Fruchtbarkeit, Fertilität, Zyklusstörung
Infrarot-Laser 297
Ingwer 311
Inkontinenz 38, 96, 116 ff., 128, 130, 141, 184 f., 193 f., 306
Interkostalneuralgie 40, 102, 174 f., 199
irritables Kolon > Siehe Kolon
Ischialgie 27, 41 f., 131, 168, 181 > Siehe auch Kreuzschmerzen, Ischialgie

J

Jahreszeit 8, 10, 12, 14, 16 f., 54, 75 f., 98 f., 117 f., 166 f.
Jin Ye 7
Jing 56, 62, 66 f., 76, 78, 86, 90, 101, 105 f., 108, 116 ff., 120, 136 f., 140, 143, 146, 149, 151, 155, 159, 168, 173, 175, 178, 183, 190, 201, 213 f., 231
Juckreiz 70 ff., 142, 256, 307

K

Kachexie 10, 34
Kälte 7 f., 10, 12, 14, 16, 18, 30 ff., 34, 36 f., 44, 52, 60, 68, 83 f., 88, 114, 117 f., 138, 161 f., 177, 181, 194, 202, 212, 214, 304, 306, 311 f., 314 f.
Kälteempfindlichkeit 34, 181
Kapillarspasmus 36
Kardiaspasmus 40
Katarakt 40, 79, 172
Kehlkopf 55, 139, 182, 200 f.
Keratitis 79
Ke-Zyklus 12
Kiefergelenk 115, 169
Kinder 6, 8, 40, 42, 50, 297
Klimafaktor 12, 14, 54, 74 ff., 98 f., 117 f.
Klimakteriumsbeschwerden 70, 92, 141 f., 145, 185, 194
Kloßgefühl 99, 189
Knie 24, 39, 45, 82, 116, 128, 133, 141, 186, 255 ff, 305
Kniegelenk 68, 300
Knochenmark 25
Kollaps 27, 41, 45, 272 > Siehe auch Schock, Kreislaufkollaps
Kolon 189
Koma 253
Konjunktivitis 40, 79, 126, 156, 164, 171, 224, 247, 251, 304
Konstitution 6 f., 30, 33, 35 f., 39, 42, 48, 75, 116 ff., 299, 309, 313
Kontrakturen 71, 109, 177
Kontrollzyklus > Siehe Ke-Zyklus
Konzeptionsgefäß 24, 60, 89, 190 ff., 201, 208 f.
Kopfschmerzen 20, 38, 40, 70, 80, 85 ff., 109, 121 f., 136 f., 145, 155 ff., 281 f., 284, 307
Körper-
- flüssigkeiten 6, 16, 34, 36, 55, 93, 125, 143, 312
- haltung 33
- oberfläche 4, 9, 20, 36, 158, 203 f., 214, 312
- temperatur 14, 97 f.
Krampfanfall 204 > Siehe auch Epilepsie
Kreislauf 10, 12, 25, 32, 41, 49
- kollaps 106, 124
- störungen 106, 124, 146
Kreuzschmerzen 145, 208 > Siehe auch Ischialgie, Lumbalgie
Kühlungspunkt 78, 87

L

Lagerung 40, 44, 298
Lähmung 40, 220, 226 > Siehe auch Paresen
Laktion > Siehe Milchfluss
Laryngitis 59, 141
Laserakupunktur 40, 51
Lateralität 298
Lebensbatterie 6, 38, 116 ff., 128, 190, 304 ff.
Lebensessenz 190 > Siehe auch Essenz, Jing
Lebensfeuer 116, 146, 304
Leber 2, 6, 12, 20, 22 f., 31, 34 f., 44, 88, 92, 126, 146, 158, 165 ff., 170, 172, 174, 178 f., 181 ff., 185, 307, 311 ff.
Leberfunktionskreis 17, 20, 24, 38, 165 f., 189, 304 ff.
Leere 5, 9, 27, 30 f., 36, 38, 40, 48, 50, 63, 83, 96, 145, 215, 304, 306 f., 310 > Siehe auch Schwächezustand, Erschöpfung
Leistenhernie 264
Leistungsschwäche 88, 106
Leitbahn 3, 17, 32, 71f., 104, 128, 137, 139, 143, 145, 146, 197
Leitkriterien, acht diagnostische 30, 34, 36 ff., 39
Lendenwirbelsäule 44, 99, 109, 145, 207, 299 f., 302, 305
Lenkergefäß 109, 190 f., 201, 210, 219 > Siehe auch Du Mai
Libido 201, 305 > Siehe auch Sexualfunktion

Lichtempfindlichkeit 10
Logorrhö 34, 98 f.
Lokalpunkt 42 f., 121 f., 164
Lumbalbereich 25, 40, 110, 129 f., 238 ff., 249
Lumbalgie 40, 145, 202 > Siehe auch Ischialgie, Kreuzschmerzen
Lunge 12, 19, 22 f., 25, 54, 62 ff., 72, 100, 124, 139, 146, 182, 200, 235, 276 f., 311
Lungenfunktionskreis 17, 20 f., 24, 34, 63, 304 f.

M

Magen 12, 21 ff., 26, 30, 34, 38, 40, 44, 55, 69, 70, 75 ff., 81 ff., 85, 87 f., 91, 96, 99, 107, 127, 144, 146, 150, 153, 173, 175, 178, 185, 187 f., 192, 198, 200, 207, 236, 246, 307, 311, 313
Magenfunktionskreis 17, 20 f., 24, 76, 88
Mangel 7 f., 10, 21, 27, 30 ff., 34, 36, 43 f., 48, 50, 64, 73, 88, 96, 106, 142, 166, 181, 189, 209, 304, 310 ff., 315 f.
Manie 36, 98
Mastitis 82, 173, 199, 328
Mastopathie 189
Meditation 2
Meisterpunkt,
- Chinesischer 25, 120, 125, 168, 178, 183, 198 f.
- Europäischer 27, 45, 56, 61 ff., 83, 90 ff., 101 f., 109 f., 120, 122 f., 133, 136 f., 140, 142, 149, 152 f., 155 f., 157 f., 162 f., 168, 177, 180, 183 ff., 196, 198, 207
- Regionaler 56, 60, 66, 78, 83, 120, 133, 149, 152, 207
Menstruation 24, 26, 30, 38, 90, 92, 94, 126, 128, 136, 141 f., 165, 184, 189, 192, 196, 208
Meteorismus 98 f., 127, 313
Migräne 9, 40, 80, 121, 165 f., 169 f., 172, 180, 189, 205, 215, 231, 296, 307, 312
Mikroaderlass 59, 62, 67, 105, 133, 150, 206, 221 f., 224, 227 ff., 251, 253, 260, 262
Mikrozirkulation 2, 7, 15, 36
Miktion 30
Milch-
- fluss 173, 199, 328
- produkte 63 f., 73
Milz 6, 12, 23, 38, 52, 54, 74 ff., 77, 81, 83, 85 f., 88 f., 90 ff., 95 f., 99, 107, 305 ff, 311, 313
Milzfunktionskreis 17, 20, 23, 38, 74, 76, 96
Mittelfingermaß 40
Modalitätsspezifische Punkte 295
Morbus Menière 40, 163, 170
Morbus Crohn 158
Moxibustion 42, 50 f., 59 ff., 67 ff., 71 f., 79 ff., 82 ff., 86 ff., 91 ff., 102 ff., 109, 114 ff., 121 ff., 126 ff., 130ff, 141ff., 150 ff., 169 ff., 184 ff.
Müdigkeit 10, 37 ff., 41, 75, 96, 106, 142, 145
Mundtrockenheit 289
Muskel-
- krämpfe 126, 189, 203, 262
- schwäche 36, 189
- verspannungen 36, 40
myofasziales Syndrom 282
Myogelose 15, 27, 35

N

Nacht-
- arbeit 117
- blindheit 38, 126, 1656 f., 171
- schweiß 3063, 99, 109, 124, 145
Nacken 20, 24, 34, 42, 44, 110, 112 f., 136, 165, 203 ff., 231, 250, 303, 338
Nadel-
- kollaps 41, 267, 297
- sensation 46
- stimulation 22, 40, 46, 49
- verweildauer 42, 48, 270, 297
- wahl 42, 48
Nagelkauen 165
Nahrungsmittel-
- unverträglichkeit 88, 96
- wirkung 312
Nahrungsstagnation 34, 88, 310
Naloxon 2
Nase 12, 15, 36, 52, 54, 64, 72, 207, 219, 224 f.
- Bluten 72, 87, 125, 246 f., 307
- Nebenhöhlenentzündung 219
Nebennieren 38, 116, 190
Nephritis 186
Nervosität 97, 310
Nervus ischiadicus 300
Netzgefäß 18, 24, 32, 83, 110, 112, 115, 121, 130, 132 f, 137, 141, 152, 157 ff., 160 ff., 169 ff., 176 ff., 220 ff., 231
Neuralgien 166, 212, 214 f., 266 f., 278, 280, 285, 288 ff.
Neurasthenie 166
Niere 12, 17, 22 f., 38, 45, 116 ff., 128, 138 f., 141, 143, 145, 175, 186, 190, 201, 208, 240f.
Nierenfunktionskreis 6, 20 f., 24, 34, 44, 116 f., 145
Nikotinabhängigkeit 88, 305
Nogier 293, 274
Notfallmaßnahme 207, 225, 253
Nullpunkt 267

O

Oberbauch 27, 77, 126, 148, 152, 174 f., 182, 198, 244, 264
Obstipation 9, 27, 37, 40, 55, 73, 86, 129, 159 > Siehe auch Verstopfung, Stuhlgang
Ödeme 10, 16, 34, 38, 70, 75, 82, 87, 93, 96, 112, 116 f., 127 f., 143, 173, 175, 220 ff., 227 ff., 243, 250, 265
Ohnmacht 25
Ohrakupunktur 42, 44, 46, 266 ff., 270
Ohrensausen 189
Oligomenorrhoe 285
Organuhr 19

Osten 167
Osteoporose 38 f., 116 f.
Ovar 286 > Siehe auch Gonaden, Hoden
Ovulation 5

P

Palpation 38, 93, 299, 301
Palpitationen 97 ff., 106, 150
Pankreas 75, 292, 305 ff., 311
Parästhesien 72, 131, 172, 176 f., 210 f., 214, 251, 253, 263, 265
Paresen 69 ff., 133, 143, 211, 214, 263, 295 > Siehe auch Lähmung
Passagepunkt > Siehe Durchgangs-Luo-Punkt
Penetrationsgefäß 190, 208
Periarthritis humeroscapularis 40
Perichondritis 42, 46, 267, 272
Perikard 12, 23, 99, 124, 146 ff., 153, 189, 306
Perikardfunktionskreis 20 f., 24, 97
Pharmakotherapie 2, 316
Plazentalösung 136 f., 173, 264
Plexus
- bronchopulmonalis 290 ff.
- cardiacus 291 f.
- hypogastricus 291 f.
- thymus 291 f.
- thyreoideus 291 f.
- urogenitalis 291 f.
Pneumonie 36, 85, 124
Polarität 9
Polyarthritis 177
postpartale Blutungen 193 ff.
Potenzstörungen 201, 238
Präfinalstadium 40
prämenstruelles Syndrom 165, 172, 180, 185, 188 f., 194, 305
Prostata 208
Prostatitis 91, 118, 138, 144, 193, 208287, 306
Prüfungsangst 285, 287
Pruritus vulvae 186
Psychosomatik 7, 16, 34, 38, 40, 44, 54, 89, 97, 101 f., 116, 165
psychotroper Punkt 285 f.
Ptose 27, 40, 89, 75, 90
Puls 9, 29 ff., 32 f., 36 f., 39 ff., 96, 98, 106, 133, 138, 141, 145, 153, 181, 188 f.
Punkt-
- auswahl 41, 268, 276, 298
- kategorien 20 ff., 42, 295
- kombinationen 44
- lokalisation 40, 42 f., 46, 48, 58, 60 ff., 66, 68, 70, 72, 78, 80, 82, 84, 87, 91 ff., 102, 104, 108, 110298, 316
- qualifikation 54, 56, 66, 72, 74, 76, 78, 88 f., 90, 98, 14, 106, 108, 117 f., 120, 136, 138, 140, 146, 148, 150, 152, 154, 166, 168, 180, 182
- suche 269 ff., 294, 296

Q

Qi,
- gegenläufiges 39, 124 f., 127, 144, 150, 170, 174, 188, 246
- Fluss 18, 22 f., 35, 38, 43 ff., 165, 181, 193, 236, 249 f., 304 f., 307
- Stagnation 35, 39, 196, 311
Quellen-Punkt 22, 24, 26
Quick-Wert 38

R

Reaktionsaustestung 41
Reflex, viszerokutaner 4, 24, 50
Reflexakupunktur 32
Reflux 82, 126, 174, 178, 188
Regulations-
- modell 10 f., 14, 53, 72, 96, 114, 164
- störung 34
- therapie 40
Reiseübelkeit 27 > Siehe auch Hyperemesis, Übelkeit
Reiz-
- blase 138, 306
- darm 38, 71, 306
- dauer 48
- husten 10, 16, 53, 63, 288
- magen 38, 285
- stärke 48 f.
- therapie 40, 63
Ren Mai 24, 56, 60, 188, 190, 192, 212, 320, 340
Repräsentationszone 294, 298 f., 301
Resorptionsstörung 90 f.
Retroorbitalkopfschmerz 304
Rheumatismus 27, 154 f., 158, 180, 313
Rhinitis 40, 62, 72, 79, 122, 136, 172, 304 > Siehe auch Schnupfen
Rhythmusstörungen 26, 56, 61, 124 f.
Riechstörungen 72, 296
Risikoschwangerschaft 40
Rohkost 61, 64, 73, 89, 94, 96, 106, 138, 143, 187, 189, 310
Rücken 116, 118, 132, 156, 158, 162, 173, 200 f., 216, 232
Rückenmark 4 f., 201
Rücken-Shu-Punkt 4, 23, 44, 56, 66, 72, 90, 100, 108, 119 f., 124 ff., 138, 140, 145, 149, 155, 168, 181, 183

S

salzig 12, 116 f., 310 ff.
S.A.-Synthese-Punkt 295
sauer 12, 310 ff.
Säugling 40
Schädelakupunktur 294, 296 ff.
scharf 12, 54, 61, 64, 86, 88, 98, 106, 144, 180, 188, 310 ff.
Scheitelkopfschmerz 304
Schilddrüse 29, 39, 116, 118, 188, 338
Schizophrenie 40, 153
Schlacken 16, 30, 89 > Siehe auch Schleim
Schlaf 8, 30, 96 f., 102 f., 120 f., 140 ff., 198, 206, 214, 216
Schlafstörung 10, 26, 36, 38, 307

Schläfenkopfschmerz 304
Schlaganfall 22, 40, 137
Schleim 7, 15, 17, 23, 27, 30, 44, 138, 177, 181, 200, 230, 242
Schlüssel-Einschalt-Punkt 25, 54, 60, 88, 90, 106, 109, 118, 142, 147, 152, 155, 158, 168, 180, 188, 190, 192, 200, 206, 208, 210, 213
Schmerz-
- linderung 3, 38
- therapie 2, 48
Schnupfen > Siehe Rhinitis
Schock 190, 207 > Siehe auch Kollaps, Kreislaufkollaps
Schulter 24, 35, 40, 44, 63, 71 f., 84, 89, 99, 104 ff., 146, 152, 157 ff., 172, 250, 292, 299, 304
Schwächezustand 46, 48, 50, 86, 70, 74, 82, 88, 90, 106, 115, 128, 136, 181, 187, 194, 196, 240, 337 > Siehe auch Leere, Erschöpfung
Schwangerschaft 4, 26, 41, 81, 115, 131, 153, 192 f., 202, 232, 238 ff., 294, 312
Schweiß 7, 31, 36, 41 > Siehe auch Schwitzen, Hyperhidrosis
Schwerhörigkeit 38, 108, 115 f., 141, 156, 158 ff., 163, 169
Schwindel 38 f., 80, 85 f., 110, 121 f., 127 f., 137, 141, 156, 165, 172, 186, 205 f., 216, 219
Schwitzen 96, 98, 310, 314 > Siehe auch Hyperhidrosis, Schweiß
Sechs-Schichten-Modell 30
Sedierungspunkt 104, 108, 111, 120, 138, 148, 152, 154, 168, 180, 184
Segment 4 f., 22 ff., 202, 234, 284, 266
Segmenttherapie 268, 281
Seh-
- kraft 80, 109 ff., 120, 128
- schwäche 164
Sehnen 6, 12, 23, 25, 27, 38, 60, 70 f., 84, 86, 110, 112 f., 134, 136, 151, 153, 157, 162, 164, 168, 172, 175, 177, 186, 202, 220, 254, 256, 258, 264, 304, 306
Sehnenscheidenentzündung 177
Seitenstrangangina 280
Sensibilität 12, 17
Sensorieller Punkt 288
Sexualfunktion 92, 128, 134, 186, 192, 194, 196, 202, 238 > Siehe auch Libido
Shen 6 f., 38, 92, 95, 97 f., 104, 128, 137, 202
Shen Men 268, 284, 286, 305, 307
Sheng-Zyklus 12
Shu-Mu-Methode 44
Siebtechnik 282, 288
Silikon-Granulom 42
Sjögren-Syndrom 7
Sodbrennen 86, 152, 306, 312
Soft-Laser 267 f., 296 f.
Somatotop 33, 296, 299 ff.
Spätsommer 12, 74, 309
Spalten-Xi-Punkt 22, 24, 54, 66, 70, 82, 90, 99, 108, 120, 138, 140, 154, 168, 182
Spannungsgefühl 126, 174, 188
Spannungskopfschmerz 230
Speicherorgan 14, 16, 25, 31, 42, 94, 162 > Siehe auch Zang-Organ
Splenomegalie 186, 188
Sprunggelenk 84, 136, 141, 157, 179, 280
Stärkung 26, 44, 52, 62 f., 73, 88, 96, 106, 138, 145, 202, 214, 295
Stagnation 31, 34, 39, 72, 86, 106, 130, 166, 179, 181, 185, 187 ff., 196, 208, 210, 304, 310
Stauung > Siehe Stagnation
Steinleiden 130, 174 f., 181
Sternokostalsyndrom 279
Stich-
- richtung 42, 46, 48
- technik 42, 46 ff., 57 ff., 67 ff., 79 ff., 91 ff., 101 ff., 109 ff., 121 ff., 141 ff., 150 ff., 163 ff., 298
- tiefe 48, 272
Stirnkopfschmerz 80, 86
Stomatitis 228 f.
Stress 22, 33, 35
Stuhlgang 31, 66, 68, 88, 130, 313, 315 > Siehe auch Obstipation, Verstopfung
Sucht 136, 206
süß 60 f., 74 f., 88, 106, 136, 138, 310 ff
Süßigkeiten > Siehe süß
Sympathikotonus 17
Synkope 265

T

Tachykardie 37, 106, 150
Taubheit 140, 156, 158, 160, 163, 169
Temperaturverhalten 63 f., 73, 88, 106, 138, 145, 181, 189, 310, 312 f.
Tendovaginitis > Siehe Sehnenscheidentzündung
Tennisellbogen 40, 69
TENS 51, 298
Testpunkt 27, 168, 170, 328, 342
Testzone 298, 300, 302
Thalamus 293
Therapieversager 295
Thorax 54, 60, 62, 72, 96, 102, 106, 112, 125, 144, 146, 152, 160, 164, 198, 200, 237, 245, 264, 293
Thyreoidea 279, 292 > Siehe auch Schilddrüse
Tics 114, 164, 206, 220, 232
Tigermaulgriff 60, 320
Tinnitus 38, 108, 114, 116, 140, 150, 158, 162, 168, 170, 276, 306, 326 ff.
tonisieren 48 f.
Tonisierungspunkt 22 f., 46, 61, 66, 76, 88, 100, 104, 109, 106, 137, 140, 148, 152, 168, 183, 196, 212
Tonsillitis 40, 87
Transpiration > Siehe Schwitzen, Schweiß, Hyperhidrosis
Trauma 37
Trigeminusneuralgie 40, 75, 82, 86, 88, 90, 126 f., 147, 150, 152 f., 165, 187, 190, 198, 200, 237, 245 f., 264
Triggerpunkt 112
Trockenheit 17 f., 52 ff., 236, 304
TSH-Punkt 288
Tuina 40

U

Übelkeit 27, 75, 82, 86, 88, 90, 126 f., 150, 152 f., 165, 187, 190, 198, 200, 237, 245 f., 277 f., 306 > Siehe auch Hyperemesis, Reiseübelkeit
Überaktivität 35 f.
Überfülle 7, 10, 27, 30 f., 37, 40, 45, 48, 50, 88, 277 f., 306
Überfunktion 36, 96
Übergewicht 35
Überwältigungszyklus 13 ff.
Ulkusleiden 126, 174, 198
Unausgeglichenheit 82
Unterernährung 18
Unterfunktion 36
Untersuchungsmethoden 30 f.
Urethra 116, 118
Urethritis 278
Urin,
- heller 37
- konzentrierter 17
- wässriger 31
Urogenital-
- organe 25
- trakt 140, 142, 190, 266, 274, 278, 290, 292, 305
Ursprung-Energie 6
Ursprungs-Yuan-Qi-Punkt 24, 44 f., 56, 64, 68, 78, 88, 91, 101, 104, 108, 120, 138, 146, 153, 157, 168, 179, 181
Urtikaria 70 f., 256, 287 f.
Uterus 25, 68, 81, 91, 141 f., 186, 192, 194, 196, 206, 233, 279, 287, 290, 305

V

vagovasale Reaktion 266, 272, 296
Vasomotorik 152, 156, 292
vegetative Rinne 274, 283, 285 f., 268
Verspannung 7, 17, 22, 35, 43, 88, 109, 126, 136, 163, 165, 172, 187, 203 f., 231, 304
Verstopfung 31, 69, 91, 135, 187, 196 > Siehe auch Obstipation, Stuhlgang
Very-Point-Technik 270, 272
Vitalität 30, 39,
Völlegefühl 87 f., 90, 96, 126, 150, 165, 237, 245, 277, 290, 306, 312 f.

W

Wadenkrämpfe 260, 262, 307
Wanderseele Hun 166
Wandlungsphasen 8, 10 ff., 14, 17, 26, 35, 310 f., 315
Wärme 37, 50, 86, 106, 116, 118, 138, 268, 298, 309 f., 312 f.
Wasser 10 ff., 17, 21, 26, 35, 52 ff., 60, 64, 88, 94, 96, 101, 106, 114 ff., 120, 128, 138, 143 f., 146 f., 149, 153, 175, 181, 184, 195, 197, 311, 320, 322, 327, 329, 337 f., 342
Wasserhaushalt 38, 96, 114, 116, 118, 146 f.
Wechseljahrsbeschwerden 27
Wehen 54, 68, 92, 136, 142, 173
Westen 48, 54, 77, 162
Wetterfühligkeit 74, 162, 202, 287
WHO 40
Wind 22, 37, 33 f., 44, 52, 60, 62, 68 f., 71 f., 80, 84, 86, 109, 114, 121 f., 126, 136 f., 156 ff., 160, 162 ff., 180 f., 201, 204, 206, 210, 212, 214, 218, 224, 229 ff., 256, 262
Winter 17, 53, 114, 116 f., 311
Wirbelsäule 98, 108, 117, 122 f., 136, 143, 172, 178, 181, 188, 199, 201 ff., 207 f., 235
Wirbelsäulensyndrome 266
Wirkung,
- funktionelle 22
- lokale 22
- organbezogene 22
- symptomatische 22

X

Xue 7, 10, 18, 22 ff., 31 ff., 38 f, 43 f., 86, 92, 164 ff., 178, 181, 186, 207, 309, 312 f.
Xue-Stagnation 178, 181

Y

Yang Qiao Mai 80, 118, 137, 190, 208, 210
Yang Wei Mai 154, 158, 173, 190, 208, 210, 212
Yin 3, 7 ff., 10, 16, 20 ff., 25 ff., 30 ff., 36, 52, 55, 61, 63, 74 f., 90 ff., 96, 100 f., 106, 116 f., 124, 126, 137, 139 ff., 145 ff., 165 f., 182 f., 188 ff., 190, 192, 214 f., 264, 304, 307 f.
Yin Qiao Mai 25, 142, 190, 213
Yin Wei Mai 25, 147, 152, 190, 208 f.
YNSA 294, 296, 302 f.

Z

Zähne 12, 38, 88, 114 f., 118, 162
Zahn-
- extraktion 40
- schmerzen 27, 40, 71, 87, 114 f., 163, 168, 246, 250, 260, 262, 282, 307
Zang-Organ 16, 38
Zellulite 86
Zephalgie 276, 287 ff.
Zervikalsyndrom 288
Zorn 12, 17, 164 f., 189
Zunge 9, 12, 30, 33 f., 36 ff., 62 f., 74, 88, 96 f., 98 f., 106, 136, 144, 153, 181, 189, 213, 226 f., 276
Zungendiagnostik 30, 33 f.
Zusammenfluss-Punkt 54, 58, 66, 70, 76, 83, 90, 93, 98, 102, 108, 118, 133, 140, 147, 154, 168, 177
Zustimmungspunkte 23
Zwerchfell 27, 58, 74, 120, 125, 146, 180
Zyklusstörung 81, 128, 131, 180, 184 f., 193 f., 196, 202, 233, 264
Zystitis 117, 136, 208, 306 > Siehe auch Dysurie, Harnwegsinfekt